画像診断別冊 KEY BOOKシリーズ

わかる！役立つ！消化管の画像診断

A Key to Gastrointestinal Imaging

編著

山下 康行
（熊本大学大学院生命科学研究部 放射線診断学分野）

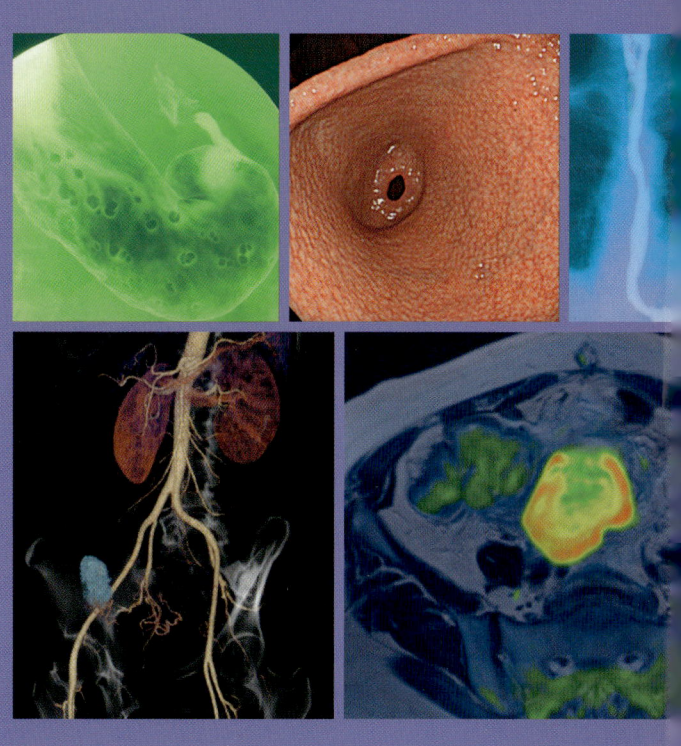

秀潤社

◆◆◆◆ 編 者

| 山下 康行 | 熊本大学大学院生命科学研究部 放射線診断学分野 |

◆◆◆◆ 執筆者

山村 定弘	熊本大学大学院生命科学研究部 放射線診断学分野
伊牟田 真功	熊本大学大学院生命科学研究部 放射線診断学分野
中川 雅貴	熊本地域医療センター 放射線科
柏木 寧	熊本中央病院 放射線科
横田 康宏	熊本赤十字病院 放射線科
山下 康行	熊本大学大学院生命科学研究部 放射線診断学分野
鶴丸 大介	九州大学大学院医学研究院 臨床放射線科学分野
満崎 克彦	済生会熊本病院 予防医療センター
幸 秀明	熊本大学大学院生命科学研究部 放射線診断学分野
伊藤 加奈子	国立病院機構熊本医療センター 画像診断センター
田口 奈留美	熊本総合病院 放射線科
林田 英里	済生会熊本病院 中央放射線部
中島 康也	熊本赤十字病院 放射線科
中村 信一	熊本労災病院 放射線科
市川 珠紀	東海大学医学部専門診療系 画像診断学
大田 信一	滋賀医科大学 放射線医学講座
荒木 裕至	熊本労災病院 放射線科
彌永 由美	熊本赤十字病院 放射線科
木藤 雅文	熊本大学大学院生命科学研究部 放射線診断学分野
一色 彩子	日本医科大学武蔵小杉病院 放射線科
上谷 浩之	熊本赤十字病院 放射線科
根岸 孝典	国立病院機構熊本医療センター 画像診断センター
本郷 哲央	大分大学医学部医学科臨床医学系 放射線医学講座
森 宣	大分大学医学部医学科臨床医学系 放射線医学講座
吉田 守克	熊本大学大学院生命科学研究部 放射線診断学分野
渡辺 慎	三楽病院 放射線科
浪本 智弘	熊本大学大学院生命科学研究部 放射線診断学分野
立石 真知子	熊本大学大学院生命科学研究部 放射線診断学分野
横山 公一	天草地域医療センター 放射線科
宮坂 実木子	国立成育医療研究センター 放射線診療部

(執筆順)

序

　かつて胃癌は我が国の国民病と言われ，そのX線診断技術である胃の二重造影法は，白壁彦夫・市川平三郎・熊倉賢二博士らによって開発された，世界に誇る診断学の技術である．私が医者になった頃（1981年）は，放射線科医として真っ先に覚えなければならなかった技のひとつが胃透視であった．来る日も来る日もたくさんの患者さんの検査を行っていた．しかし，その後内視鏡の技術が進んで，消化管診断において放射線診断学はメインストリームではなくなっているようだ．最近では，若い放射線科医は胃透視や注腸ができない，あるいはやる機会がない，さらに検査自体を見たこともない人すらもいるようだ．しかし私自身は，二重造影で培った微細診断の考え方は画像診断の基本的な見方として大いなる武器になってきたと思っている．

　最近の消化管の診断ではX線造影検査以外に，CT，超音波，MRIなども使われる．造影検査や内視鏡検査が管腔の内腔面に特化した検査であるのに対して，これらの断層検査は消化管の管腔外の異常も描出してくれる．無論，粘膜面の微細診断は内視鏡や造影検査にかなうはずもないが，胃壁や腸管壁の情報，腸間膜や周囲臓器の病変の評価には不可欠の検査である．また，急性腹症の診断でCTは最も診断的価値の高い検査法となっている．FDG-PETは，消化管悪性腫瘍の病期診断や治療効果評価において重要な位置を占めつつある．さらに最近では，CT colonographyも臨床の場に入ってきており，消化管を三次元的に捉えなければならない時代になってきたようだ．その意味で，消化管の画像診断が放射線科医にとって再び脚光を浴びてきたと言っても良いのではなかろうか．幸い，熊本大学および関連病院では，土亀直俊博士（現 熊本県総合保健センター所長）が率いてこられた消化管のチームが，消化管造影のみならず消化器内視鏡やCT colonographyも数多く行っており，また過去の貴重な画像もデータベースとして保管してきた．

　本書は新時代の消化管の画像診断をテーマとして取り上げたものである．他のKEY BOOKシリーズ同様，代表的な疾患，重要疾患を取り上げ，原則として見開きで提示してあり，一見，初心者向きの本にも見えるが，内容は非常に充実したものになっている．執筆は熊本大学関係者を中心に全国の消化器診断のオーソリティに依頼しており，症例の充実，画像の質，記載の的確さなどは他の本の追随を許さない．本書の特色として，画像診断の本であるにもかかわらず，管腔臓器においてはまず内視鏡検査から入ることも多いため，内視鏡画像も積極的に取り入れている．消化管画像診断で使う最新の画像診断法や重要な疾患を網羅しており，文字通り消化管画像診断の決定版になったと考えている．

　本書を通して，少しでも多くの方に消化管画像診断に興味を持っていただき，是非，日常臨床に活用していただきたい．本書の執筆に当たって熊本大学放射線医学教室の消化器診断を率いていただいた土亀直俊博士をはじめ，多忙な中，執筆を快く引き受けていただいた先生方，本書の出版に当たり，編者のわがままな要求をやさしく受け入れてくれた学研メディカル秀潤社 画像診断編集室の原田顕子氏に心より感謝する．

2015年3月　お雛祭りの日

山下康行

CONTENTS

画像診断別冊 KEY BOOK シリーズ
わかる！役立つ！消化管の画像診断
A Key to Gastrointestinal Imaging

序	3
構成と凡例	10

1. 食道

食道の正常解剖・検査法	(山村)	14
食道腫瘍──食道癌　esophageal cancer	(伊牟田)	16
食道腫瘍──Barrett 食道癌　cancer in Barrett's esophagus	(伊牟田)	22
食道腫瘍──食道粘膜下腫瘍　esophageal submucosal tumor	(伊牟田)	24
症例1　平滑筋腫　leiomyoma		25
症例2　脂肪腫　lipoma		26
症例3　GIST　gastrointestinal stromal tumor		27
症例4　顆粒細胞腫　granular cell tumor		28
食道腫瘍──稀な食道腫瘍　rare esophageal tumors	(伊牟田)	29
症例1　癌肉腫　carcinosarcoma		30
症例2　未分化癌　undifferentiated carcinoma		31
症例3　食道類基底細胞　basaloid cell carcinoma		32
症例4　神経内分泌腫瘍　neuroendocrine tumor		33
症例5　悪性黒色腫　malignant melanoma		34
症例6　転移性食道腫瘍　metastatic esophageal tumor		35
食道カンジダ症およびその他感染症　esophageal candidiasis and the other esophageal infectious disease	(山村)	36
食道アカラシア　esophageal achalasia	(中川)	38
食道裂孔ヘルニア　hiatal hernia	(山村)	40
Plummer-Vinson 症候群　Plummer-Vinson syndrome	(柏木，山村)	42
食道壁内偽憩室症　esophageal intramural pseudo-diverticulosis (EIPD)	(山村)	43

2. 胃・十二指腸

胃・十二指腸の正常解剖・検査法	(中川)	46
胃の非腫瘍性病変──胃・十二指腸潰瘍　gastric and duodenal ulcers	(伊牟田)	50
胃の非腫瘍性病変──急性胃粘膜病変　acute gastric mucosal lesion (AGML)	(伊牟田)	54
胃の非腫瘍性病変──慢性胃炎　chronic gastritis	(伊牟田)	56
▶NOTE　鳥肌胃炎／57		
胃の非腫瘍性病変──Ménétrier 病　Ménétrier's disease	(伊牟田)	58
胃の非腫瘍性病変──胃アニサキス症　gastric anisakiasis	(横田，伊牟田)	60
胃の非腫瘍性病変──胃石　gastrolith	(中川)	62
胃腫瘍──胃の悪性リンパ腫　gastric malignant lymphoma	(山下)	64
胃腫瘍──早期胃癌　early gastric cancer	(伊牟田)	66

1	食道
2	胃・十二指腸
3	小腸・大腸
4	小児

胃腫瘍——進行胃癌　advanced gastric cancer ……………………………（伊牟田）70
胃腫瘍——4型胃癌（硬癌，スキルス胃癌）　scirrhous carcinoma
　　　　　　　　　　　　　　　　　　　　　　　　　　　　…………（山下，伊牟田）72
　　▼ AFP産生胃癌／72
　　▼ 胃癌の病理分類／72
胃腫瘍——残胃癌・胃癌再発　gastric remnant cancer, recurrent gastric cancer
　　　　　　　　　　　　　　　　　　　　　　　　　　　　………………（伊牟田）74
胃腫瘍——胃ポリープおよび腺腫　gastric polyp and adenoma …………（伊牟田）76
胃腫瘍——胃粘膜下腫瘍（脂肪腫）　gastric submucosal tumor (lipoma) …（山下）79
　　▼ 胃粘膜下腫瘍の画像所見／79
　　▼ cushion sign／79
胃腫瘍——胃粘膜下腫瘍（神経鞘腫）　gastric submucosal tumor (schwannoma) ……（鶴丸）80
胃腫瘍——異所性膵　aberrant pancreas, heterotopic pancreas, ectopic pancreas ……（横田，伊牟田）82
胃腫瘍——転移性胃腫瘍　metastatic gastric tumor ………………………（伊牟田）84
十二指腸——十二指腸癌　duodenal carcinoma ………………………………（山村）86
十二指腸——十二指腸乳頭部癌　carcinoma of the papilla of Vater …………（山村）88
　　▼ 十二指腸の解剖／88
十二指腸——十二指腸良性腫瘍　benign tumor of the duodenum ……………（山村）90
　　▼ Brunner腺過形成とBrunner腺腫について／91

3. 小腸・大腸

小腸・大腸の正常解剖・検査法 …………………………………………（横田，伊牟田）94
小腸腫瘍——小腸癌　small intestine cancer ……………………………………（山村）98
大腸腫瘍——大腸ポリープ，大腸ポリポーシス　colorectal polyp, colorectal polyposis …（伊牟田）100
大腸腫瘍——大腸癌（大腸早期癌・直腸癌を含む）　colorectal cancer (early colorectal cancer,
　　rectal cancer) ……………………………………………………………（伊牟田）104
大腸腫瘍——転移性大腸腫瘍　metastatic colorectal tumor ………………（伊牟田）112
大腸腫瘍——大腸粘膜下腫瘍　colonic submucosal tumor …………………（鶴丸）114
　　▼ カルチノイド腫瘍の一般的知識／115
CT colonography (CTC) ………………………………………………………（満崎）116
直腸，肛門——肛門管癌　anal canal cancer ………………………………（伊牟田）120
直腸，肛門——直腸癌再発　recurrent rectal cancer ……………………（山下，伊牟田）122
直腸，肛門——粘膜脱症候群　mucosal prolapse syndrome ……………………（幸）124
直腸，肛門——肛門周囲膿瘍・瘻孔　perianal abscess, perianal fistula ……（幸）126
　　▼ シートン法（seton method）／127
炎症性腸疾患（IBD）——潰瘍性大腸炎　ulcerative colitis ………………（伊藤）128
　　▼ 潰瘍性大腸炎に見られる大腸癌／128
炎症性腸疾患（IBD）——中毒性巨大結腸症　toxic megacolon …………（伊藤）130
炎症性腸疾患（IBD）——Crohn病　Crohn's disease ………………………（伊藤）132
　　▼ 肛門合併症／132
炎症性腸疾患（IBD）——腸結核　intestinal tuberculosis ………………（伊藤）134
虚血性腸炎　ischemic colitis ………………………………………………（田口）136
その他の腸炎，腸疾患——感染性腸炎　infectious gastroenteritis ………（田口，伊牟田）138
その他の腸炎，腸疾患——O-157感染性腸炎　O-157 enterocolitis ………（山下，田口）140
その他の腸炎，腸疾患——急性回腸末端炎　acute terminal ileitis ……………（林田）142

その他の腸炎, 腸疾患——	小腸アニサキス症　intestinal anisakiasis	（田口）	144
その他の腸炎, 腸疾患——	免疫不全に合併する腸炎　enterocolitis associated with immunodeficiency	（田口, 伊牟田）	146
その他の腸炎, 腸疾患——	放射線性腸炎　radiation enterocolitis	（田口）	148
その他の腸炎, 腸疾患——	非特異性多発性小腸潰瘍症　non-specific multiple ulcers of the small intestine	（田口, 伊牟田）	149
その他の腸炎, 腸疾患——	偽膜性腸炎　pseudomembranous colitis	（田口）	150
	NOTE 薬剤性腸炎／151		
虫垂——	急性虫垂炎　acute appendicitis	（中島）	152
	NOTE 急性虫垂炎を疑うCT所見／155		
虫垂——	虫垂癌　appendiceal cancer	（中島）	156
虫垂——	虫垂粘液瘤　appendiceal mucocele	（中島）	158
虫垂——	虫垂憩室炎　appendiceal diverticulitis	（中島）	160
血管性病変——	上腸間膜動脈血栓症／塞栓症　superior mesenteric artery thrombosis/embolism	（中村）	162
	NOTE smaller SMV sign／162		
血管性病変——	上腸間膜静脈血栓症　superior mesenteric vein thrombosis	（中村）	164
血管性病変——	非閉塞性腸管虚血症（NOMI）　non-occlusive mesenteric ischemia	（林田）	166
	NOTE 臨床情報の有用性／167		
血管性病変——	静脈硬化性大腸炎　phlebosclerotic colitis	（幸）	168
血管性病変——	消化管の動静脈奇形　arteriovenous malformations of the gastrointestinal tract	（山下）	170
消化管悪性リンパ腫——	腸管の悪性リンパ腫　malignant lymphoma of the intestines	（山村）	172
消化管悪性リンパ腫——	Multiple lymphomatous polyposis (MLP)	（山村, 伊牟田）	174
GIST (gastrointestinal stromal tumor)		（鶴丸）	176
	NOTE 消化管の間葉系腫瘍の免疫組織学的鑑別／179		
消化管神経内分泌腫瘍　neuroendocrine tumor of the intestine		（山村）	180
腸管子宮内膜症　bowel endometriosis		（伊藤）	182
全身性疾患に伴う消化管病変, その他——	腸管Behçet病, 単純性潰瘍　intestinal Behçet's disease, simple ulcer	（市川）	184
	NOTE 単純性潰瘍／185		
全身性疾患に伴う消化管病変, その他——	Lupus腸炎　lupus enteritis	（市川）	186
	NOTE Lupus腸炎の型／186		
全身性疾患に伴う消化管病変, その他——	強皮症　scleroderma	（市川）	188
	NOTE 腸管嚢状気腫症（pneumatosis cystoides intestinalis：PCI）／189		
全身性疾患に伴う消化管病変, その他——	血管炎症候群（含むHenoch-Schönlein紫斑病） vasculitis syndrome	（市川）	190
	NOTE leukocytoclastic vasculitis／190		
全身性疾患に伴う消化管病変, その他——	アミロイドーシス　gastrointestinal amyloidosis	（大田）	192
全身性疾患に伴う消化管病変, その他——	Shock bowel	（市川）	194
全身性疾患に伴う消化管病変, その他——	蛋白漏出性胃腸症　protein losing enteropathy	（幸）	196
消化管静脈瘤——	食道静脈瘤　esophageal varix	（幸）	198
	NOTE 胃冠状静脈／199		
消化管静脈瘤——	胃静脈瘤　gastric varix	（幸）	200
	NOTE バルーン閉塞下逆行性経静脈的塞栓術（B-RTO）／200		
消化管静脈瘤——	小腸静脈瘤　small-bowel varix	（幸）	202

イレウス――単純性イレウス（腸閉塞） mechanical bowel obstruction	…（中村）	204
イレウス――絞扼性イレウス strangulating obstruction	…（中村）	206
NOTE 絞扼性イレウスの診断／207		
イレウス――Closed loop obstruction	…（中村）	208
イレウス――麻痺性イレウス paralytic ileus	…（中村）	210
NOTE Ogilvie's syndrome（急性偽性腸閉塞症）／211		
イレウス――胆石イレウス gallstone ileus	…（荒木）	212
イレウス――食餌性腸閉塞 food induced small bowel obstruction	…（荒木）	214
イレウス――大腸癌による腸閉塞および閉塞性腸炎 obstructing colorectal carcinoma	（荒木）	216
消化管異物と合併症――ボタン電池誤嚥／誤飲 aspiration button-type battery	…（荒木）	218
消化管異物と合併症――PTP誤嚥／誤飲 aspiration press-through-package	…（荒木）	220
消化管異物と合併症――魚骨頸部膿瘍 cervical abscess that formed secondary to fish bone penetration	（荒木）	222
消化管異物と合併症――魚骨肝膿瘍 hepatic abscess that formed secondary to fish bone penetration	（荒木）	224
消化管異物と合併症――異物による穿通性腹膜炎 penetration due to foreign body	…（荒木）	226
腸重積 intussusception	…（彌永）	228
軸捻転――胃軸捻症 gastric volvulus	…（木藤）	230
軸捻転――腸回転異常のCT診断 CT diagnosis of intestinal malrotation	…（一色）	232
NOTE 腸回転異常の再現／234		
軸捻転――腸回転異常に関連する代表的な病態（有症状例） typical conditions associated to intestinal malrotation	（一色）	238
軸捻転――S状結腸捻転 sigmoid volvulus	…（木藤）	240
軸捻転――盲腸捻転 cecal volvulus	…（木藤）	242
軸捻転――大網捻転症 torsion of the greater omentum	…（木藤）	244
消化管穿孔――特発性食道破裂 idiopathic esophageal perforation (Boerhaave's syndrome)	…（中島）	246
消化管穿孔――上部消化管穿孔 upper gastrointestinal perforation	…（中島）	248
NOTE 穿孔部位別にみる遊離ガスの量と分布／248		
消化管穿孔――下部消化管穿孔 lower gastrointestinal perforation	…（中島）	250
NOTE 穿孔部位を示すCT所見／250		
消化管穿孔――腹膜気腫（気腹） pneumoperitoneum	…（彌永）	252
NOTE 臥位の腹部単純写真による消化管穿孔のサイン／253		
消化管穿孔――腸管気腫症 pneumatosis intestinalis	…（彌永）	254
消化管穿孔――Chilaiditi症候群（結腸嵌入症） Chilaiditi syndrome	…（山下）	256
NOTE perihepatic spaceに見られるさまざまな病変／257		
消化管憩室――食道憩室 esophageal diverticulum	…（柏木，山村）	258
消化管憩室――胃憩室 gastric diverticulum	…（柏木，山村）	259
消化管憩室――十二指腸乳頭部憩室 juxtapapillary duodenal diverticula	…（上谷）	260
消化管憩室――Meckel憩室 Meckel diverticulum	…（上谷）	262
NOTE 2の法則／262		
消化管憩室――結腸憩室炎 colonic diverticulitis	…（中島）	264
NOTE 憩室炎を疑うCT所見／265		
消化管憩室――消化管重複症 duplication cyst	…（上谷）	266

1	食道
2	胃・十二指腸
3	小腸・大腸
4	小児

腹部ヘルニア総論 ･･･ （山下）268
 NOTE 特殊なヘルニア／271
外ヘルニア──鼠径ヘルニア　inguinal hernia ･･ （根岸）272
外ヘルニア──大腿ヘルニア　femoral hernia ･･ （根岸）274
外ヘルニア──閉鎖孔ヘルニア　obturator hernia ･･････････････････････････････････････ （根岸）276
 NOTE 鼠径ヘルニアの位置／276
 NOTE Howship-Romberg 徴候／277
外ヘルニア──腹壁ヘルニア（正中腹壁，側腹壁，腹壁瘢痕）abdominal hernia
 （median abdominal hernia, lateral ventral hernia, abdominal incisional hernia） ････････ （根岸）278
内ヘルニア──傍十二指腸ヘルニア（左傍十二指腸ヘルニア）paraduodenal hernia
 （left paraduodenal hernia） ･･･ （本郷，森）280
 NOTE Sac like clustering／281
 NOTE 右傍十二指腸ヘルニア／281
内ヘルニア──盲腸周囲ヘルニア　pericecal hernia ･･････････････････････････････････ （本郷，森）282
内ヘルニア──S状結腸間膜ヘルニア　intramesosigmoid hernia ･････････････････････ （本郷，森）284
内ヘルニア──網嚢孔ヘルニア　hernia through foramen of Winslow ････････････････ （本郷，森）286
内ヘルニア──医原性経腸間膜ヘルニア　hernia through meso-jejunal mesenteric defect
 ･･ （本郷，森）288
内ヘルニア──子宮広間膜ヘルニア　hernia of the broad ligament of the uterus ･･･････ （林田）290
消化管外傷──十二指腸壁内血腫　intramural hematoma of duodenum ････････････････ （伊藤）292
消化管外傷──外傷性腸間膜損傷　traumatic mesenteric injury ･･････････････････････････ （伊藤）294
消化管外傷──外傷性腸管損傷　traumatic bowel injury ･････････････････････････････････ （伊藤）296
消化管出血──CTおよびRIによる評価　GI bleeding; evaluation with CT or RI ･･････････ （中村）298
 NOTE hemosuccus pancreaticus／299
消化管出血──原因不明の消化管出血　GI bleeding; unknown cause ････････････････ （吉田）300
 NOTE 生理的集積部位／301
消化管出血──IVRによる治療　GI bleeding; interventional radiology (IVR) ･････････････ （中村）302
 NOTE 大腸血管形成異常（angiodysplasia）／303
消化管手術合併症──術後出血，縫合不全　postoperative hemorrhage, anastomotic leakage ･･･ （渡辺）304
消化管手術合併症──術後膿瘍　postoperative abscess ･････････････････････････････････ （渡辺）306
消化管手術合併症──術後膵炎・膵液瘻，術後胆嚢炎　postoperative pancreatitis / pancreatic fistula,
 postoperative cholecystitis ･･ （渡辺）308
消化管手術合併症──吻合部狭窄　anastomotic stenosis ･････････････････････････････････ （渡辺）310
 NOTE Roux 停滞症候群（Roux stasis syndrome）／311
消化管手術合併症──輸入脚症候群　afferent loop syndrome ･････････････････････････ （渡辺）312
腹膜・大網・腹壁──細菌性腹膜炎　bacterial peritonitis ･･････････････････････････････ （根岸）314
腹膜・大網・腹壁──腹腔内膿瘍　intra-abdominal abscess ･････････････････････････････ （根岸）316
腹膜・大網・腹壁──結核性腹膜炎　tuberculous peritonitis ･････････････････････････････ （根岸）318
腹膜，大網，腹壁──硬化性被包性腹膜炎（腹膜透析後）encapsulating peritoneal sclerosis (EPS)
 ･･ （浪本）320
腹膜，大網，腹壁──腹腔内遊離体　peritoneal loose body ･･････････････････････････････ （荒木）322
腹膜，大網，腹壁──腹膜垂炎　epiploic appendagitis ･･････････････････････････････････ （荒木）324
腹膜，大網，腹壁──肝偽脂肪腫　hepatic pseudolipoma, pseudolipoma of Glison capsule
 ･･ （荒木）326
腹膜，大網，腹壁──腸間膜嚢胞性病変　enteric cyst, lymphangioma, pseudocyst ･･････････ （幸）328

1	食道
2	胃・十二指腸
3	小腸・大腸
4	小児

腹膜，大網，腹壁──腸間膜悪性リンパ腫および転移性リンパ節腫大 mesenteric lymphoma and metastatic lymphadenopathy ……………………（立石）330
腹膜，大網，腹壁──癌性腹膜炎 carcinomatous peritonitis ……………（立石）332
　NOTE 腹水の流れや播種の好発部位／333
腹膜，大網，腹壁──腹部リンパ節結核 abdominal lymph node tuberculosis
　………………………………………………………………………………（立石）334
腹膜，大網，腹壁炎──腸間膜脂肪織炎 sclerosing mesenteritis
　（mesenteric panniculitis）………………………………………………（横山）336
腹膜，大網，腹壁炎──腸間膜デスモイド mesenteric fibromatosis ………（幸）338
　NOTE 線維腫症／339
腹膜，大網，腹壁──腹膜偽粘液腫 pseudomyxoma peritonei ……………（横山）340
腹膜，大網，腹壁──悪性中皮腫 malignant mesothelioma ………………（中村）342
腹膜，大網，腹壁──多嚢胞性腹膜中皮腫 benign cystic mesothelioma, benign multicystic peritoneal
　mesothelioma ……………………………………………………………（浪本）344
腹膜，大網，腹壁──腹膜原発漿液性乳頭状腺癌 peritoneal serous papillary carcinoma ……（浪本）346
腹膜・大網・腹壁──孤立性線維性腫瘍 solitary fibrous tumor（SFT）……（根岸）348
腹膜，大網，腹壁──腹部骨盤部放線菌症 abdominopelvic actinomycosis ………（山下）350
腹膜，大網，腹壁── Splenosis（脾症）……………………………………（浪本）352
腹膜，大網，腹壁── Perihepatitis（Fitz-Hugh-Curtis 症候群）…………（浪本）354
腹膜，大網，腹壁──腹壁デスモイド desmoid tumor ……………………（浪本）356
腹膜，大網，腹壁──腹壁血腫 abdominal wall hematoma ………………（浪本）358

4. 小児

先天性食道閉鎖，気管食道瘻 congenital esophageal atresia, esophagotracheal fistula ……（宮坂）362
　NOTE 気管支肺前腸奇形（bronchopulmonary foregut malformation：BPFM）／363
肥厚性幽門狭窄症 hypertrophic pyloric stenosis（HPS）……………………（宮坂）364
　NOTE 肥厚性幽門狭窄症と一酸化窒素の関連／364
十二指腸閉鎖 duodenal atresia ………………………………………………（宮坂）366
　NOTE 十二指腸閉鎖と胆道系の異常／367
輪状膵 annular pancreas ……………………………………………………（宮坂）368
　NOTE 成人例の輪状膵の鑑別診断／369
腸回転異常症（総腸間膜症）・中腸軸捻転 malrotation（mesenterium commune）/ midgut volvulus
　……………………………………………………………………………（宮坂）370
　NOTE 短腸症候群／370
Hirschsprung 病 Hirschsprung's disease ……………………………………（宮坂）372
　NOTE 注腸検査／372
壊死性腸炎 necrotizing enteritis ……………………………………………（宮坂）374
　NOTE ミルクアレルギー／374
鎖肛，直腸肛門奇形 imperforate anus, anorectal anomaly ………………（宮坂）376
　NOTE 総排泄腔奇形／376

索引 …………………………………………………………………………………378

本書の構成と凡例

- ❖ 各章冒頭の「正常解剖・検査法」では，知っておくべき解剖と検査法の基礎知識を解説しました．
- ❖ 初学者にも読みやすいように1疾患ごとに見開きで解説しました．
  - → 重要な疾患は見開きにこだわらず，4ページ・6ページで解説しました．
- ❖ 診断のポイントとなる画像には"KEY FILM"のマークを，読影上または鑑別診断上，重要な事柄が

症例解説ページの構成

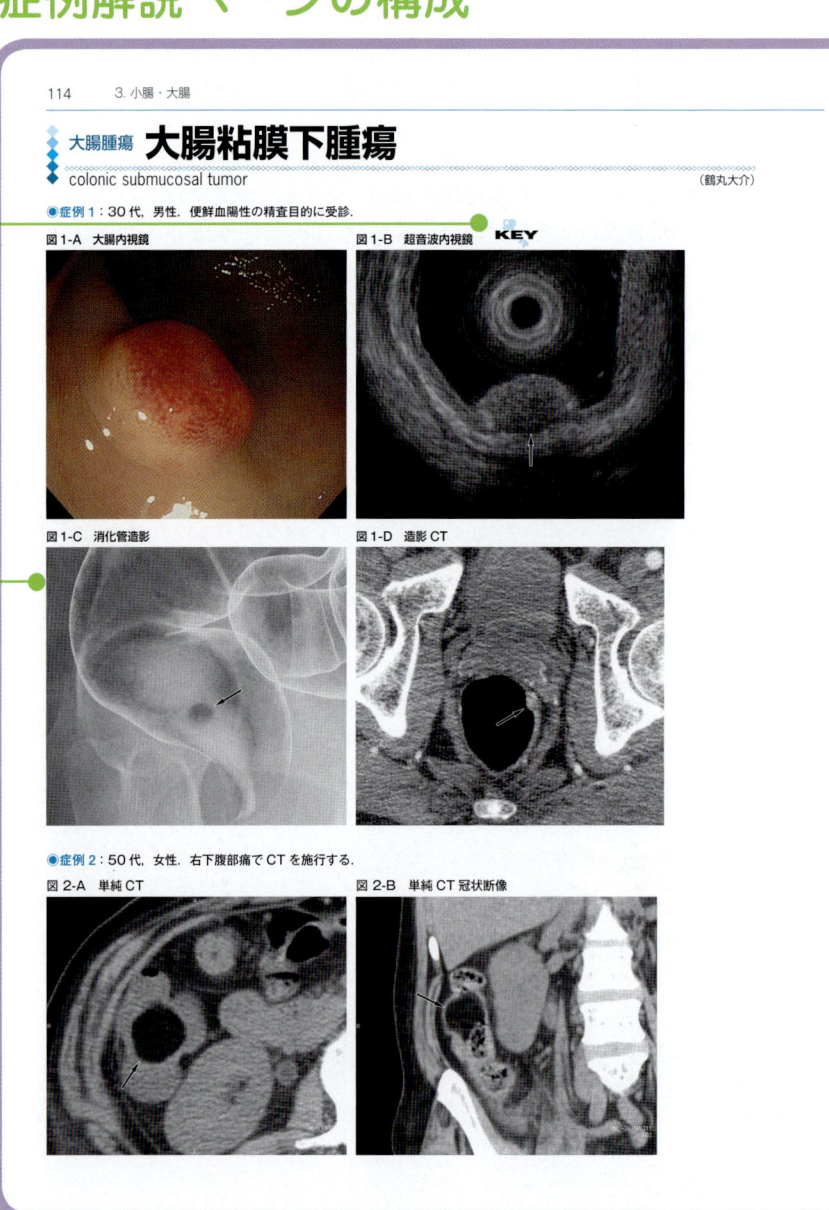

読影のポイントとなる
KEY FILMには **KEY**
を付けました．

内視鏡，CT，超音波，
造影など，必要に応じ
てさまざまな撮像法の
写真を掲載しました．

書かれているところには"ポイント"のマークをつけました．
→下記の凡例を参照してください．
❖ 各章には代表的な疾患と参考症例も含め多数の症例を提示しています．また，シェーマやNOTEを適宜入れてありますので，知識の整理に役立ちます．

大腸粘膜下腫瘍　115

画像の読影

【症例1】 大腸内視鏡（図1-A）にて，下部直腸に表面発赤した粘膜下腫瘍を認める．超音波内視鏡で第2〜3層に境界明瞭な低エコー腫瘤を認める（図1-B；→）．消化管造影（図1-C）で下部直腸壁に表面平滑な粘膜下腫瘍を認める（→）．造影CT（横断像）にて直腸壁に，立ち上がりなだらかな壁在結節様の腫瘍を認め，内部は早期相では増強されている（図1-D；→）．
【症例2】 上行結腸内に皮下脂肪と同程度の吸収値の腫瘍を認める（図2-A，B；→）．腸重積を起こしていたため，手術が施行された．

大腸粘膜下腫瘍の一般的知識と画像所見

大腸粘膜下腫瘍は頻度こそ少ないものの，その種類は多岐にわたる．頻度的には脂肪腫が最も多い．その他の良性腫瘍としてリンパ管腫，血管腫，悪性疾患としてはカルチノイド腫瘍（神経内分泌腫瘍 grade 1），gastrointestinal stromal tumor（GIST），悪性リンパ腫などがある．胃と異なりGISTは少ない．悪性リンパ腫の中でもマントル細胞リンパ腫や濾胞リンパ腫は，多発ポリープ状（multiple lymphomatous polyposis）の形態を示すことがある．

カルチノイド腫瘍は，粘膜深層に存在するendocrine cell micronestsから発生するため真の粘膜下腫瘍ではないが，一般的には粘膜下腫瘍として取り扱われる．虫垂を含めた回盲部，直腸に発生するが，わが国では圧倒的に直腸に多い．多くは1cm未満で発見され，1cm未満であれば転移の可能性も低いため，内視鏡的治療が選択される．（p.180「消化管内分泌腫瘍」も参照）

カルチノイド腫瘍は，超音波内視鏡で粘膜下層に限局した境界明瞭な低エコー腫瘤として描出される．CTは主にリンパ節転移の除外目的に施行されるが，原発巣自体も増強される壁在結節として描出されることがある[1]．

鑑別診断のポイント

上記のように大腸粘膜下腫瘍は多岐にわたるが，多くは内視鏡，超音波内視鏡で診断されるため，脂肪腫を除きCTやMRIが診断に直接寄与するところは少ない．カルチノイド腫瘍に関して言えば，造影CTでの増強効果が診断の一助となる．

NOTE　カルチノイド腫瘍の一般的知識

神経内分泌腫瘍（NET）に分類され，低悪性度腫瘍とされる．消化管をはじめ，肺，気管支，膵，精巣，卵巣などほぼすべての臓器に発生しうるが，直腸，肺，胃（27%），十二指腸（15%），虫垂，小腸，結腸などに好発する．

発生部位によって前腸系（胃，十二指腸），中腸系（空・回腸，虫垂），後腸系（S状結腸，直腸）に分類される．前腸由来のものではヒスタミン様物質を分泌し，顔面紅潮，気管支攣縮，中腸由来ではセロトニン分泌により，チアノーゼ，下痢，低血圧，皮膚症状（カルチノイド症候群）を引き起こすことがあるが，その頻度は低い．後腸由来は生理活性物質は分泌しない．

消化管のカルチノイド腫瘍は粘膜深層部の内分泌細胞から発生し，本来は粘膜下腫瘍であるが，増大するにつれて，びらんや潰瘍を形成し，上皮性の形態を呈する．低悪性度ながらリンパ節転移や肝転移のリスクがあり，その後も緩徐な経過をとることがあるため，長期に経過を追う必要がある．

参考文献

1) Pickhardt PJ, Kim DH, Menias CO, et al: Evaluation of submucosal lesions of the large intestine: part 1. Neoplasms. RadioGraphics 27: 1681-1692, 2007.

左ページの症例写真の読影と診断を記載してあります．
が目印です．

当該疾患に関する一般的な知識と画像所見について解説してあります．

鑑別診断のポイントを丁寧に解説してあります．
が目印です．

知っておくべき知識は囲み記事 NOTE で簡潔に解説．

特に参考にすべき文献を挙げました．

1章
食道

食道の正常解剖・検査法

(山村定弘)

食道の解剖

　食道は，下咽頭から胃噴門部をつなぐ長さ 24 cm ほどの筒状の臓器である．喉頭の輪状軟骨の高さ（第 6 頸椎の高さ）で始まり，縦隔を下行し次第に脊椎から離れて，第 9 ないし第 11 胸椎の高さに至る．ここで，横隔膜の食道孔を通り抜けて，右後方から胃に開口する．

　食道は，3 か所の生理的狭窄部［食道入口部（咽頭食道狭窄部），気管分岐部（大動脈気管支狭窄部），食道裂孔部（横隔膜狭窄部）］がある．
「食道癌取扱い規約」[1]では，食道入口部（輪状軟骨下縁レベル）から胸骨上縁までを頸部食道（cervical esophagus：Ce），胸骨上縁から横隔膜までを胸部食道（thoracic esophagus：Te），横隔膜から噴門までを腹部食道（abdominal esophagus：Ae）に大別している（図 1）．さらに，胸部食道は，胸骨上縁から気管分岐部下縁までを胸部上部食道（upper thoracic esophagus：Ut），気管分岐部下縁から食道胃接合部を 2 等分した上半分までを胸部中部食道（middle thoracic esophagus：Mt），下半分を胸部下部食道（lower thoracic esophagus：Lt）に区分されている．

　食道壁は扁平上皮の粘膜層，粘膜筋板，粘膜下層，筋層よりなり，他の臓器と違って漿膜を欠き，結合織性の外膜が存在するのみであるため，癌は容易に多臓器に浸潤する．

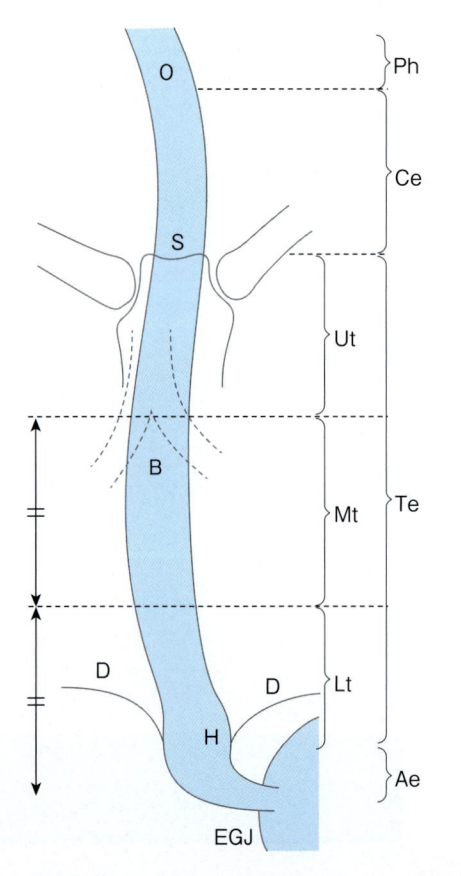

図 1　食道の区分［文献 1）より一部改変して転載］
O：食道入口部　esophageal orifice
S：胸骨上縁　superior margin of the sternum
B：気管分岐部下縁　tracheal bifurcation
D：横隔膜　diaphragm
EGJ：食道胃接合部　esophagogastric junction
H：食道裂孔　esophageal hiatus

食道のCT

　胸部中部食道が解剖学的に左主気管支後方にあり，椎体の左側，下行大動脈の右側前方に位置する（図2；→）．食道右側は肺の食道奇静脈陥凹（＊）と接する．▶：奇静脈

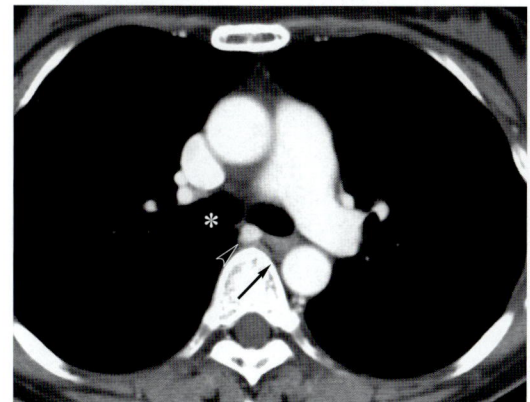

A　造影CT（縦隔条件）　　　　B　造影CT（縦隔条件）

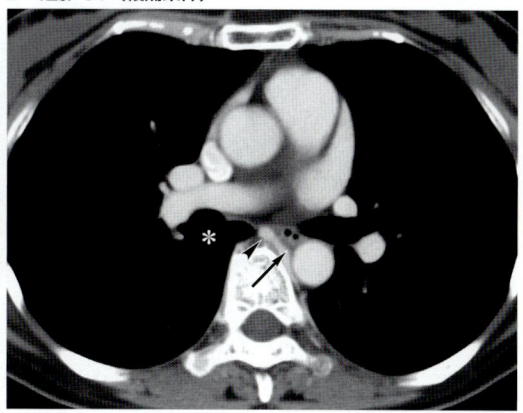

図2　食道のCT

食道の造影検査

　造影剤（バリウム）を服用させ，食道の中を通るバリウムを透視で観察し撮影する．通常は撮影台を起こして立位で行い，体の正面や第1斜位などから観察する．多くは胃透視に先立って行われるが，ゾンデを入れて精密な画像を得ることもある（図5）．

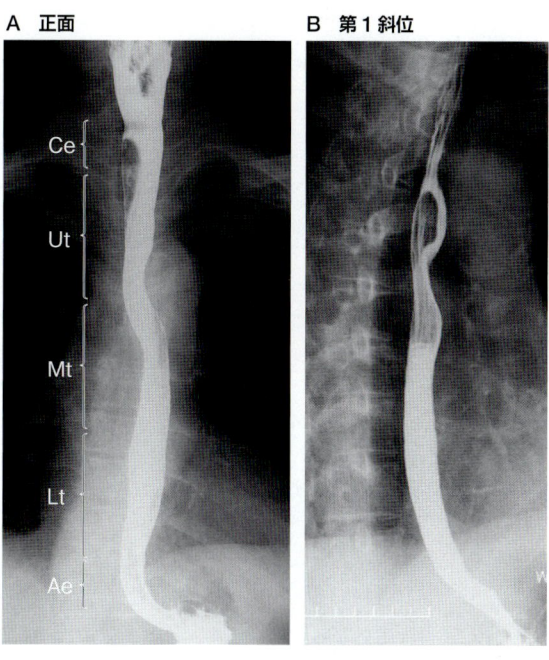

A　正面　　　　B　第1斜位

図3　正常像

参考文献

1) 日本食道学会（編）：臨床・病理　食道癌取扱い規約，第10版補訂版．金原出版，p.10-11, 2008.

16　1.食道

食道腫瘍 食道癌
esophageal cancer

(伊牟田真功)

●症例1：50代，男性．食道癌，表在陥凹型（O-Ⅱc），pT1a（LPM）．

図1-A　食道内視鏡　　　図1-B　食道内視鏡（ヨード染色） 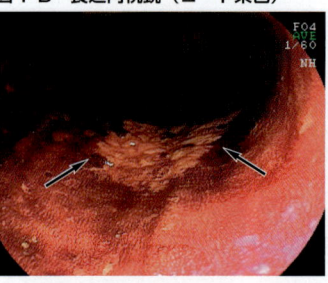　　　図1-C　食道造影（側面）

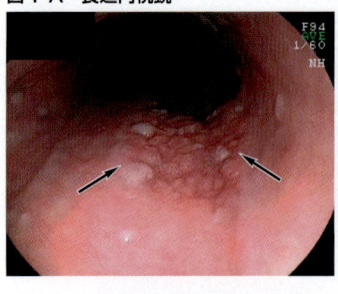

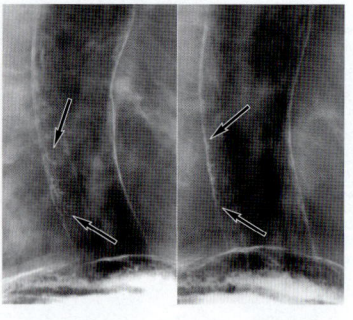

●症例2：50代，男性．食道癌，表在隆起型（O-Ⅱa），pT1b（SM1）．

図2-A　食道内視鏡　　　図2-B　食道内視鏡（ヨード染色） 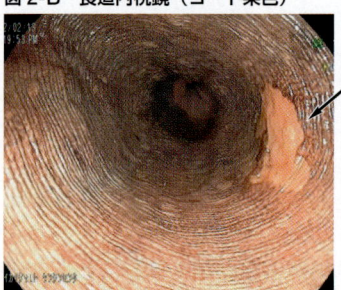　　　図2-C　超音波内視鏡

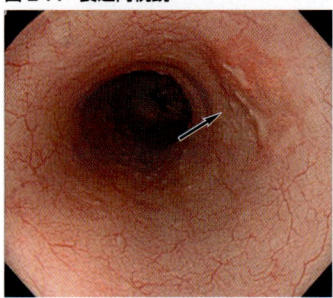

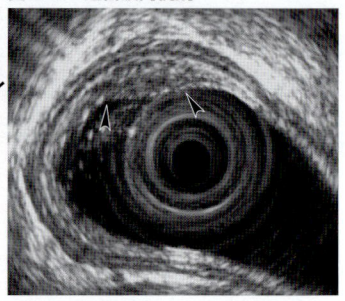

●症例3：60代，男性．食道癌（O-Ⅱa＋Ⅱc），pT1b（SM1）．

図3-A　食道内視鏡　　　図3-B　食道内視鏡（ヨード染色）　　　図3-C　食道造影（側面）

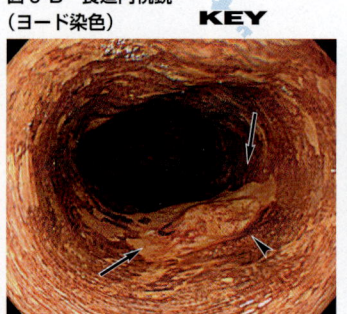

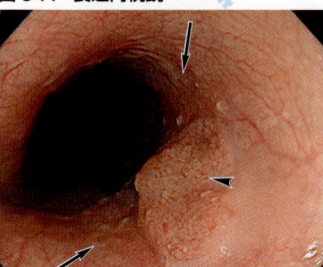

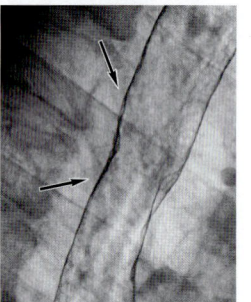

●症例4：60代，男性．食道癌（O-Ⅱa＋Ⅱc），pT1b（SM2）．

図4-A　食道内視鏡　　　図4-B　食道造影（側面）

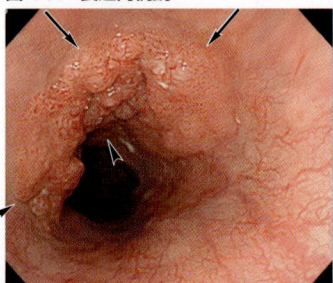

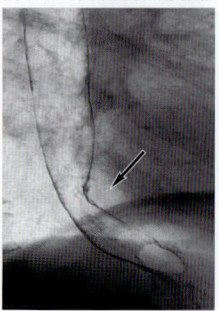

画像の読影

【症例1】 食道内視鏡で下部食道に周囲よりわずかに発赤した陥凹性病変を認める（図1-A；→）．粘膜面にやや凹凸を認める．食道内視鏡（ヨード染色）で病変は不染域として描出され，病変境界が明瞭となる（図1-B；→）．食道造影では病変部に一致して粗糙な粘膜を認める（図1-C；→）．食道造影側面像で食道壁に明らかな側面変形は認められない．

【症例2】 食道内視鏡で下部食道に発赤した粗糙な粘膜を認める．周囲よりわずかに隆起しており（図2-A；→），0-Ⅱaの形態である．食道内視鏡（ヨード染色）で病変は不染域として描出され，病変境界が明瞭となる（図2-B；→）．輪状の襞（いわゆる畳の目）が病変内に入っておらず，SM浸潤（粘膜下層に留まる病変）が疑われる．超音波内視鏡では，病変は第1～2層の肥厚として描出されている（図2-C；→）．第3層は菲薄化しており，SM浸潤を疑う．

【症例3】 食道内視鏡（図3-A）で浅い陥凹性病変（→）の中に粗大結節（►）を認める．0-Ⅱa＋Ⅱcの形態．食道内視鏡（ヨード染色，図3-B）で浅い陥凹性病変の境界が明瞭となる（→）．粗大結節は送気しても伸展せずに丈が保たれている（►）．食道造影側面像にて食道壁に軽度の変形を認める（図3-C；→）．SM浸潤を示唆する所見である．

【症例4】 食道内視鏡（図4-A）で下部食道に中心が陥凹（►）した隆起性病変を認める（→）．食道造影側面像では胸部下部食道に弧状から台形に近い側面変形を認める（図4-B；→）．SM深部への浸潤を疑う．

【症例5】 食道内視鏡（図5-A）で中部食道に中心が陥凹（►）した隆起性病変を認める（→）．食道造影で胸部中部食道に病変の正面像が描出されている．中心にバリウムの溜まりがあり，辺縁には透亮像を認める（図5-B；→）．図5-Cでは胸部中部食道の左側壁に病変の側面像が描出されている．弧状変形が認められ（→），SM浸潤が疑われる．

【症例6】 食道内視鏡で頸部食道に約半周性の潰瘍性病変を認める（図6-A；→）．病変の全体像は観察困難．食道造影では頸部食道の右側壁に約7cm大の3型病変を認める（図6-B；►）．

【症例7】 食道内視鏡（図7-A）で中部食道に約半周性の潰瘍性病変を認める．周堤を伴って

●症例5：50代，男性．食道癌（0-Ⅱa＋Ⅱc），pT1b（SM2）．　●症例6：50代，女性．進行癌（3型）．

図5-A　食道内視鏡　　図5-C　食道造影（側面）　　図6-A　食道内視鏡　　図6-B　食道造影

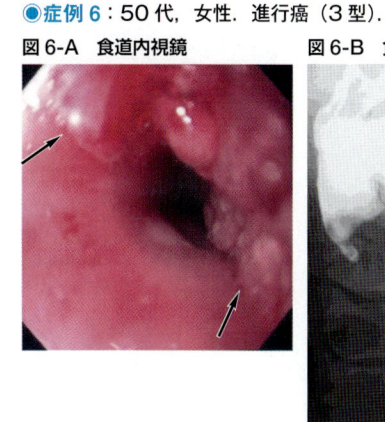

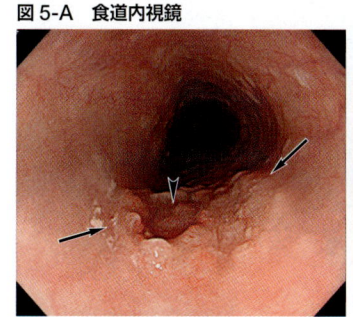

図5-B　食道造影（正面）

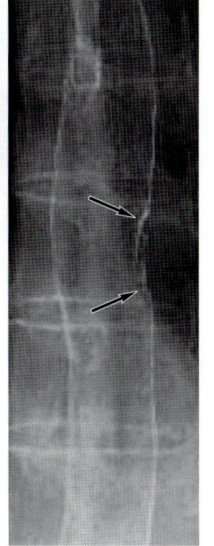

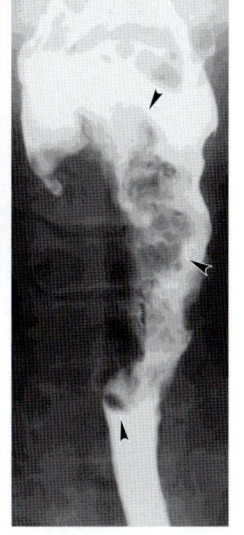

18   1. 食道

●症例7：50代，男性．進行癌（2型）．

図7-A　食道内視鏡　　図7-B　食道造影像 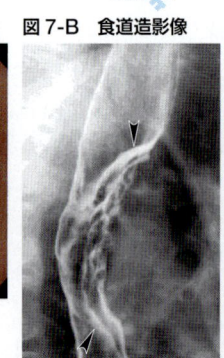　　図7-C　造影CT 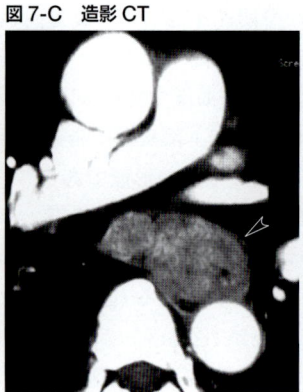　　図7-D　T1強調矢状断像

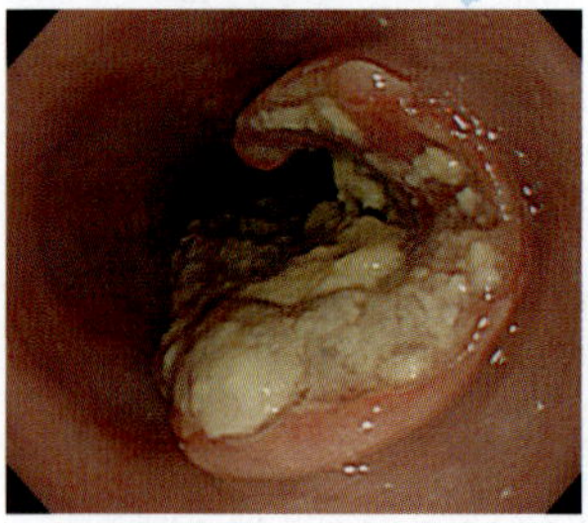

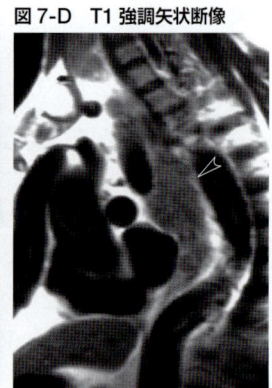

●症例8：60代，女性．進行癌（3型）．

図8-A　食道内視鏡　　図8-B　造影CT

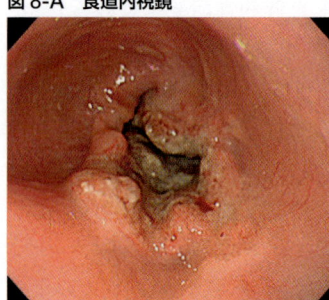

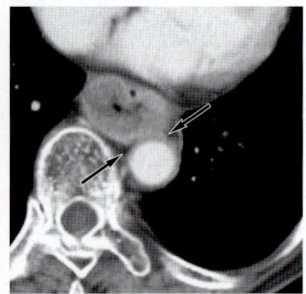

●症例9：70代，女性．進行癌（2型）．

図9-A　食道内視鏡　　図9-B　造影CT 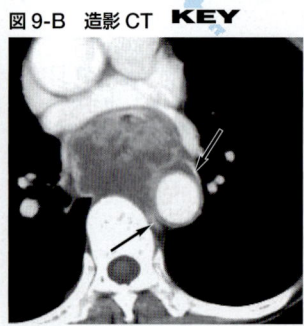　　図9-C　食道造影

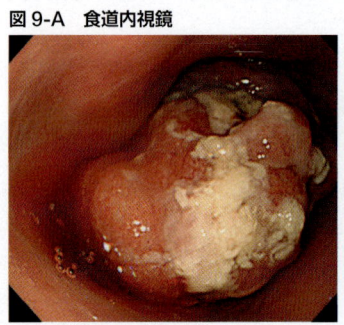

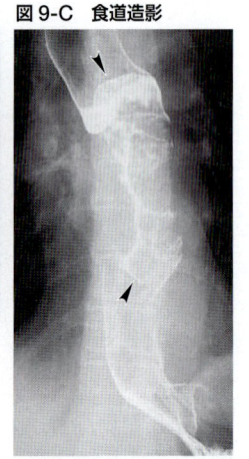

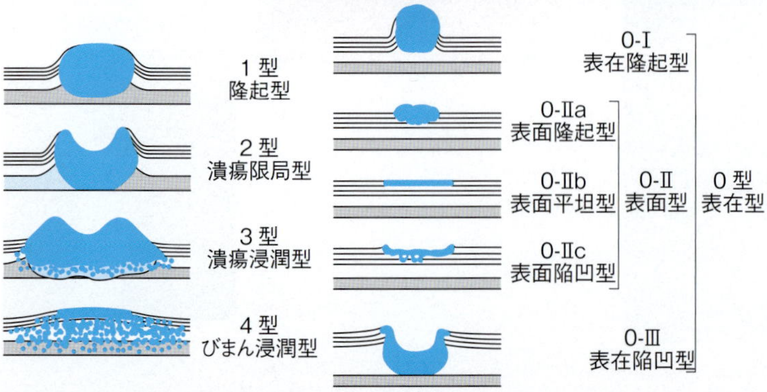

1型　隆起型
2型　潰瘍限局型
3型　潰瘍浸潤型
4型　びまん浸潤型

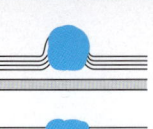

0-I　表在隆起型
0-IIa　表面隆起型
0-IIb　表面平坦型
0-IIc　表面陥凹型
0-II　表面型
0-III　表在陥凹型
0型　表在型

図10　食道癌の病型分類
5型は分類不能とされる．
[文献2) より一部改変して転載]

おり，病型は2型の形態．潰瘍面には白苔の付着を認める．食道造影では胸部中部食道に半周性の2型病変を認め，病変境界が明瞭に描出されている（図7-B；▶）．造影 CT，MRI で，病変は胸部食道の壁肥厚として描出されている（図7-C, D；▶）．病変の形態や範囲など局所の詳細な評価は困難だが，壁外浸潤の評価には CT や MRI が適している．

【症例8】 食道内視鏡（図8-A）で中部食道に全周性の潰瘍性病変を認める．周堤を形成しており，壁のひきつれがあり内腔は狭窄している．造影 CT（図8-B）で，病変は食道壁の全周性肥厚として描出されている．大動脈壁と接しているが（→），大動脈と腫瘍接触部の辺縁がなす角が90°以下であり，CT 上は直接浸潤はないと判断する．

【症例9】 食道内視鏡（図9-A）で中部食道に進行食道癌を認める．内視鏡ではややわかりにくいが潰瘍形成を伴っており，2型の形態である．造影 CT で病変は食道の著明な壁肥厚として描出される（図9-B；→）．大動脈壁と密に接しており，大動脈と腫瘍接触部の辺縁がなす角が90°以上である．CT 上，大動脈への直接浸潤はあると判断する．食道造影では胸部食道に長径が8〜9cm の全周性2型病変を認める（図9-C；▶）．食道の走行には明らかな軸変位があり，壁外浸潤を示唆する所見である．

食道癌の一般的知識と画像所見

食道癌の発生部位は胸部中部食道に多く，わが国では約90％が扁平上皮癌である．初期症状は特異的なものはなく，進行癌では嚥下困難や胸部痛などで発見されることが多い．内視鏡が主となる形態的診断に加えて，生検による組織学的診断が食道癌の確定診断となる．食道癌は他の消化管癌と比較して悪性度が高く，早期にリンパ節転移を来し，その範囲も頸胸腹部と広い．また，食道周囲には気管や大動脈など重要な臓器が存在しており，それらに直接浸潤しやすいという特徴がある．「食道癌診断・治療ガイドライン」[1] に示されているように，食道癌は壁深達度診断の他，リンパ節転移，遠隔転移診断から治療方針が決定されている．病期によりその根治的治療法が大きく異なることから，正確な病期診断を行うことが重要である．わが国では，食道癌の病期分類には「食道癌取扱い規約」が用いられている[2]．

1）食道癌の病理分類

「食道癌取扱い規約」における病型分類を図10に，壁深達度分類を図11に示す．X線型分類，内視鏡型分類は，病型分類に準ずるとされている．進行食道癌の病型は1〜5型に分類される．病型では2型や3型を呈する進行癌が多い．潰瘍形成のある進行癌（2型，3型）は，隆起主体の1型よりも深部に浸潤している傾向がある．壁深達度診断は治療方針の決定において非常に重要である．「食道癌取扱い規約」では癌腫の壁深達度が粘膜内に留まるものを早期食道癌，粘膜下層までに留まるものを表在癌と定義している（いずれもリンパ節転移の有無を問わない）．「食道癌診断・治療ガイドライン」においては，食道表在癌の壁深達度診断は，色素内視鏡や拡大内視鏡を含む内視鏡検査，食道造影検査，超音波内視鏡検査（endoscopic ultra-

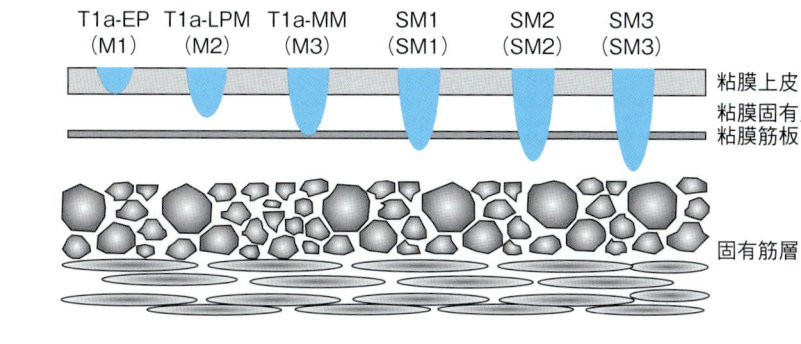

図11 食道癌の壁深達度分類
［文献1）より一部改変して転載］

表在癌：癌腫の壁深達度が粘膜下層までに留まる．
早期癌：原発巣の壁深達度が粘膜層に留まる．
いずれも，リンパ節転移の有無を問わない．
LMP：粘膜固有層
MM：粘膜筋板
SM：粘膜下層

sonography：EUS），CT，MRI 検査などを行い，総合的に診断するとしている．壁深達度がEP-LPM では内視鏡治療の絶対的適応で，臨床的にリンパ節転移がなく壁深達度が MM-SM1 であれば内視鏡治療の相対的適応である．壁深達度が SM2-3 であればリンパ節転移の可能性が 40％以上になり，内視鏡治療の適応外とされている．

表在癌の深達度は病型と密接な関係があり，病型分類の表在型（0型）は表在隆起型（0-Ⅰ型），表面型（0-Ⅱ型），表在陥凹型（0-Ⅲ型）の 3 つに亜分類されている．内視鏡上，色調の変化や凹凸の程度などを念頭に置いた観察が重要である．また，表在癌の深達度診断には細径プローブを用いた EUS が有用である．一般的に食道壁は 5 層に観察され，第 1～2 層が粘膜，第 3 層が粘膜下層，第 4 層が固有筋層，第 5 層が外膜に相当する．さらに高周波の超音波装置を用いれば，食道壁は 9 層やそれ以上の多層構造として描出される．低エコーとして認められる癌腫が，どの層まで到達しているかを見ることで深達度診断を行うが，的確に層を描出するには熟練が必要である．粘膜癌と粘膜下層癌との鑑別について正診率 90％以上とする報告もあるが，腫瘍深部にリンパ濾胞や線維化が存在する場合は癌浸潤との鑑別が難しく，しばしば over-diagnosis になることが問題である．

2）食道造影所見

食道癌の診断において，主流は拡大内視鏡や超音波内視鏡を含む内視鏡検査であり，X 線造影検査は減少する傾向にある．しかし，食道造影検査は，病変の客観的な大きさ，病変の部位診断など内視鏡検査では得られない多くの情報が得られる．

特に，側面像は客観的な深達度診断指標として有用性が高く，適切に撮影され適正に評価することで診断精度の向上が期待できる．側面像を撮像する場合には，病変の左右どちらかの辺縁が描出できるような体位とし，空気量はやや少量～多量まで，食道壁の伸展度を変えて動的に撮影を行う．最も強く変形が現れた状態で撮影し，できれば左右両方向とも撮影するのが望ましい．実際の側面像の評価は良好に伸展した状態で行うことが多く，病変の最深部と思われる部位を側面にして描出する必要がある．

また，読影に関しては，椎体の圧迫や気管の圧排などによる，生理的な辺縁の変化に注意することが重要である．深達度が EP から LPM では，側面変形は多くの場合見られず，MM，SM1 以深になると側面変形や伸展不良が認められる．また，楔状，台形状，椀状の側面変形がある場合は，SM 以深に浸潤している可能性が高いとされている．

3）CT，MRI による深達度診断

進行食道癌における深達度診断では T4 判定が重要である．EUS は進行癌では内視鏡が通過不能になることもあり，CT や MRI の役割が大きい．食道癌の原発巣は限局性の壁肥厚として描出される．正常食道壁の厚さは 3～5mm とされており，それ以上を病的肥厚と診断する．しかし，食道内腔が虚脱している場合は評価が難しい．CT の深達度診断における最も重要な役割は，外科的な根治術施行可能な T3 以下と，適応外となる T4 症例の鑑別であり，特に腫瘍と隣接臓器間の脂肪層の評価が重要となる．実際に，CT の縦隔浸潤診断の感度，特異度はそれぞれ 88～100％，85～100％との報告があり，T4 診断には有用であると考えられる[3)4)]．食道癌の隣接臓器として浸潤診断の対象となるのは，気管・気管支・肺・大動脈・左心房・肺静脈・脊椎である．CT では肺との境界はコントラストの差が大きいために，左心房・肺静脈は心拍動によって境界が不明瞭となり，判定困難である．

CT による大動脈浸潤の診断は Picus らによって提唱されている[3)]．腫瘍と大動脈壁との境界が不明瞭であり，かつ大動脈と腫瘍接触部の辺縁がなす角が 90°以上あれば，直接浸潤ありと判断される．さらに，長軸方向 3cm 以上にわたってこの所見があれば正診率が向上する．

また気管や気管支への直接浸潤は，腫瘍が内腔に突出していれば診断が容易だが，変形のみを認める場合には判断が困難である．そのような場合，気管支鏡検査も有用である．CTと比較してMRIは組織コントラストに優れており，造影剤が使用できない症例でも腫瘍・隣接臓器・介在脂肪層を描出できるという利点がある．診断能については，MRIは総じてCTと同等か，やや上回るとされている．

4）CT，PETによるリンパ節転移の診断

リンパ節の評価にはCTが用いられることが多いが，CTによるリンパ節転移の評価に関しては問題点が多い．一般に，胸腔内および腹腔内のリンパ節は10mm以上，鎖骨上リンパ節は短径5mm以上で腫大と考えるが，実際は正常サイズの転移リンパ節も多く，これは食道癌の病期診断における正診率低下の大きな要因となっている．過去の報告によると，10mm以上を基準とした場合，CTの感度，特異度はそれぞれ30～60％，60～80％であり[5)6)]，7mm以下の転移リンパ節を正常リンパ節と比較した場合，ほぼすべてが鑑別困難とされている[3)]．

PETによるリンパ節転移診断に関しては，サイズにかかわらず機能的に評価可能であるため有用性が大きい．PETのリンパ節転移における感度/特異度は，65.5/100％，57/90％，51/84％などの報告がある[7)8)]．いずれも特異度は十分高く，慢性炎症などによる偽陽性を鑑別することが要求されるものの[7)]，集積があれば高い確率でリンパ節転移の診断が得られる点で有用な検査と言える．感度が低いのは腫瘍に隣接した転移リンパ節の評価が困難であることが関係している．PET/CTでは集積とサイズ両面からの評価が可能となり，感度は十分補正される余地がある．CT，EUSと比較しても，特異度はPETの方が有意に優れており，従来のCT，EUS診断にPETを加えることで，リンパ節転移の診断特異性を向上させることができる．

リンパ節の評価に超音波も用いられる．頸部リンパ節（101, 104）においてはCTより感度が高い．また上縦隔の診断において超音波内視鏡は最も精度の高い診断法との報告もあるが，EUS-FNA（fine needle aspiration）も可能である．

鑑別診断のポイント

隆起を呈する食道癌には扁平上皮癌以外に，Barrett食道癌，類基底細胞癌，未分化癌，癌肉腫，悪性黒色腫など特殊な組織型がある．最終的には生検による病理組織学的診断が必要な場合もあるが，次の点が各疾患の鑑別になりうる．

【Barrett食道癌】 周囲にBarrett粘膜の存在がある．病変の局在は食道右側前壁に多い．

【類基底細胞癌】 粘膜下腫瘍様の要素があり，病変の周堤は正常上皮で覆われることが多い．

【未分化癌】 初期像では上皮下発育を示す粘膜下腫瘍様の形態を呈する．類基底細胞癌との鑑別は難しいことが多い．

【癌肉腫】 明瞭な隆起性病変の形態を呈し，厚い白苔に覆われることが多い．

【悪性黒色腫】 色調が黒色～黒褐色調であると診断は容易であるが，約10％では無色素性（amelanotic melanoma）であり，注意が必要である．

参考文献
1) 日本食道学会・編：食道癌診断・治療ガイドライン，2012年4月版（第3版）．金原出版，p.97, 2012.
2) 日本食道学会・編：臨床・病理 食道癌取扱い規約，第10版補訂版．金原出版，p.13, 2008.
3) Picus D, Balfe DM, Koehler RE, et al: Comoputed tomography in the staging of esophageal carcinoma. Radiology 146: 433-438, 1983.
4) Daffner RH, Halber MD, Postlethwait RW, et al：CT of the esophagus. II. Carcinoma. AJR 133：1051-1055, 1979.
5) Block MI, Patterson GA, Sundaresan RS, et al：Improvement in staging of esophageal cancer with the addition of positron emission tomography. Ann Thorac Surg 64：770-777, 1997.
6) Kato H, Kuwano H, Nakajima M, et al：Comparison between positron emission tomography and computed tomography in the use of the assessment of esophageal carcinoma. Cancer 94：921-928, 2002.
7) van Westreenen HL, Westerterp M, Bossuyt PM, et al：Systematic review of the staging performance of 18F-fluorodeoxyglucose positron emission tomography in esophageal cancer. J Clin Oncol 22：3805-3812, 2004
8) Kato H, Miyazaki T, Nakajima M, et al：The incremental effect of positron emission tomography on diagnostic accuracy in the initial staging of esophageal carcinoma. Cancer 103：148-156, 2005.

食道腫瘍 Barrett 食道癌
cancer in Barrett's esophagus

(伊牟田真功)

●症例1：60代，男性．検診で下部食道の異常を指摘．Barrett食道癌，表在癌0-Ⅱa＋Ⅱc（深達度SM3, tubular adenocarcinoma, moderately differentiated）．

図1-A　食道内視鏡
図1-B　色素内視鏡（ヨード染色）
図1-C　色素内視鏡（インジゴカルミン）
図1-D　食道造影
図1-E　食道造影

●症例2：40代，男性．胸部違和感があり，上部内視鏡を施行．Barrett食道癌，進行癌2型（深達度MP, tubular adenocarcinoma, moderately differentiated）．

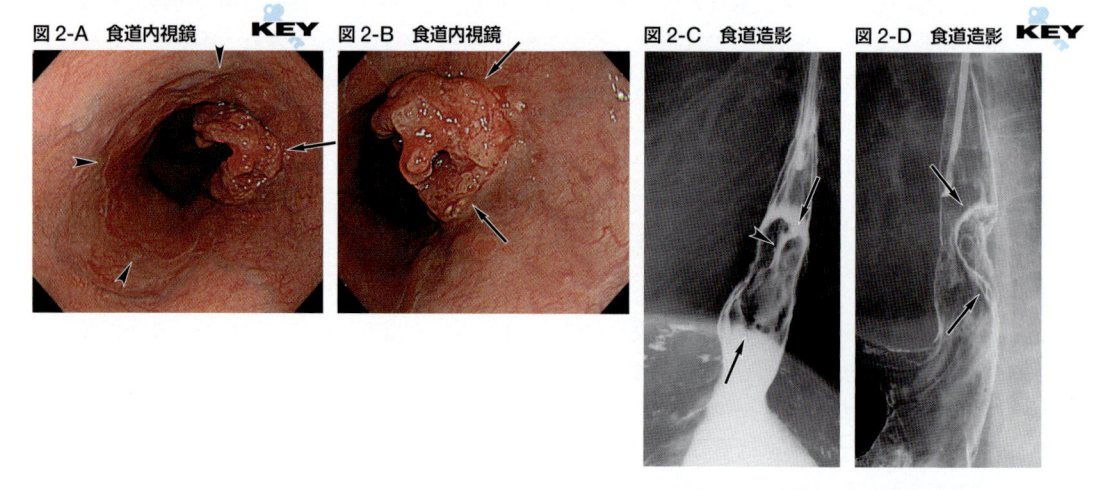

図2-A　食道内視鏡
図2-B　食道内視鏡
図2-C　食道造影
図2-D　食道造影

●症例3：60代，男性．貧血があり，上部内視鏡を施行した．Barrett食道癌3型（深達度AD, tubular adenocarcinoma, poorly differentiated）．

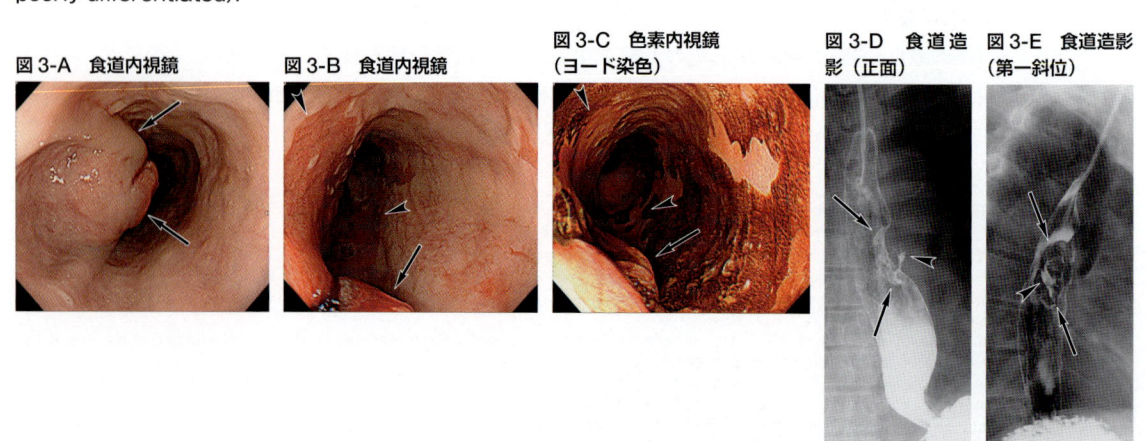

図3-A　食道内視鏡
図3-B　食道内視鏡
図3-C　色素内視鏡（ヨード染色）
図3-D　食道造影（正面）
図3-E　食道造影（第一斜位）

画像の読影

【症例1】 内視鏡で食道胃接合部の右側前壁に発赤調の浅い陥凹性病変を認める（図1-A〜C；→）．陥凹辺縁はわずかに隆起し，病変全体としてはⅡa＋Ⅱcの形態．ヨード染色にて不染を呈する（図1-B）．食道造影では病変の正面像が描出されている（図1-D，E；→）．浅い陥凹性病変を認め，陥凹辺縁はわずかに隆起しバリウムをはじいている．

【症例2】 食道内視鏡で食道胃接合部の右側壁に隆起性病変を認め（図2-A，B；→），中央に潰瘍形成を伴う．病変周囲にBarrett粘膜の存在を確認できる（▶）．Barrett食道（SSBE）を発生母地としたBarrett食道癌の所見である．食道造影で食道裂孔ヘルニアあり，食道胃接合部に立ち上がり急峻な隆起性病変を認め（図2-C，D；→），中心部に潰瘍形成を伴っている（▶）．

【症例3】 上部内視鏡で中部食道左側壁に周堤を伴う潰瘍性病変を認める（図3-A；→）．周堤は粘膜下腫瘍様の立ち上がりで，粘膜下への浸潤傾向が強い病変が疑われる．中下部食道を観察すると，3型病変の肛門側境界（図3-B，C；→）と食道胃接合部から病変部まで連続するBarrett粘膜を認める（▶）．Barrett食道（LSBE）を発生母地としたBarrett食道癌の所見である．食道造影にて，胸部中部食道の左側壁主体に周堤を伴う潰瘍性病変を認める（図3-D，E；→）．▶：潰瘍部．

Barrett食道癌の一般的知識と画像所見

Barrett食道は，食道の粘膜上皮が扁平上皮から円柱上皮に置き換わった状態で，胃食道逆流症（gastroesophageal reflux disease：GERD）の終末像のひとつであり，腺癌の発生母地である．日本食道学会の定義では，扁平上皮と円柱上皮との境界であるsquamo-columnar junction（SCJ）直下で柵状血管が観察される円柱上皮をBarrett粘膜とし，Barrett粘膜の存在する食道をBarrett食道としている[3]．またBarrett食道は，全周性3cm以上のLSBE（long segment Barrett esophagus）と，それ以外のSSBE（short segment Barrett esophagus）に分けられる．

欧米では，Barrett食道からの腺癌発生率は年間0.5%で，Barrett食道は前癌病変として認識されている[1]．また，わが国では食道癌の95%以上が扁平上皮癌であるが，欧米ではBarrett食道癌の頻度が高く，食道癌の中でBarrett腺癌が約半数を占めている[2]．近年では，わが国でも食生活の欧米化や H. pylori 感染率の低下とともに，Barrett食道癌が増加しつつある．

Barrett食道癌の診断は内視鏡検査が主体であり，色素内視鏡，拡大内視鏡，超音波内視鏡，NBI（narrow band imaging）なども用いられる．わが国では，SSBEを背景とするBarrett食道癌が多い．また，病変の局在は食道前壁から右壁に多く[4]，Barrett食道のスクリーニング時には，その部位を特に注意深く観察する必要がある．内視鏡上，柵状血管の不自然な消失・発赤が重要な所見であり，初期微小癌の発見に寄与する．Barrett食道癌では表在癌の病型は隆起型（0-Ⅰ）が多いとされ，胃癌と同様に深達度と病型に密接な関係がある．隆起の立ち上がりにくびれがある場合は，大きさの割に深達度が浅い病変であることが多い．Barrett食道癌はその発生部位から，食道扁平上皮癌と同様にリンパ節転移を来しやすいと言われており，粘膜下層浸潤癌で17.9%にリンパ節転移を認めたとの報告がある[5]．したがって，深達度診断を正確に行うことは，治療方針を決定する上で非常に重要である．

参考文献

1) Devesa SS, Blot WJ, Fraumeni JF Jr.: Changing patterns in the incidence of esophageal and gastric carcinoma in the United States. Cancer 83: 2049-2053, 1998.
2) Shaheen NJ, Crosby MA, Bozymski EM, Sandler RS: Is there publication bias in the reporting of cancer risk in Barrett's esophagus? Gastroenterology 119: 333-338, 2000.
3) 日本食道学会・編：臨床・病理 食道癌取扱い規約，第10版補訂版．金原出版，2008.
4) 小池智幸，阿部靖彦，飯島克則・他：Barrett食道癌の内視鏡診断—通常観察での拾い上げ診断のポイント．胃と腸 46: 1800-1814, 2011.
5) Stein HJ, von Rahden BH, Feith M: Surgery for early stage esophageal adenocarcinoma. J Surg Oncol 92: 210-217, 2005.

食道腫瘍 食道粘膜下腫瘍
esophageal submucosal tumor　　　　　　　　　　　　　　　　　　　　　　　（伊牟田真功）

　食道粘膜下腫瘍（submucosal tumor：SMT）とは，食道粘膜下組織を発生母地とした腫瘍で，病変は周囲粘膜と同様の粘膜に覆われる．良性腫瘍であればサイズの小さいことが多く，ほとんどが無症状である．そのため，検診などで偶発的に見つかるものが大部分である．良性の食道SMTの大半は平滑筋腫である（表1）．

表1　食道粘膜下腫瘍（SMT）の鑑別

食道SMT	SMTではないがSMT様形態を呈する疾患
良性	壁内発育型食道癌
平滑筋腫	他臓器癌食道壁内転移
血管腫	類基底細胞癌
脂肪腫	縦隔リンパ節炎
顆粒細胞腫	血管走行異常
リンパ管腫	脊椎の骨棘形成による壁外性圧排
神経鞘腫	
悪性	
GIST	
悪性黒色腫	
悪性リンパ腫	
肉腫系腫瘍	
（平滑筋肉腫，横紋筋肉腫，脂肪肉腫，Kaposi肉腫など）	

症例1 平滑筋腫 leiomyoma

●症例：60代，女性．以前から近医で食道粘膜下腫瘍を指摘されていた．6年間で16mm→20mm大と増大傾向であった．

図1-A　食道内視鏡

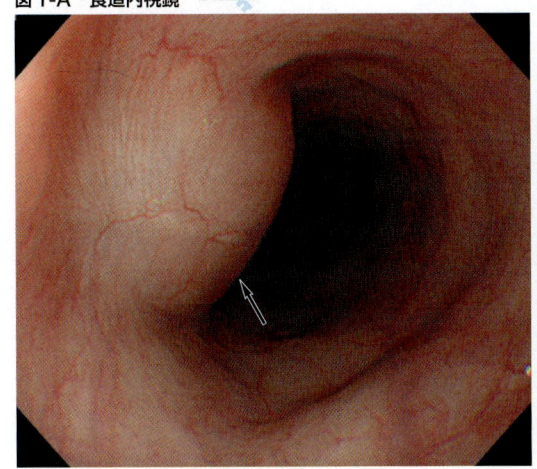

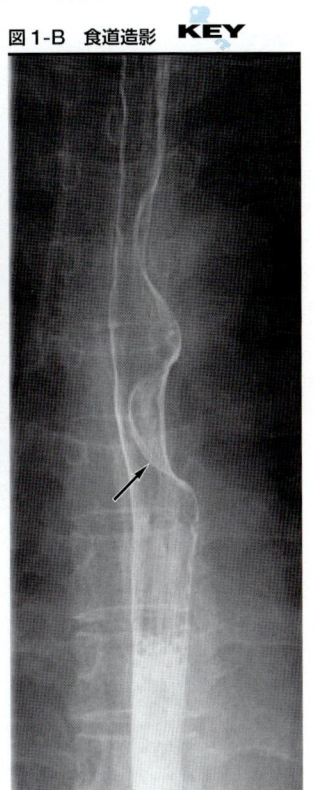

図1-B　食道造影

画像の読影

食道内視鏡検査で，胸部中部食道左側壁に白色調の隆起あり（図1-A；→）．食道造影X線検査では，立ち上がりはなだらか，表面平滑である（図1-B；→）．

平滑筋腫の一般的知識と画像所見

食道非上皮性腫瘍の中で最も多く，切除例の約9割を占める．粘膜筋板・固有筋層のいずれからも発生するが，内輪筋由来のものが最も多い．組織学的には核分裂像をほとんど認めず，c-kitとCD34はともに陰性である．一般的にサイズは2cm以下のものが多いが，なかには5〜10cmに及ぶものも報告されている．

病変がいずれの部位から発生しているか診断する方法として，超音波内視鏡検査（endoscopic ultrasonography：EUS）が有用であり，粘膜下腫瘍の診断では欠かせないものとなっている．平滑筋腫は，EUSで内部均一な低エコー腫瘤として観察される．Röschら[1]の報告によると，EUSでは良悪性の鑑別はできないとしながらも，腫瘍長径が大きく（5cm以上），辺縁が不整な場合は悪性を強く疑わせるとしている．

参考文献
1) Rösch T, Lorenz R, Dancygier H, et al: Endosonographic diagnosis of submucosal upper gastrointestinal tract tumors. Scand J Gastroenterol 27：1-8, 1992.

症例2　脂肪腫　lipoma

●症例：90代，女性．嚥下困難感を訴え，上部消化管内視鏡検査を施行した．

図1-A　食道内視鏡

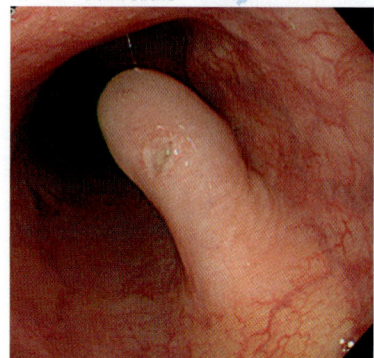

図1-B　食道造影

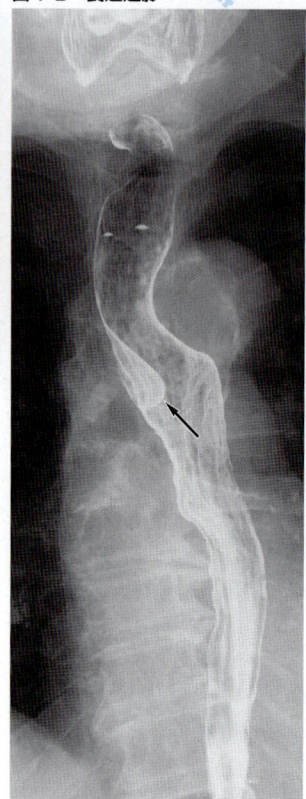

図1-C　単純CT冠状断像

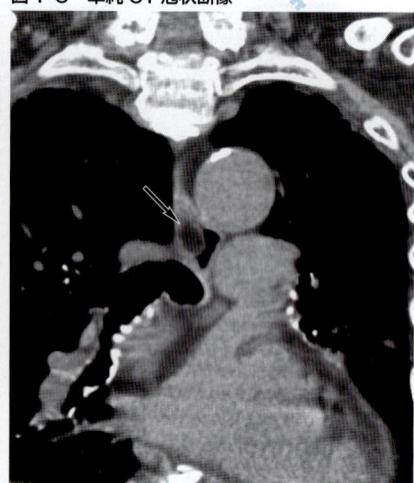

画像の読影

食道内視鏡検査（図1-A）で，亜有茎性の腫瘤を認める．全体的にやや黄色調である．食道造影検査では，胸部上部食道右側に立ち上がりなだらかな隆起を認める（図1-B；→）．CT検査にて腫瘍内部は脂肪濃度であることがわかる（図1-C；→）．

脂肪腫の一般的知識と画像所見

非上皮性良性腫瘍の中でも稀な病変のひとつである．発生部位は頸部食道に多く，高齢者に多いとされる．組織学的には，腫瘍は皮下脂肪と区別のつかない成熟した腫瘍細胞から形成される．

黄色調で軟らかいのが特徴で，鉗子での圧迫で変形する．本症例のように有茎性の形態が多い．食道造影検査のみでは診断困難であるが，CT検査にて腫瘍内の脂肪濃度（−30〜−100HU程度）が確認できれば診断可能である[1]．

参考文献

1) Plachta A: Benign tumors of the esophagus: review of literature and report of 99 cases. Am J Gastroenterol 38: 639-652, 1962.

症例3 **GIST**　gastrointestinal stromal tumor

●症例1：70代，男性．健診目的での上部消化管内視鏡検査にて，病変を指摘された．ここ10年間は経過観察中であったが，サイズの増大傾向を認めたためEUS-FNAB（fine needle aspiration biopsy）を施行したところ，GISTとの診断であった．

図1-A　食道内視鏡

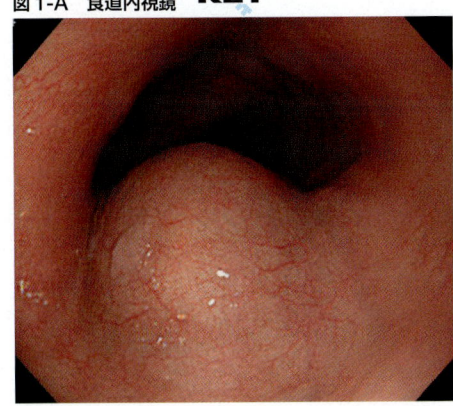

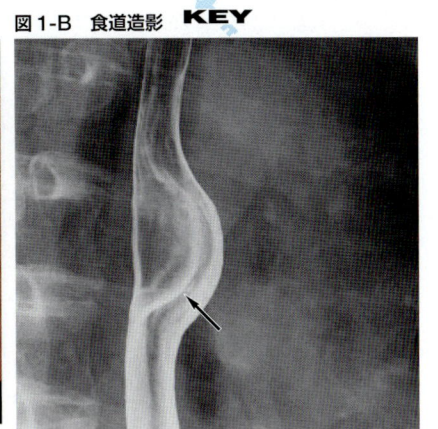

図1-B　食道造影

●症例2：60代，男性．

図2-A　食道造影

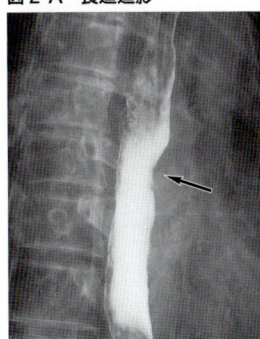

図2-B　造影CT

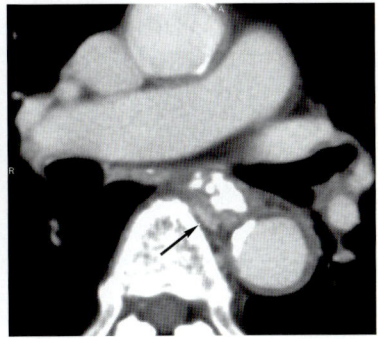

画像の読影

【症例1】　食道内視鏡検査（図1-A）で正常粘膜に覆われた粘膜下腫瘍を認める．食道造影検査では腫瘍の立ち上がりはなだらかである（図1-B；→）．

【症例2】　胸部食道の軽度の圧迫を認める（図2-A；→）．CTでは食道に接して石灰化を伴った腫瘍を認める（図2-B；→）．手術でGISTが証明された．

GISTの一般的知識と画像所見

　全消化管において発生する間葉系腫瘍の中で最も多いのはGISTであるが，食道においてはかなり稀な腫瘍である（平滑筋腫が圧倒的に多い）．malignant potentialを有しているので，病理学的確定診断が得られれば，手術の絶対的適応とされている[1]．

　内視鏡上は正常粘膜に覆われた腫瘍で，平滑筋腫との鑑別は困難である．通常の内視鏡下生検では診断困難な場合があり，超音波内視鏡下穿刺吸引生検法（EUS-FNA）が有用とされている．

参考文献

1) 日本癌治療学会／日本胃癌学会／GIST研究会・編：GIST診療ガイドライン．金原出版，2014．

症例4 　顆粒細胞腫　granular cell tumor

●**症例**：60代，男性．健診にて異常を指摘され，10年間経過観察されている．若干の増大傾向を認めため，今回精査を行った．

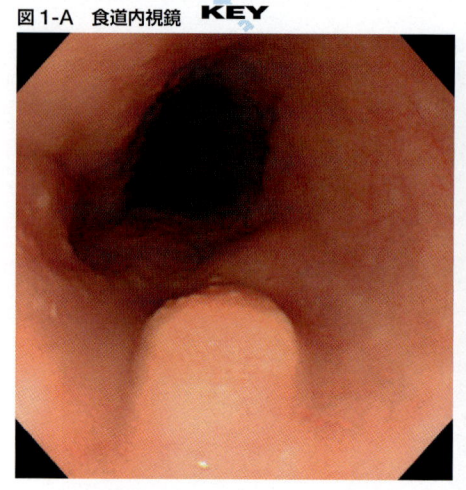

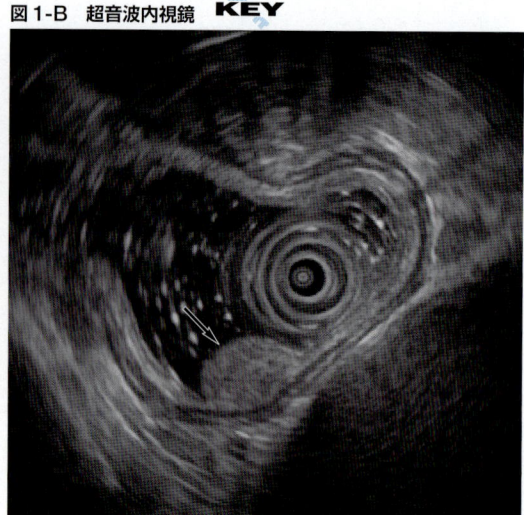

図1-A　食道内視鏡

図1-B　超音波内視鏡

画像の読影

食道内視鏡検査（図1-A）では，急峻な立ち上がりを示す白色調粘膜下隆起を認める．頂部は平坦である．超音波内視鏡検査にて，病変は第2～3層を主座とする比較的均一なhypoechoic lesionで（図1-B；→），粘膜下層深部は保たれて見える．

顆粒細胞腫の一般的知識と画像所見

食道顆粒細胞腫は，1931年にAbrikossoffにより初めて報告された良性腫瘍[1]で，Schwann細胞由来の腫瘍である．全身に発生しうる腫瘍で皮下，舌，乳腺に好発するが，食道は比較的稀な発生部位である．消化管に限定してみれば，胸部下部食道が最も好発部位である（消化管の顆粒細胞腫の約90%は中下部食道である）．悪性化は稀で，多くは経過観察または内視鏡的切除で治療される．

組織学的に粘膜固有層を主座とし，表層は非腫瘍性扁平上皮で覆われるため，粘膜下腫瘍様の形態を示す．比較的急峻な立ち上がりを示す粘膜下腫瘍で，頂部が陥凹することが多いため，大臼歯様隆起と形容されることが有名である．他にも，山田Ⅰ型，Ⅱ型，sweet cornと呼ばれるような形態のものもある．

参考文献

1) Abrikossoff AI: Weitere untersuchungen über myoblastenmyome. Virchows Arch Pathol Anat 280: 723-740, 1931.

食道腫瘍 稀な食道腫瘍
rare esophageal tumors

（伊牟田真功）

　食道悪性腫瘍の約90％以上は扁平上皮癌であるが，残りは特殊な組織型である（表1，2）．遭遇することは稀と考えられるが，この中には予後不良な疾患が含まれており，画像所見の特徴を把握することは重要である．

表1　食道癌の特殊組織型

上皮性
　類基底細胞癌
　癌肉腫
　腺癌
　腺扁平上皮癌
　粘表皮癌
　腺様嚢胞癌
　内分泌細胞腫瘍
　　カルチノイド腫瘍
　　内分泌細胞癌
　未分化癌
　その他分類不能の癌腫
非上皮性
　悪性黒色腫など

［文献1）より一部改変して転載］

表2　食道有茎性・亜有茎性病変の鑑別

良性	悪性
papilloma	癌肉腫
pyogenic granuloma	分化型扁平上皮癌の一部
lipoma	悪性黒色腫の一部
lymphangioma	類基底細胞癌
fibrovascular polyp	腺様嚢胞癌
fibroma	
GCT	

＊食道の有茎性・亜有茎性病変は稀！

参考文献

1) 日本食道学会・編：臨床・病理 食道癌取扱い規約，第10版補訂版．金原出版，p.32, 2008.

症例1　癌肉腫　carcinosarcoma

●症例：60代，男性．つかえ感．

図1-A　食道内視鏡　KEY

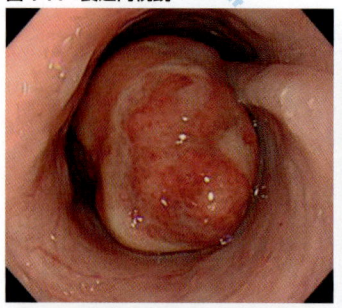

図1-B　食道内視鏡（ルゴール染色）

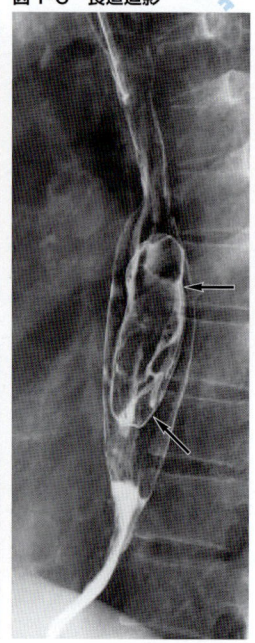

図1-C　食道造影　KEY

図1-D　病理標本（術後）

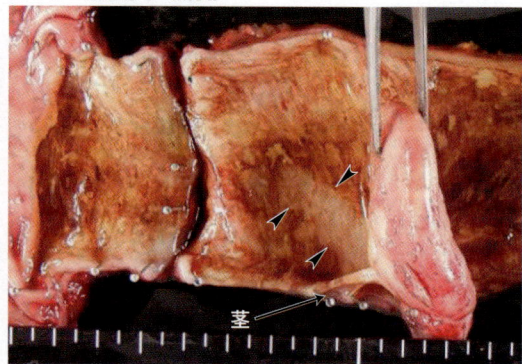

茎

画像の読影

食道内視鏡検査（図1-A，B）で1型病変を認める．腫瘍表面はルゴール染色を認め，正常上皮に覆われていると思われる．食道造影検査で表面平滑な隆起性病変を認める（図1-C；→）．術後病理標本で，腫瘍は茎を有している（図1-D）．隆起基部から連続する上皮内に，扁平上皮癌を伴っている（▶）．

癌肉腫の一般的知識と画像所見

癌肉腫は，上皮性の癌腫の部分と腫瘍性あるいは腫瘍類似の間葉系成分からなる腫瘍である．「食道癌取扱い規約（第10版）」からは，以前と異なり細分類されることなく癌肉腫とされるようになった[1]．食道癌肉腫の頻度は食道悪性腫瘍全体の0.5～1％と稀である．男性に多く（10：1），好発年齢は50～60代である．好発部位は胸部中部食道（58％），次いで胸部下部食道（34％）．隆起のサイズは比較的大きいものが多いが，深達度は粘膜下層に留まるものが約半数を占める．有茎性・亜有茎性ポリープ状の隆起性病変で分葉状のものが多い．壁深達度にかかわらず，脈管侵襲やリンパ節転移の頻度が高い．

診断のポイントとして肉眼形態は扁平上皮癌と異なり隆起性発育が多く，有茎性腫瘍の形態（1型）として認められる点が最大の特徴である．また，隆起基部から連続する上皮内に，扁平上皮癌（0-Ⅱc）を伴っていることが特徴である．

また，食道の有茎性腫瘍を見た場合は，癌肉腫の他にも表2の鑑別診断を考慮すべきである．

参考文献

1) 日本食道学会・編：臨床・病理 食道癌取扱い規約，第10版補訂版．金原出版，2008．

症例2 **未分化癌** undifferentiated carcinoma

●症例：60代，男性．吐血を主訴に来院した．

図1-A 食道内視鏡　KEY　　　図1-B 食道内視鏡　KEY

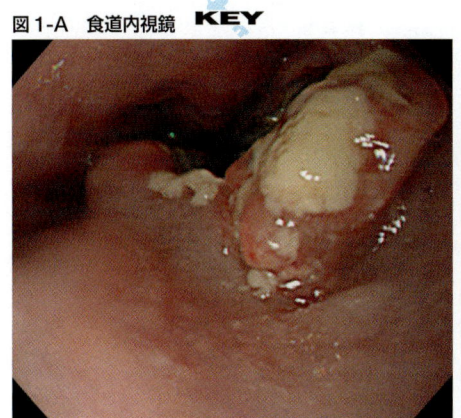

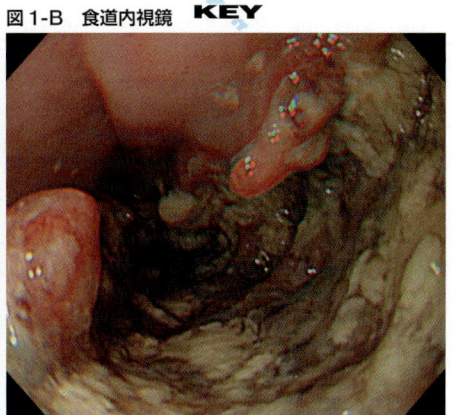

画像の読影

食道内視鏡検査（図1）で，門歯より35cmの部位に2/3周性の2型腫瘍を認める．

未分化癌の一般的知識と画像所見

食道未分化癌は比較的稀な疾患であり，発生頻度は全国食道癌調査報告書[1]によれば食道切除例の0.8%を占めるに過ぎない．早期にリンパ行性・血行性転移を来し，予後不良な疾患として知られている．また，術前確定診断の困難な症例も多く，化学療法が有効であった症例も報告されているが，その治療法はいまだ確立されていない．

内視鏡所見では，上衣下発育を示す粘膜下腫瘍様の形態が初期像とされており，進行するにつれて頂部の上皮が脱落しびらん形成を生じ，さらに進行すると潰瘍形成を伴う．食道小細胞型未分化癌は粘膜上皮の基底層付近から発生し，特に基底層内の非腫瘍性好銀細胞に由来すると言われ，down growthを示し，粘膜固有層，粘膜下層へと発育するため粘膜下腫瘍様形態を示すと考えられている．

参考文献

1) The Japanese society for esophageal diseases: Comprehensive registry of esophageal cancer in Japan (1998, 1999), 3rd ed. 2002.

症例3 **食道類基底細胞** basaloid cell carcinoma

●症例：50代，男性．心窩部痛．

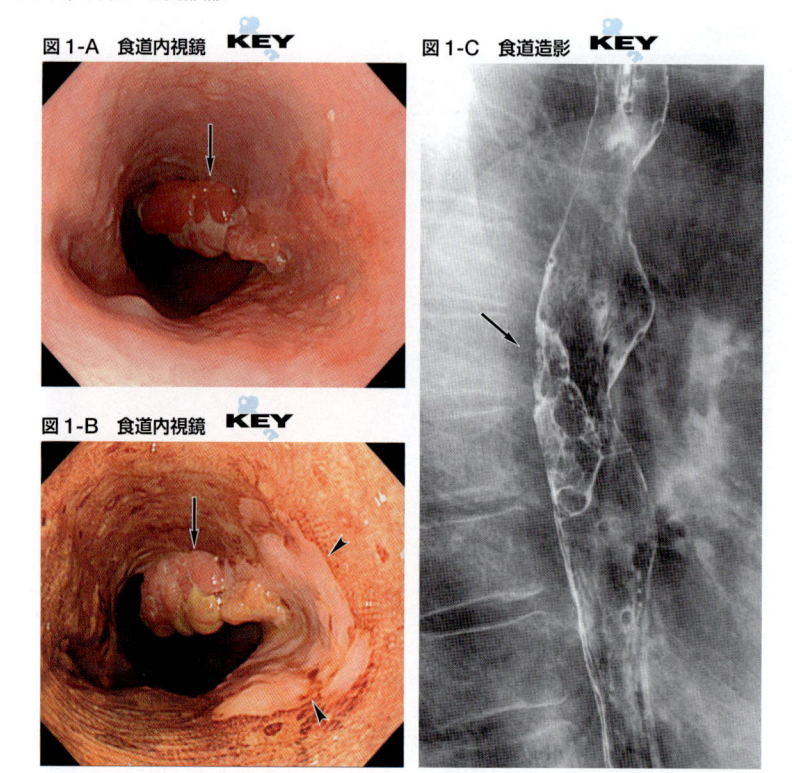

図1-A　食道内視鏡
図1-B　食道内視鏡
図1-C　食道造影

画像の読影

　　食道内視鏡検査で，発赤調の隆起性病変を認める（図1-A，B；→）．口側には付随する0-Ⅱc病変を認める（図1-B；▶）．全体としては1＋0-Ⅱcの形態である．食道造影検査で食道左側壁に隆起を認める（図1-C；→）．

食道類基底細胞の一般的知識と画像所見

　　通常の扁平上皮癌（squamous cell carcinoma：SCC）に伴って部分像として出現することが多く，SCCのvariantとする文献もあるが，「食道癌取扱い規約」ではSCCから独立した亜型分類に位置づけられている[1]．通常のSCCに比べ，脈管侵襲が高度で広範なリンパ節転移および血行性転移を起こし，一般に予後不良とされている．最近の報告では，比較的早いstageのものでは通常のSCCと同程度の予後が期待できるとも言われている．

　　頻度は食道癌の0.068～0.4%と稀であるが，特殊型食道悪性腫瘍の中では最も頻度が高い．形態的には上皮下腫瘤型を呈することが多いとされ，これは腫瘍が粘膜下層を中心に発育進展するためと考えられている．しかしながら，本症例のように有茎性・亜有茎性の形態をとる例も報告されている．進行すると，表面にびらんや潰瘍形成の出現を認め多様な形態をとるが，腫瘍の周堤は非癌上皮で覆われていることが多いのが特徴である．

参考文献

1) 日本食道学会・編：臨床・病理 食道癌取扱い規約，第10版補訂版．金原出版，2008．

稀な食道腫瘍

症例4　神経内分泌腫瘍　neuroendocrine tumor

●症例：70代，男性．右前胸部の増大する腫瘤を認めた．内分泌癌との診断であったため，全身精査されたところ，食道に原発巣を認めた．

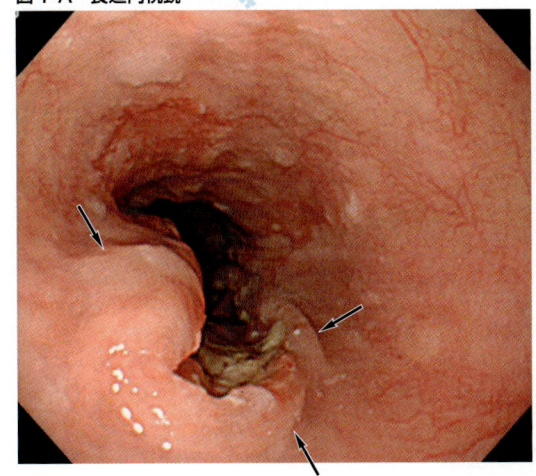

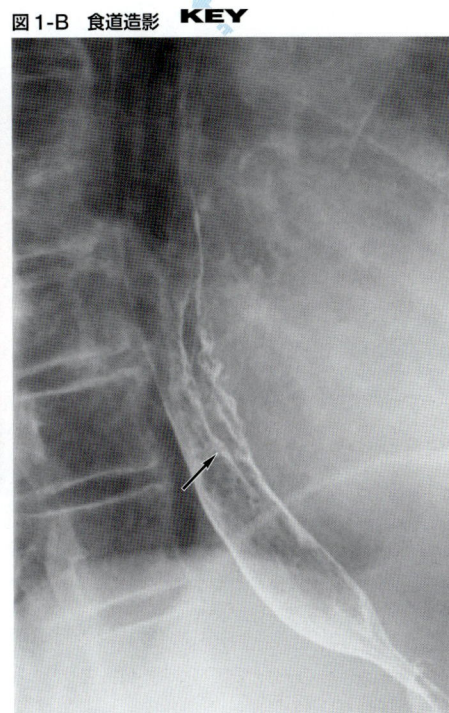

図1-A　食道内視鏡　**KEY**

図1-B　食道造影　**KEY**

画像の読影

食道内視鏡検査で，切歯より31～36cmの食道左側壁に約半周性の2型病変を認める（図1-A；→）．食道造影検査で胸部下部食道主体に既知の2型病変を認める（図1-B；→）．

神経内分泌腫瘍の一般的知識と画像所見

神経内分泌腫瘍にはカルチノイドと神経内分泌細胞癌が含まれる．いわゆるカルチノイドは，直腸，胃，虫垂などの消化管に多く見られるが，食道では稀で，食道においてはほとんどが神経内分泌細胞癌である．食道神経内分泌細胞癌は，食道癌全体の0.05～7.6%である[1]．悪性度が高く，早期からリンパ節転移や遠隔転移を来し，予後はきわめて不良である．

肉眼的には隆起型を呈し，腫瘍表面は広範囲で正常の扁平上皮に覆われる．サイズの小さいものでは，発赤調で溝状の陥凹を伴う粘膜下腫瘍様の形態をとることが多い．

参考文献

1) Bosman FT, Carneiro F, Hruban RH, Theise ND: WHO classification of tumours of the digestive system, 4th ed. IARC, p.13-14, Lyon, 2010.

症例 5　悪性黒色腫　malignant melanoma

●症例1：60代，男性．健診にて内視鏡検査を施行し，異常を認めた．

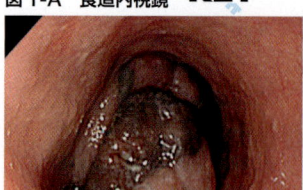

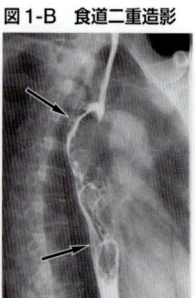

図1-A　食道内視鏡
図1-B　食道二重造影
図1-C　造影CT
図1-D　FDG-PET

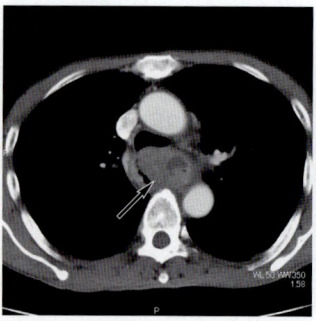

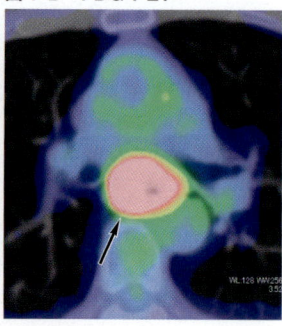

●症例2：80代，男性．咽頭部つかえ感があり内視鏡検査施行し，異常を認めた．

図2-A　食道内視鏡
図2-B　食道造影

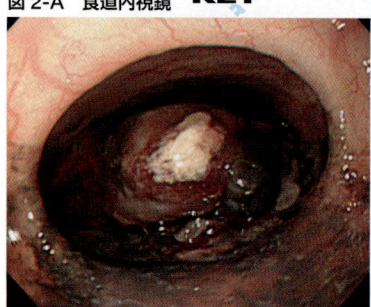

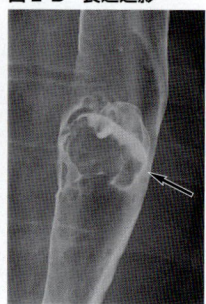

画像の読影

【症例1】　食道内視鏡検査（図1-A）で，切歯より24〜37cmに食道内腔を占拠する隆起性病変を認める．全体的に暗紫調で1型の形態を呈している．食道二重造影では胸部食道に不整な隆起性病変を認め（図1-B；→），CTでも食道内腔に突出する内部構造不整な腫瘤を認める（図1-C；→）．FDGの取り込みもきわめて高い（図1-D；→）．

【症例2】　食道内視鏡検査（図2-A）で，切歯より29〜32cm後壁に約1/3周性の管腔の大部分を占める1型病変を認める．全体的に黒色調を呈し，一部白色調を示す部分も混在する．腫瘍から周辺粘膜粘膜へのしみだし（radial growth）を認める．食道造影検査で，胸部下部食道に長径28mm大の隆起性病変を認める（図2-B；→）．

悪性黒色腫の一般的知識と画像所見

食道の悪性黒色腫は食道粘膜内のメラノサイトが悪性化した腫瘍で，きわめて予後不良な疾患である．非常に稀な疾患であり，全食道悪性黒色腫の0.1〜0.2％ほどである[1]．中下部食道に好発し，男性に多く見られる．

肉眼型は初期には平坦な粘膜病変であるが，発見時は亜有茎性や多結節性の粘膜下腫瘤様隆起であることが多い．典型例での色調は黒褐色で，腫瘍から周辺粘膜へのしみだしを認めることがある．表面に白苔が付着して白色調のこともあるが，10％ほどに無色素性（amelanotic melanoma）を認め，この場合は食道肉腫や未分化癌が鑑別に挙がる．

参考文献

1) The Japanese society for esophageal diseases: Comprehensive registry of esophageal cancer in Japan (1998, 1999), 3rd ed. 2002.

稀な食道腫瘍　35

症例6　**転移性食道腫瘍**　metastatic esophageal tumor

●症例：60代，女性．乳癌術後9年目．胸部つかえ感の症状が出現し，精査を行った．

図1-A　造影T1強調冠状断像

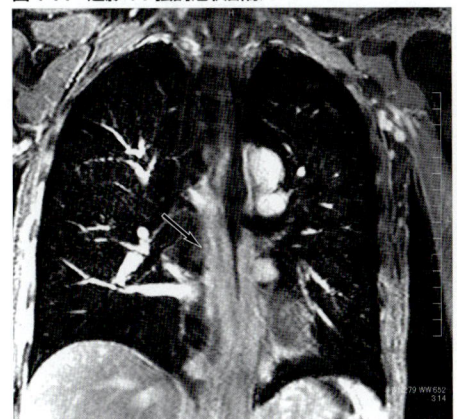

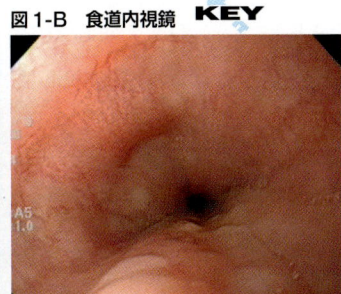

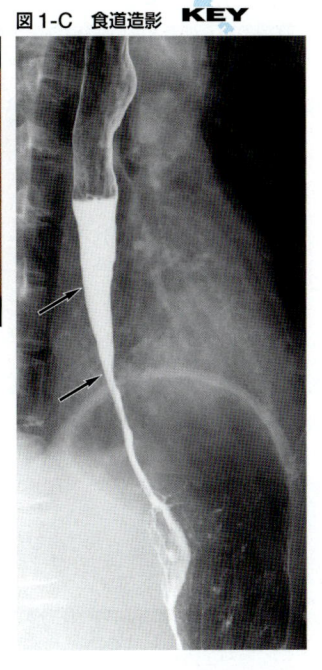

図1-B　食道内視鏡　KEY

図1-C　食道造影　KEY

画像の読影

　　造影MRI，T1強調冠状断像（図1-A）で，下部食道に全周性の壁肥厚を認める（→）．食道内視鏡検査（図1-B）で軽度内腔の狭窄を認める．粘膜面は正常で，生検でもno malignancy．食道造影検査で胸部中部〜下部食道に全周性の伸展不良を認める（図1-C；→）．

転移性食道腫瘍の一般的知識と画像所見

　　他臓器悪性腫瘍の食道への転移は比較的稀であり，①隣接臓器に発生した腫瘍もしくは播種性病変の連続性浸潤，あるいは②遠隔臓器からの血行性，リンパ行性転移を主とした非連続性転移の2つに大別される．前者は胃癌，甲状腺癌，喉頭癌，下咽頭癌，肺癌，気管・気管支癌など，解剖学的に食道に隣接した頸部，胸腔，縦隔，腹腔などに発生した癌の直接浸潤によるものである．後者の遠隔臓器からの転移として，わが国では肺癌や乳癌の転移が比較的多く報告されている．

　　転移性食道癌の診断[1]には，食道造影検査と内視鏡検査が有用であるが，形態学的特徴は，正常粘膜に覆われた，表面平滑な食道の狭窄とされている．通常の内視鏡生検では腫瘍組織を得ることが困難であるので注意が必要である．

参考文献

1) Gross P, Freedman LJ: Obstructing secondary carcinoma of the esophagus. Arch Pathol Lab Med 33：361-364, 1942.

食道カンジダ症およびその他感染症
esophageal candidiasis and the other esophageal infectious disease

（山村定弘）

●症例1：70代，男性．食道カンジダ症．下咽頭血管腫の精査のため内視鏡検査を施行された．

●症例2：70代，女性．強皮症，多発筋炎疑いで皮膚科入院中，ステロイド5mg/日内服中である．悪性疾患スクリーニングを行った．

図1 食道内視鏡

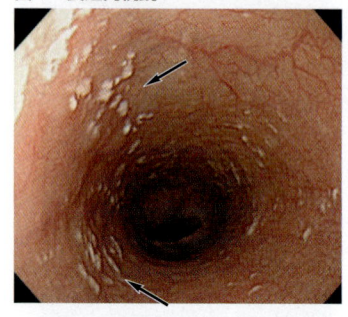

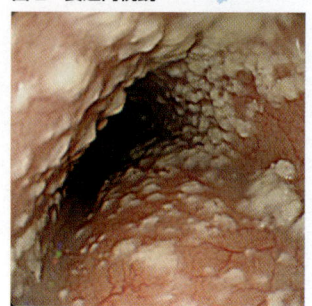

図2 食道内視鏡

●症例3：30代，男性．肺非定型カルチノイドにて化学療法中．嚥下障害があり精査を行った．

図3-A 食道内視鏡

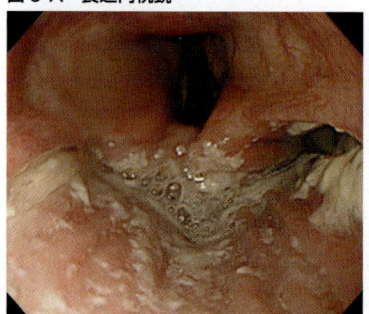

図3-B 食道内視鏡

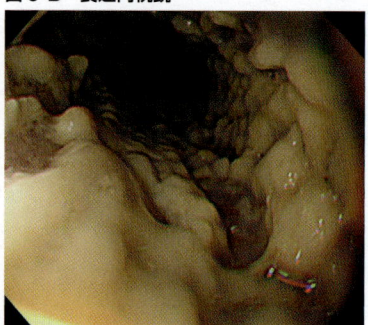

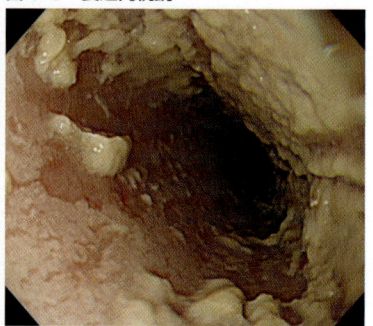

図3-C 食道内視鏡

●症例4：20代，男性．食道結核症．主訴は嚥下障害．

図4-A 食道造影

図4-B 食道内視鏡

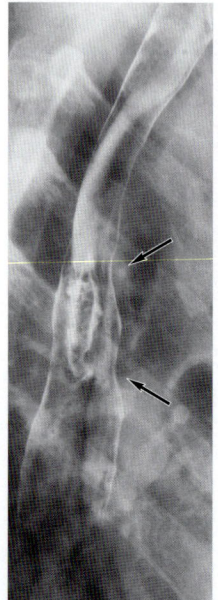

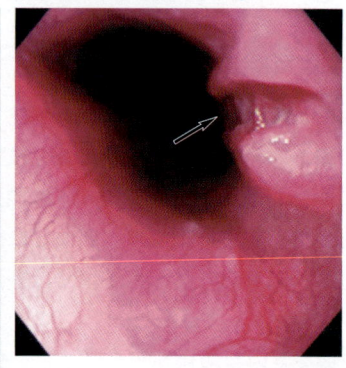

表　食道カンジダ症の重症度分類（Kodsi分類）

Grade Ⅰ	大きさ2mmまでの隆起した白苔が散在し，充血を伴うが浮腫や潰瘍を伴わないもの
Grade Ⅱ	大きさ2mm以上の隆起した白苔を多数認め，充血，浮腫を伴うが，潰瘍のないもの
Grade Ⅲ	融合した線状または結節状の白苔が隆起し，充血，潰瘍を伴うもの
Grade Ⅳ	Grade Ⅲの所見に加え，粘膜は脆弱化し，時として内腔の狭窄を伴うもの

［文献1）を元にして作成］

画像の読影

【症例1】 食道内視鏡検査で中下部食道に小さな白苔を散在性に認めるが（図1；→），充血を伴う浮腫や潰瘍は伴わない．Kodsi らの分類[1]では Grade Ⅰ．

【症例2】 食道内視鏡検査では，食道全体に数 mm 大の白苔が多数付着している（図2）．Kodsi らの分類[1]では Grade Ⅱ．

【症例3】 下咽頭に多数の白苔付着を認める（図3-A）．頸部から下部食道は全周性の厚い白苔に覆われ，管腔の狭小化を認める（図3-B，C）．Kodsi らの分類[1]では Grade Ⅳ．

【症例4】 食道造影検査では胸部中部食道に隆起性病変を認め（図4-A；→），中心部には線状の潰瘍形成を認める．食道内視鏡検査では，食道左側に線状の潰瘍を伴う隆起を認める（図4-B；→）．

食道カンジダ症およびその他感染症の一般的知識と画像所見

感染性食道炎は，主として免疫不全患者に見られる真菌，ウイルス，細菌，結核菌，寄生虫の感染により食道病変を来す疾患である．

食道カンジダ症はカンジダ種，多くは *Candida albicans* による感染症である．通常，口腔内に常在している *Candida albicans* が抗生剤，ステロイド剤，免疫抑制剤の服用，悪性腫瘍の合併，ヒト免疫不全ウイルス（human immunodeficiency virus：HIV）感染などを契機に病原性を有するようになり発症する[2]．食道の感染症の中では最も頻度の高い疾患である．症状としては，嚥下困難，胸骨部痛，嘔吐などであるが，無症状の場合も多い．

食道カンジダ症の確定診断にはX線食道透視造影検査が行われることもあるが，特異性の高い上部消化管内視鏡検査が一般的である．その所見として，食道の点状の白斑状隆起，チーズ様滲出物，発赤，浮腫，びらん，粘膜の脆弱性や内腔狭窄を認める．また，粘膜病変が不明瞭な場合は滲出物から細菌検査において *Candida albicans* を証明することで診断される．

食道結核症は食道粘膜への結核菌（*Mycobacterium tuberculosis*）の感染により，食道潰瘍や瘻孔などを形成した病態で，肺外結核の中でもきわめて稀な疾患である．その理由としては，食道粘膜が重層扁平上皮からなり，抵抗性であることや，食道内腔が平滑で菌汚染物質が迅速な嚥下運動により菌付着の機会がないこと，リンパ装置が少ないことなどの解剖学的特徴が挙げられている．

食道造影検査・内視鏡検査では，いずれも周辺粘膜の隆起を伴う潰瘍として認められることが多いが，粘膜下腫瘍の形態をとることもある[3]．そして，その肉眼的形態が経時的に変化しうることが悪性腫瘍となる．本疾患の診断には，病変部生検での病理診断，結核菌の同定検査などが必須である．

鑑別診断のポイント

食道カンジダ症については，内視鏡検査で白い粟粒大から連続した白色の苔状のものが存在し，食物残渣と異なって水で洗い流されないものがあれば診断される．

食道結核症については，病変部生検での病理診断，結核菌の同定検査などが必須であるとされる．病変部のブラッシング，あるいは洗浄などの工夫を試みることも有用である．

参考文献

1) Kodsi BE, Wickremesinghe C, Kozinn PJ, et al: Candida esophagitis: a prospective study of 27 cases. Gastroenterology 71: 715-719, 1976.
2) Kliemann DA, Pasqualotto AC, Falavigna M, et al: Candida esophagitis: species distribution and risk factors for infection. Rev Inst Med Trop Sao Paulo 50: 261-263, 2008.
3) Nagi B, Lal A, Kochhar R, et al: Imaging of esophageal tuberculosis: a review of 23 cases. Acta Radiol 44: 329-333, 2003.

食道アカラシア
esophageal achalasia

（中川雅貴）

●**症例1**：30代，男性．固形物だけではなく，流動物もうまく飲み込めない．　[熊本地域医療センター消化器内科　三井貴博先生のご厚意による]

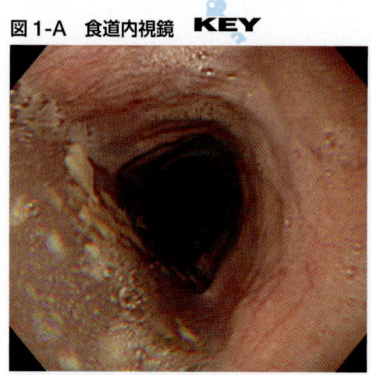

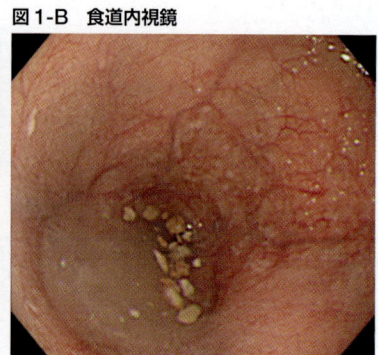

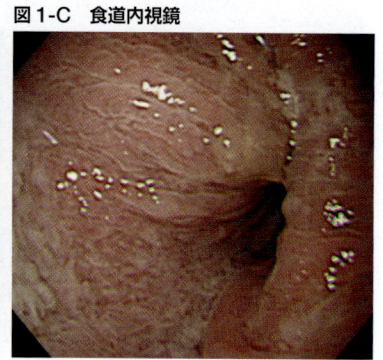

図1-A　食道内視鏡
図1-B　食道内視鏡
図1-C　食道内視鏡
図1-D　食道内視鏡（別日）
図1-E　食道造影

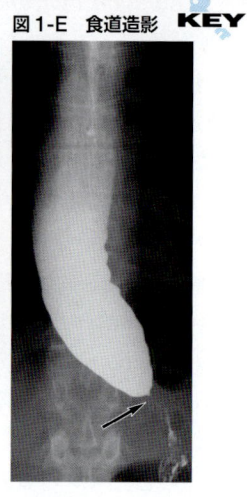

●**症例2**：40代，男性．嚥下困難．

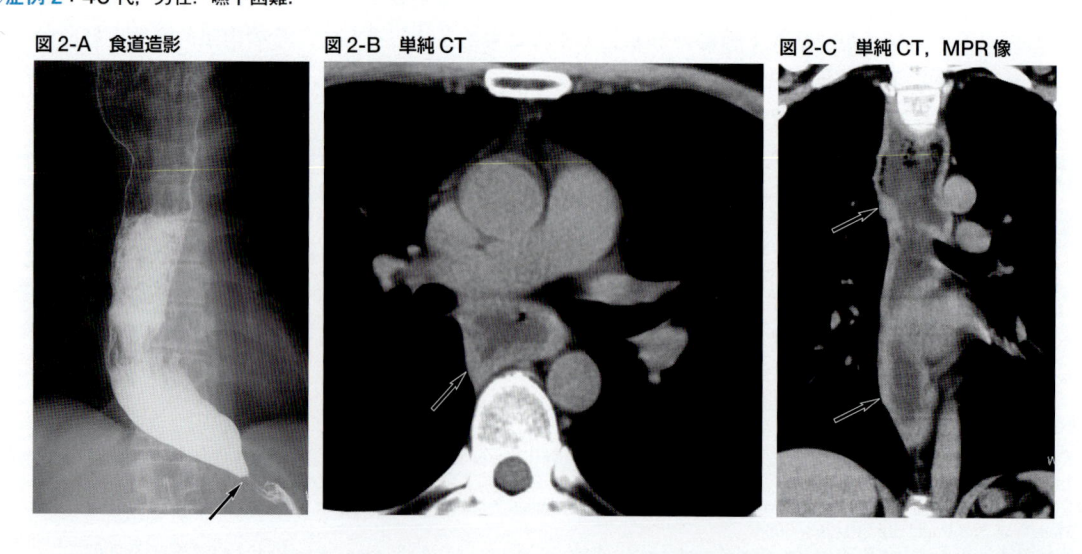

図2-A　食道造影
図2-B　単純CT
図2-C　単純CT，MPR像

画像の読影

【症例1】 食道内視鏡にて，中部食道の拡張と食道胃接合部の狭窄があり，食物残渣を認める（図1-A，B）．食道粘膜は白色化と肥厚を認め（図1-C），通常の蠕動とは異なる異常な収縮が観察される（図1-D，別日の画像）．食道造影では中下部食道は著明に拡張し，下部食道から食道胃接合部にかけて先細り状の狭窄を認める（図1-E；→）．造影剤の胃への流出はわずかで，多くは食道内に停滞している．狭窄部に不整像は認めない．

【症例2】 頸部食道から食道胃接合部にかけて食道の著明な拡張を認め，内腔には空気や液体の貯留を認める．狭窄部には壁不整は認めない（図2-A；→）．CTでは食道の拡張と食道壁肥厚を認める（図2-B，C；→）．

食道アカラシアの一般的知識と画像所見

食道アカラシアは，下部食道平滑筋層内のAuerbach神経叢の変性により，括約筋の弛緩不全と中下部食道の蠕動運動の障害を来し，食物の通過障害や食道の異常拡張を呈する機能障害である．年間発生率は10万人に対し1～2人と稀な疾患で，20～40代に多い．

臨床症状としては，食物のつかえ感や嚥下障害，胸痛，食物の口腔内逆流，嘔吐，体重減少などが見られる．合併症には，誤嚥性肺炎や食道癌がある．

診断は，食道造影，上部消化管内視鏡，食道内圧測定により行う．食道造影では食道胃接合部の平滑な狭窄像（鳥の嘴様），狭窄部より口側食道の拡張，造影剤の食道内長時間残留，胃泡の消失あるいは減少を認める．上部消化管内視鏡では，食道粘膜の白色化・肥厚，異常収縮波の出現などを認める．食道内圧測定では，1次蠕動波の消失，食道内静止圧の上昇，下部食道括約部圧の上昇，同期性収縮波の出現を見る．

治療法は，カルシウム拮抗薬や亜硝酸薬による薬物療法，内視鏡的バルーン拡張術，ボツリヌス毒素局注療法，外科治療（Heller-Dor術）がある．近年，新たな治療法として内視鏡的食道筋層切開術が開発され，一部施設で行われている．

鑑別診断のポイント

食道の通過障害と口側の拡張を来す疾患として，食道癌などの器質的疾患を除外する必要がある．また，筋萎縮性側索硬化症（ALS）や重症筋無力症などの神経疾患，強皮症や皮膚筋炎などの膠原病でも嚥下障害を来す．本症では食道癌のリスクが上昇するとされており[5]，食道癌は合併症としても注意を要する．本症においては，上部消化管内視鏡で送気による狭窄部の開大を認めないが，スコープの胃内への挿入は容易に行える．

参考症例

図3 強皮症に見られる食道拡張

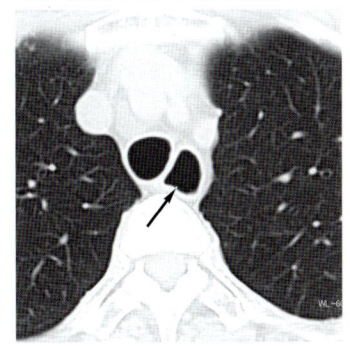

強皮症においては壁の硬化に伴い収縮能が低下し，食道壁の拡張が見られる（図3；→）

参考文献

1) 田坂晧・他（責任編集）：放射線医学大系，第18巻，B食道．中山書店，1987．
2) 八尾恒良（監修）：胃と腸アトラスI 上部消化管，第2版．医学書院，2014．
3) 田尻久雄・他（編集）：消化器疾患の診断基準・病型分類・重症度の用い方，改訂第2版．日本メディカルセンター，2012．
4) 山下康行：ジェネラリストを目指す人のための画像診断パワフルガイド．メディカル・サイエンス・インターナショナル，2014．
5) O'Neill OM, Johnston BT, Coleman HG: Achalasia: a review of clinical diagnosis, epidemiology, treatment and outcomes. World J Gastroenterol 19: 5806-5812, 2013.

食道裂孔ヘルニア
hiatal hernia

（山村定弘）

◉症例1：80代，男性．腹腔内腫瘍の精査のために来院した．

図1-A　上部消化管造影

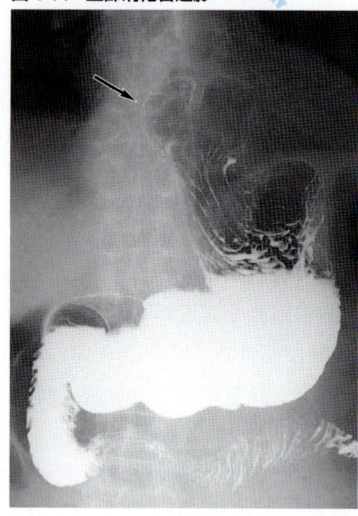

図1-B　造影CT

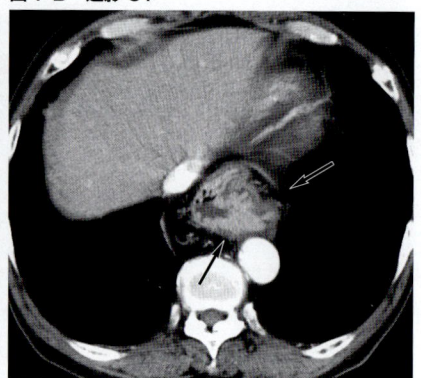

◉症例2：80代，女性．腹痛，嘔気を主訴に来院．食道裂孔ヘルニアと診断され，Nissen手術が施行された．

図2-A　胸部単純X線像

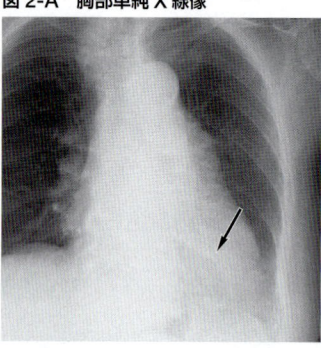

図2-B　上部消化管造影

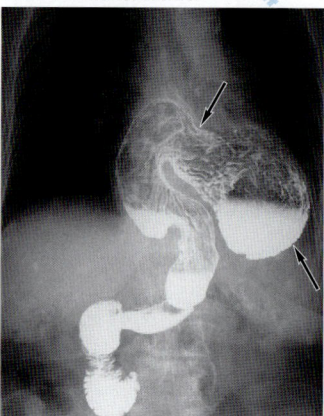

図2-C　造影CT

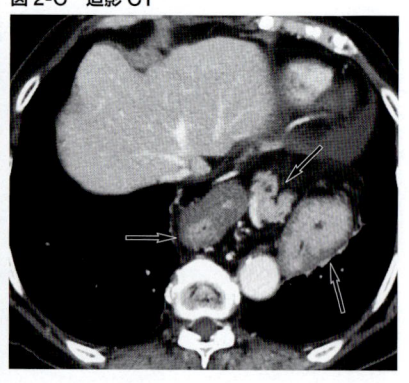

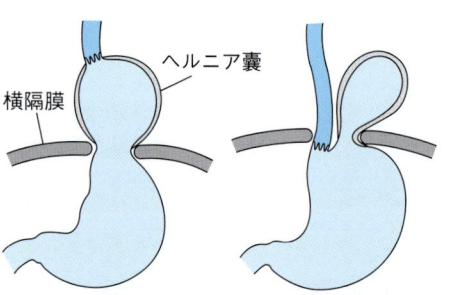

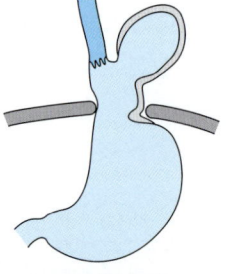

Type I（滑脱型）　　Type II（傍食道型）　　Type III（混合型）

横隔膜　ヘルニア囊

図3　食道裂孔ヘルニアの分類
上記の3つと腸管，大網，肝臓，脾臓などを逸脱する巨大型に分類される．
［文献3）より一部改変して転載］

画像の読影

【症例1　滑脱型食道裂孔ヘルニア】　上部消化管造影検査で胃穹隆部の脱出を認める（図1-A；→）．造影CT検査では後縦隔内に胃の脱出を認める（図1-B；→）．

【症例2　巨大型食道裂孔ヘルニア】　胸部単純X線検査で，縦隔に胃泡と思われるair像を認める（図2-A；→）．上部消化管造影検査では胃の大部分は縦隔側に脱出している（図2-B；→）．通常の位置に胃泡は同定されない．造影CT検査にて，心臓背側に胃および膵体尾部の脱出を認める（図2-C；→）．

食道裂孔ヘルニアの一般的知識と画像所見

食道裂孔ヘルニアとは，食道裂孔から胸腔内や後縦隔に，胃もしくは腸管が脱出した状態を指す．成人での横隔膜ヘルニアの中で最も頻度が高く，先天性と後天性に分類される．一般的には，内視鏡検査例の約10〜30％に見られるきわめて頻度の高い疾患である．滑脱型，傍食道型，混合型，巨大型の4つに分類される（図3）．このうち，滑脱型食道裂孔ヘルニアが最も頻度が高く，約80〜90％を占めるとされる[1,2]．

【Type Ⅰ（滑脱型：sliding type）】　食道胃接合部が裂孔を通じて後縦隔内に脱出するもの．食道裂孔ヘルニアの約90％を占める．

【Type Ⅱ（傍食道型：paraesophageal type）】　食道胃接合部が横隔膜下の正常位に留まり，胃穹隆部や大網側が縦隔内に脱出しているもの．

【Type Ⅲ（混合型：mixed type）】　混合型と傍食道型の両者が混在するもの．

【Type Ⅳ（巨大型：giant paraesophageal type）】　食道胃接合部や胃のみでなく，腸管，大網，肝臓，脾臓などの脱出を伴うもの．

CT検査では，後縦隔内に脱出した胃が，壁の厚い管腔臓器として認められる．食道裂孔の大きさや内容物，周囲臓器との位置関係などを確認することができる．上部消化管造影検査では，横隔膜より頭側に食道胃接合部や胃穹隆部を確認することで診断できる．上部消化管内視鏡検査において，滑脱型は食道胃粘膜境界の肛門側に嚢状の胃粘膜を認める．傍食道型では，胃内の反転操作により，噴門部近傍に嚢状の胃の脱出を認めることで診断できる．

鑑別診断のポイント

胸部単純X線検査（立位）で胸腔内の胃泡や鏡面像を認める場合，本疾患を疑う必要がある．通常は画像所見上の診断は容易であるが，横隔膜ヘルニアでの横隔膜内側のヘルニアでの鑑別が難しいことがある．

参考文献

1) Weber C, Davis CS, Shankaran V, Fisichella PM: Hiatal hernias: a review of the pathophysiologic theories and implication for research. Surg Endosc 25: 3149-3153, 2011.
2) Dean C, Etienne D, Carpentier B, et al: Hiatal hernias. Surg Radiol Anat 34: 291-299, 2012.
3) 三代川章雄：食道裂孔ヘルニア；落合慈之（監）・針原 康・他（編）；消化器疾患ビジュアルブック 第2版．学研メディカル秀潤社，p.59-61, 2014.

Plummer-Vinson 症候群
Plummer-Vinson syndrome

(柏木　寧，山村定弘)

●症例：嚥下困難が徐々に進行してきている．

図1-A　食道内視鏡

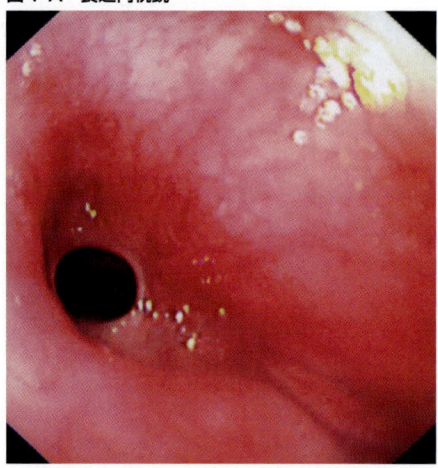

図1-B　食道造影

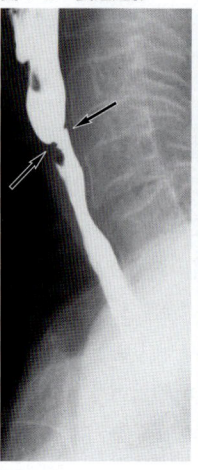

図1-C　食道造影

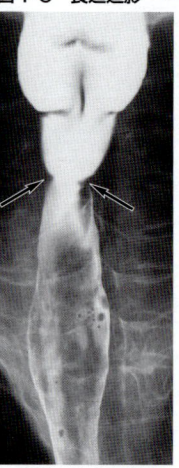

画像の読影

食道内視鏡検査（図1-A）で食道内腔に輪状狭窄を認める．いわゆる食道webの典型例である．食道造影検査では，頸部食道に全周性狭窄を認める（図1-B，C；→）．

Plummer-Vinson 症候群の一般的知識と画像所見

　基礎疾患として鉄欠乏性貧血があり，そのため食道粘膜組織における炎症が持続し，粘膜の襞（web）が形成されて生じる病態である[1]．主に40〜70代での発症で，8〜9割は女性である．時に小児で発症する症例もある．20世紀初頭にはcommonな疾患であったが（特に北欧），近年では栄養状態の改善とともに急激に罹患率が低下している．
　嚥下障害・鉄欠乏性貧血・食道webの形成が，古典的特徴として挙げられる．鉄欠乏により舌炎，口角炎，匙状爪が見られやすい．他にも脾腫や甲状腺腫が見られる．5〜10％に上部消化管の悪性腫瘍（特に下咽頭癌）を合併するとされる．
　食道webは食道造影検査が有用だが，上部消化管内視鏡検査でも診断可能である．食道webは大半が，入口部から2〜4cm部位の輪状軟骨部の食道前壁に形成される．上部消化管内視鏡検査においては，スコープ挿入時にwebを破裂させる可能性があり，愛護的な操作が必要である．血液検査上は貧血に関連する項目に異常値を認めるが，それ以外の異常は見られない．
　治療としては，鉄分の補給と栄養状態の改善である．経過が長い患者では，鉄剤のみでは奏効しない場合がある．食道webにより食道内腔の閉塞が重篤な場合は，内視鏡的バルーン拡張術や外科的web切除術が行われる．

鑑別診断のポイント

　食道造影検査で，粘膜webを確認することが，画像診断のポイントとなる．
　鑑別としては中年女性の嚥下障害が主な特徴あるため，他の嚥下困難を来しうる良性疾患として，アカラシアや強皮症，咽頭食道憩室症などが挙げられる．しかし，高齢の症例や飲酒・喫煙者であれば，食道癌，下咽頭癌など悪性疾患との鑑別を念頭におく必要がある．

参考文献
1) Atmatzidis K, Papaziogas B, Pavlidis T, et al: Plummer-Vinson syndrome. Dis Esophagus 16: 154-157, 2003.

食道壁内偽憩室症

esophageal intramural pseudo-diverticulosis（EIPD）

（山村定弘）

●症例：50代，男性．上部消化管の検診で異常を指摘される．

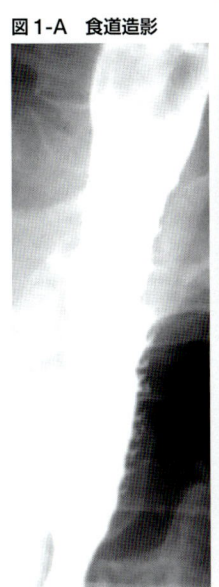

図1-A　食道造影
図1-B　食道造影（Aの5年後）
図1-C　食道造影（Aの8年後）**KEY**
図1-D　造影CT
図1-E　食道内視鏡

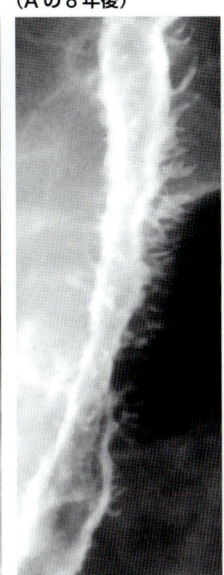

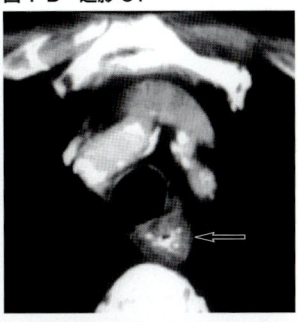

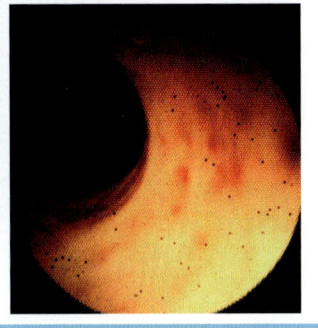

画像の読影

　食道造影検査では，頸部食道から胸部下部食道にかけて径1～4mmの無数のフラスコ状，カフスボタン状のバリウム造影剤の突出像を認めた（図1-A）．なお，狭窄や食道壁の進展不良などの所見は認めなかった．5年後（図1-B），8年後（図1-C）には陥凹はやや強くなっている．CTでは食道壁の肥厚と粘膜の結節状の増強効果を認める（図1-D；→）．食道内視鏡検査では，上部食道から下部食道まで全域にわたって憩室様の陥凹，ピンホール状の微小陥凹を無数に認めた．

食道壁内偽憩室症の一般的知識と画像所見

　食道腺導管が囊状に拡張した結果，食道壁内に多発する憩室様変化を呈する疾患である．通常の食道憩室とは異なり，固有筋層を越えないことが偽憩室症と定義されている．食道カンジダ症，逆流性食道炎，ヘルペス感染症などの局所合併症の他，アルコール多飲や糖尿病の合併が多いことが知られている．好発年齢は60～70歳で男性に多い[1]．

　食道造影検査では，偽憩室を直接示す特徴的な所見として，フラスコ様，あるいはカフスボタン様の突出像がある．主に上部食道に発症するが，全食道に及ぶ例も少なくない．また内視鏡検査では，偽憩室の入り口が小憩室用陥凹としてとらえられるが，ピンホール様所見は本疾患に特異的である．また，約60％の症例には食道内腔の狭窄が認められる．

鑑別診断のポイント

　特徴的な偽憩室の多発がポイントとなる．また，食道癌との関連が報告されているので，癌の除外が必要である．

参考文献

1) Teraishi F, Fujiwara T, Jikuhara A, et al: Esophageal intramural pseudodiverticulosis with esophageal strictures successfully treated with dilation therapy. Ann Thorac Surg 82: 1119-1121, 2006.

2章
胃・十二指腸

胃・十二指腸の正常解剖・検査法

(中川雅貴)

胃の解剖

　胃は消化管の中で最も拡張したJ字型の囊状臓器であり，口側は食道，肛門側は十二指腸に連なる．胃は噴門，胃底，胃体，幽門部の4つの領域に分けられる（図1）．噴門は，食道から胃への開口部を取り巻く部位を指す．胃底は，噴門口を通る水平面より上方の部位であり，左横隔膜下に位置する．胃底は穹隆部とも呼ばれ，胃内空気が貯留する部分であり，X線像では胃泡として観察される．胃体は噴門より下方，小弯の角切痕より上方の部分で，胃底と幽門の間に挟まれる胃の最大の領域である．幽門部は胃体に続く領域で，近位の幽門洞と，遠位の幽門管に分けられる．幽門管の内腔は管状を呈し，幽門口で十二指腸に開く．

　「胃癌取扱い規約」では胃を三等分し，上部，中部，下部に分けている（図2）．胃は腹腔内臓器であり，その表面は全周にわたり腹膜で被われている．胃の前壁と後壁とを被う腹膜は，上方の小弯で合わさり小網（肝胃間膜）となり，肝臓へ達する．一方，下方では大弯で合わさり大網を形成する．このうち横行結腸へ達する部分を胃結腸間膜，脾臓へ達する部分を胃脾間膜という（図3）．胃の前面は，上部の小弯寄りの部分では肝左葉後面に接しており，胃体中部では腹壁直下にある．胃の後面には網囊と呼ばれるスペースがあるが，さらに背側には左側より脾，左腎，左副腎，膵がある．

　胃を栄養する動脈は左胃動脈，右胃動脈，左胃大網動脈，右胃大網動脈，短胃動脈がある（図4）．左胃動脈は大動脈から直接分岐することもあるが，多くの場合は胃を栄養する動脈は腹腔動脈やその枝から分岐している．その他，下横隔動脈や胃十二指腸動脈などからも栄養される．

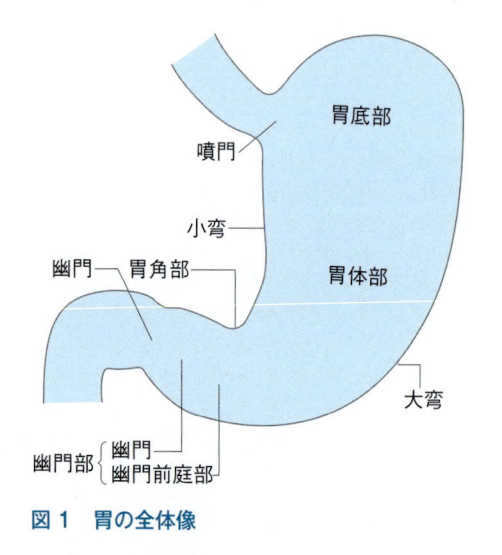

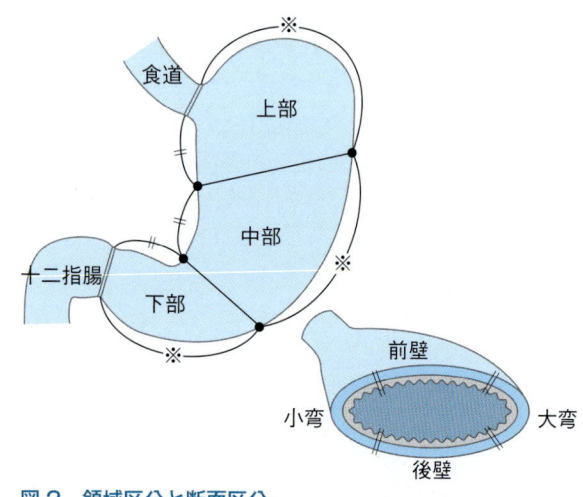

図1　胃の全体像

図2　領域区分と断面区分
［文献1）より一部改変して転載］

胃・十二指腸の正常解剖・検査法

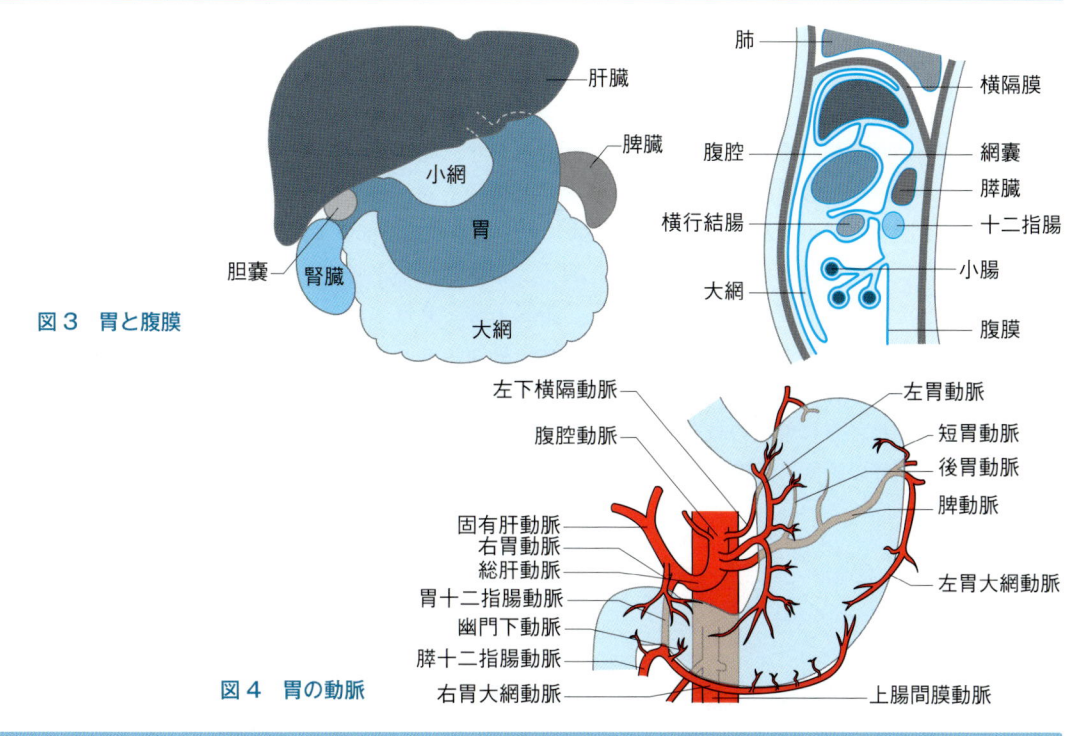

図3　胃と腹膜

図4　胃の動脈

胃の組織（図5）

胃壁は，粘膜層，粘膜下層，筋層，漿膜（腹膜）から構成される．粘膜層は粘膜上皮と粘膜固有層からなる．粘膜固有層には分泌腺を認める．胃底部から胃体部では，ペプシノーゲンを分泌する主細胞や塩酸を分泌する壁細胞が存在し，胃底腺と呼ばれる．一方，幽門部の分泌腺は幽門腺と呼ばれ，ガストリンを産生するG細胞を認める．両者の移行部は中間帯と呼ばれ，中間帯は加齢に伴い幽門側から胃底側へ移動する．

筋層は内側から，内斜筋，中輪筋，外縦筋の3層の平滑筋からなる．中輪筋は食道の内層筋の続きで3層のうち最も発達しているが，特に幽門で厚くなり幽門括約筋を形成している．

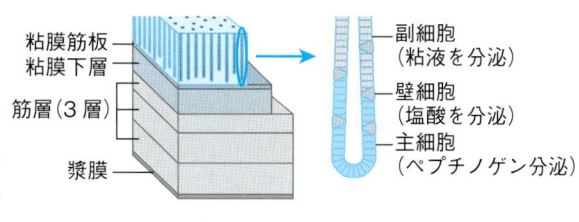

図5　胃の組織

十二指腸の解剖

十二指腸は幽門からTreitz靱帯までの長さ約25cmの消化管であり，空腸や回腸に比べ管腔が広く，膵頭部を囲むようなC字型の形態をしている（図6）．

十二指腸は，上部（第1部），下行部（第2部），水平部（第3部），上行部（第4部）からなる．上部は幽門輪から上十二指腸曲までを指し，第1腰椎の右前方を後上方に向かい，肝方形葉下面および胆嚢の後方で下方に曲がり，下行部に移行する．上部の背側には総胆管や門脈，胃十二指腸動脈が位置している．上部の始部は膨大しており，球部と呼ばれる．下行部は第2腰椎の右側を下行する．下行部は前面で横行結腸，後方で右腎，左側で膵頭部と接しており，後内側壁には，総胆管と膵管の共通の開口部である大十二指腸乳頭（Vater乳頭）と，副膵管の開口部である小十二指腸乳頭がある．

下十二指腸曲からは左方に向かって屈曲して水平部となり，第3腰椎レベルを膵頭部の下

縁に沿って，下大静脈および大動脈の前方を走行する．水平部では前方の上腸間膜動静脈と交差する．続く上行部では左上方に向かい，第2腰椎の高さで前方に屈曲して，十二指腸空腸曲となって空腸に移行する．十二指腸空腸曲には，十二指腸堤筋（Treitz靱帯）と呼ばれる平滑筋線維を含んだ腹膜の襞が付着し，十二指腸を固定・支持している．十二指腸は起始部を除いて腹膜後隙に存在する後腹膜臓器であり，前面のみが腹膜に被われる．全周にわたり腹膜に被われる十二指腸起始部は，十二指腸の他の部位より可動性がある．

　十二指腸を栄養する動脈は，胃十二指腸動脈，上膵十二指腸動脈，下膵十二指腸動脈がある（図7）．胃十二指腸動脈は十二指腸上部を直接栄養する．上膵十二指腸動脈はVater乳頭より口側，下膵十二指腸動脈はVater乳頭より肛門側の十二指腸を栄養する．上膵十二指腸動脈は胃十二指腸動脈から分岐し，下膵十二指腸動脈は上腸間膜動脈から分岐するが，それぞれさらに前後の枝に分かれる．上膵十二指腸動脈と下膵十二指腸動脈は互いに吻合し，膵頭部の腹側，背側でアーケードを形成している．

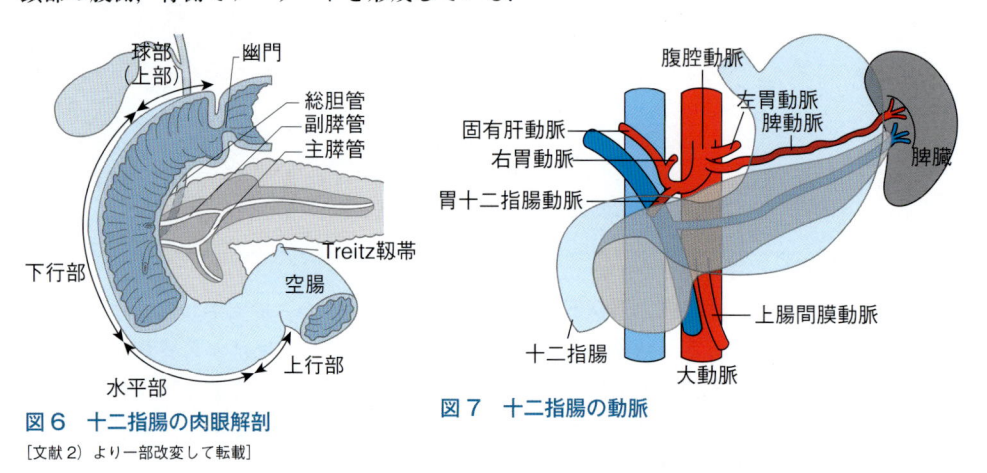

図6　十二指腸の肉眼解剖
［文献2）より一部改変して転載］

図7　十二指腸の動脈

上部消化管の造影検査

　胃をX線で観察するためにはバリウムなどの造影剤が必要で，胃X線撮影法には，1）粘膜法，2）充盈法，3）二重造影法，4）圧迫法の4つがある．バリウムを飲んだ後に発泡剤を服用することで胃を膨らませて，体位変換によって内面にまんべんなくバリウムを塗りつけた状態になり胃粘膜の病変を描出することが可能である．この方法は白壁彦夫らによって1950年代に開発され，二重造影法（バリウムが陽性造影剤，空気が陰性造影剤となる）と言われ，世界に冠たる診断学を築いた．

　胃内に食物の残渣や胃液の分泌が多いと障害陰影となるので，空腹時に検査が行えるように前処置を実施する．前処置としては，絶食とし，必要があれば胃洗浄なども行う．検査前に鎮痙剤を注射し，胃や腸などの消化器の蠕動運動や胃液の内分泌を抑制する．陽性造影剤の硫酸バリウムの濃度は150〜200%W/Vで200〜300mlが用いられる．陰性造影剤の投与法としては発泡剤を使用する方法と胃チューブを用いる方法がある．代表的な撮像の手順は次のようなものである．

【低緊張性十二指腸造影】
　十二指腸の精密検査で，鎮痙剤で十二指腸の動きを抑え十二指腸の緊張を緩めた状態で，鼻からチューブを十二指腸まで入れて直接十二指腸にバリウムと空気を注入して検査を行う．

【胃のCT】
　胃癌において肝転移の評価やリンパ節の評価に造影は必須である．胃癌は遷延性の増強効果を呈すると言われており，CTで胃壁の深達度を評価する試みもあり，造影はある程度有用であるが，

必ずしもその評価は定まっていない．造影剤は単純CT撮像後，肝臓の門脈相を撮像するタイミングで撮像する．また，鎮痙剤の投与や発泡剤，水内服などを行えば胃壁が伸展され，胃癌の存在や進達度診断に有用である．またヘリカルCTのデータを用いて3次元表示も行われる．

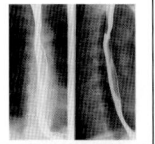	1. 食道立位正面および第1斜位二重造影	バリウムを飲ませながら，食道の通過を観察する
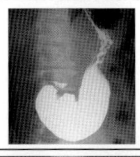	2. 立位充満正面	小弯・大弯，胃角および全体像を観察する
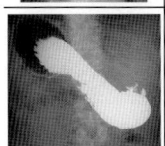	3. 腹臥位充満正面	小弯・大弯(前庭〜胃角部)を観察する
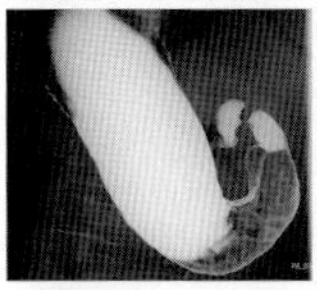	4. 腹臥位二重造影第2斜位	頭低位にして胃角部〜前庭部の前壁を観察する
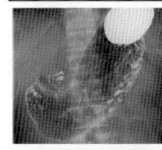	5. 背臥位二重造影正面	胃体下部〜前庭部の後壁を観察する
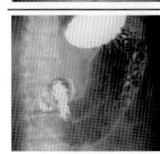	6. 背臥位二重造影第1斜位	胃体下部〜前庭部の後壁を観察する
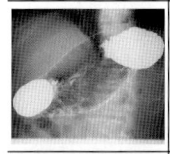	7. 背臥位二重造影第2斜位（いわゆる振り分け）	胃体部，後壁を観察する
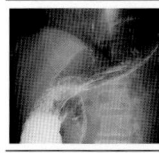	8. 半立位二重造影第2斜位（シャツキー）	噴門を中心とした穹窿部を観察する
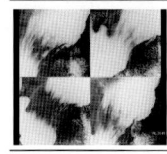	9. 圧迫	圧迫筒で胃体部や幽門部を圧迫し，粘膜面の変化や硬さを観察する

参考文献

1) 日本胃癌学会（編）：胃癌取扱い規約 第14版．金原出版，2010．
2) 針原 康，松橋信行，小西敏郎（編）・落合慈之（監修）：消化器疾患ビジュアルブック 第2版．学研メディカル秀潤社，2014．

胃の非腫瘍性病変　胃・十二指腸潰瘍
gastric and duodenal ulcers

（伊牟田真功）

◉**症例1**：50代，男性．良性潰瘍．NSAIDsを常用的に内服中．

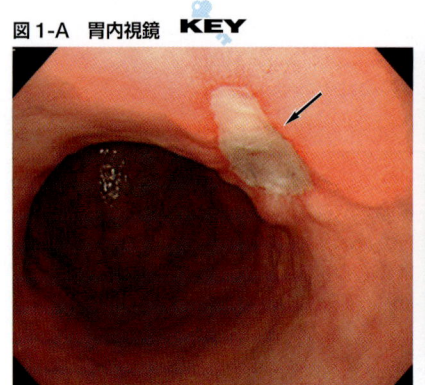

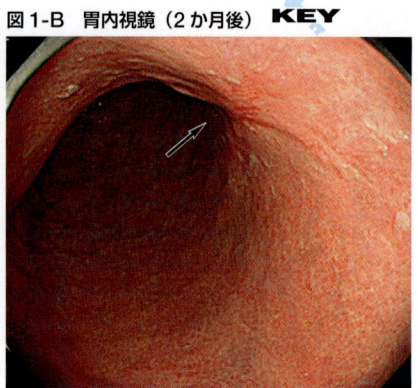

図1-A　胃内視鏡　**KEY**

図1-B　胃内視鏡（2か月後）　**KEY**

◉**症例2**：60代，男性．良性潰瘍（潰瘍瘢痕）．

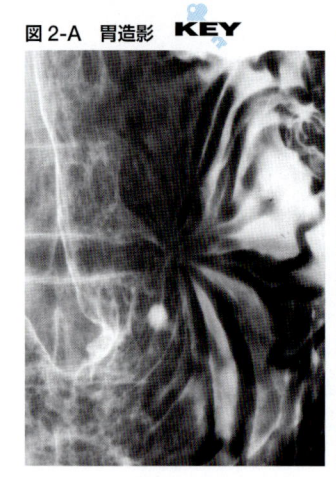

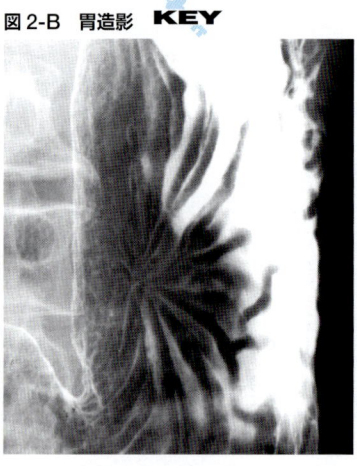

図2-A　胃造影　**KEY**

図2-B　胃造影　**KEY**

◉**症例3**：70代，女性．良性潰瘍．

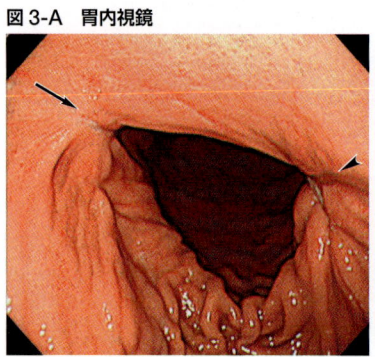

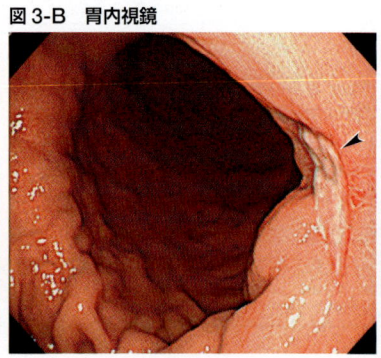

図3-A　胃内視鏡

図3-B　胃内視鏡

図3-C　胃造影（背臥位二重造影）

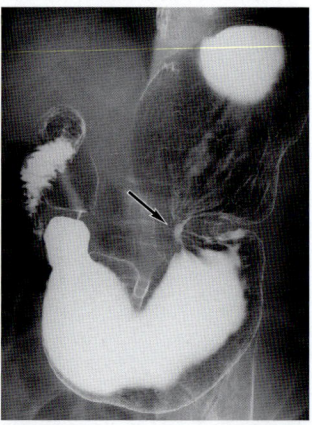

画像の読影

【症例1】 胃内視鏡で胃体下部小弯後壁に10mm大の潰瘍（H1 stage）を認める（図1-A；→）．潰瘍辺縁は整で良性潰瘍の所見．PPI（proton pump inhibitor）を内服し，2か月後に胃内視鏡にて再検査を行った．潰瘍は改善し，瘢痕（図1-B；→）を認める（S1 stage）．

【症例2】 胃造影検査（図2）で，粘膜襞の集中像を認めるが，襞先端はなだらかに消失し，潰瘍中心に向かって集中している．

【症例3】 胃の前後壁に生じる多発潰瘍で，対象性潰瘍あるいは接吻潰瘍（kissing ulcer）と呼ばれる所見．体下部前壁に潰瘍瘢痕（図3-A；→）を認める（S1 stage）．体下部後壁に潰瘍（図3-A, B；▶）を認める（H1 stage）．胃造影検査（背臥位二重造影）にて体下部後壁にニッシェ（niche）を認め（図3-C；→），周囲の粘膜集中像を伴っている．

【症例4】 胃造影検査で胃角小弯に潰瘍を認める（図4-A；→）．胃内視鏡像では潰瘍底に厚い白苔が付着しており，潰瘍辺縁は整，周囲に軽度の粘膜集中を認める（図4-B；▶）．

胃・十二指腸潰瘍の一般的知識と画像所見

潰瘍とは，組織の壊死に基づく粘膜を含む一定の深さの組織欠損を意味する．潰瘍は組織欠損の深達度により，Ul-Ⅰ～Ⅳに分類される（表）．Ul-Ⅰは粘膜までの欠損で，すなわちびらんに相当する．Ul-Ⅱは粘膜下層までの欠損，Ul-Ⅲは固有筋層までの欠損，Ul-Ⅳは固有筋層全層を破壊し，漿膜下層以上に及ぶ組織欠損である．

性別では男性に多い．主な原因としては，H. pylori 感染やNSAIDs（non-steroidal anti-inflammatory drugs）内服であり，他にも肝硬変による門脈圧亢進，糖尿病，狭心症，アルコール多飲，Crohn 病・潰瘍性大腸炎など炎症性腸疾患の胃粘膜病変，NSAIDs以外の薬剤などが挙げられる．胃潰瘍の好発部位は胃角部であり，年齢とともに胃体部の頻度が高くなる．

胃潰瘍は，その病期や部位によりさまざまな形態を呈する．X線検査の直接所見としてニッシェと襞集中像があり，このいずれかの所見があれば潰瘍と診断できる．ニッシェとは潰瘍の陥凹部にバリウムが貯留するX線所見で，日本語では壁龕と訳される．壁龕とは，花瓶や彫像などを置く壁のくぼみのことである．ニッシェは側面から見ると外側への突出（側面ニッシェ），正面から見るとバリウムの溜まり（正面ニッシェ）として見られる．側面ニッシェは充盈像，正面ニッシェは圧迫や二重造影で観察しやすい．側面像では良性ではニッシェが胃の辺縁線から突出するが，癌では隆起が存在するため，胃の輪郭の内側に存在することが鑑別点である．また，ニッシェの入り口に浮腫のために線状の1～2mmの透亮帯を認めることがあり，Hampton's lineと呼ばれ，良性のサインとされる．古典的なサインであるが，放射線科医としては知っておきたい．また，潰瘍が治癒期に移行すると，粘膜が収縮することにより潰瘍中心に向かって放射状に襞が集中する．一方，X線検査の間接所見は胃壁辺縁の変化であり，硬化，弯入，胃角鈍，小弯の短縮などが挙げられる（図5）．これらの所見があれば胃潰瘍の存在が疑われる．現在これらの診断法が胃潰瘍の診断に用いられることは稀であるが，これも知っておきたい．

内視鏡検査では，潰瘍の時相サイクルからステージ分類される．わが国で汎用されるステー

表 消化性潰瘍の組織分類

Ul-Ⅰ：粘膜までの欠損（びらんに相当する）
Ul-Ⅱ：粘膜下層までの欠損
Ul-Ⅲ：固有筋層までの欠損
Ul-Ⅳ：固有筋層を越える欠損

52　2. 胃・十二指腸

●**症例4**：20代，男性．良性潰瘍（A2 stage）．

図4-A　胃造影　**KEY**　　図4-B　胃内視鏡　**KEY**

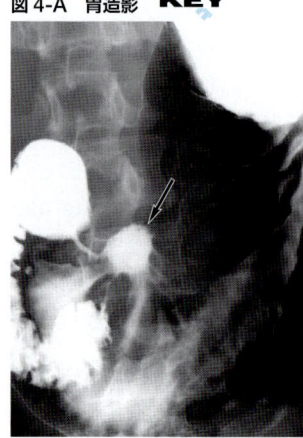

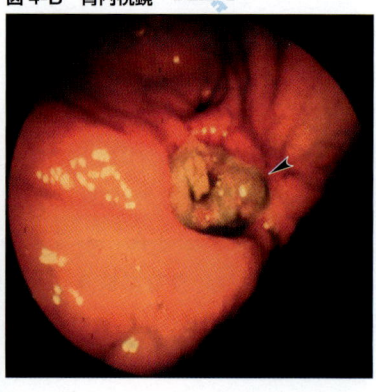

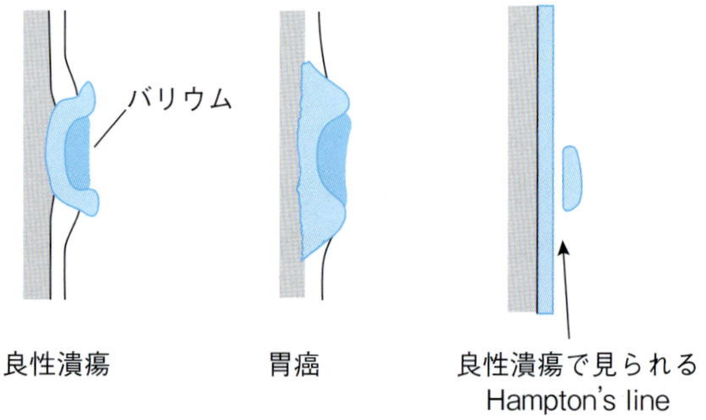

図5　側面像における良性潰瘍と悪性潰瘍

良性潰瘍　　胃癌　　良性潰瘍で見られるHampton's line

[村上晃一：消化管のX線診断．高橋睦正（編），古賀佑彦・他（共著）；必修 放射線医学 改訂第2版．南江堂，p.420-426, 1987[2]）より]

胃潰瘍

粘膜襞の集中
変形
変形
ニッシェ
（バリウムの貯留像）

十二指腸潰瘍

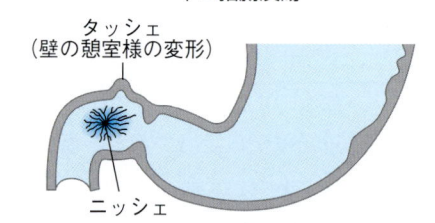

タッシェ
（壁の憩室様の変形）
ニッシェ

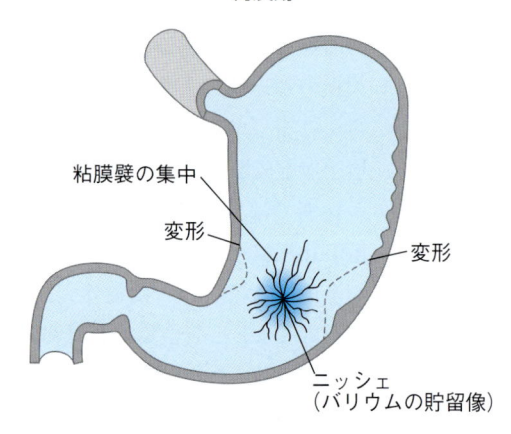

図6　胃潰瘍・十二指腸潰瘍で見られるX線所見

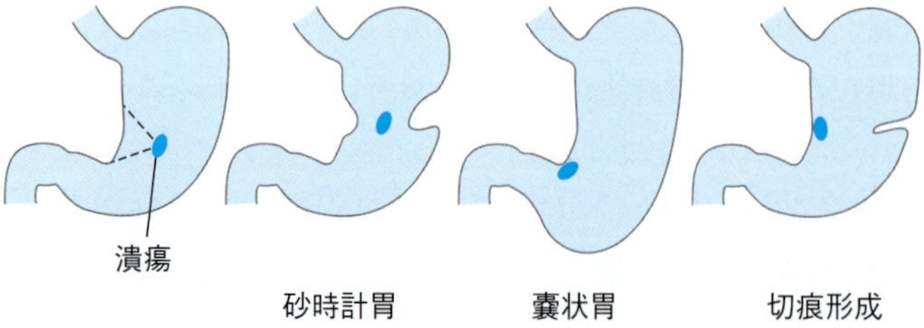

潰瘍　砂時計胃　嚢状胃　切痕形成

図7　潰瘍による胃の変形

潰瘍が存在すると治癒の過程で瘢痕収縮が起こり辺縁のくびれ込みが起こる．通常くびれ込みの部を底辺とする二等辺三角形の頂点に潰瘍が存在する．瘢痕収縮が高度になるとさまざまな変形が起こる．

[村上晃一：消化管のX線診断．高橋睦正（編），古賀佑彦・他（共著）；必修 放射線医学 改訂第2版．南江堂，p.420-426, 1987[2]）より]

ジ分類（崎田・大森・三輪分類）[1]）では，活動期（A1，A2），治癒過程期（H1，H2），潰瘍瘢痕期（S1，S2）に分けられる．活動期の潰瘍は辺縁に浮腫性変化を伴っており，胃癌など悪性病変との鑑別が難しい場合もある．

　十二指腸潰瘍の好発部位は球部であるが，下行部にも見られる．胃潰瘍と比較すると若年者に多い．潰瘍の時相分類は胃潰瘍と同様であり，崎田・大森・三輪分類が用いられる．十二指腸潰瘍は多発例が多く，線状化傾向が強い．球部潰瘍に伴う球部の変形には彎入やタッシェ［tasche（ポケット）］形成などがある．球部の両側変形で，対称性に深い彎入を来した場合はクローバー様変形と言われる（図6，7）．

鑑別診断のポイント

　胃潰瘍のX線診断において悪性潰瘍との鑑別は重要である．鑑別のポイントとしては潰瘍面と辺縁の性状，襞の性状，周囲粘膜の性状がある（図8）．一般的に良性では潰瘍面は均一で辺縁は整である．対して，悪性潰瘍では辺縁は不整であり，いわゆる蚕食像を呈する（参考症例）．また，良性潰瘍の場合，襞先端は潰瘍中心部に向かい，なだらかに消失するが，悪性潰瘍では先細りや途絶，肥大，融合などが認められる．

図8　良性潰瘍と悪性潰瘍の鑑別

	潰瘍面と辺縁の性状	襞の性状	周囲粘膜の性状
良性潰瘍	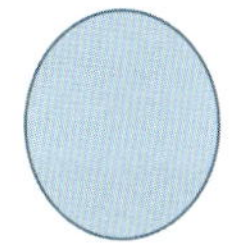 辺縁は整，内部は均一	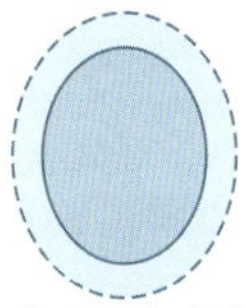 中心部に向かいなだらかに消失	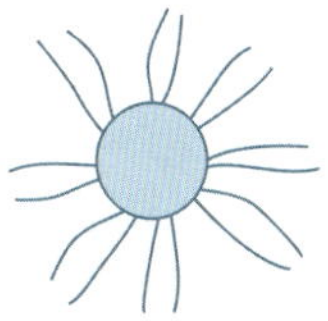 浮腫によるなだらかな隆起
悪性潰瘍	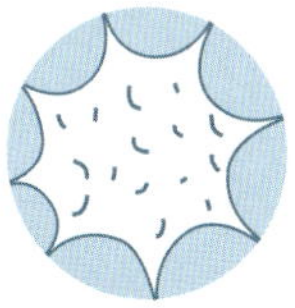 辺縁は不整，内部は不均一	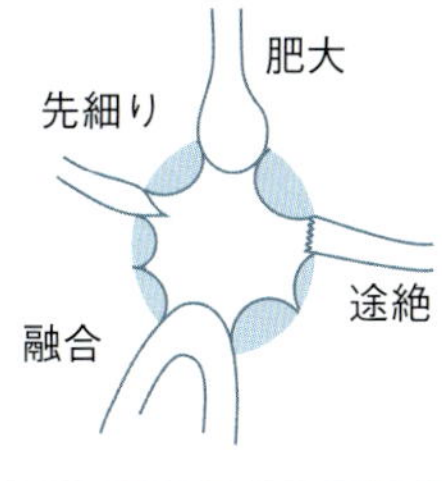 先細り／肥大／融合／途絶	不整で急峻な隆起／不整で浅い陥凹／粗糙粘膜

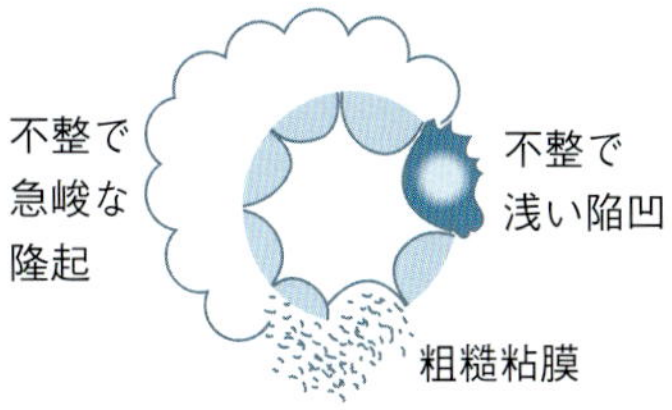

参考症例：20代，女性．悪性潰瘍（胃癌）0-Ⅱc（深達度 SM massive）．

図9-A　胃造影　　図9-B　胃造影

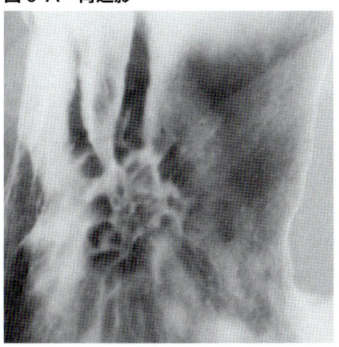

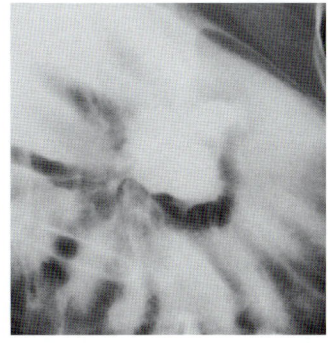

ひだの途絶，太まり，融合がある．潰瘍辺縁は不整（蚕食像）．

参考文献

1) 荻原正示・他：胃潰瘍の時相分類（崎田・大森・三輪分類）．八尾恒良（監），「胃と腸」編集委員会（編）；胃と腸用語辞典．医学書院，p.268-269，2002．
2) 村上晃一：消化管のX線診断：C 胃潰瘍，D 胃癌．高橋睦正（編），古賀佑彦・他（共著）；必修 放射線医学 改訂第2版．南江堂，p.420-424，1987．

胃の非腫瘍性病変　急性胃粘膜病変

acute gastric mucosal lesion (AGML)

（伊牟田真功）

●症例1：60代，女性．NSAIDsを常用的に内服中，急激な上腹部痛で発症．急性胃粘膜病変（薬剤性）．

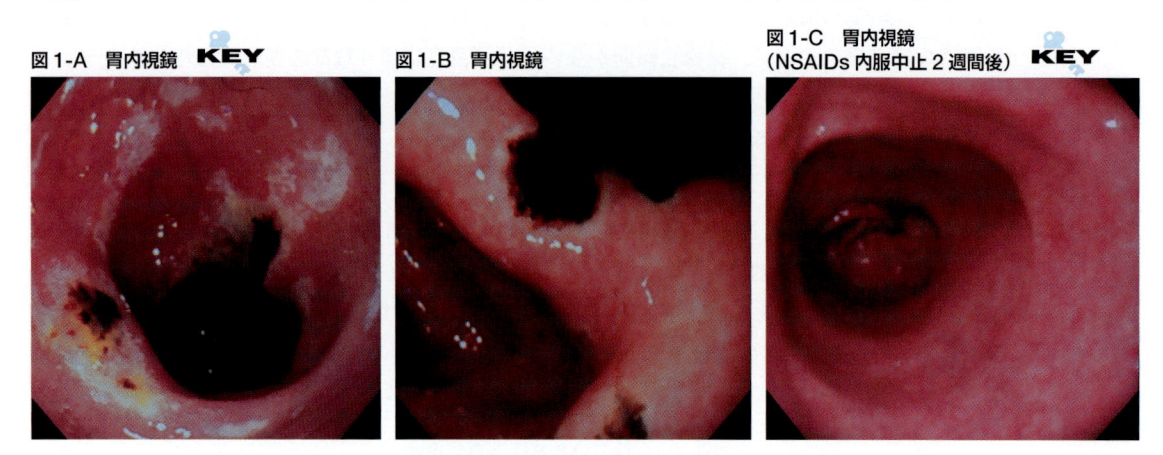

図1-A　胃内視鏡

図1-B　胃内視鏡

図1-C　胃内視鏡（NSAIDs内服中止2週間後）

●症例2：50代，男性．急激な上腹部痛で発症．急性胃炎（精神的ストレスが原因と思われる）．

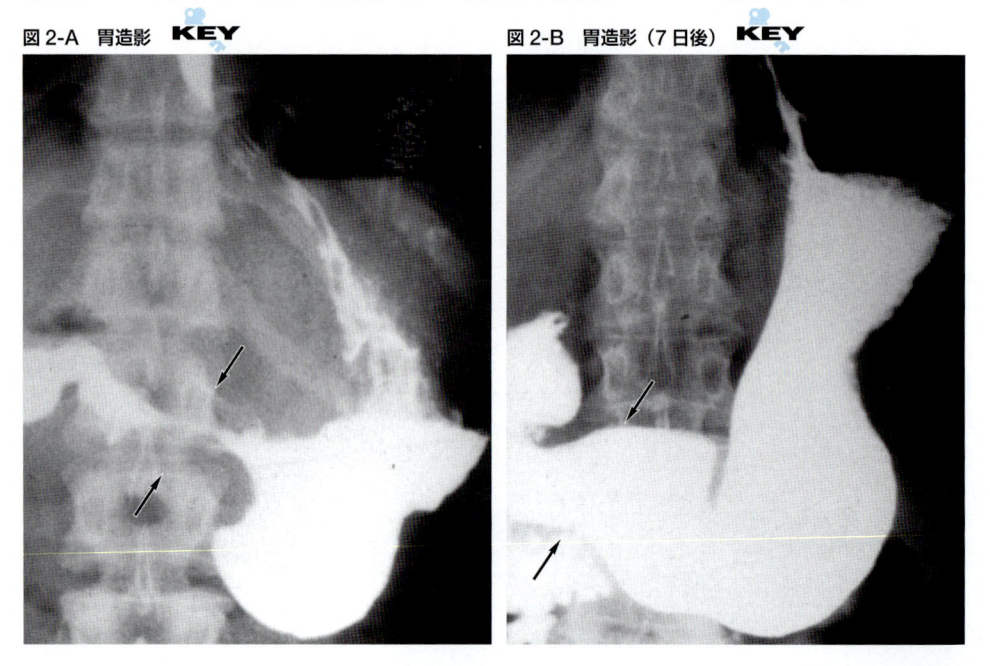

図2-A　胃造影

図2-B　胃造影（7日後）

参考文献

1) Katz E, Siegel H: Erosive gastritis and acute gastrointestinal mucosal lesions. GBJ Glass (ed); Progress in Gastroenterology, vol. 1. Grune and Stratton, New York, p.67, 1968.
2) 木村 健, 酒井秀朗, 吉田行雄・他：胃炎の診断基準・病型分類．内科 55: 1052-1057, 1985.

画像の読影

【症例1】 内視鏡にて，胃前庭部を中心に多発するびらん・潰瘍を認める（図1-A, B）．潰瘍底は比較的浅く，黒色の凝血塊の付着を認める．NSAIDs (non-steroidal anti-inflammatory drugs) 内服を中止して2週間後の内視鏡にて，急性胃粘膜病変 (acute gastric mucosal lesion：AGML) は著明に改善している（図1-C）．

【症例2】 胃造影検査にて前庭部に伸展不良と狭小化を認める（図2-A；→）．7日後の胃造影検査で，前庭部の伸展性は改善している（図2-B；→）．胃炎による浮腫性変化を見ていたものと思われる．

急性胃粘膜病変の一般的知識と画像所見

AGMLとは，突然の腹痛や消化管出血で発症し，内視鏡検査で急性胃炎所見やびらん・潰瘍などが混在して見られる病態である[1]．原因としてはさまざまなものがあり，NSAIDsや副腎皮質ステロイドなどの薬剤，精神的・肉体的ストレス，アルコール，熱傷などが挙げられる．

AGMLはその原因が多彩で，病変もまた多彩である．主な内視鏡所見としては，粘膜の発赤，浮腫，びらん，潰瘍であり，これらの病変が多発，混在して見られ，出血を伴うことが多い．病変の分布としては前庭部に多く見られる．病変部や周囲粘膜の浮腫性変化が強くなると，胃の伸展不良を呈することもある．臨床的には急激な腹部症状の出現が特徴的であり，診断は比較的容易である．実臨床では，AGMLに対して胃造影検査を行うことは少ないが，画像所見としては前庭部主体に多発する比較的浅い潰瘍が特徴的で，浮腫が強くなると胃壁の伸展不良や狭小化が認められる．治療としては，出血が高度の場合は内視鏡的止血術が必要になるが，AGMLの原因を除去することで早期に治癒する場合が多い．

AGMLは内視鏡所見から，急性胃炎，急性出血性胃炎，急性びらん，急性出血性びらん，急性潰瘍に分類されている[2]．AGMLと鑑別すべき疾患とその内視鏡所見を表に示す．

表　急性胃粘膜病変と鑑別すべき疾患

	内視鏡所見
AGML	前庭部に多い，斑状および地図上のびらん・出血を伴うことが多い，急性潰瘍を伴う場合は，前後壁に対象性に見られることが多い，伸展性はよい
0-Ⅱc型胃癌	単発・境界明瞭な浅い陥凹，蚕食像あり，インゼルを伴う
胃MALTリンパ腫	多発することが多い，びらんや潰瘍など多彩な所見，境界不明瞭
4型胃癌	高度の伸展不良，不均一な襞肥厚
悪性リンパ腫	多発不整潰瘍，軽度〜中等度の伸展不良，襞は肥厚するが柔らかい
胃梅毒	前庭部から胃角に多い，浅い不整形のびらん，暗赤色の粘膜を呈する
好酸球性胃腸炎	体部から前庭部の巨大襞・軽度伸展不良

鑑別診断のポイント

症状が特徴的であるので臨床診断は比較的容易である．画像からの鑑別としては，浅い潰瘍が多発している場合はMALTリンパ腫や悪性リンパ腫を除外する必要がある．頻度は低いが梅毒やサルコイドーシス，結核なども鑑別に挙がる．また，病変部の浮腫性変化が強く，胃壁の伸展が悪い状態では4型胃癌や好酸球性胃腸炎も鑑別に挙がる．

胃の非腫瘍性病変　慢性胃炎
chronic gastritis

（伊牟田真功）

● 症例1：60代，男性．萎縮性胃炎．

図1-A　胃内視鏡

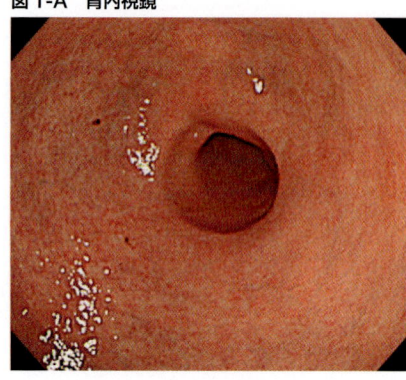

図1-B　胃内視鏡

● 症例2：60代，女性．鳥肌胃炎．

図2-A　胃内視鏡

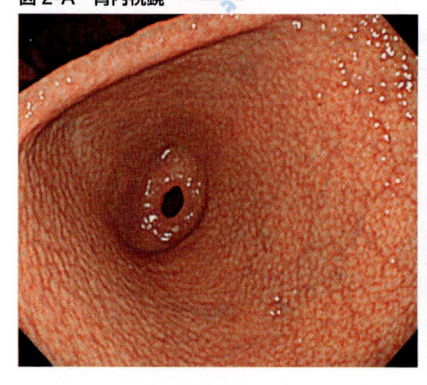

図2-B　胃内視鏡

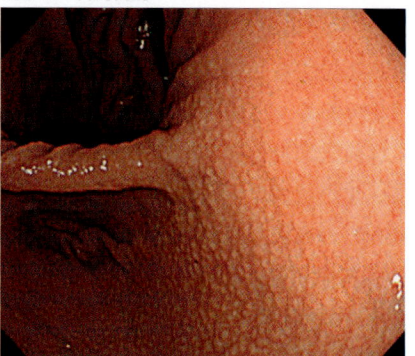

● 症例3：20代，女性．鳥肌胃炎．

図3-A　胃造影

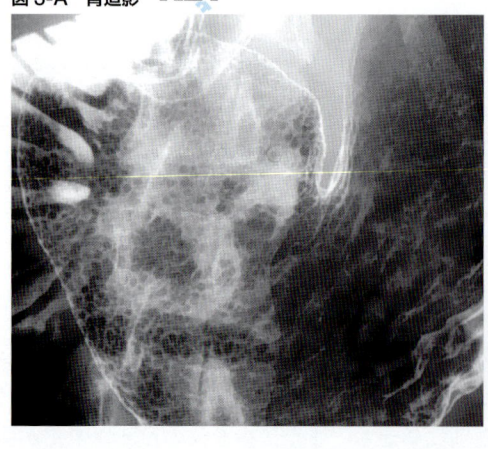

図3-B　Aの粘膜面の拡大

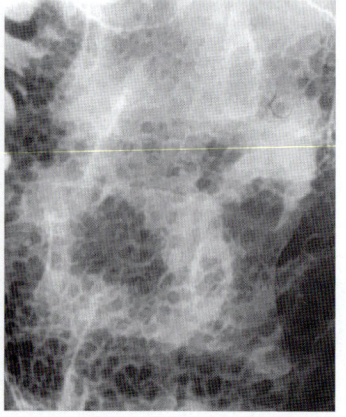

参考文献
1) Schindler R: Gastroscopy. The endoscopic study of gastric pathology, 2nd ed. University of Chicago Press, Chicago, 1950.
2) Kimura K, Takemoto T: An endoscopic recognition of the atrophic border and its significance in chronic gastritis. Endoscopy 1: 87-97, 1969.

画像の読影

【症例1】 胃内視鏡検査で，前庭部に全周性に褪色調の萎縮粘膜を認める（図1-A）．萎縮粘膜の口側に，正常粘膜との境界線（腺境界）が追える（図1-B；→）．

【症例2】 胃内視鏡検査で，前庭部から胃角部を中心に，大きさが均一な結節状から顆粒状の隆起が密集し，隆起の中心に陥凹した白色斑点が見られる（図2）．あたかも皮膚に見られる鳥肌のように観察される．

【症例3】 胃造影検査で，前庭部から胃角部を中心に，大きさが均一な結節状から顆粒状の隆起が密集している（図3）．

慢性胃炎の一般的知識と画像所見

　胃炎の分類は，これまで内視鏡的分類，組織学的分類，臨床的分類など，それぞれの立場からさまざまな分類が行われており，いまだ統一された分類法がなく，用語などに混乱があるのが現状である．一言で"慢性胃炎"と言っても必ずしも同じことを意味しない場合もあり，また表現の仕方も異なっている．国際的には，これまでの胃炎分類を統合して混乱を解消する目的で提唱されたSydney分類が用いられるが，わが国で一般的に用いられる分類法は，Schindlerの分類，Stricklandの分類，木村・竹本の分類，佐野の分類である．

　Schindlerの分類は内視鏡検査，切除胃所見，生検所見をもとに，急性胃炎と慢性胃炎に分け，原発性の慢性胃炎を，①表層性胃炎，②萎縮性胃炎，③肥厚性胃炎の3つに分類している[1]．

　木村・竹本の分類は内視鏡的な分類であり，内視鏡学が発達したわが国で広く使用されている．内視鏡上，胃の萎縮のあるところと萎縮のないところに境界線（腺境界）が認識できるが，その腺境界の広がりによって，closed type（C）とopen type（O）の2つに分けられ，それぞれ3段階で萎縮の程度を表す．C-IからO-IIIに進むに従って萎縮が広がり，胃癌の危険因子が広がると考えられている[2]．

　内視鏡上，萎縮粘膜は平坦な褪色調で，前庭部から胃体部小弯を中心に連続して広がっており，萎縮のない粘膜との境界が認識できる．表面構造は，菲薄した粘膜毛細血管の透見や襞の消失が認められる．

　消化管造影で慢性胃炎を診断するには明瞭な二重造影で粘膜像を得る必要がある．診断基準は曖昧であるが，二重造影で胃小区が目立つ場合は萎縮が進行していると慢性胃炎と診断されることが多い．鳥肌胃炎では類円形の透亮像が密集して見られる（図3）．

鑑別診断のポイント

　萎縮粘膜との鑑別を要する褪色調を来す病変としては，良性では胃潰瘍瘢痕や腸上皮化生，黄色腫，悪性では胃癌（未分化型）やMALTリンパ腫が挙げられる．胃癌（未分化型）では，褪色域が面として広がることや，淡い発赤や微細顆粒を伴うことがある．MALTリンパ腫では病変境界が不明瞭であり，多発傾向が見られることが鑑別のポイントである．

NOTE　鳥肌胃炎
- 病理組織的には，腺窩上皮の過形成と粘膜表層に位置するリンパ濾胞の形成．
- 若年成人の*H. pylori*感染に関係がある．
- 十二指腸潰瘍や胃癌の合併が多い．
- 胃癌は若年女性の胃体部に多く，未分化癌が多い．
- 胃癌予防のために除菌すべき胃炎と考えられている．
- 除菌により内視鏡所見に改善が見られる．

58 　2. 胃・十二指腸

胃の非腫瘍性病変　Ménétrier 病
Ménétrier's disease

(伊牟田真功)

●症例：40代，男性．主訴：両下肢の浮腫．

図1-A　胃造影（レリーフ像）　KEY

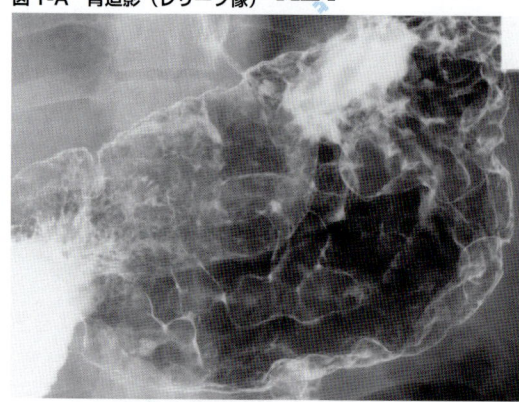

図1-B　胃造影（背臥位二重造影）　KEY

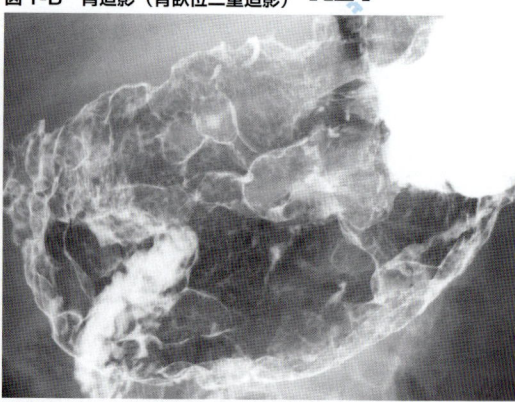

図1-C　胃内視鏡　KEY

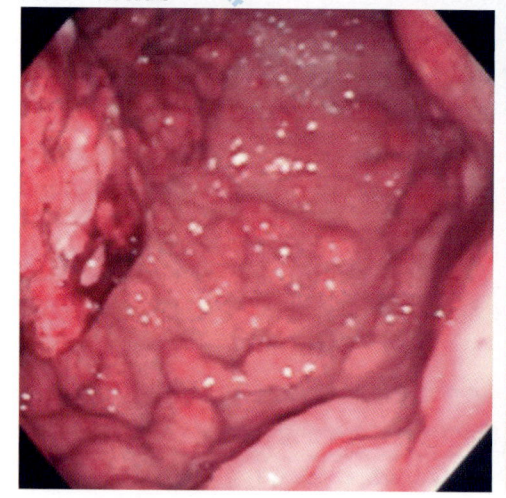

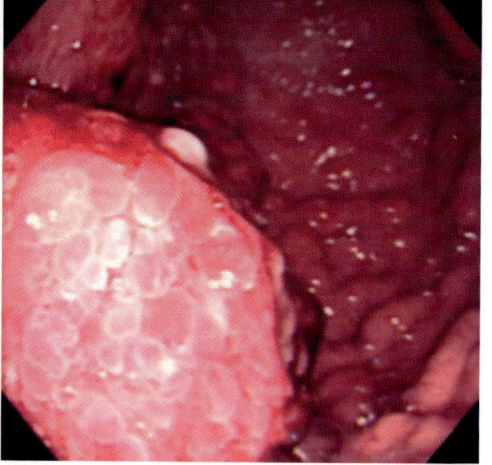

図1-D　胃内視鏡　KEY

画像の読影

　胃造影検査にて，胃体部に巨大に肥厚した皺襞を認める（図1-A，B）．胃壁の伸展性は保たれている．胃内視鏡で胃体部に巨大に肥厚した皺襞を認め，一部に発赤した粘膜下隆起を認める（図1-C，D）．

Ménétrier 病の一般的知識と画像所見

　Ménétrier 病は，胃粘膜の腺窩上皮の過形成（foveolar hyperplasia）により，皺襞が巨大に肥厚する疾患である．細胞間隙から蛋白質が漏出するため，蛋白漏出症が病態の中核を担う．臨床所見としては低蛋白血症が特徴的であり，それに伴う下痢，腹痛，体重減少，浮腫などが見られる[1)2)]．蛋白質が漏出する機序はまだはっきりとは解明されていないが，胃粘膜の防御機構を維持する transforming growth factor α（TGFα）の過剰発現により誘導された vascular permeability factor により，蛋白漏出を来すことが多いとされている[3)]．最近になって，成人では Helicobactor pylori（H. pylori），小児ではサイトメガロウイルスとの関連が指摘されており，H. pylori 除菌により蛋白漏出が改善した症例も報告されている[4)]．

　内視鏡検査，胃造影検査にて特徴的な幅広く屈曲蛇行した巨大皺襞像を認め，いわゆる大脳回転様の外観を呈する．超音波内視鏡（EUS）では第1～2層の肥厚像として描出される．

鑑別診断のポイント

　巨大皺襞を見た場合の鑑別診断としては，びまん浸潤型胃癌，いわゆるスキルス胃癌が重要である（表）．Ménétrier 病では肥厚した胃壁が，柔らかい点がスキルス胃癌との鑑別点である．また，悪性疾患では巨大皺襞型の胃悪性リンパ腫が鑑別に挙げられる．比較的，胃の伸展性が保たれていることが Ménétrier 病との類似点であるが，悪性リンパ腫の場合は肥厚した襞の走行が不規則で，また不整な多発潰瘍を伴うことが多いなど，多彩な肉眼所見を呈する点で鑑別が可能である．その他，巨大皺襞を呈する良性疾患として，皺襞肥大型胃炎，好酸球性胃腸炎，アミロイドーシスなどが挙げられる．

　内視鏡検査，X 線検査などの画像所見だけでなく，臨床所見などを総合的に判断した上で診断することが重要である．

表　巨大皺襞を呈する疾患

- Ménétrier 病
- 皺襞肥大型胃炎
- 好酸球性胃腸炎
- アミロイドーシス
- 悪性リンパ腫
- スキルス胃癌

（なお，本症例は"超音波内視鏡と[99m]Tc-DTPA-HSA シンチグラフィが診断に有用であった Ménétrier 病の1例"として日本消化器内視鏡学会雑誌[5)]に報告した．）

参考文献

1) 小澤俊文，和知栄子，山下直行：早期胃癌と Ménétrier 病を合併し，家系内発症した胃限局型若年性ポリポーシスの1例．日消誌 107: 1641-1650, 2010.
2) 多賀須幸男，土谷春仁：胃巨大皺襞の病態―メネトリエ病の場合．胃と腸 15: 531-541, 1980.
3) Dempsey PJ, Goldenring JR, Soroka CJ, et al: Possible role of transforming growth factor alpha in the pathogenesis of Ménétrier's disease: supportive evidence form humans and transgenic mice. Gastroenterology 103: 1950-1963, 1992.
4) 八木一芳，後藤俊夫，関根厚雄，岩渕三哉：Helicobactor pylori 除菌により改善した Ménétrier 病の1例．胃と腸 32: 1765-1770, 1997.
5) 北島美香，土亀直俊，高橋睦正・他：超音波内視鏡と[99m]Tc-DTPA-HSA シンチグラフィが診断に有用であった Ménétrier 病の1例．Gastroenterol Endosc 33: 2620-2624, 2631, 1991.

60　2. 胃・十二指腸

胃の非腫瘍性病変　胃アニサキス症
gastric anisakiasis

（横田康宏，伊牟田真功）

●症例1：20代，女性．腹痛で胃透視を施行した．前日に刺身を食べている．

図1-A　胃二重造影　**KEY**

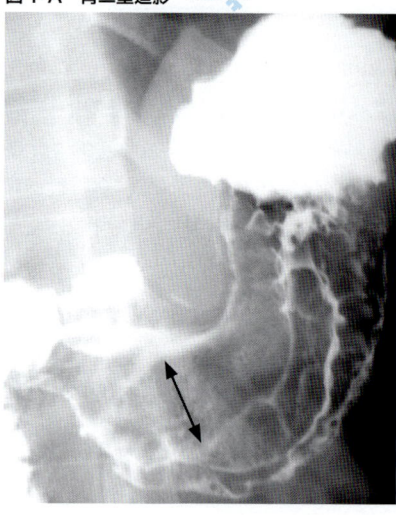

図1-B　胃圧迫撮影

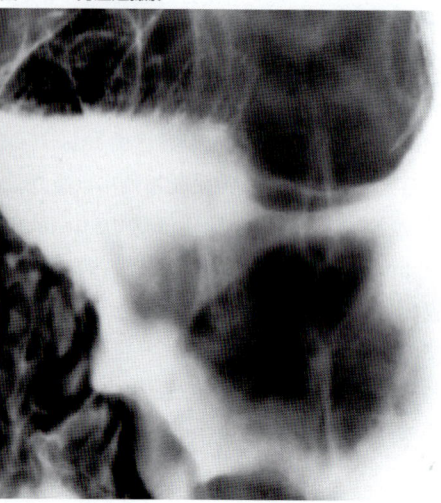

●症例2：50代，男性．胃透視の2日前に刺身を食べている．

図2-A　二重造影

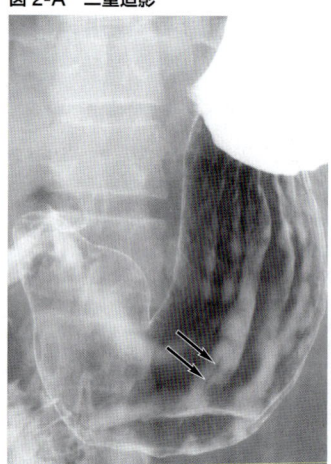

図2-B　Aの拡大　**KEY**

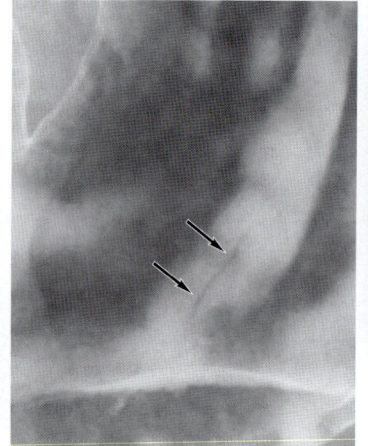

図2-C　胃内視鏡　**KEY**

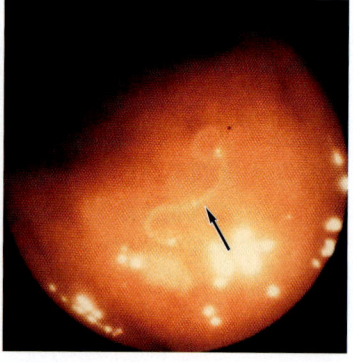

画像の読影

【症例1】 胃の皺襞の著明な肥厚を認め（図1-A；←），胃の拡張も不良である．圧迫での進展は比較的良好である（図1-B）．

【症例2】 胃の皺襞に明かな肥厚は見られないが，虫体がバリウムをはじいているのが明らかである（図2-A，B；→）．内視鏡でも胃壁に付着した虫体が確認された（図2-C；→）．

胃アニサキス症の一般的知識と画像所見

アニサキス症とは，アニサキス属の幼線虫が胃および腸に寄生する幼虫移行症であり，寄生部位により，胃アニサキス症，腸アニサキス症（p.144参照），腸管外アニサキス症に分けられる．アニサキス属以外に近縁のシュードテラノバ属なども，アニサキス症と同様の症状を呈し，これもまとめてアニサキス症と呼ぶ場合もある．アニサキスの成虫はクジラやイルカなどの海洋哺乳類に寄生しており，幼虫はサバやサケ，タラ，イカなどの魚介類に寄生している．これらの魚介類を生食した際に，ヒトの消化管壁に刺入して発症する[1]．

胃アニサキス症は，緩和型と劇症型に分けられる．緩和型は初感染に引き続いて起こる限局性アレルギー反応で，臨床症状は軽度のものが多い．一方，劇症型は再感染によるArthus型アレルギーで，急性で激烈なアナフィラキシー様症状を呈する．

胃アニサキス症は，魚介類生食後24時間以内で発症することが多い．強い上腹部痛，嘔気，嘔吐，微熱を主訴とすることが多く，胃X線検査所見としては，胃角の変形，粘膜皺襞の腫大を高率に認め，虫体を糸状の透亮像として認めることもある．内視鏡検査では，刺入部周囲に発赤，粘膜皺襞の浮腫状腫大を認め，虫体を観察することができる[2]．

治療としては，虫体を内視鏡的に除去すると，速やかに症状が改善すると言われている．

鑑別診断のポイント

胃アニサキス症の診断には食事歴が重要であり，魚介類生食後，数時間で発症した急性腹症の患者では鑑別として考える必要がある．

消化管造影で，虫体と思われる所見が見られればアニサキスを強く疑うことができるが，皺壁の肥厚が目立つ場合，急性胃炎，スキルス胃癌，悪性リンパ腫などが鑑別に挙がる．

参考文献

1) Hochberg NS, Hamer DH: Anisakidosis: perils of the deep. Clin Infect Dis 51: 806-812, 2010.
2) Arturo DR, Juan DF, Hermann OR, et al: Acute abdomen, anisakidosis and surgery: value of history, physical examination and non immunological diagnostic procedures. J Med Med Sci 4: 63-70, 2013.

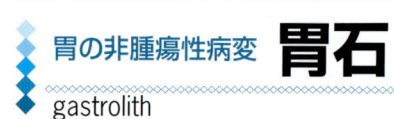

胃の非腫瘍性病変　胃石
gastrolith

(中川雅貴)

●症例1：60代，女性．心窩部痛．［熊本地域医療センター消化器内科 上田城久朗先生のご厚意による］

図1-A　胃内視鏡
図1-B　胃内視鏡

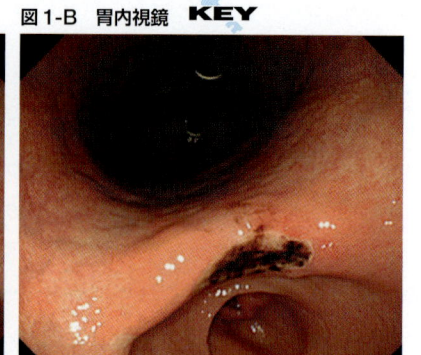

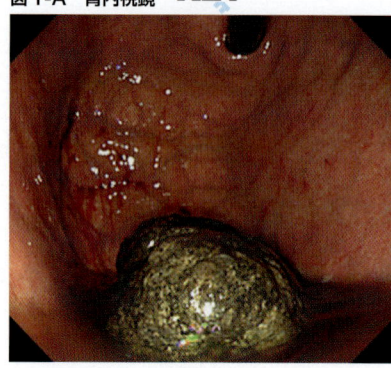

●症例2：80代，男性．急性腹症．［熊本地域医療センター外科 田中 洋先生のご厚意による］

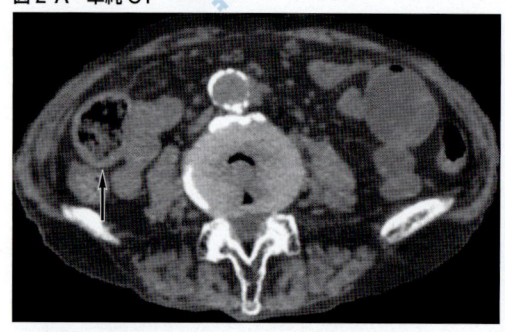

図2-A　単純CT
図2-B　単純CT
図2-C　病理標本（胃石）

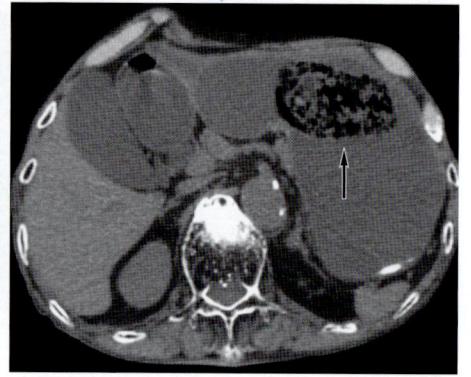

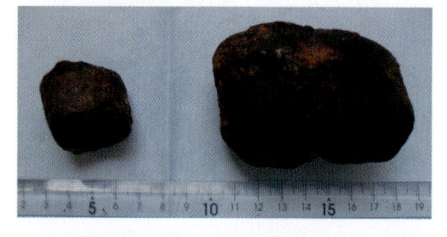

●症例3：60代，女性．胃石．十二指腸潰瘍術後．Billroth I法の既往があり，消化管造影検査で異常を指摘される．

図3-A　胃造影 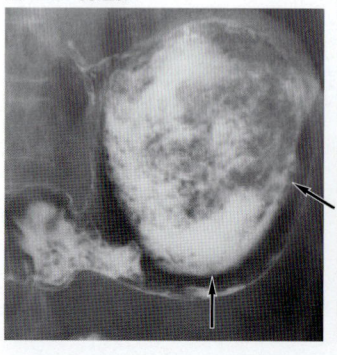
図3-B　胃造影

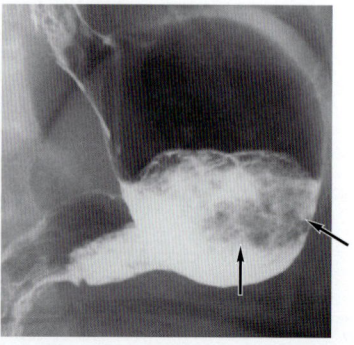

画像の読影

【症例1】 胃内視鏡にて胃体部大弯に 5cm 超の胃石を認め（図1-A），胃角小弯に潰瘍を伴っている（図1-B）．

【症例2】 単純 CT にて，小腸内に small bowel feces sign を認める（図2-A；→）．これより口側の腸管の拡張と腸液貯留を認め，イレウスが疑われた．腸管拡張は胃に達しており，胃内にも糞塊状の構造物を認める（図2-B；→）．手術が施行され，胃および空腸からそれぞれ約 10cm と約 5cm の胃石が摘出された（図2-C）．空腸の胃石は，Treitz 靱帯から約 70cm 肛門側の腸管内に嵌頓していた．

【症例3】 胃内に透亮像を伴った腫瘤様病変を認める（図3；→）．立位では浮遊し，可動性も見られる．

胃石の一般的知識と画像所見

胃石は胃の異物の一種で，食物やその他嚥下したもののうち，消化されなかった部分が時間をかけて結石様となり，胃内に留まっているものである．胃石の成因として植物，毛髪，薬物などがあるが，最も多いのは植物胃石であり，報告されている胃石の約 40％を占める[1]．わが国では，植物胃石の中でも柿胃石が多い．

胃の部分切除後，糖尿病性胃不全麻痺など，消化管の運動性が低下する病態がリスクファクターとなる．毛髪胃石は，精神疾患を有する患者に多い．

症状は，多くは無症状であるが，嘔気や嘔吐，心窩部痛などが見られる．合併症として潰瘍や出血の他，腸管内に嵌頓しイレウスを起こすことがある．

診断には，単純X線検査や上部消化管透視，上部消化管内視鏡，超音波，CT が有用である．胃石の治療は鉗子やスネアを用いて内視鏡的に行うことが多くなっているが，植物胃石に対しては，コカ・コーラを用いた溶解療法が有効であり[2]，単独もしくは内視鏡的治療と組み合わせた治療が奏功したとの報告が見られる[3]．内視鏡的治療が困難な症例では，外科的治療が選択される．

鑑別診断のポイント

特徴的画像所見を呈することが多いが，胃内の腫瘤性病変（癌や悪性リンパ腫など）と鑑別を要することもある．

参考文献

1) Eng K, Kay M: Gastrointestinal bezoars: history and current treatment paradigms. Gastroenterol Hepatol (NY) 8: 776-778, 2012.
2) Ladas SD, Triantafyllou K, Tzathas C, et al: Gastric phytobezoars may be treated by nasogastric Coca-Cola lavage. Eur J Gastroenterol Hepatol 14: 801-803, 2002.
3) Hayasi K, Ohara H, Naitoh I, et al: Persimmon bezoar successfully treated by oral intake of Coca-Cola: a case report. Cases J 1: 385, 2008.
4) 田坂晧，五ノ井哲朗：放射線医学大系，第 19 巻 B，胃Ⅱ．中山書店，1983．

胃腫瘍 胃の悪性リンパ腫
gastric malignant lymphoma

(山下康行)

●症例1：50代，女性．MALTリンパ腫．検診で異常を指摘される．

図1-A　前壁二重造影

図1-B　胃内視鏡（インジゴカルミン散布）

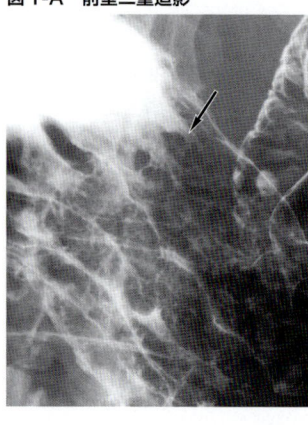

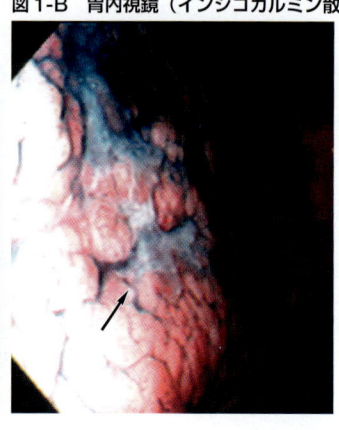

●症例2：50代，女性．空腹時の腹痛を主訴に近医にて胃内視鏡検査を施行され，異常を認めた．生検にてfollicular-lymphomaの診断であった．

図2-A　胃内視鏡

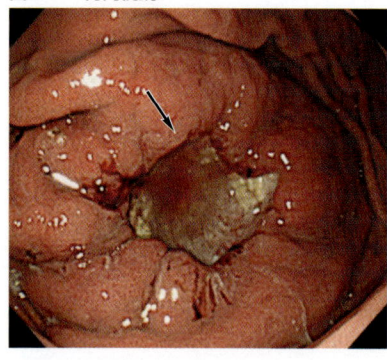

図2-B　胃造影

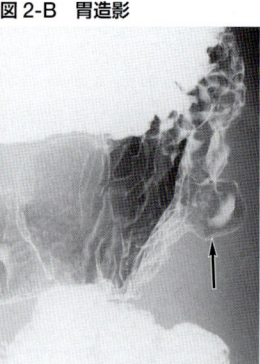

図2-C　造影CT

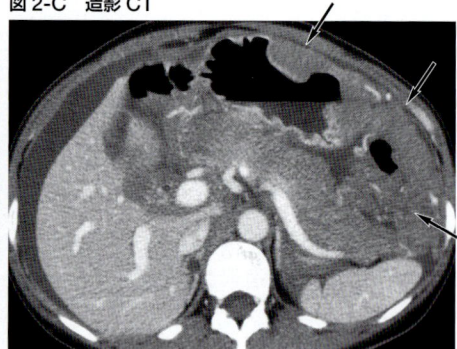

●症例3：10代，女性．Burkittリンパ腫．腹痛で精査．胃壁の肥厚を指摘される．

図3-A　胃二重造影

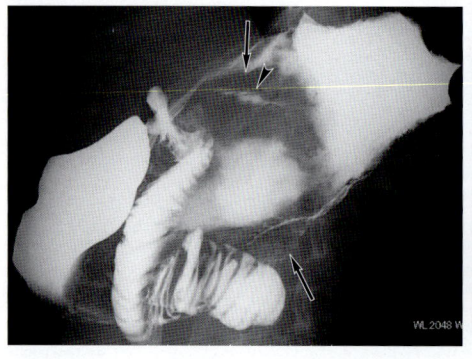

図3-B　PET/CT

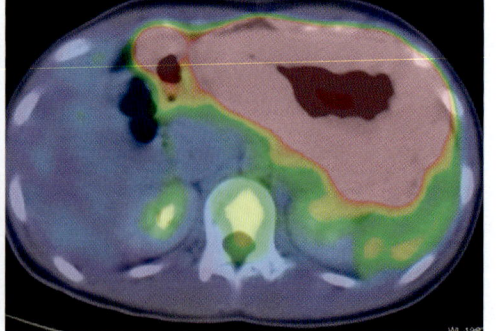

参考文献
1) 日本癌治療学会：がん診療ガイドライン，胃がん，付　胃悪性リンパ腫診療の手引き (http://jsco-cpg.jp/guideline/01_fu.html)
2) 佐野量造：胃疾患の臨床病理，医学書院, p.257-268, 1974.

画像の読影

【症例1　MALTリンパ腫】　二重造影および胃内視鏡で，胃体部後壁に胃のアレアの乱れ，不整形の潰瘍を認める（図1；→）．

【症例2　follicular lymphoma】　胃内視鏡検査で，胃体下部大弯には約4cm程度の潰瘍性病変を認める（図2-A；→）．病変は正常粘膜に覆われており，粘膜下隆起様の形態である．胃造影検査では，胃体中部大弯に長径3cm程度の深い潰瘍性病変を認める（図2-B；→）．潰瘍の辺縁は比較的平滑な印象である．造影CTで胃体部を中心に胃壁の肥厚を認める（図2-C；→）．膵腫大と腹水貯留も伴っている．

【症例3　Burkittリンパ腫】　胃二重造影（図3-A）で，胃体上～中部小弯後壁側に粘膜襞の肥厚を認め（→），周堤を伴う粗大な潰瘍性病変も見られる（▶）．胃壁の伸展性は保たれている．PET/CT（図3-B）では，著明な胃壁の肥厚とFDGの強い取り込みを認める．

胃の悪性リンパ腫の一般的知識と画像所見

胃リンパ腫の多くはMALT（mucosa associated lymphoid tissue）リンパ腫とDLBCL（diffuse large B-cell lymphoma）であり，他のリンパ腫（濾胞性リンパ腫，マントル細胞リンパ腫などのB細胞腫瘍，また成人T細胞白血病リンパ腫などのT細胞腫瘍）は稀である[1]．

【MALTリンパ腫】　胃リンパ腫の約40%を占める．男女比はほぼ同じであり，発症年齢は平均60歳であるが若年から老年まで幅広い．病因として，多くは*H. pylori*感染によるリンパ濾胞性胃炎が背景病変と考えられている．画像所見は，特異的な所見はなく，多発びらん・潰瘍，褪色調粘膜，早期胃癌類似様，敷石様粘膜，粘膜下腫瘍様隆起，皺襞肥厚など多彩な所見を呈し，同時に複数の病変や複数の所見を呈することも多い．*H. pylori*除菌により胃MALTリンパ腫の多くは退縮する．

【DLBCL】　胃リンパ腫の45～50%を占める．発症年齢中央値は60歳前後である．発生病因としては，*H. pylori*との明かな関連性は認められないが，MALTリンパ腫の成分を病変内に有する例があり，MALTリンパ腫との連続性が考えられている．しかし，MALTリンパ腫の成分を認めない，純粋な高悪性度成分のみからなる症例もあり，その発生病因は単一ではない．その場合，一部の症例ではEBウイルスの関与を見ることもある．

鑑別診断のポイント

胃における悪性リンパ腫の肉眼的分類は，佐野の分類が用いられる（表）[2]．画像所見は潰瘍を呈するもの，1型・2型進行癌様の所見，皺襞肥厚を呈するものなどがあり，胃癌との鑑別が困難なことが多いが，胃癌に比して伸展性が保たれている．潰瘍を有する場合は，その面は平皿状で，耳介様の辺縁隆起を伴うことが多い．CTでは，内視鏡所見を反映して胃壁の肥厚，腫瘤形成，リンパ節腫大が認められる．FDG-PETでも腫瘍への取り込みを認める．

表　胃リンパ腫の佐野分類

1. 表層型（superficial type）	粘膜内での腫瘍細胞の増殖により形成され，胃炎や胃潰瘍などの炎症性病変や，0-Ⅱc型早期胃癌に類似した境界不明瞭の病変が特徴
2. 潰瘍型（ulcer type）	消化性潰瘍の所見が目立つ型で，進行癌では3型，早期癌では0-Ⅲ＋Ⅱc型癌と類似．
3. 隆起型（polypoid type）	粘膜隆起を主体として1型または0-Ⅰ型の早期癌に類似．
4. 決潰型（fungated type）	2型に類似し，隆起表面は大きく決潰する．潰瘍を有する場合はその面は平皿状で，耳介様の辺縁隆起を伴うことが多い．
5. 巨大皺襞型（giant fold type）	粘膜襞の巨大皺襞性肥厚を主体とする型で，びまん性または限局性に出現する．4型癌に類似するが，癌に比較して胃壁の伸展性が比較的維持されている．

［佐野量造：胃疾患の臨床病理，医学書院，p.257-268，1974[2] より一部改変して転載］

胃腫瘍 早期胃癌
early gastric cancer
(伊牟田真功)

●症例1：60代，男性．早期胃癌（0-Ⅱa），（深達度 M, tub1-2）．

図1-A　胃内視鏡　　図1-B　胃内視鏡（色素散布）　　図1-C　胃造影　　図1-D　胃造影（反転表示）

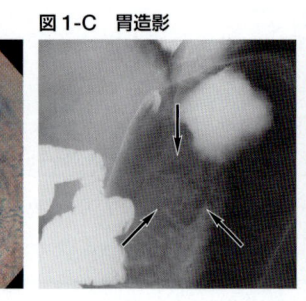

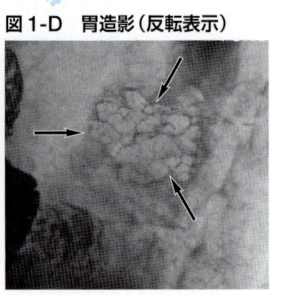

●症例2：60代，男性．早期胃癌（0-Ⅱc），（深達度 M, por2）．

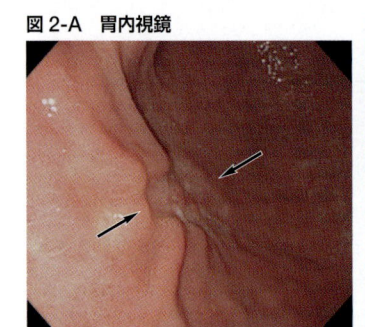

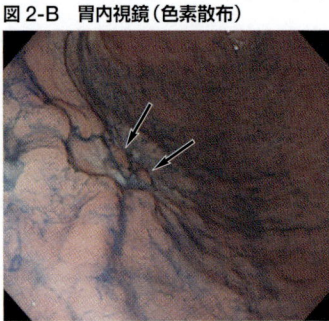

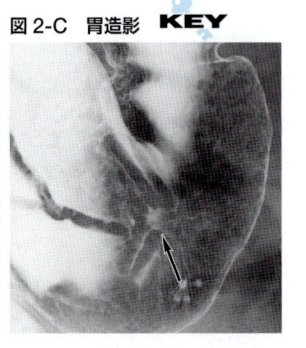

図2-A　胃内視鏡　　図2-B　胃内視鏡（色素散布）　　図2-C　胃造影

●症例3：20代，女性．早期胃癌（0-Ⅱc），（SM massive, por2）

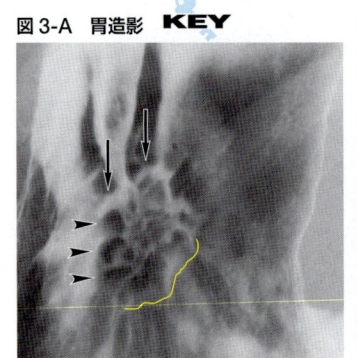

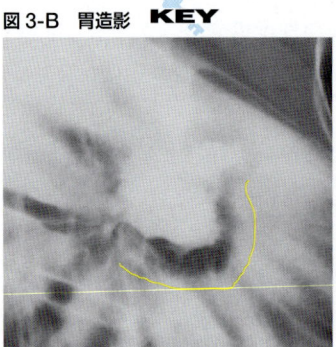

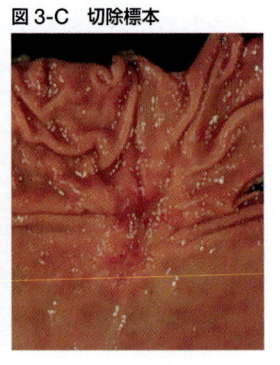

図3-A　胃造影　　図3-B　胃造影　　図3-C　切除標本

画像の読影

【症例1】 胃内視鏡で胃体上部後壁に周囲とほぼ同色調の隆起性病変を認める（図1-A，B；→）．長径は約3cm．表面に凹凸があり丈は比較的低い．周囲粘膜に集中像やひきつれはない．分化型の胃癌を第一に疑い，明らかなSM浸潤を示唆する所見はない．鑑別診断には腺腫が挙げられる．なお，通常は隆起の高さが2〜3mm程度の病変をⅡa型，それを越えるものをⅠ型と表現する．胃造影検査で体上部後壁に平坦な隆起性病変を認める（図1-C，D；→）．不均一な結節が癒合したような形態．治療として内視鏡的切除が行われた（深達度M，tub1-2）．

【症例2】 胃内視鏡で胃体下部前壁に褪色調の陥凹性病変を認め（図2-A；→），陥凹内には粗大顆粒を認める（図2-B；→）．未分化型癌を疑う所見．周囲に粘膜襞の集中を伴っているが，襞先端に明らかな癒合や太まりはなく，SM浸潤を示唆する所見には乏しい．鑑別としては褪色調の陥凹性病変であることからMALTリンパ腫が挙げられる．胃造影検査で胃体下部前壁に不整な陥凹性病変を認め（図2-C；→），陥凹内には粗大顆粒を認める．周囲に粘膜襞の集中を伴っているが，胃X線上も襞先端に明らかな癒合や太まりはなく，SM浸潤を示唆する所見には乏しい．

【症例3】 粘膜襞集中を伴う未分化型癌の典型的な胃造影（図3-A，B）．襞先端にSM浸潤を示唆する所見が見られる（太まり；→，途絶；▶，癒合；黄色線）．

【症例4】 胃内視鏡で体中部小弯に4cm大の隆起性病変を認める（図4-A，B）．周囲とほぼ同色調で，ある程度の伸展性は保たれている．表面に発赤やびらんは認められない．胃造影検査（図4-C）で体中部小弯に4cm大の隆起性病変を認める（→）．境界は比較的明瞭．

【症例5】 胃内視鏡で噴門部直下に陥凹性病変を認め（図5-A；→），辺縁隆起を伴っている．Ⅱa+Ⅱcの形態．胃造影検査にて陥凹は比較的浅く（図5-B；→），進行癌を示唆する所見はない．

●症例4：60代，男性．早期胃癌（0-Ⅱc），（深達度M，por2）．

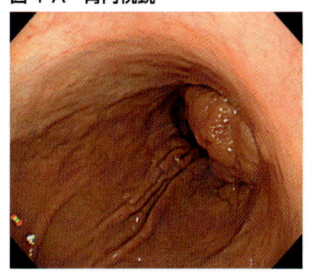

図4-A　胃内視鏡 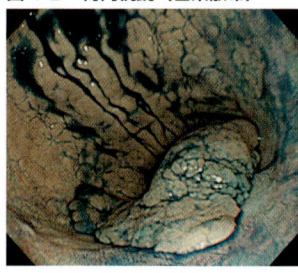　　　図4-B　胃内視鏡（色素散布） 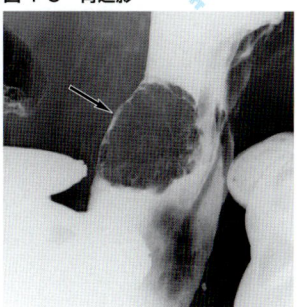　　　図4-C　胃造影

●症例5：60代，女性．早期胃癌（Ⅱa＋Ⅱc），（SM2，tub2）．

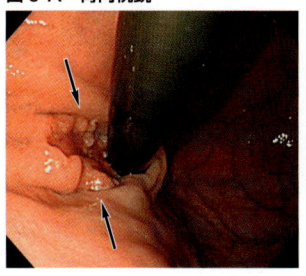

図5-A　胃内視鏡 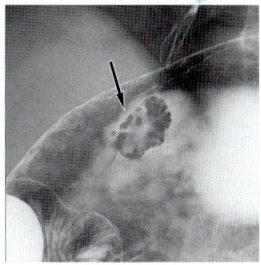　　　図5-B　胃造影

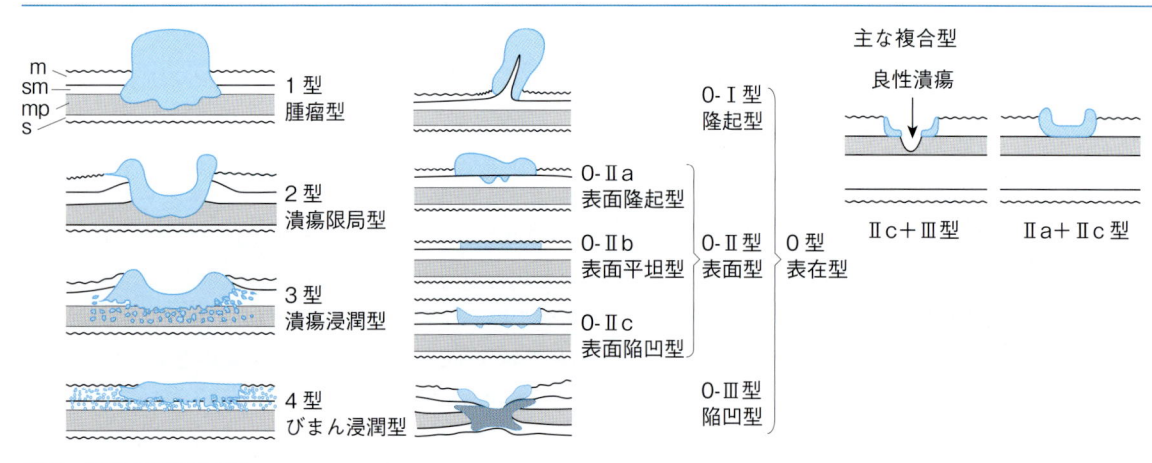

図6　胃癌の肉眼型分類 ［文献1）より転載］

表　胃癌の壁深達度（T）［文献1）より一部改変して転載］

TX：癌の浸潤の深さが不明
T0：癌がない
T1：癌の局在が粘膜（M）または粘膜下組織（SM）に留まるもの
　T1a：癌が粘膜に留まるもの（M）
　T1b：癌の浸潤が粘膜下組織に留まるもの（SM）
T2：癌の浸潤が粘膜下組織を越えているが，固有筋層に留まるもの（MP）
T3：癌の浸潤が固有筋層を越えているが，漿膜下組織に留まるもの（SS）
T4：癌の浸潤が漿膜表面に接しているかまたは露出，あるいは他臓器に及ぶもの
　T4a：癌の浸潤が漿膜表面に接しているか，またはこれを破って遊離腹腔に露出しているもの（SE）
　T4b：癌の浸潤が直接他臓器まで及ぶもの（SI）

深達度はT分類で記載し，かつ胃壁各層や他臓器浸潤を表すM，SM，MP，SS，SE，SIを記載する．なお，層Mは粘膜筋板を含む．
リンパ節転移は領域リンパ節転移の個数で規定される．
N0：　なし
N1：1～2個
N2：3～6個
N3：7個以上（7～15個はN3a, 16個以上はN3b）

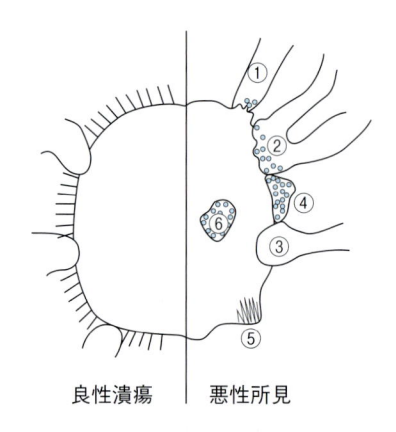

①中断　②癒合　③こん棒状肥大
④不整発赤　⑤不整な白苔のはみ出し
⑥島状の正常粘膜残存（聖域）

図7　良性潰瘍と悪性潰瘍の鑑別
［文献4）より一部改変して転載］

早期胃癌一般的知識と画像所見

　「胃癌取扱い規約」によると，胃癌の肉眼型分類は0～5型に分類される[1]．0型は表在型であり，さらに0-Ⅰ型（隆起型），0-Ⅱ型（表面型），0-Ⅲ型（陥凹型）に亜分類される（図6）[†]．また，胃癌の壁深達度は，粘膜（M），粘膜下層（SM），固有筋層（MP），漿膜下層（SS），漿膜（SE）および隣接臓器浸潤（SI）の記号で記載され，M層は粘膜筋板を含む（表）．癌が粘膜下層に留まるT1の癌が早期胃癌と定義されている．SM層はリンパ節転移の可能性から，粘膜筋板から0.5mm未満のSM1と，0.5mm以深のSM2に亜分類される．これらをT分類で表

†：早期胃癌は深達度による定義で，表在癌は肉眼型による分類である．表在癌は早期胃癌のことが多いが，肉眼的に表在癌であっても組織的にMPまで浸潤し，進行胃癌のこともある．

記すると，T1a が癌の浸潤が M まで，T1b が SM までに留まるもので，さらに pT1b1 が SM1，pT1b2 が SM2 と亜分類される．

M 癌であればリンパ節転移はほとんど認めないため，「胃癌治療ガイドライン」では内視鏡治療の適応は，腫瘍径が 2cm 以下で UL（−）の分化型粘膜内癌と定められている[2]．しかし，ESD（endoscopic submucosal dissection）手技の普及に伴って，2cm 以上で UL（−）の分化型癌，3cm 以下で UL（＋）の分化型癌，そして 2cm 以下で UL（−）の未分化型癌が，適応拡大病変として臨床研究の範囲とはいえ，治療対象になってきている．

現在，胃癌の深達度診断は主に内視鏡検査を中心に行われ，症例によっては超音波内視鏡や拡大内視鏡も追加される．内視鏡上の診断において重要なのは，病変の色調，形態，境界，表面構造である．SM 癌のうちでも，SM1（SM 微小浸潤）は M 癌との鑑別が肉眼的には困難であるが，SM2 の癌は形態的に診断可能でありリンパ節転移の可能性が高いので，外科的手術の適応となる．組織型については，最終的には生検にて診断されることが多いが，肉眼所見から類推可能である．一般的に高分化型腺癌は腺管構造を有し，間質に血管増生を伴うため発赤調を呈することが多い．これに対し，未分化型腺癌は腺管構造を持たず，血管増生が少ないため褪色調になることが多い．未分化型や，分化型でも低分化腺癌の成分を明らかに含むものはリンパ節転移の可能性が高く，原則的に外科的手術が選択される．

X 線造影検査は胃癌，特に早期胃癌の深達度診断において以前は内視鏡検査とともに行われてきたが，最近の内視鏡検査法の発達に伴い，X 線による診断が重要視されなくなったのが現状である．深達度診断，範囲診断においては内視鏡検査の補助的な役割と言えよう．しかし，X 線造影検査には内視鏡検査と比較して病変の全体像が把握しやすい，大きさを正確に測定可能，解剖学的位置を確認できるなどの利点がある．治療法として胃部分切除が選択される場合，位置診断は切除範囲を決定するために重要である．

画像所見では肉眼的な病理所見が反映される（図6）．充盈像，二重造影，圧迫などを駆使して診断する．

【Ⅰ型（隆起型）】　丈の高い隆起で，粘膜襞の高さより高いもので，2cm 以上の隆起を見たら，癌を疑う必要がある．3cm を超えると浸潤が固有筋層に及ぶことが多く，進行癌の可能性が高くなる．

【Ⅱa 型（表面隆起型）】　粘膜襞より丈の低い隆起であり，平板状のものは辺縁不整で表面は顆粒状のことが多い．結節状のものは大小結節の集合として描出される．鑑別疾患として重要なのは異型上皮（ATP）で，1～2cm のものが多い．

【Ⅱc 型（表面陥凹型）】　浅い陥凹を示すもので，X 線造影検査の正面像では輪郭の不整な浅いバリウムの溜まり（陰影斑）として描出される（図7）．この陰影斑の中に大小不同な顆粒状陰影が認められることが多い．

早期胃癌において CT や PET の診断的価値は低い．

参考文献
1) 日本胃癌学会・編：胃癌取扱い規約，第 14 版．金原出版，2010．
2) 日本胃癌学会・編：胃癌治療ガイドライン，医師用 2014 年 5 月改訂 第 4 版，金原出版，2014．
3) 鶴丸大介，古森正宏，内田耕榮・他．胃癌の CT 診断．臨床放射線 57: 1007-1016, 2012
4) 山下康行：ジェネラリストを目指す人のための画像診断パワフルガイド．メディカル・サイエンス・インターナショナル．p.358, 2014．

胃腫瘍　進行胃癌
advanced gastric cancer

(伊牟田真功)

●症例1：70代，女性．進行癌（2型），（SS, por1）．

図1-A　胃造影　KEY

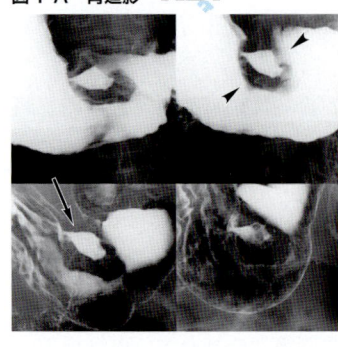

図1-B　胃内視鏡

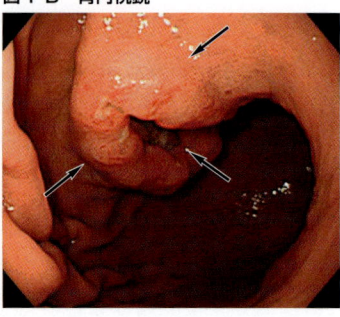

●症例3：70代，男性．進行癌（1型），（SS, muc）．

図3-A　胃造影　KEY

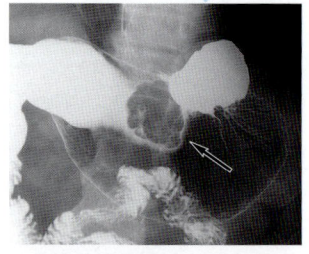

図3-B　胃内視鏡

●症例2：30代，女性．進行癌（3型），（SE, por2）．

図2-A　胃内視鏡

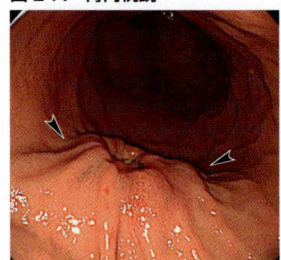

図2-B　胃内視鏡（色素散布）

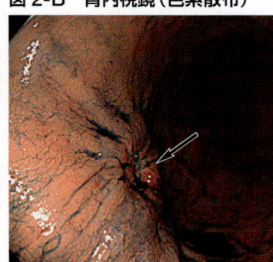

図2-C　胃造影　KEY

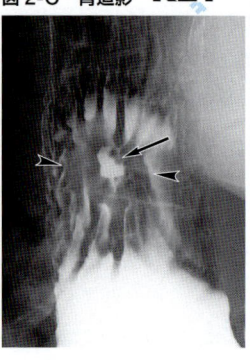

画像の読影

【症例1】　胃造影検査と胃内視鏡で，体下部前壁に深い潰瘍性病変を認める（図1；→）．潰瘍辺縁には周堤を伴っている（▶）．周堤は正常粘膜に被覆されている．粘膜下浸潤傾向の強い胃癌の他，鑑別に悪性リンパ腫やGISTが挙げられる．

【症例2】　胃造影検査と胃内視鏡で，体中部大弯側に不整な潰瘍性病変を認める（図2-B, C；→）．粘膜襞の集中像を伴っている．潰瘍辺縁は台形状に隆起しており（図2-A, C；▶），癌腫が相当量のボリュームを持って深部に浸潤していることが疑われる．手術にて漿膜表面への浸潤が認められた（SE）．

【症例3】　胃造影検査と胃内視鏡で，胃噴門直下から体上部小弯に粗大な隆起性病変を認める（図3；→）．病変は発赤調で表面は粘液様白苔に覆われている．粘液癌に特徴的な所見である．

進行胃癌の一般的知識と画像所見

「胃癌取扱い規約」ではT2以上，つまり癌腫が固有筋層以深に浸潤するものを進行胃癌とする．T2はSMを越えているがMPに留まるもの，T3はMPを越えているがSSに留まるものである．T4aは癌の浸潤が漿膜表面に接しているか，遊離腹腔に露出しているもの（SE）で，T4bは他臓器に直接浸潤するもの（SI）である．肉眼病型分類は「早期胃癌」（p.68 図6）参照のこと．

胃造影では肉眼的な病理所見が反映される．早期胃癌同様，充盈像，二重造影，圧迫などを駆使して診断する．隆起型では内腔に隆起し，周囲と明瞭に境された塊状あるいはポリープ状の胃癌で表面凹凸不整で大きい（3cm 以上がほとんど）ため，明瞭な陰影欠損となる．陥凹型では固有筋層以上に浸潤するので，粘膜襞の肥厚，融合，隆起，胃の変形などの所見が認められる．

　CT では T1 病変の深達度診断は困難であるが，T2 になると病変部は胃壁の肥厚像として認識できる．検査前に水を 300ml 程度服用させ胃壁が伸展された状態で撮像すると，病変が認識しやすくなる場合が多い．また，T3-T4 では脂肪織の濃度上昇など漿膜側の変化を伴うため CT での診断が有用である．他臓器への浸潤の有無も CT での評価が適している．内視鏡検査は胃粘膜面からの観察であるため，T3-T4 病変の正確な評価には主に CT が有利である．

　CT による転移リンパ節の診断においては短径 8mm 以上，増強効果あり，内部脂肪の消失を満たす場合を転移とすると感度 84〜92％，特異度 72〜84％とされている．また大網ケーキ，腹水，腹膜の肥厚および増強，腹膜結節，脂肪混濁や毛羽立ちは腹膜播種の所見とされるが，感度 50％，特異度 96％程度とされ，必ずしも精度は高くない．そのため，最近では腹膜播種が疑われる場合，審査腹腔鏡を行い，播種の有無を確認した後に治療が行われることも多い[3]．

　PET 検査については 2002 年 4 月の診療報酬改訂に伴い保険適応が拡大され，早期胃癌を除く悪性腫瘍の病期診断または転移・再発の診断は保険適応となった．つまり進行胃癌の病期診断に，PET 検査は保険適応となっている．しかしながら，FDG は胃への集積が生理的にしばしば亢進しており，また粘液癌や印環細胞癌といった分化度の低い組織型では集積陰性例が多い．したがって胃癌における PET 検査は，局所病変の存在診断や深達度診断に関する価値は乏しい．

肉眼型から見た胃癌の鑑別診断のポイント

肉眼型から見た，胃癌と鑑別すべき主な疾患と鑑別のポイントを挙げる．

【隆起が主体の病変】	・早期胃癌（O-Ⅰ型，O-Ⅱa 型），進行胃癌（1 型） ・過形成性ポリープ：発赤が強い（苺状）． ・腺腫：色調は褪色調．通常，丈の低い平盤状の形態． ・迷入膵：前庭部大弯に好発．しばしば中心陥凹を伴う． ・悪性リンパ腫：病変の境界がやや不明瞭で，多発傾向がある．病変のサイズのわりに胃壁の伸展性が保たれる． ・GIST：基本的に粘膜下隆起の形態．陥凹や潰瘍を伴うことがある．
【平坦な病変（発赤調・褪色調）】 発赤調の場合	・早期胃癌（O-Ⅱb 型，組織型は分化型） ・MALT リンパ腫：多くは褪色調であるが，時に発赤調を呈する．多発傾向があり，びらんや潰瘍を伴う場合もある． ・胃アミロイドーシス：形態からは早期胃癌やスキルス胃癌，悪性リンパ腫などとの鑑別が難しく，確定診断には生検が必要である． ・胃 Crohn 病：前庭部のアフタ，胃体部小弯の竹の節状所見が特徴的．
褪色調の場合	・早期胃癌（O-Ⅱb 型，組織型は未分化型） ・MALT リンパ腫：多くは褪色調であるが，時に発赤調を呈する．多発傾向があり，びらんや潰瘍を伴う場合もある． ・萎縮性胃炎：前庭部から連続して広がり，口側境界は比較的明瞭である． ・胃潰瘍瘢痕：瘢痕の中心に向かって集中する襞を認める．襞はなだらかに細まる． ・腸上皮化生：灰白色調の多発扁平隆起として前庭部主体に認められる．
【陥凹（浅い陥凹・深い陥凹）を呈する病変】 浅い陥凹の場合	・早期胃癌（O-Ⅱc 型） ・胃潰瘍：陥凹は白苔に覆われ，境界は明瞭である． ・胃 MALT リンパ腫，悪性リンパ腫：陥凹やびらんが多発し，多彩な形態を呈する． ・胃梅毒：前庭部主体に癒合傾向のある不整なびらん・潰瘍が多発する．
深い陥凹の場合	・進行胃癌（2 型，3 型） ・胃潰瘍：陥凹は白苔に覆われ，境界は明瞭である．辺縁は浮腫状に隆起することもある． ・胃悪性リンパ腫：潰瘍は多発傾向にあり，胃壁の伸展性は比較的保たれている． ・GIST：病変の立ち上がりはなだらか．病変が自壊して生じる潰瘍は深掘れの場合が多い．

胃腫瘍　4型胃癌（硬癌，スキルス胃癌）

scirrhous carcinoma

(山下康行，伊牟田真功)

●症例1：50代，男性．進行癌（4型），(sig).

図1-A　胃内視鏡 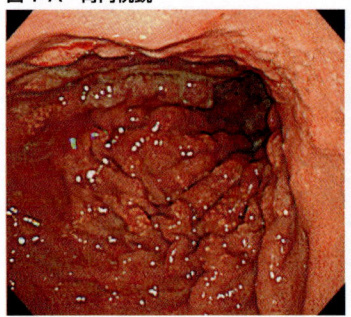
図1-B　造影CT
図1-D　胃造影

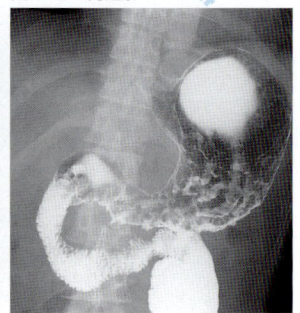

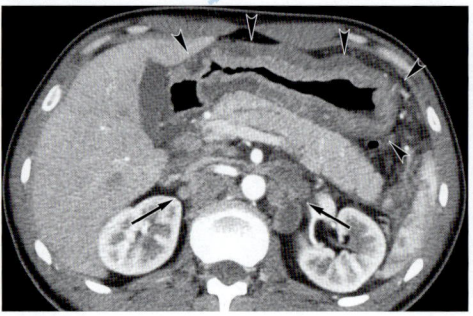

●症例2：70代，男性．進行癌（4型），(sig).

図2-A　胃内視鏡 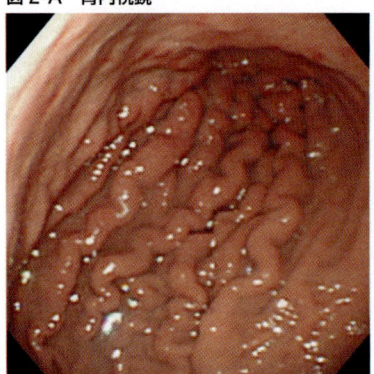
図2-B　胃造影（立位充盈）
図2-C　胃造影（背臥位二重造影）

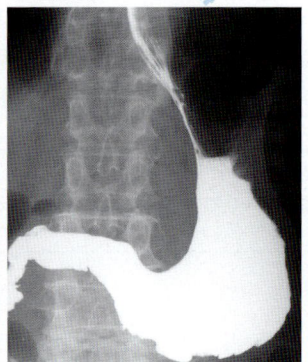

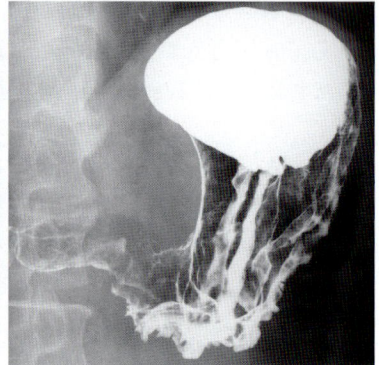

NOTE　AFP産生胃癌

　AFP産生胃癌は1970年にBourreilleら[1)]が報告し，その頻度は全胃癌の約1.0～5.1％であると言われている．「胃癌取扱い規約」では特殊型「その他の癌」の中に分類され，肝様腺癌が代表的な組織型である．高度に静脈浸潤，肝転移を来しきわめて予後不良と言われている．

胃癌の病理分類

[一般型]
乳頭腺癌（pap: papillary adenocarcinoma）
管状腺癌（tub: tubular adenocarcinoma）
　高分化型（tub1: well differentiated type）
　中分化型（tub2: moderately differentiated type）
低分化腺癌（por: poorly differentiated adenocarcinoma）
　充実型（por1: solid type）
　非充実型（por2: non-solid type）

印環細胞癌（sig: signet-ring cell carcinoma）
粘液癌（muc: mucinous adenocarcinoma）

[特殊型]
腺扁平上皮癌（adenosquamous carcinoma）
扁平上皮癌（squamous cell carcinoma）
カルチノイド腫瘍（carcinoid tumor）
印環細胞癌と低分化型は，4型の進展となることが多く，胃が硬くなる「硬癌」の状態となることが珍しくない．

画像の読影

【症例1】 胃内視鏡（図1-A）で胃体部は全体的に粘膜粗糙であり，大弯側では粘膜襞が不整に肥厚している．造影CTにて胃壁はびまん性に肥厚が認められる（図1-B；▶）．また傍大動脈には多発リンパ節転移を認める（→）．胃造影検査（図1-C, D）で胃体中部から前庭部にかけて全周性に伸展不良が認められ，胃体部には粘膜襞の不整な肥厚が認められる．

【症例2】 胃内視鏡（図2-A）で胃体部大弯側では粘膜襞の肥厚が認められるが，明らかなびらんや潰瘍などは認められず，粘膜面の変化に乏しい．胃造影（図2-B, C）で胃体下部から前庭部にかけて胃壁の伸展不良が認められる．また，胃体部大弯側には粘膜襞の不整な肥厚が認められる．粘膜下の病変が主体で，粘膜面の変化に乏しい場合は，内視鏡よりもX線検査が有用である．

4型胃癌（硬癌，スキルス胃癌）の一般的知識と画像所見

スキルス（scirrhous）とは悪性腫瘍に見られる間質が多い癌の一種で，びまん性に浸潤していくものを指す．硬癌（こうがん）ともいう．語源はギリシャ語のskirrhos（硬い腫瘍）で，胃癌以外に大腸癌や乳癌でこのような形での発育・浸潤が見られることがある．病理学が発展する前，スキルス胃癌が悪性腫瘍とわかるまでは，一種の胃炎と考えられていたため英語の医学用語では現在もlinitis plastica（形成性胃炎の意）と名付けられている．胃癌の7～10%を占め，比較的若年者，特に女性に多い．*Helicobacter pylori*との関連は少ないことが報告されている．

肉眼的にはびまん浸潤型（4型）の胃癌を指す．組織学的には，癌細胞が粘膜下の胃壁をびまん性に浸潤し，豊富な線維性組織増生（間質反応）を伴う．このような浸潤形式を示す癌組織の多くは，浸潤部で腺管を形成しない低分化型腺癌や印環細胞癌である．進行が速く，その上進行した状態で手術した場合の再発率が約70%程度と高い．また，腹膜播種の頻度も高い．

正常組織に染み渡るように癌が浸潤するため，病変の表面が正常組織に覆われていたり，病変内に飛び石のように正常組織が残っていることがある．粘膜下を伸展するため，早期には症状が乏しく，発見時には広い範囲，時に胃全体に広がっていることがあり，きわめて予後不良である．また分化型腺癌と異なり，血管も破壊しながら発育するため，スキルス胃癌では上部消化管内視鏡で狭帯域光観察（NBI）を用いても病変が茶褐色に描出しにくい．

胃造影では胃壁の伸展不良，硬化像，変形を示し，立位でも背臥位（二重造影）でも同じ胃形を示すことが多い．CTでは胃壁の肥厚として描出される．

鑑別診断のポイント

画像，特に胃造影上，次の巨大襞を呈する疾患が鑑別の対象となる

【進行胃癌（4型）】 癌は線維化を伴ってびまん性に浸潤するため，胃壁は肥厚・硬化し，巨大襞を呈する．4型胃癌と比較して，以下の鑑別疾患のうち良性のものは胃壁の伸展不良は軽度であるのが特徴である．また，悪性リンパ腫も4型胃癌に比べると胃壁の伸展性は比較的保たれている．

- 急性胃粘膜病変
- 胃アニサキス
- 肥厚性胃炎
- 好酸球性胃腸炎
- Ménétrier病
- Zollinger-Ellison症候群
- 胃悪性リンパ腫
- 悪性腫瘍の直接浸潤

参考文献
1) 日本胃癌学会・編：胃癌取扱い規約，第14版．金原出版，2010.
2) 日本胃癌学会・編：胃癌治療ガイドライン，医師用2014年5月改訂 第4版，金原出版，2014.

胃腫瘍 残胃癌・胃癌再発
gastric remnant cancer, recurrent gastric cancer

(伊牟田真功)

●**症例1**：70代, 男性. 約40年前に胃癌にて幽門側胃切除術施行. Billroth Ⅱ法にて再建を行っている. 上部内視鏡にて, 吻合部に異常を指摘される.

図1-A　胃内視鏡

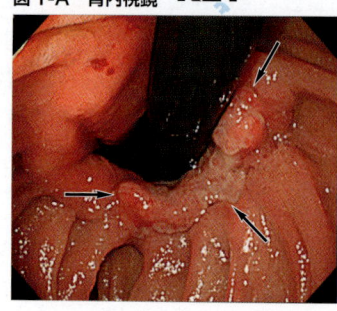

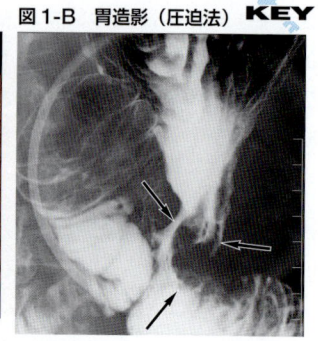

図1-B　胃造影（圧迫法）

●**症例2**：60代, 女性. 約25年前に胃癌にて幽門側胃切除術施行. Billroth Ⅰ法にて再建を行っている. 上部内視鏡検査にて, 残胃に異常を指摘された.

図2-A　胃内視鏡（色素内視鏡）

図2-B　胃造影（半立位第二斜位）

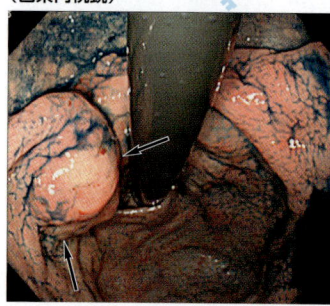

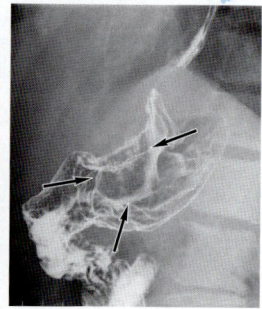

●**症例3**：80代, 男性. 6年前に進行癌で, 幽門側胃切除＋B-Ⅱ再建術施行を受けている. 最近食欲不振, 腹痛があり内視鏡で残胃に腫瘍を認めた.

図3-A　造影CT

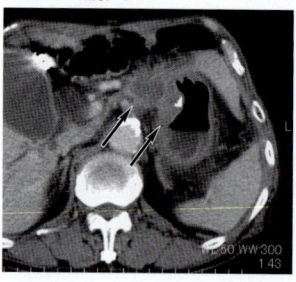

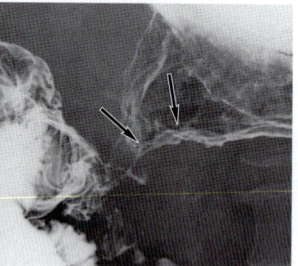

図3-B　胃二重造影

画像の読影

【症例1】　胃内視鏡検査で, 吻合部で反転して観察を行っている. 吻合部に不整な潰瘍性病変を認める（図1-A；→）. 生検にてadenocarcinoma（tub1〜2）の診断. 胃造影検査（半立位）では, Billroth Ⅱ法にて再建され, 胃造影検査（圧迫法）で, 吻合部に辺縁隆起を伴う潰瘍性病変を認める（図1-B；→）.

【症例2】　胃内視鏡（色素内視鏡）で, 残胃内で反転操作して観察している. 残胃の噴門直下に不整な隆起性病変を認める（図2-A；→）. 生検にてadenocarcinoma（sig〜tub2）の診断. 残胃の噴門直下小弯側に不整な隆起性病変を認める（図2-B；→）.

【症例3】 CTでは胃壁から胃外に腫瘍を認める（図3-A；→）．造影では術後胃の大弯に圧排を認める（図3-B；→）．

残胃癌・胃癌再発の一般的知識と画像所見

再発胃癌とは，初回胃切除術施行時には癌の遺残が肉眼的に認められなかった症例で，術後再び同じ癌が出現する病態と定義される[3]．癌の再発形式は残胃再発，局所（手術野）再発，腹膜再発，肝転移再発，肝以外の血行性再発（肺，脳，骨など），リンパ行性再発がある．再発形式の頻度は腹膜再発が最も多く（38～43％），血行性再発（21～30％），局所再発（4.5～17.7％），残胃再発（1.8～7.3％）の順である[4]．胃全摘後の断端再発の報告は進行胃癌に多く，たとえ断端再発が発見されたとしても複数の再発形式が混在し，また再発病変の広がりや深達度を画像で正確に診断することは困難で，再切除の対象となる症例は少ない[1]．局所再発の発生原因として高度脈管侵襲，リンパ節転移遺残，播種などの報告は散見されるが，縫合線再発は稀とされている[2]．

残胃の定義自体が曖昧なため，残胃の癌の定義は確立していない．「胃癌取扱い規約（第14版）」によれば，残胃の癌とは，初回手術時の病変，切除範囲，再建法などを問わず，再発癌の可能性がある症例を含めて，胃切除後の残胃に発生したと考えられる胃癌をいう[5]．残胃癌の発生頻度は，手術症例の約2％とされている[6]．残胃癌発生に関する要因については，十二指腸液逆流，異時性多発癌，*Helicobacter pylori* 感染，EB（Epstein-Barr）virus感染，手術による神経支配の脱落などが挙げられる．

CEA，CA19-9などの腫瘍マーカーでは再発の診断が困難な場合もあり，経過観察にはCTなどの画像診断を併用することが望ましい．再発胃癌の中で局所再発や残胃再発は，CTや超音波検査において胃壁の肥厚として描出される可能性があり，胃癌術後のフォローアップとしては，局所の評価として内視鏡検査，さらに局所再発と遠隔転移の両方が評価できるCTが一般的である．残胃の消化管造影検査は，造影剤や空気が残胃に溜まりにくく，また残胃粘膜には粘液の付着が多いため，造影剤を均一に付着させた良好な二重造影像を得ることが難しい．さらに，縫合や吻合に伴う凹凸があり，吻合部狭窄がなくても食物残渣が見られることがある．これらの理由から，消化管造影検査のみでの局所再発診断は困難であり，残胃の形態変化，再建法などを確認する補助診断として行うべきである．ただし，局所再発と診断された症例において，治療前診断として再発病変のサイズ・部位を確認するためには消化管造影検査は有用と思われる．内視鏡検査は術後フォローアップの主な検査法であるが，断端部や吻合部に発生した癌の診断は通常観察だけでは困難な場合があり，色素散布や生検を積極的に行うことが重要である．吻合部では可能な限り反転し，空腸側の観察を行うこともポイントである．特に胃全摘Roux-en-Y再建後では，輸入脚の内視鏡による術後評価はきわめて困難であるため，CTやFDG-PETによる定期的な検索が有用と考えられる．

再発診断においてはPET特にPET/CTは，ある程度有用と考えられるが，PETは印環細胞癌と非充実型低分化癌において偽陰性を示すことが多いなど限界はある．また，残胃は一般的に伸展が不良で，非腫瘍性のFDG集積が見られる場合が多い．術後の腸管の癒着によりFDGの生理的集積が亢進することもあり，局所再発を正確に診断することは難しいと思われる．検査前に飲水し残胃を伸展させることで，PETの偽陽性を減らすことができるとする報告もある[7]．

参考文献

1) 楠山 明，梨本 篤，若林真理・他：胃全摘術後吻合部再発に対し左開胸開腹にて再切除できた2例．日臨外医会誌 56: 2628-2632, 1995.
2) Miyoshi K, Fuchimoto S, Ohsaki T, et al: Suture line recurrence in jejunal pouch replaced after total gastrectomy for gastric cancer. Gastric Cancer 2: 194-197, 1999.
3) 日本癌治療学会，癌の治療に関する合同委員会，癌規約総論委員会・編：日本癌治療学会・癌規約総論．金原出版，p.68, 1991.
4) 丸山次郎：消化器癌術後再発のマネジメント―QOLの面から 胃癌 積極的外科治療．外科診療 35: 295-298, 1993.
5) 日本胃癌学会・編：胃癌取扱い規約，第14版．金原出版，2010.
6) 安達洋祐，山口和也，山田 誠・他：残胃の癌―治療と予防―「残胃癌」の予防と早期発見．外科治療 94: 280-285, 2006.
7) Yun M, Choi HS, Yoo E, et al: The role of gastric distention in differentiating recurrent tumor from physiologic uptake in the remnant stomach on 18F-FDG PET. J Nucl Med 46: 953-957, 2005.

胃腫瘍 胃ポリープおよび腺腫
gastric polyp and adenoma

（伊牟田真功）

●症例1：山田分類のⅣ型の胃のポリープ．胃透視検診．

図1-A　前壁二重造影　　図1-B　背臥位二重造影 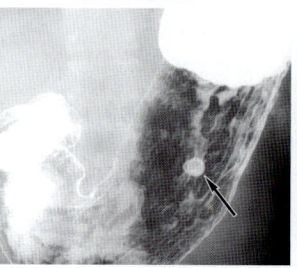　　図1-C　Bの拡大

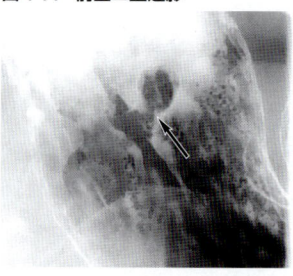

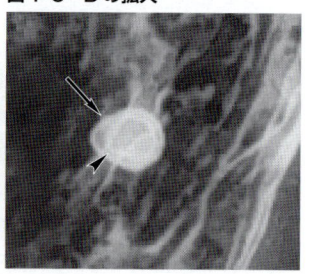

●症例2：60代，男性．過形成性ポリープ．食道癌にて精査中．

図2-A　胃内視鏡　　図2-B　胃造影

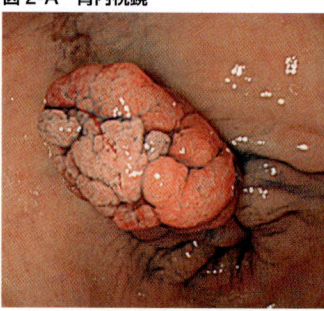

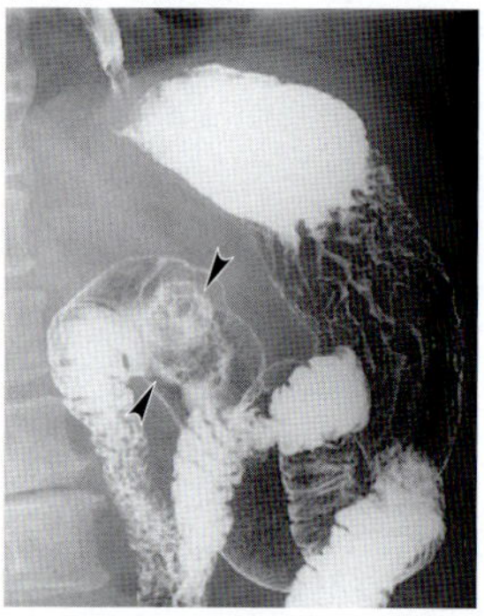

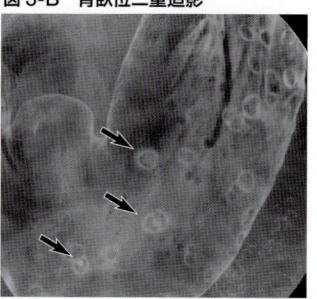

●症例4：70代，女性．胃底腺ポリープ．肝細胞癌（HCC），食道静脈瘤を指摘され精査中．

図4　胃内視鏡

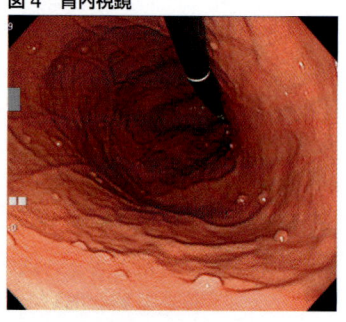

●症例3：40代，女性．胃底腺ポリープ．胃底腺領域に多発する隆起性病変を認める．

図3-A　腹臥位二重造影　　図3-B　背臥位二重造影

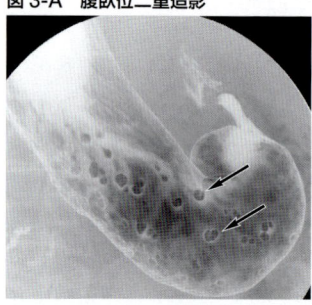

●症例5：60代，男性．胃腺腫．健診で異常を指摘され，上部消化管精査．

図5-A　腹臥位二重造影　　図5-B　胃内視鏡 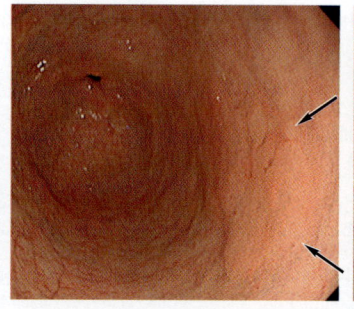　　図5-C　胃内視鏡

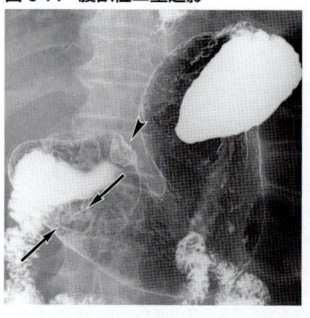

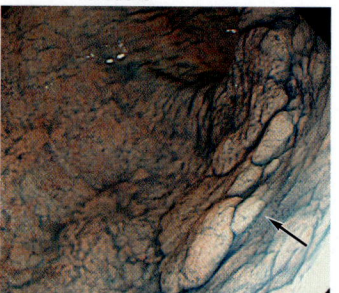

画像所見

【症例1】 前壁二重造影（図1-A）で，胃のポリープはバリウムのはじきとして描出されている．矢印（→）は茎部．背臥位は前壁二重造影後に撮影されており，ポリープの頭の部分に付着したバリウムのしたたり（図1-B，C；→）が描出されている．二重輪郭の内側のラインは茎を表す（▶）．

【症例2】 幽門前庭部に発赤調の隆起性病変を認める（図2-A）．隆起基部から連続する茎を認めていた．山田分類でⅣ型の形態．胃造影検査で幽門前庭部に約25mm大の隆起性病変を認める（図2-B；▶）．内視鏡で認められた茎ははっきりとは描出されていない．

【症例3】 腹臥位二重造影（図3-A）では，矢印（→）のポリープにはバリウムの"しずく"が付着しており，後壁側の病変であることがわかる．背臥位二重造影（図3-B）では，太矢印（➜）のポリープにはバリウムの"しずく"が付着しており，前壁側の病変であることがわかる．

【症例4】 胃内視鏡で胃体部に多発するポリープを認める．周囲粘膜とほぼ同色調で，無茎性の形態．典型的な胃底腺ポリープの内視鏡像である．

【症例5】 胃造影検査では前庭部後壁に20mm弱の平坦な隆起性病変を認める（図5-A；→）．胃前庭部後壁に扁平な平盤状隆起を認める（図5-B，C；→）．表面は比較的均一で色調はやや褪色調．生検にてGroup 3の診断．なお，前庭部小弯には別病変（早期胃癌）を認める（図5-A；▶）．

胃ポリープおよび腺腫（過形成性ポリープ，胃底腺ポリープ，腺腫）の一般的知識と画像所見

胃ポリープは過形成性ポリープと胃底腺ポリープに大別される．その形状は山田の分類でⅠ型（隆起の起始部が滑らかで，明らかな境界線を形成しないもの），Ⅱ型（隆起の起始部に明確な境界線を形成しているが，くびれを認めないもの），Ⅲ型（隆起の起始部に明らかなくびれを形成しているが，茎が認められないもの），Ⅳ型（明らかに茎があるもの）に分けられる（図6）．

1）過形成性ポリープ

内視鏡上は発赤調の限局性隆起性病変であり，また表面にびらんや白苔を伴うこともあり，しばしば腐れイチゴ様と表現される．過形成性ポリープは*Helicobacter pylori*（*H.pylori*）感染と関連が深く，背景の胃粘膜は萎縮を伴っていることが多い[1]．経過として次第に増大するもの，不変なものがあるが，一般的に10mm以下のものは臨床的に放置でよい．「*H.pylori*感染の診断と治療のガイドライン2009年改訂版」では，*H.pylori*除菌によって胃過形成性ポリープの消失もしくは縮小が期待できるとされており，治療の選択肢のひとつとなっている[5]．

2）胃底腺ポリープ

胃酸分泌細胞（壁細胞）が分布する胃底部から胃体部の胃底腺領域に見られる，胃底腺の過形成性変化であり，成人女性に好発する[2]．大きさは5mm前後で多発することが多い．形態は無茎性，時に亜有茎性のポリープで，発赤はなく，周囲正常粘膜と同色調である．過形成性ポリープと異なり，*H.pylori*感染の合併はほとんどない[3]．なお，家族性大腸腺腫症で見られる胃体部の胃底腺ポリポーシスには腫瘍化の報告がある[4]．

3）腺腫

胃腺腫は良性の上皮性腫瘍で，扁平な平盤状隆起を形態的特徴とする隆起性病変である．表面は均一で褪色調あるいは白色調であることが多い．稀に陥凹型の病変も存在する．高分化癌との鑑別や腺腫内癌の存在，あるいは癌化リスクが臨床的に問題となり，治療の第一選択は内視鏡的切除であるが，病変が小さいものなど症例によっては経過観察する場合もある．

病理組織学的には軽度異型構造のある腺管が特徴で，胃生検組織診断分類ではGroup 3と診断される．

図6　山田分類

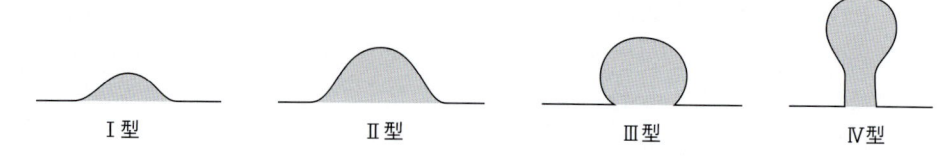

Ⅰ型　　　Ⅱ型　　　Ⅲ型　　　Ⅳ型

鑑別診断のポイント

　　胃のポリープの鑑別は消化管造影による鑑別は困難であり，内視鏡下に生検が必要である．胃腺腫あるいはGroup Ⅲと診断されたものは6か月〜1年に1回の間隔で内視鏡検査および生検を行う．肉眼的に悪性を疑う所見として，発赤調の変化，陥凹の存在，高い隆起，腫瘍径の増大あるいは≧20mmなどに注意を払う．

　癌をはじめ，その他隆起性病変を呈する悪性リンパ腫，転移，粘膜下腫瘍などが鑑別に挙がる．

<参考文献>

1) Ljubicić N, Banić M, Kujundzić M, et al: The effect of eradicating *Helicobacter pylori* infection on the course of adenomatous and hyperplastic gastric polyps. Eur J Gastroenterol Hepatol 11: 727-730, 1999.
2) Iida M, Yao T, Watanabe H, Itoh H, Iwashita A: Fundic gland polyposis in patients without familial adenomatosis coli: its incidence and clinical features. Gastroenterology 86: 1437-1442, 1984.
3) Sakai N, Tatsuta M, Hirasawa R, et al: Low prevalence of *Helicobacter pylori* infection in patients with hamartomatous fundic polyps. Dig Dis Sci 43: 766-772, 1998.
4) 滝沢耕平, 小田一郎, 下田忠和: 家族性大腸腺腫症に伴う胃底腺ポリポーシスの腫瘍化により生じた進行胃癌の1例．胃と腸 41: 1581-1588, 2006.
5) 日本ヘリコバクター学会編集委員会: H.pylori 感染の診断と治療のガイドライン2009年改訂版．日本ヘリコバクター学会誌 10Supple: 2009.

胃腫瘍 胃粘膜下腫瘍（脂肪腫）
gastric submucosal tumor（lipoma） （山下康行）

●症例：60代，男性．胃内視鏡で異常を指摘される．

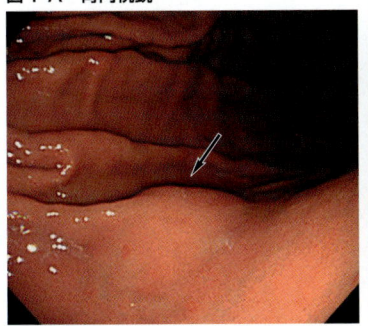

図1-A　胃内視鏡　　　　　図1-B　超音波内視鏡　　　図1-C　造影CT

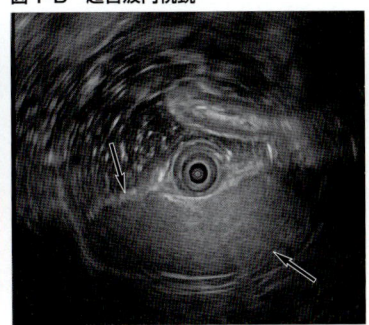

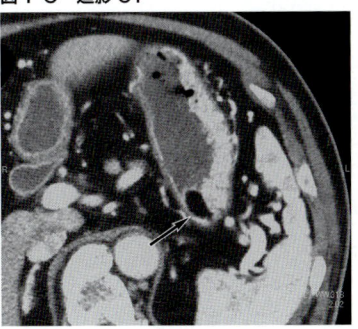

画像の読影

胃内視鏡で胃体中部大弯に，表面は正常粘膜を被った隆起を認める（図1-A；→）．超音波内視鏡では，粘膜下に高エコーの腫瘤を認める（図1-B；→）．CTでも，胃の粘膜下に脂肪と同程度の低吸収の腫瘤を認める（図1-C；→）．

胃脂肪腫の一般的知識

胃脂肪腫は胃粘膜下腫瘍の約7％を占め，年齢は50〜70歳の中高年に多く発生し，性別ではやや女性に多いと言われている．小さなものは無症状のものが多いが，大きくなると心窩部痛・出血・十二指腸への嵌入による閉塞症状などが見られ，4cm以上になると約3/4の症例で何らかの症状を有するとされる．内視鏡では黄色調を呈したり，cushion sign（NOTE参照）を認める．超音波内視鏡では，粘膜下層に連続する高エコーで均一な腫瘤を認める．CTでは，境界明瞭・内部均一で脂肪組織と同様の吸収値を呈する．

治療に関しては無症状のものは経過観察し，出血や通過障害などの有症状例や脂肪肉腫が疑われる症例では切除の対象となる．

鑑別診断のポイント

内視鏡，超音波内視鏡，CTいずれも比較的特徴的な所見を呈するため，診断は容易である．

NOTE　胃粘膜下腫瘍の画像所見

胃粘膜下腫瘍の画像所見は非特異的なことが多い．消化管造影では，隆起様病変に伴って内視鏡同様bridging foldを認めることが多い（p.80参照）．CTやMRIは非特異的だが，腫瘍径が5cm以上，辺縁凹凸不整，潰瘍形成などがあれば悪性を疑う．脂肪腫などは特徴的な所見が見られる．

cushion sign

ポリープ表面を鉗子で押すと陥凹し，離すとすぐ元の形態に戻る．脂肪腫，リンパ管腫などの粘膜下腫瘍で見られる．

胃腫瘍 胃粘膜下腫瘍（神経鞘腫）
gastric submucosal tumor (schwannoma)

（鶴丸大介）

●症例1：50代，男性．検診の胃透視で異常を指摘された．

図1-A　胃内視鏡 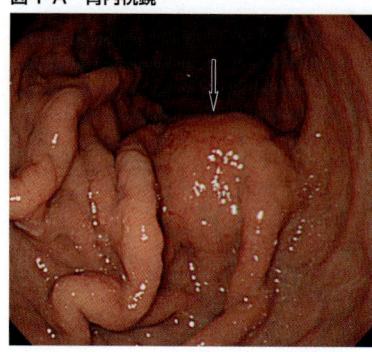
図1-B　造影CT（早期相） 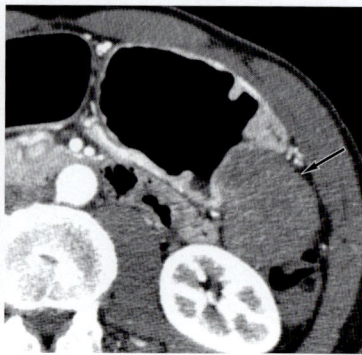
図1-C　造影CT（後期相）

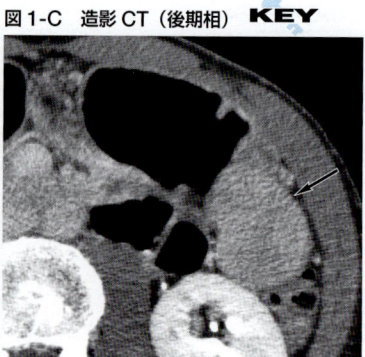

●症例2：60代，男性．

図2-A　胃造影 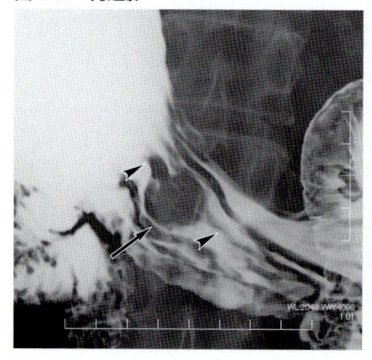
図2-B　胃内視鏡 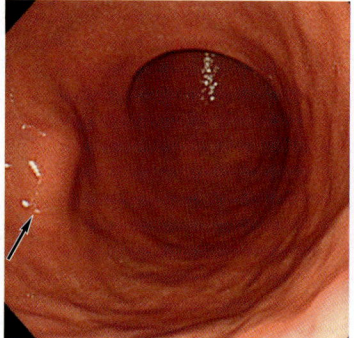
図2-C　超音波

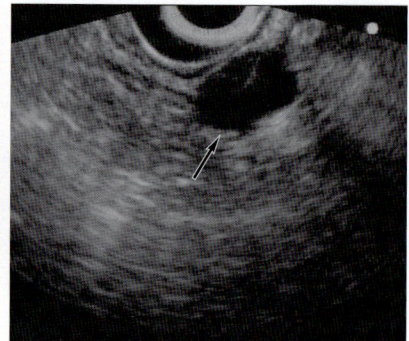

参考文献

1) Choi YR, Kim SH, Kim SA, et al: Differentiation of large (≧ 5 cm) gastrointestinal stromal tumors from benign subepithelial tumors in the stomach: radiologists' performance using CT. Eur J Radiol 83: 250-260, 2014.
2) 大森 健，中島清一，仲原正明，西田俊朗：胃粘膜下腫瘍．臨牀消化器内科 23: 443-449, 2008.

「GIST（胃）」
➡ p.176 参照

画像の読影

【症例1】 胃内視鏡（図1-A）で胃体部大弯に粘膜下腫瘍を認める（→）．造影CT（早期相，図1-B）にて胃体部外側に境界明瞭で内部均一な腫瘍を認め（→），早期相では低吸収を示している．造影CT（後期相，図1-C）にて，腫瘍は後期相では淡く増強されている（→）．手術が施行され，神経鞘腫と診断された．

【症例2】 胃造影で bridging fold（図2-A；▶）を伴った隆起性病変を認める（→）．内視鏡では表面はほぼ正常粘膜の腫瘤を認める（図2-B；→）．超音波内視鏡では粘膜下に低エコーの腫瘤が見られる（図2-C；→）．CTでは胃の前壁に軟部腫瘤を認めた（非掲載）．

胃粘膜下腫瘍の一般的知識と画像所見

胃粘膜下腫瘍は，胃の粘膜下層より深部から発生する腫瘍性病変の総称である．代表的なものとして，間葉系腫瘍，カルチノイド腫瘍，悪性リンパ腫，脂肪腫，異所性膵などがある（表）．悪性リンパ腫や未分化，低分化胃癌も粘膜下腫瘍の形態をとることがある．頻度的には脂肪腫が最も多いが，内視鏡，CTともに診断が容易であるため臨床的に問題になることはほとんどない．胃粘膜下腫瘍の鑑別診断で最も問題となるのは，間葉系腫瘍である．間葉系腫瘍は，gastrointestinal stromal tumor（GIST），平滑筋腫，神経鞘腫の三者に大別され，基本的に良性疾患である平滑筋腫，神経鞘腫と，悪性のポテンシャルを有するGISTとの鑑別は重要である．組織学的診断には，超音波内視鏡ガイド下穿刺などの侵襲的な検査が必要となる．

胃の神経鞘腫は胃のどの部位にも発生し，CT，MRIで境界明瞭，内部均一な充実性腫瘍を示す．造影CTではさまざまな増強効果を示すが，自験例では遅延性濃染を示す症例が多い．末梢神経の神経鞘腫に見られるような target sign を示すことはない．また，胃の神経鞘腫はリンパ節腫脹を伴うことが比較的多く，リンパ節腫脹が見られたからといって安易に悪性と診断すべきではない．

表　胃粘膜下腫瘍の分類

	分類	好発部位	特徴
非上皮性	GIMT		
	GIST	胃体上部～中部	辺縁凸凹不整，不均一エコー
	平滑筋（肉）腫	胃体上部特にEG junction周囲	比較的軟らかい，腫瘍径小，均一低エコー
	神経原性腫瘍	胃体部，小弯側	均一低エコー
	線維（肉）腫	胃体部幽門部	
	脂肪腫	幽門前庭部	境界明瞭，高エコー，cushion sign，悪性稀
	リンパ管腫	胃幽門部	多房性軟らかい，無エコー，cushion sign
	線維（肉）腫		表面平滑軟らかい，高～低エコーさまざま
上皮性	カルチノイド	胃体部	半球状突起，境界明瞭，低エコー
	迷入膵	幽門前庭部	境界不明瞭，central pit，脈管様エコー
	重複胃，胃嚢胞		軟らかい，無エコー，癌発生の可能性
炎症性	好酸球性肉芽腫		陰茎亀頭状

［文献2）より転載］

鑑別診断のポイント

胃粘膜下腫瘍の鑑別として重要なのは，上述したようにGIST，平滑筋腫，神経鞘腫の三者の鑑別である．しかしながら，三者のCT所見はオーバーラップすることが多く，実際には鑑別困難なことが多い．GISTの画像診断は「GIST（gastrointestinal stromal tumor）」（p.176）を参照されたいが，典型的なGISTは内部不均一で壊死を伴う．また，平滑筋腫はほとんどが胃噴門部に発生すること，神経鞘腫はリンパ節腫大を伴うこと，この2点は胃粘膜下腫瘍を鑑別する際に有用な指標となりうる[1]．

胃腫瘍 異所性膵

aberrant pancreas, heterotopic pancreas, ectopic pancreas

(横田康宏,伊牟田真功)

●症例1:30代,女性.消化管の検診で胃に異常を指摘された.

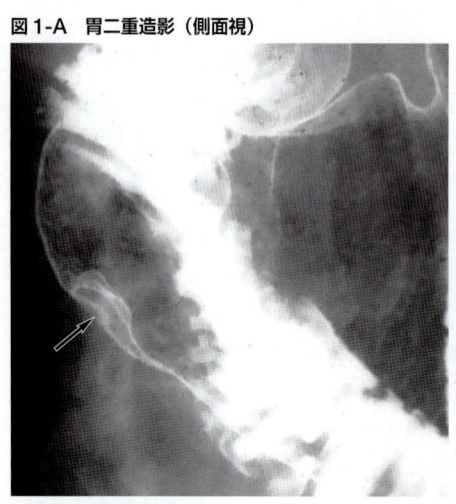

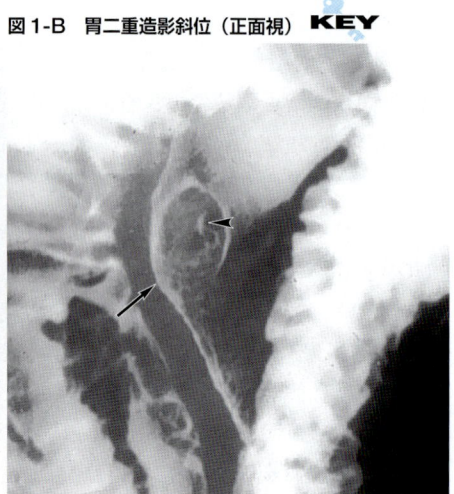

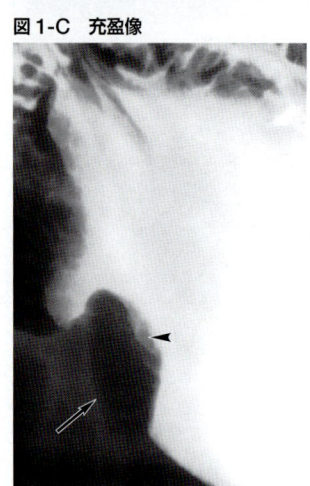

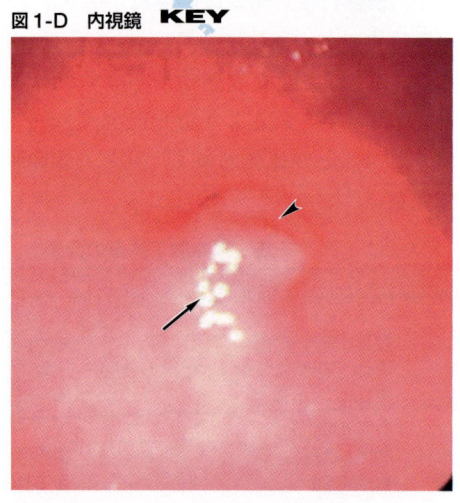

図1-A 胃二重造影(側面視)

図1-B 胃二重造影斜位(正面視) KEY

図1-C 充盈像

図1-D 内視鏡 KEY

●症例2:60代,男性.食道癌の術前精査の上部消化管内視鏡検査にて異常を指摘された.

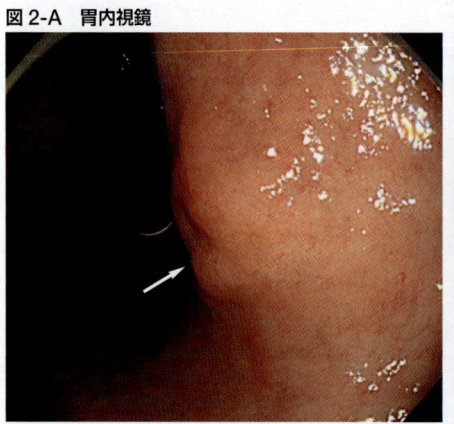

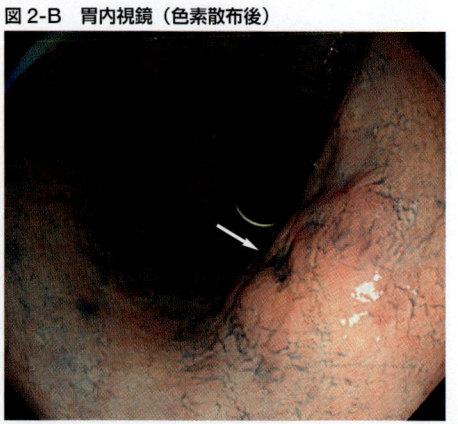

図2-A 胃内視鏡

図2-B 胃内視鏡(色素散布後)

画像の読影

【症例1】 胃前庭部大弯側に隆起性病変を認める（図1-A〜C；→）．口側は隆起の立ち上がりは比較的なだらか，肛門側は急峻である．中心陥凹も見られる（図1-B；▶）．充盈像の側面像で隆起の立ち上がりの様子や中心陥凹は明らかである（図1-C；▶）．内視鏡では隆起の粘膜面は正常で（図1-D；→），立ち上がりはなだらかである．中心陥凹も明らかである（▶）．

【症例2】 胃内視鏡所見にて，胃体中部小弯やや後壁寄りに，頂部に浅い陥凹を伴う粘膜下腫瘤を認める（図2；→）．腫瘤は白色調で，鉗子で押すと弾性硬であった．ボーリングバイオプシーを4個施行し，異所性膵との診断であった．以前から同病変を指摘されていたが，サイズや形態の変化はない．

異所性膵の一般的知識と画像所見

異所性膵（aberrant pancreas, heterotopic pancreas, ectopic pancreas）は迷入膵や副膵などとも呼ばれ，本来の膵臓とは解剖学的にも血行的にも離れて異所性に膵組織が存在するものをいう．発生学的には，胎生期の膵原基のひとつである十二指腸背側原基の一部が迷入したもの，腹側膵原基の左葉が遺残したものと言われている．

多くは無症状に経過し，他の疾患での摘出標本や剖検時に偶然発見されることが多い．剖検例における異所性膵の頻度は0.37〜1.87％と報告され，男女比はほぼ2：1で男性に多いとされる．胃や十二指腸，空腸など上部消化管に発生することが多く，その他，頻度は低いが，回腸，胆嚢，脾臓などで発生することもある．ごく稀に膵癌が発生することがある．

組織学的分類として，Heinrich分類が一般的に用いられており，Ⅰ型は腺房細胞，膵導管，Langerhans島を有し正常膵と同じ構造を示すもの，Ⅱ型はLangerhans島を欠くが腺房細胞と膵導管を有するもの，Ⅲ型は膵導管とその周囲の平滑筋線維の増生のみからなるものと分類されている．

画像検査では消化管粘膜下腫瘤として描出される場合が多く，隆起やdelleを認める．腫瘤を形成するものであればCTやMRIで正常膵臓と同等の造影パターンを示す．MRIではT1強調像で軽度高信号，脂肪抑制T2強調像では中等度信号，造影では動脈相と門脈相の間でピークを迎える．膵管を認めることがある．

鑑別診断のポイント

異所性膵は主に消化管粘膜下腫瘤として認められ，頻度はそれほど多くないものの，消化管粘膜下腫瘤の鑑別のひとつとして考えなければならない疾患である．多くは無症状で経過するため，術前での診断が重要となる．

典型的には，幽門前庭部大弯曲に発生する．肉眼所見として中心陥凹を認めることが多い．cushion signは陰性．超音波内視鏡（EUS）では，高エコー内に導管などの低エコー像を認めることがある．

参考文献

1) Lee NK, Kim S, Kim GH, et al: Hypervascular subepithelial gastrointestinal masses: CT-pathologic correlation. RadioGraphics 30: 1915-1934, 2010.
2) Silva AC, Charles JC, Kimery BD, et al: MR cholangiopancreatography in the detection of symptomatic ectopic pancreatitis in the small-bowel mesentery. AJR 187: W195-197, 2006.

胃腫瘍 転移性胃腫瘍
metastatic gastric tumor

（伊牟田真功）

●**症例1**：70代，女性．腎癌の胃転移．3年前に右腎癌にて右腎摘出術後．分子標的薬療法にて加療され，術後3年経過し，経過中，多発転移を認めていた．数日前から黒色便，貧血を認めるとのことで，胃内視鏡が施行された．

図1-A　胃二重造影（半立位第2斜位） 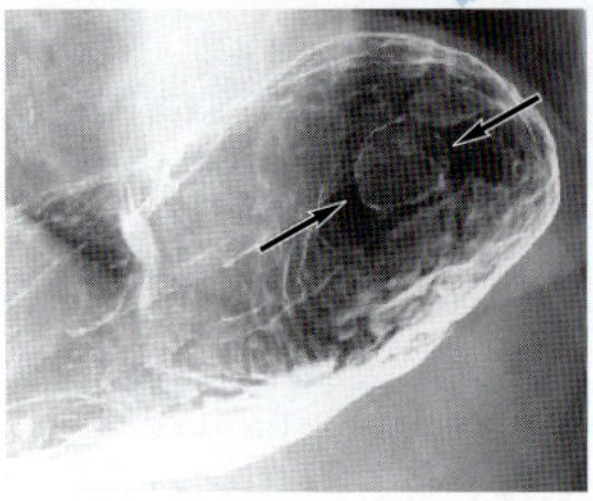
図1-B　胃二重造影（立位第1斜位） 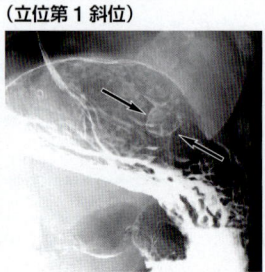
図1-C　胃内視鏡

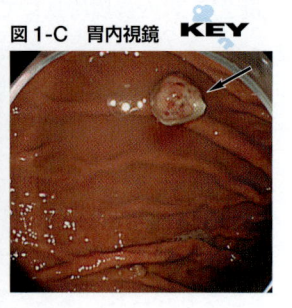

●**症例2**：60代，男性．悪性黒色腫の胃転移．健診の腹部超音波にて肝腫瘍を指摘されたため，精査．

図2-A　胃二重造影（半立位第2斜位） 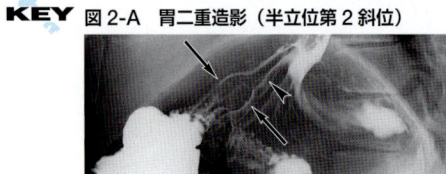
図2-B　胃内視鏡

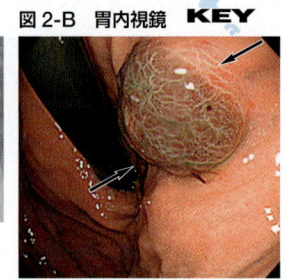

●**症例3**：80代，男性．膵癌の胃壁転移．膵癌に対し膵体尾部切除．手術5年後に胃内視鏡で異常を指摘される．

図3-A　胃二重造影（正面） 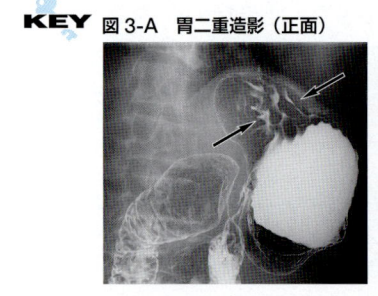
図3-B　胃二重造影（立位第1斜位） 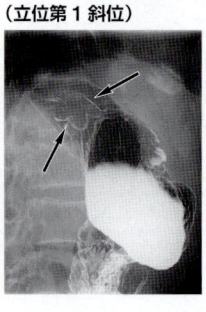
図3-C　胃内視鏡

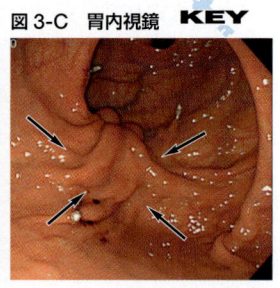

●**症例4**：70代，男性．小細胞癌の胃転移．右側後腹膜腫瘍（小細胞癌）術後に化学療法施行されていたが，術後3か月に食欲不振あり，胃内視鏡施行．

図4-A　胃内視鏡 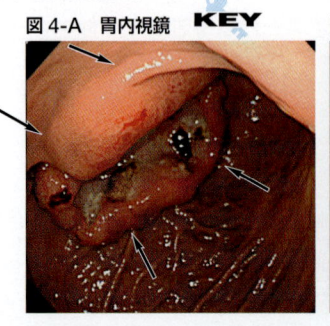
図4-B　胃内視鏡 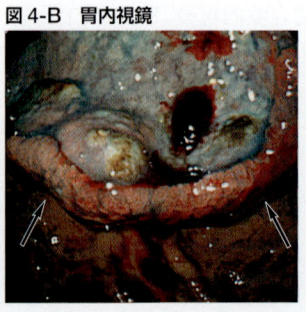
図4-C　腹部造影CT

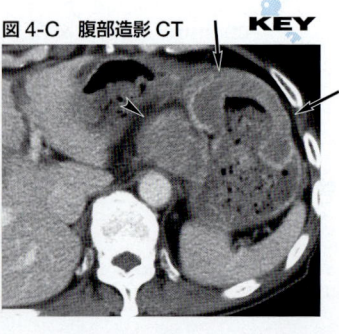

画像の読影

【症例1】 胃造影検査では体上部大弯に隆起性病変を認める（図1-A, B；→）．辺縁はやや不整で，立ち上がりは比較的急峻である．胃内視鏡検査では，体上部大弯に径13mm大の隆起性病変を認める（図1-C；→）．表面は不整で，薄い白苔に覆われている．硬さがあり，立ち上がりは急峻である．

【症例2】 胃造影検査では噴門直下小弯に隆起性病変を認める（図2-A；→）．立ち上がりはなだらかでbridging foldも伴っており（▸），粘膜下腫瘍の形態である．胃内視鏡では噴門直下小弯に隆起性病変を認める（図2-B；→）．立ち上がりはなだらかで粘膜下隆起の形態であり，隆起表面の粘膜は粗糙で黒褐色調を呈している．食道に悪性黒色腫（進行癌）を認めており，食道悪性黒色腫の胃転移の所見である．

【症例3】 胃の二重造影では胃体上部大弯に襞集中像を伴う粘膜下隆起を認める（図3-A, B；→）．胃内視鏡では胃体上部大弯に襞集中像を伴う粘膜下隆起を認める（図3-C；→）．隆起周辺に術前のマーキングクリップを認める．

【症例4】 胃内視鏡検査では，体下部前壁を主体に不整な潰瘍性病変を認める．中心の潰瘍は深く白苔に覆われており，一部に腫瘍の露出を認める．周堤は発赤調で，立ち上がりが粘膜下腫瘍様であった（図4-A, B；→）．CT検査では胃小弯リンパ節は45mm大と腫大（図4-C；▸）．また胃体部には8cm大の中心潰瘍を伴うような腫瘤を認める（図4-C；→）．

転移性胃腫瘍の一般的知識と画像所見

　　転移性胃腫瘍は剖検例で0.3〜2.5％と報告されており，臨床的には比較的稀な疾患である[1)2)]．原発巣としては乳癌，肺癌，食道癌，悪性黒色腫が多いとされており[3)]，主に脈管を経由する血行性転移である（表）．

　胃への転移には，1)播種性，2)連続浸潤，3)リンパ行性あるいは血行性の3形式があり，これらの形式により肉眼形態が異なるとされている[4)]．肉眼形態は粘膜下腫瘍様の小隆起が多発するものとlinitis plastica型胃癌（硬性癌）とに大別される．隆起の多くは中心に陥凹または潰瘍を伴い，好発部位は胃体部大弯である．多発例の診断は比較的容易であるが，単発例では原発性胃癌との鑑別が困難な場合もある．また，悪性黒色腫の胃転移病変は黒色調を呈し，特徴的な所見である．

表　胃に転移する頻度の高い癌

- 乳癌
- 肺癌
- 食道癌
- 悪性黒色腫

参考症例：乳癌の胃転移．

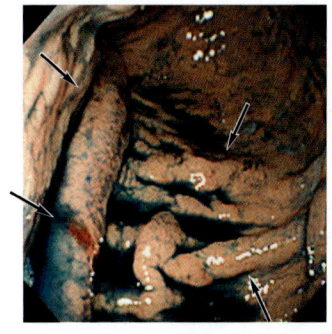

胃内は拡張不良，腫大した襞，大弯側を横に走る襞を認める（→）．硬性癌様の胃転移の所見．

参考文献

1) Davis GH, Zollinger RW: Metastatic melanoma of the stomach. Am J Surg 99: 94-96, 1960.
2) 山際裕史，村田左門，矢野真一郎・他：胃転移をきたした前立腺adenoacanthomaの1剖検例．内科 34: 694-698, 1974.
3) Menuck LS, Amberg JR: Metastatic disease involving the stomach. Am J Dig Dis 20: 903-913, 1975.
4) 山際裕史，洞山典久，斉木和生：胃腸管への転移をきたした肺癌—胃腸管への転移頻度—．総合臨床 25: 1396-1401, 1976.

十二指腸 十二指腸癌
duodenal carcinoma

（山村定弘）

●**症例1**：80代，男性．背部痛，貧血にて消化管内視鏡検査施行．胃〜十二指腸に異常を指摘された．生検にて adenocarcinoma, poorly differentiated との診断であった．

図1-A　胃内視鏡

図1-B　胃内視鏡　**KEY**

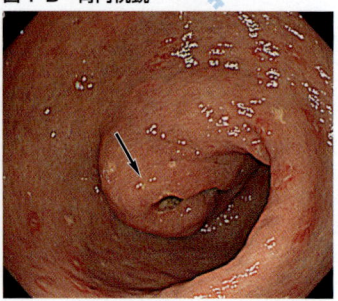

図1-C　胃造影　**KEY**

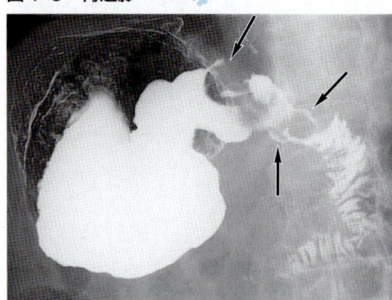

図1-D　胃造影

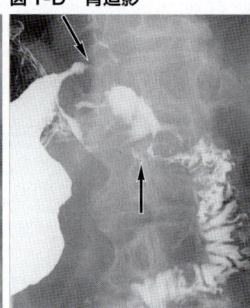

図1-E　造影CT

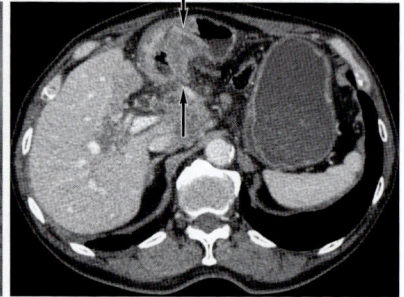

●**症例2**：60代，男性．心窩部痛を主訴に消化管内視鏡検査施行．十二指腸下行脚に病変を指摘された．生検にて anaplastic carcinoma との診断であった．

図2-A　胃内視鏡

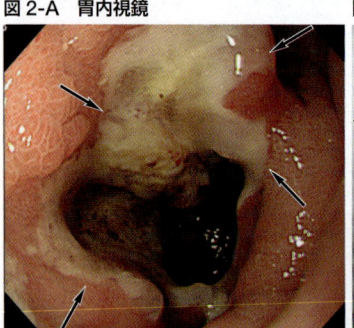

図2-B　十二指腸造影

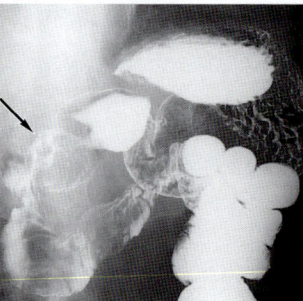

図2-C　十二指腸造影　**KEY**

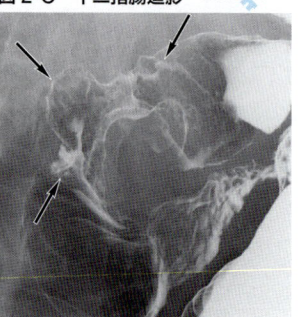

図2-D　造影CT

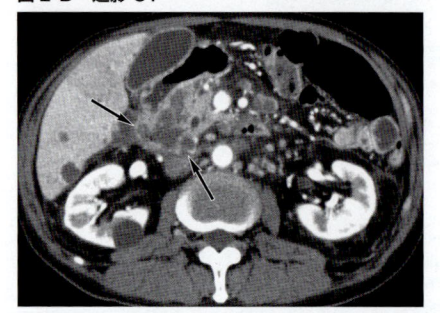

画像の読影

【症例1】 十二指腸下行脚近傍にて反転して撮影し，潰瘍性病変の肛門側境界が確認できる（図1-A；→）．胃前庭部に潰瘍性病変の口側周堤が確認できる（図1-B；→）．幽門輪は同定困難．十二指腸造影検査で，幽門前庭部から上十二指腸角近傍に周堤を伴う潰瘍性病変を認める（図1-C, D；→）．内腔は狭窄しており，バリウムは少量ずつ通過．下行脚には病変は及んでいないようで，主乳頭はintactと思われる．造影CTで十二指腸球部の壁肥厚を認める（（図1-E；→）．

【症例2】 造影検査で，十二指腸球後部から下行脚に全周性潰瘍性病変を認める（図2-A〜C；→）．3型の形態で長径は約6〜7cm．主乳頭部は同定できないが，おそらく病変内に存在すると思われる．造影CTで，膵頭部と十二指腸の境界部に径5.5cm程の不整な腫瘤を認める（図2-D；→）．膵癌と十二指腸癌が鑑別に挙がるがCT検査上は判別困難．また，多発肝転移所見も認めた．

十二指腸癌の一般的知識と画像所見

十二指腸は大部分が後腹膜に存在し，中央部には十二指腸乳頭部が存在し，ここに胆管と膵管が共通管となって開口する．この十二指腸乳頭部から発生した癌は通常，胆道癌として取り扱われるので，それ以外の十二指腸粘膜から発生した悪性腫瘍（腺癌）を十二指腸癌と呼ぶ．消化管に発生する癌の中では比較的稀なものである．上述の4つの部位のいずれにも発生するが，わが国では乳頭の口側に発生するものが多いと言われる．

診断としては内視鏡検査で行われることがほとんどである．十二指腸での辺縁不整な潰瘍形成を伴う病変は癌を疑う必要がある．CT上は，同心円状，もしくは左右非対称な腸管壁肥厚が典型的な所見である[1]．範囲診断の点では，十二指腸造影検査は粘膜面の異常を描出するので，CTよりも有用である．PET検査ではリンパ節転移，遠隔転移を評価し，術前staging検査として有用である[2]．

鑑別診断のポイント

症例2のように膵癌など他臓器由来の癌の十二指腸浸潤が鑑別疾患となるが，サイズが大きい場合などは由来の同定は困難な場合がある．

参考文献

1) Wei CJ, Chiang JH, Lin WC, et al: Tumor and tumor-like lesions of duodenum: CT and barium imaging features. Clin Imaging 27: 89-96, 2003.
2) Rosenbaum SJ, Stergar H, Antoch G, et al: Staging and follow-up of gastrointestinal tumors with PET/CT. Abdom Imaging 31: 25-35, 2006.

十二指腸 十二指腸乳頭部癌
carcinoma of the papilla of Vater
（山村定弘）

●**症例1**：60代，男性．住民健診の腹部超音波検査にて胆管，膵管の拡張，および γ-GTP，ALT の上昇を指摘された．生検にて管状腺管癌（tubular adenocarcinoma）との診断であった．

図1-A　十二指腸内視鏡（直視鏡）

図1-B　十二指腸内視鏡（後方斜視鏡）

図1-C　造影CT

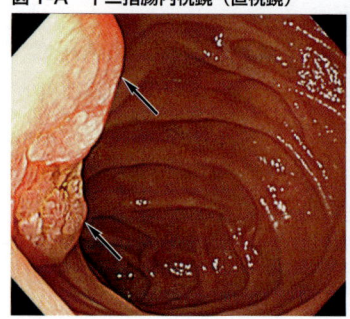

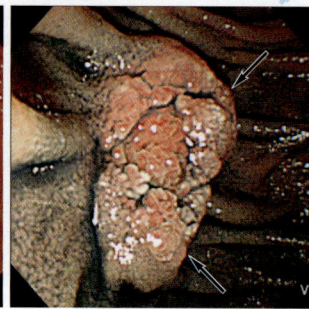

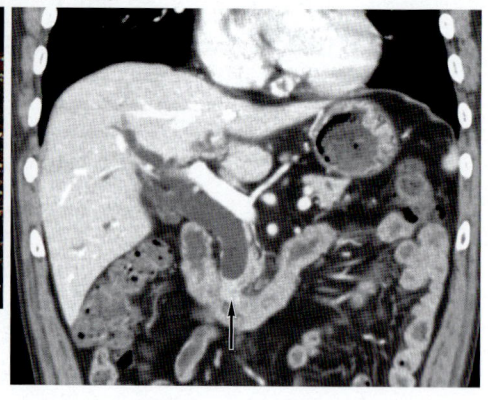

●**症例2**：50代，男性．左季肋部痛を主訴に来院．消化管内視鏡検査にて副乳頭に異常を指摘された．生検にて，管状腺管癌（tubular adenocarcinoma）との診断であった．

図2-A　上部消化管内視鏡

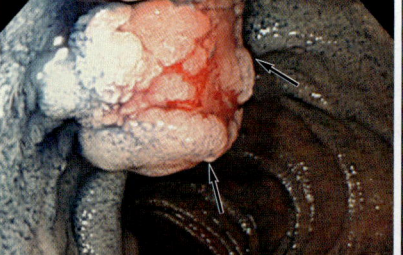

図2-B　低緊張十二指腸造影

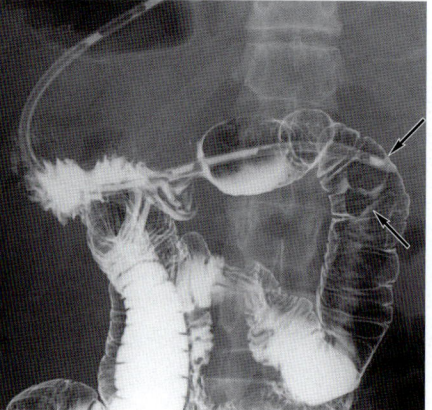

NOTE　十二指腸の解剖

　十二指腸乳頭部（ampulla of Vater）は十二指腸（duodenum）下行部にあり，膵頭部に食い込むように存在する．乳頭部は Oddi 筋に囲まれた部分とする．目安は胆管が十二指腸壁（十二指腸固有筋層）に貫入してから十二指腸乳頭開口部までとする．なお，乳頭部胆管（Ab），乳頭部膵管（Ap），共通管部（Ac），十二指腸乳頭（Ad）を総称して乳頭部（A）とする．隣接臓器との関係では，十二指腸乳頭部は，十二指腸下行部，膵頭部に位置し，前面には横行結腸，上方には肝臓，胆嚢，右方には上行結腸，下方には十二指腸水平部がある．

画像の読影

【症例1】 直視鏡(通常の内視鏡)および後方斜視鏡にて観察(図1-A, B). 主乳頭は約2cm大に腫大しており(→), 中央部に発赤調の陥凹面を認める. 露出腫瘤型の乳頭部癌を疑う. 造影CT(図1-C)で胆道系の拡張と主膵管の軽度拡張を認める. 主乳頭部に増強効果が目立つ領域を認める(→). CT検査上は乳頭部癌以外にも, 下部胆管癌, 膵頭部癌が鑑別に挙がる.

【症例2】 十二指腸下行脚(主乳頭より2～3cm口側)に隆起性病変を認める(図2-A;→). 長径は15mm程度で, 表面は発赤調でわずかに陥凹している. 低緊張十二指腸造影(経バルーンゾンデ16Fr, 120w/v%バリウム)で十二指腸下行脚前壁には12×10mm大の隆起性病変を認める(図2-B;→). 主乳頭よりも2cmほど口側にあり, 副乳頭由来の病変が疑われる.

十二指腸乳頭部癌の一般的知識と画像所見

十二指腸乳頭部癌は比較的稀な悪性腫瘍であり, その頻度は人口100万人あたり年間約4～6例程度と報告されている. 黄疸, 発熱, 腹痛などの症状が出現し, 精査され診断されることが多いが, 無症状でも検診などの内視鏡検査で乳頭部腫瘍が疑われ, 診断に至る場合もある. 男性に比較的多く60歳以上に好発する傾向にあるとされている. 喫煙は十二指腸乳頭部癌のリスク因子として報告されている. この他にも十二指腸乳頭部癌の背景疾患として, 家族性大腸腺腫症(familial adenomatous polyposis:FAP)や遺伝性非ポリポーシス大腸癌といった遺伝性疾患が知られている. なかでもFAPと十二指腸乳頭部癌の関連についてはよく知られており, FAP患者における十二指腸乳頭部癌のリスクは通常の120倍程度と報告されている[1].

画像診断において, 造影CT検査はリンパ節転移, 遠隔転移を診断する上で有用な検査法である. 超音波内視鏡検査(endoscopic ultrasonography:EUS)は深達度, およびリンパ節診断に有用である. 内視鏡的逆行性胆管膵管造影(endoscopic retrograde cholangiopancreatography:ERCP)は閉塞性黄疸を来した患者に対する減黄術を兼ねて行われることが多いが, 造影検査所見にて胆管膵管への進展を評価することが可能である. MR胆管膵管撮像(MR cholangiopancreatography)は, ERCPと比較して低侵襲である点で優れる. 肝転移などの遠隔転移の診断は超音波検査, CT, MRIなどで行われている. 最近のMDCTでは3D画像を作成でき, 腫瘍と胆管や血管などの位置関係(浸潤の有無)を診断できるので術前診断として有用である[2].

鑑別診断のポイント

膵頭部の腫瘍性病変として膵癌, 総胆管癌や膵神経内分泌腫瘍(neuroendocrine tumor:NET)が鑑別に挙がるが, 病変のサイズが大きい場合は由来の同定が困難となる.

参考文献

1) Albores-Saavedra J, Schwartz AM, Batich K, Henson DE: Cancers of the ampulla of vater: demographics, morphology, and survival based on 5,625 cases from the SEER program. J Surg Oncol 100: 598-605, 2009.
2) Mortele KJ, Ji H, Ros PR: CT and magnetic resonance imaging in pancreatic and biliary tract malignancies. Gastrointest Endosc 56(6 Suppl): S206-212, 2002.

十二指腸 十二指腸良性腫瘍
benign tumor of the duodenum

（山村定弘）

●**症例1**：50代，男性．十二指腸腺腫．大腸癌の精査のため消化管内視鏡検査施行．その際，十二指腸に病変を指摘された．生検にて，tubular adenoma との診断であった．

図1-A　胃内視鏡

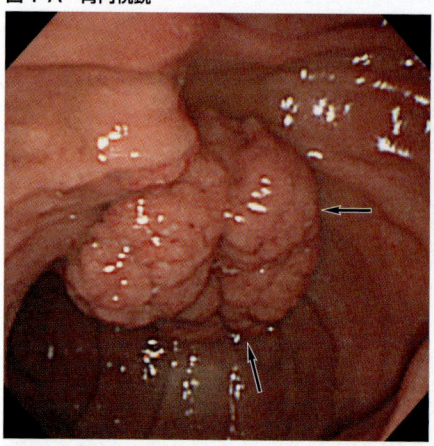

図1-B　胃内視鏡　KEY

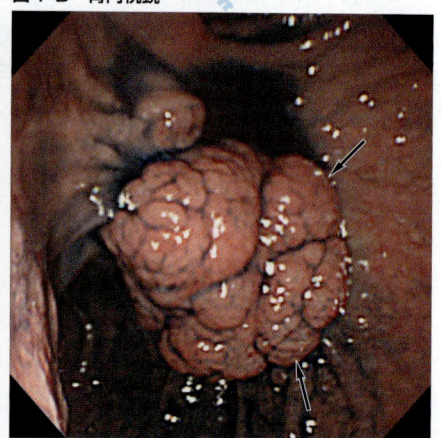

図1-C　造影CT

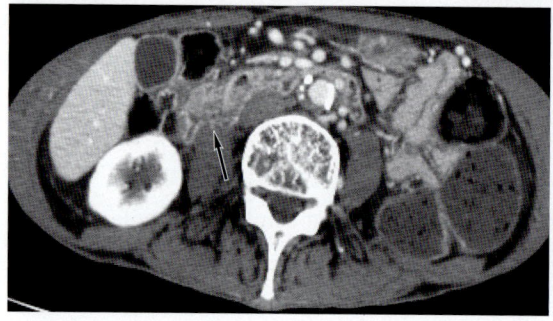

図1-D　PET-CT

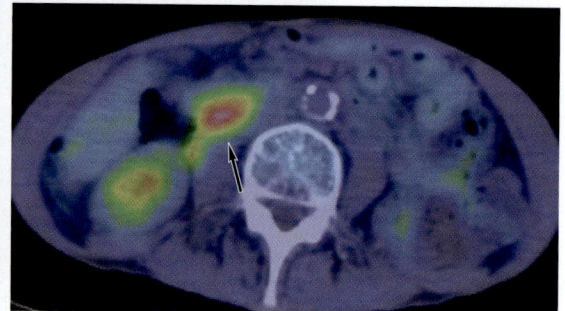

●**症例2**：60代，男性．Brunner腺過形成．下咽頭癌術後の消化管内視鏡検査にて病変を指摘された．生検では，Brunner's gland hyperplasia との診断であった．

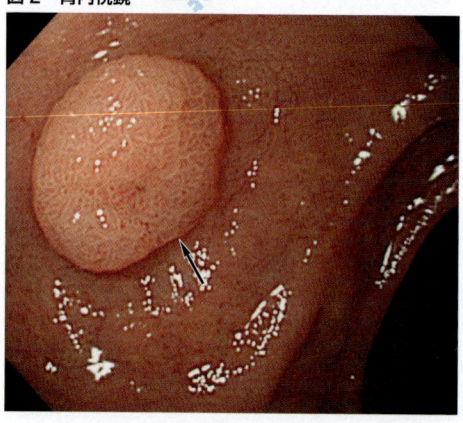

●**症例3**：70代，男性．喉頭癌化学放射線療法（chemoradiotherapy：CRT）後，食欲低下にて消化管内視鏡検査施行．生検では，Brunner's gland hyperplasia との診断であった．

図2　胃内視鏡　KEY

図3　胃内視鏡

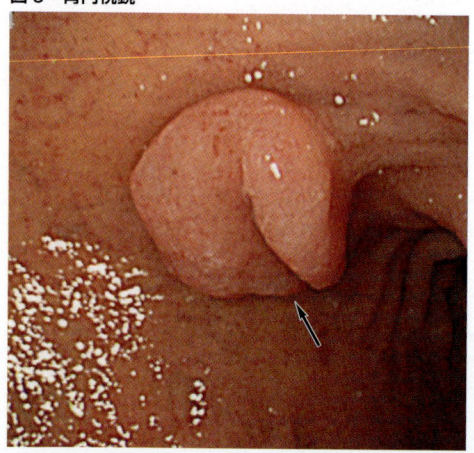

画像の読影

【症例1】 十二指腸主乳頭近傍に約3cm大の隆起性病変を認める（図1-A, B；→）. 乳頭との連続性は認めない. 広基性, 分葉状の形態で, 頂部にびらんや潰瘍形成はない. 内視鏡上は悪性と断定できる所見は明らかでないが, サイズが大きいため腺腫内癌も否定はできない. 造影CTでは十二指腸下行脚に腫瘍性病変があり（図1-C；→）, 同部に集積亢進が認められる（図1-D；→）.

【症例2】 水平部球後部にポリープを数個認める（図2；→）. 大きなもので径1cm大. 表面に小陥凹があるが, 陥凹面には変化がない. 異所性胃粘膜, Brunner腺腫, 過形成が鑑別に挙がる.

【症例3】 十二指腸球部前面に長径15mm弱の隆起性病変を認める（図3；→）. 平板状で, 中心部に陥凹があるような形態（Ⅱa＋Ⅱc様）. 鑑別には異所性胃粘膜や腺腫が挙げられ, 癌も否定できない.

十二指腸良性腫瘍の一般的知識と画像所見

十二指腸良性腫瘍は比較的稀な疾患である. 乳頭部を除く原発性十二指腸腫瘍は剖検例で見られた腫瘍の0.02〜0.5％に過ぎず, 良性腫瘍はその半数以下である. 上皮性腫瘍では腺腫, 非上皮性腫瘍では平滑筋腫の頻度が高い. 他にきわめて稀な腫瘍として, 上皮性ではBrunner腺腫, 非上皮性では線維腫, 脂肪腫, 囊腫, リンパ管腫, 神経線維腺腫が報告されている.

十二指腸腺腫は, 内視鏡検査施行例の検討では0.04％に指摘されている. 部位別では下行脚, 次いで球部に多く見られる. 稀ではあるが, 大きな腫瘍では通過障害による嘔気や心窩部不快感, 出血を伴う腫瘍では下血が見られる場合がある[1].

十二指腸良性腫瘍の診断は, 通常は無症状であり, 内視鏡検査の際に偶然発見されることが多い. CTやMRI検査ではサイズが大きくないと診断は困難である[2].

鑑別診断のポイント

特徴的な内視鏡所見により診断可能であるが, 確定診断は生検による. 鑑別診断としては, 早期癌および隆起を呈する非腫瘍性病変（Brunner腺過形成, 異所性胃粘膜, リンパ管拡張症, 炎症性線維性ポリープなど）との鑑別が重要である. 赤色調, 出血, びらんなどは, 悪性を疑う所見である.

NOTE　Brunner腺過形成とBrunner腺腫について

Brunner腺過形成は従来腺腫と混同され, Brunner腺腫と呼ばれていた病変の多くは組織病理学的に真の腺腫ではなく, 正常なBrunner腺の過形成（＝Brunner腺過形成）であったことが示されている. Brunner腺過形成とBrunner腺腫を内視鏡所見のみで鑑別するのは困難であり, その鑑別は病理組織診断に委ねられる. すなわち, 前者は正常なBrunner腺の過形成による腫瘤形成であるのに対して, 後者は, 組織構築の乱れ, 核面積の増大, 高い細胞増殖能（Ki-67の発現）が特徴的な所見である.

参考文献

1) Standards of Practice Committee, Adler DG, Qureshi W, et al: The role of endoscopy in ampullary and duodenal adenomas. Gastrointest Endosc 64: 849-854, 2006.
2) Wei CJ, Chiang JH, Lin WC, et al: Tumor and tumor-like lesions of duodenum: CT and barium imaging features. Clin Imaging 27: 89-96, 2003.

3章
小腸・大腸

小腸・大腸の正常解剖・検査法

(横田康宏, 伊牟田真功)

小腸・大腸の解剖

　小腸は全長が平均5〜7mあり, 空腸, 回腸に区分される. 小腸間膜を介して後腹膜に固定されており, 小腸間膜はいくつかの襞を形成しながら扇状に広がり, 主として空腸は左上腹部に, 回腸は右下腹部に分布している(図1). 十二指腸空腸曲を固定支持するTreitz靱帯を介して十二指腸から空腸に移行し, 空腸と回腸には明確な境界はないが, 空腸は口側の約2/5, 回腸は残りの約3/5を占める.

　回腸から大腸に移行する部分は回盲弁またはBauhin弁といい, 回盲口の下方の囊状を呈する部分を盲腸, その左後方に突出する長さ6〜8cmの指状部を虫垂という.

　大腸は全長が約1.5mあり, 上行結腸, 横行結腸, 下行結腸, S状結腸, 直腸へと連なる. 上行結腸は骨盤入口部で回盲末端より移行し, 後腹膜に固定されている. 肝弯曲部で前内方へ向かい, 十二指腸下行脚を横切り横行結腸へと移行する. 横行結腸は背後から横行結腸間膜により牽引され, 上部は胃結腸間膜により胃大弯との関係を形成しているが, 間膜による固定は比較的ルーズで可動性を有する. 横行結腸は, 脾門部直下まで腹腔内の最腹側を横走し, 脾弯曲部を形成して下行結腸へと移行し, 再び後腹膜へ固定される. 下行結腸は左仙腸関節の高さでS状結腸へと移行し, S状結腸は第2仙椎下縁の高さで直腸へと連続していく. S状結腸は長いS状結腸間膜によって後腹膜より牽引されており, 骨盤腔で可動性は高い. 直腸は, 膀胱, 精巣の背側, 仙椎の腹側に位置しており, 周囲は脂肪組織に取り囲まれている.「大腸癌取扱い規約」[1]では, 岬角の高さから第2仙椎下縁までを直腸S状部, 第2仙椎下縁より腹膜翻転部までを上部直腸, 腹膜翻転部から恥骨直腸筋付着部上縁までを下部直腸とされ, 恥骨直腸筋付着部上縁から肛門縁までを肛門管と定義されている(図2).

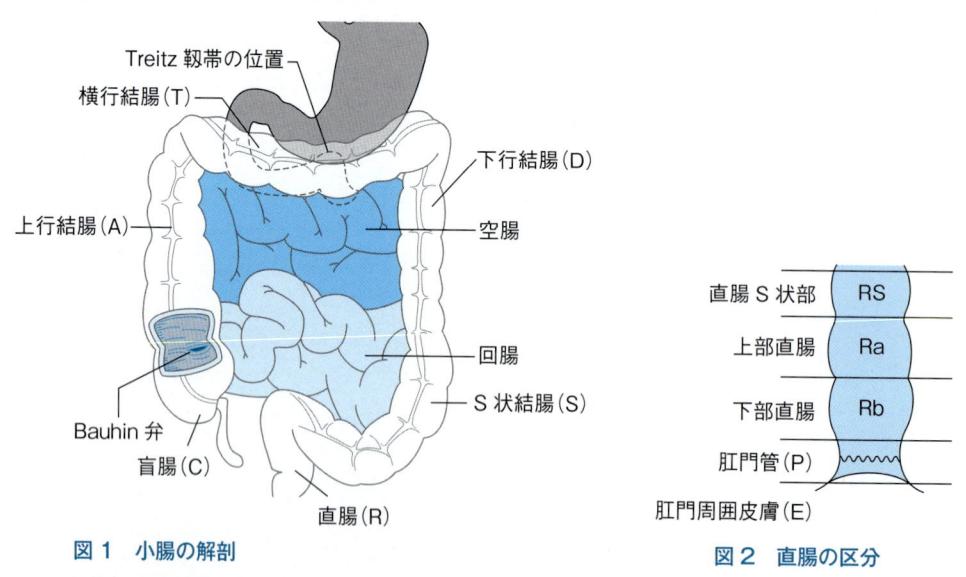

図1　小腸の解剖

図2　直腸の区分

小腸・大腸の構造

　腸管壁は, 内腔から粘膜, 筋層, 漿膜の3層構造をしている. 小腸の粘膜には栄養物の消化吸

収を営む，輪状襞（Kerckring襞）が内腔に向かって多数突出している（図3）．輪状ひだは空腸上部で最も発達しており，回腸では徐々に小さく不規則かつ疎となる．小腸の襞の表面には無数の絨毛が存在し，その表面積を広大にしている（図4）．粘膜内には孤立リンパ小節と集合リンパ小節と呼ばれる多数のリンパ小節が存在している．前者は小腸全域にわたって存在し，後者は回腸に約20〜30個見られ，特に回盲下部に多く，腸間膜の付着部の対側に存在する．筋層は比較的強い内輪層と弱い外縦層からなっており，一般に下部小腸ほど筋層が発達していないため，回腸壁は空腸壁よりやや菲薄である．大腸では外縦走筋が不均等で，3本のヒモ状を呈する部とその間の菲薄な部分があり，ヒモ状の部は結腸ヒモと呼ばれている（図5）．菲薄な部分では大腸壁が半球状に膨出して結腸隆起を形成し，大腸特有の形状を呈している．結腸紐は自由ヒモ，網膜ヒモ，結腸間膜ヒモの3種に区別され，横行結腸では網膜ヒモに大網が付着し，横行結腸，S状結腸では結腸間膜ヒモで腸間膜に連なっている．直腸には漿膜は存在せず，粘膜，筋層からのみなる．

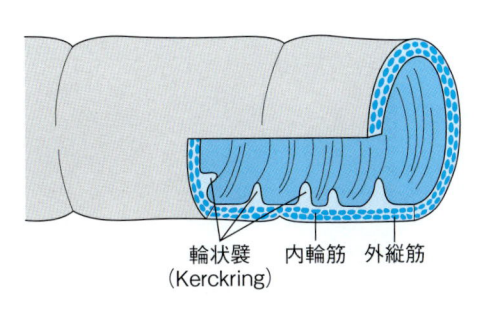

図3 小腸の肉眼解剖 [文献2) より一部改変して転載]

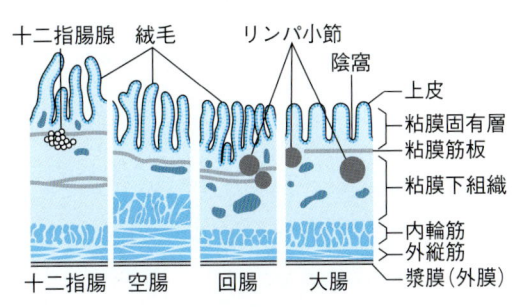

図4 小腸および大腸の組織構造
[文献2) より一部改変して転載]

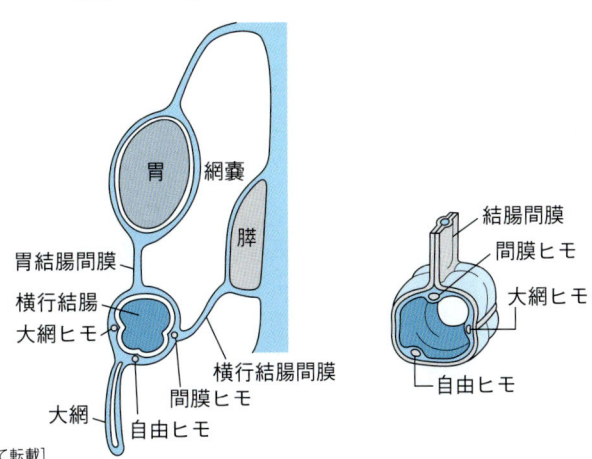

図5 間膜，大網と腸管の関係
[左図：文献3) を参考に作図．右図：文献2) より一部改変して転載]

小腸X線検査

小腸の検査は胃や大腸に比して，十分な検査を行うことが比較的難しい．一般には経口の造影が行われるが，詳細に観察する場合にはバルーンを挿入し，二重造影が行われる．

1. 経口法（図6）

胃のX線検査と同様にバリウム服用して，経時的に小腸を撮影する．簡便で負担も少ないが，粘膜の詳細を観察することは困難で，重なりも多い．胃透視に引き続いて施行することも可能である．

2. 経管的二重造影法（図7）

　　経口的に小腸に入れたバルーンカテーテルからまず直接造影剤，引き続き空気を送りこみ，二重造影像を得る．詳細な粘膜面の変化の評価が可能で，造影剤の量を調節できたり，病変の疑いのある場所に確実に造影剤を送り込めるなどのメリットがあるが，患者に対する侵襲は比較的大きい．正常の小腸には輪状襞（Kerckring 襞）が存在し，空腸には多いが（図6, 7），回腸では認められなくなる（図8）．

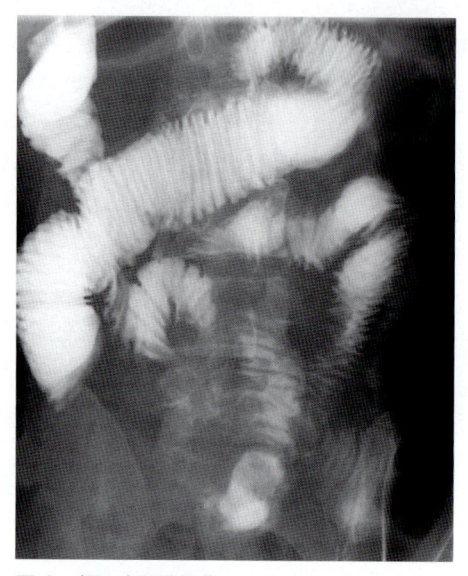

図6　経口小腸造影像
正常の空腸には輪状襞（Kerckring 襞）が見られる．

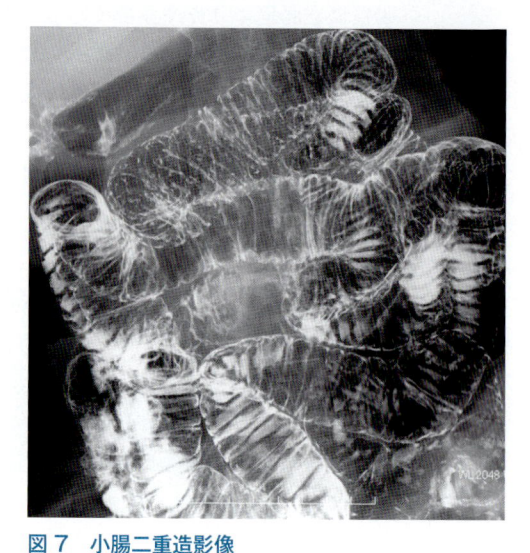

図7　小腸二重造影像
二重造影によって詳細な粘膜像が観察可能であるが，侵襲が大きい．

大腸造影（注腸造影）（図8, 9）

　　肛門にまず造影剤のバルーンカテーテルを注入し，次いで空気を注入して大腸を拡張させる．体位を変えてバリウムを腸壁全体に行き渡らせ，腸管の二重造影を得て，X線撮影を行う．通常

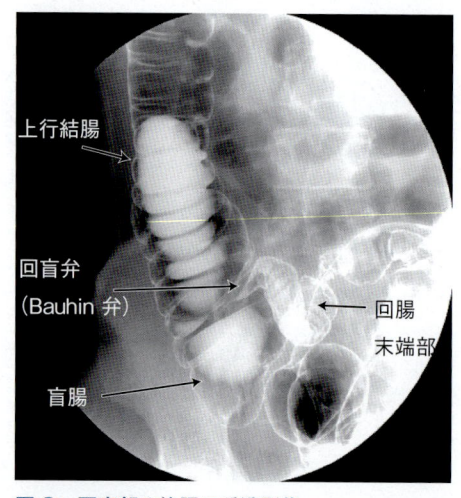

図8　回盲部の注腸二重造影像
注腸では回腸末端部も観察可能である．回腸末端には輪状襞は見られない．

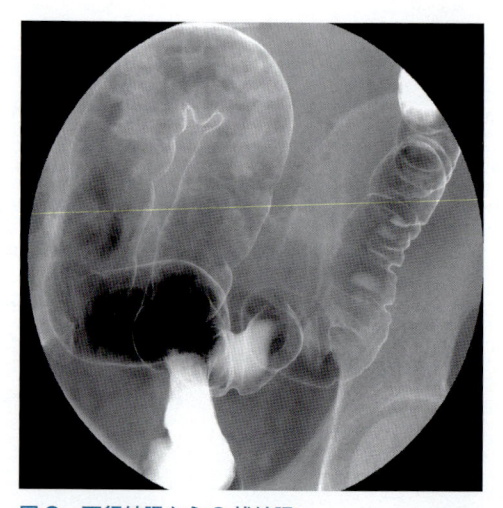

図9　下行結腸からS状結腸
大腸には輪状襞はなく，ハウストラが見られる．

10〜20枚の撮影が行われる．この際，体位を変換し，バリウムをうまく流して，腸管全体の二重造影像を得ることがポイントである．造影剤は高濃度硫酸バリウム造影剤を用いるが，消化管閉塞や穿孔が疑われる症例ではガストログラフィンを用いることもある．

検査時に糞便が残っていると詳細な画像を得ることが出来ないため，良好な前処置が重要である．現在ではブラウン変法（検査前日から検査食＋下剤の組み合わせ）やゴライテリー法（検査当日に下剤を約2時間かけて服用する方法で，内視鏡で行われる方法）が行われる．

正常大腸では辺縁にハウストラが見られる（図9）．腸粘膜の微細な溝状構造も観察され，微細な病変の診断に有用である．

小腸・大腸のCT所見

CTで腸管の評価が可能である（図10）．通常，CTでは小腸の内腔と壁の区別はつかず，小腸は軟部組織濃度を呈する円形や索状の構造物として観察されるが，炎症などで小腸壁の肥厚が起これば，造影CTで腸管壁の状態を確認することができる．また，小腸間膜は観察できないが，脂肪濃度を呈する豊富な腸間膜脂肪組織内部の脈管構造を観察することができる．腸間膜への炎症や腫瘍の浸潤があれば，この脂肪織の濃度は上昇し，より明確となる．

CTでは結腸はその内部に空気が認められ，上行・下行結腸は腹腔内の最外側に固定されているために，その同定は容易である．

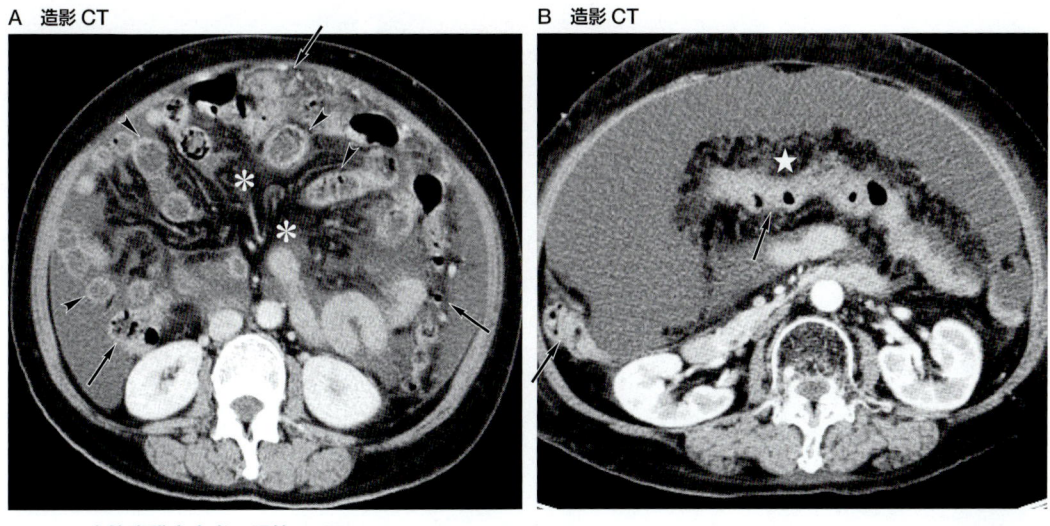

図10 癌性腹膜炎患者の腸管のCT
A，B：大腸は腹腔の最外側に固定され，内部に残渣を認める（A，B：→）．小腸は円形や索状の構造物として同定される（▶）．小腸の背側に腸間膜を伴っており，腹水があると明瞭である（＊）．腸間膜は脂肪の吸収値を呈し，中に腸間膜動静脈やリンパ節を認める．横行結腸に連続して大網が存在するが，通常は同定困難であるが，腹水患者では明瞭となる（★）．

参考文献
1) 大腸癌研究会・編：大腸癌取扱い規約，第8版．金原出版，2013．
2) 針原 康，松橋信行，小西敏郎（編）・落合慈之（監修）：消化器疾患ビジュアルブック 第2版．学研メディカル秀潤社，2014．
3) Meyers MA: Dynamic radiology of the abdomen. Normal and pathologic anatomy, 4th eds. Springer-Verlag, New York, 1994.

小腸腫瘍 小腸癌
small intestine cancer

（山村定弘）

●症例1：60代，女性．イレウス精査にて病変を指摘された．術後病理診断にて，腺癌との診断であった．

図1-A　小腸内視鏡　KEY

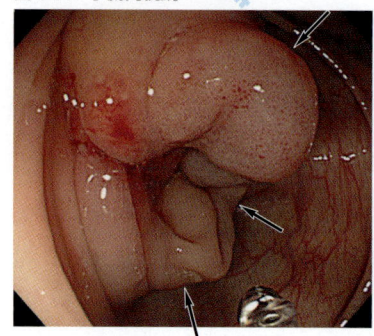

図1-B　造影CT

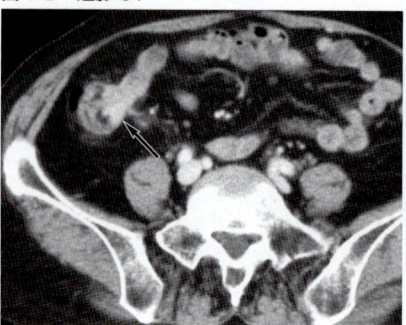

図1-C　造影CT冠状断像

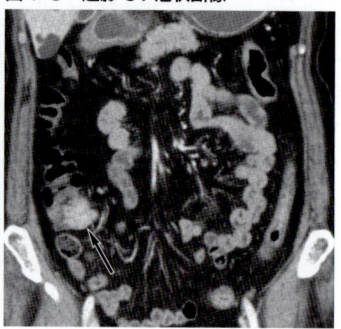

●症例2：40代，男性．下血を主訴に来院．上下部内視鏡検査では異常を認めなかったが，小腸造影検査にて腫瘍性病変を指摘された．生検にて，管状腺管癌との診断であった．

図2-A　小腸造影　KEY

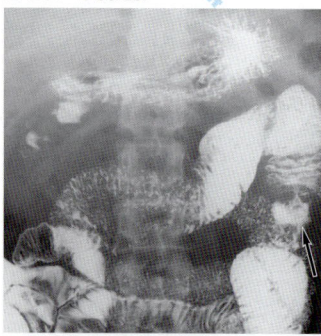

図2-B　小腸内視鏡

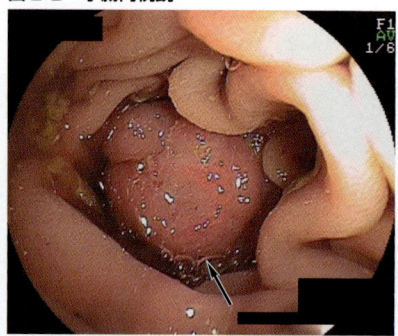

図2-C　小腸内視鏡

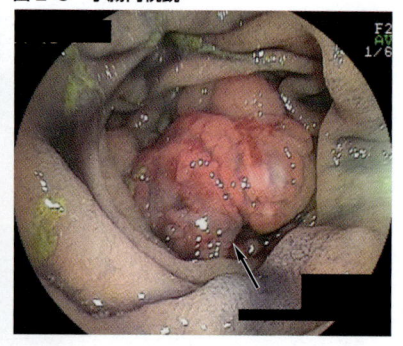

図2-D　造影CT冠状断像

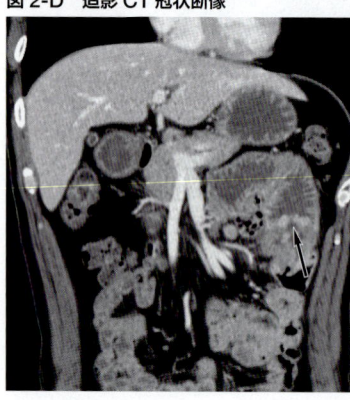

図2-E　造影T1強調像

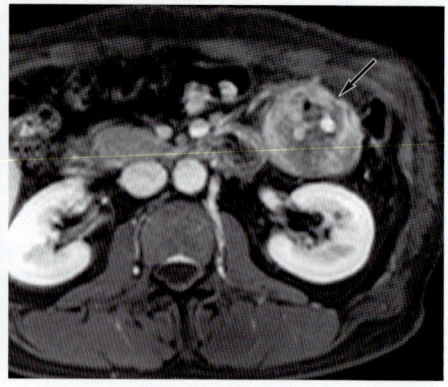

画像の読影

【症例1】 Bauhin弁開口部は硬く，ファイバーは通過できない（図1-A；→）．口側より発赤調の腫瘤が覗き，Bauhin弁に浸潤しているように見える．造影CTでは回腸末端からBauhin弁にかけて全周性に肥厚と増強効果を認める（図1-B，C；→）．

【症例2】 小腸造影検査（図2-A），小腸内視鏡検査（図2-B，C）で，上部空腸に発赤調の3/4周性の隆起性腫瘤を認める（→）．一部中心に潰瘍がありそうだが，スコープの通過困難で，残渣も残っているため詳細な観察はできない．造影CT（図2-D），造影T1強調像（図2-E）では，空腸は起始部より連続して拡張を認めており，肛門側には4cm大の内腔に膨隆する腫瘤を認める（→）．形態的には不整な粘膜病変と考えられ，小腸癌を疑う．

小腸癌の一般的知識と画像所見

原発性小腸癌は稀な疾患であり，全消化管癌の1～2％の頻度とされている[1]．組織型として，腺癌，粘液癌，印環細胞癌，小細胞癌，扁平上皮癌，腺扁平上皮癌，髄様癌，未分化癌に分類される（WHO分類）が，高～中分化腺癌が大半を占める[2]．発生部位として，空腸癌はTreitz靱帯より60cm以内，回腸癌では回盲弁より40cm以内とされている．好発年齢は50～70代が約半数を占め，性別では男性に多いとされている[3]．症状は腹痛，イレウス，嘔吐，腫瘤触知，貧血，消化管出血などが挙げられるが，いずれも非特異的である．小腸癌の危険因子は明らかではないが，遺伝性疾患では，家族性大腸腺腫症，遺伝性非ポリポーシス大腸癌，Peutz-Jeghers症候群で小腸癌の頻度は高まると考えられている．

画像診断は小腸造影X線検査，腹部CT検査が主に用いられている．CTでは腸管壁肥厚，もしくは増強効果を有する腫瘤影として認められるが，過去の論文では小腸腫瘍におけるCTの診断能は感度92.8％，特異度99.2％と報告されている[4]．近年では小腸CT検査（CT enterography）の有用性も報告されている[5]．また小腸内視鏡（ダブルバルーン内視鏡），小腸カプセル内視鏡の進歩に伴い，肉眼的診断も広く用いられるようになっている[6]．

鑑別診断のポイント

小腸癌の直接的証明は内視鏡下の生検と病理組織診断によってなされるが，小腸造影検査，CT検査，内視鏡検査でもある程度の診断の絞込みは可能である[4,7]．鑑別診断としては，他の小腸腫瘍（平滑筋肉腫，悪性リンパ腫など）および小腸に狭窄を来す炎症性腸疾患との鑑別が必要である．

参考文献

1) Overman MJ, Hu CY, Kopetz S, et al: A population-based comparison of adenocarcinoma of the large and small intestine: insights into a rare disease. Ann Surg Oncol 19: 1439-1445, 2012.
2) Wittekind C, Compton CC, Greene FL, Sobin LH: TNM residual tumor classification revisited. Cancer 94: 2511-2516, 2002.
3) Verma D, Stroehlein JR: Adenocarcinoma of the small bowel: a 60-yr perspective derived from M. D. Anderson Cancer Center Tumor Registry. Am J Gastroenterol 101: 1647-1654, 2006.
4) Soyer P, Aout M, Hoeffel C, et al: Helical CT-enteroclysis in the detection of small-bowel tumours: a meta-analysis. Eur Radiol 23: 388-399, 2013.
5) Hakim FA, Alexander JA, Huprich JE, et al: CT-enterography may identify small bowel tumors not detected by capsule endoscopy: eight years experience at Mayo Clinic Rochester. Dig Dis Sci 56: 2914-2919, 2011.
6) Pennazio M: Small-bowel endoscopy. Endoscopy 36: 32-41, 2004.
7) Horton KM, Fishman EK: Multidetector-row computed tomography and 3-dimensional computed tomography imaging of small bowel neoplasms: current concept in diagnosis. J Comput Assist Tomogr 28: 106-116, 2004.

大腸腫瘍　大腸ポリープ，大腸ポリポーシス
colorectal polyp, colorectal polyposis

(伊牟田真功)

●症例1：50代，男性．過形成性ポリープ（Ⅰs）．

図1-A　大腸内視鏡（白色光）

図1-B　大腸内視鏡（色素散布）

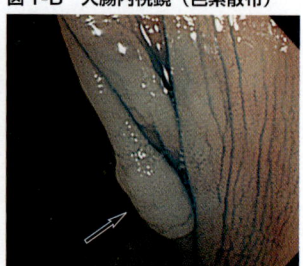

●症例2：70代，男性．腺腫（Ⅰp）．

図2　大腸内視鏡（色素散布）

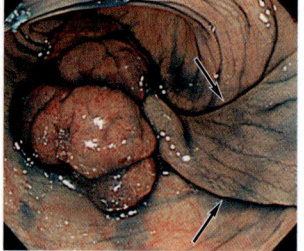

●症例3：70代，男性．腺腫（Ⅰs）．

図3-A　大腸内視鏡（色素散布）

図3-B　注腸造影

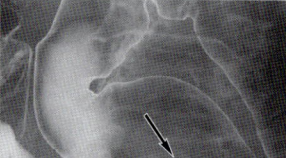

図3-C　注腸造影

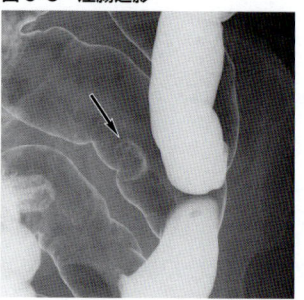

●症例4：60代，女性．若年性ポリープ．

図4-A　大腸内視鏡

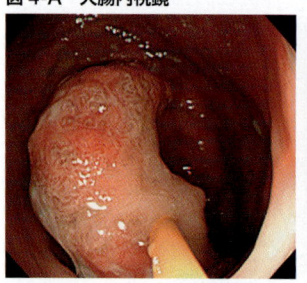

図4-B　肉眼像

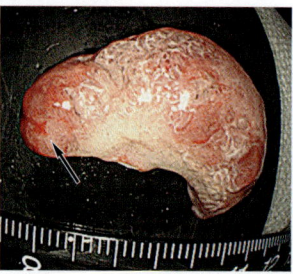

図4-C　注腸造影

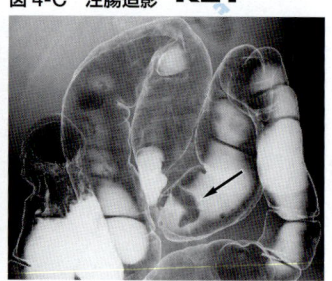

●症例5：60代，男性．CMSEP．

図5-A　大腸内視鏡

図5-B　大腸内視鏡

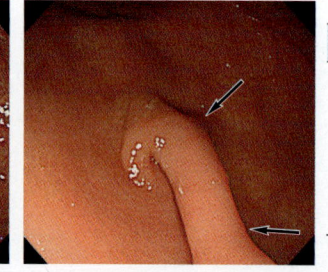

表1　大腸ポリープの肉眼型分類

基本分類	0型（表在型）の亜分類	
0型：表在型	Ⅰ：隆起型	Ⅰp：有茎性
1型：隆起腫瘤型		Ⅰsp：亜有茎性
2型：潰瘍限局型		Ⅰs：無茎性
3型：潰瘍浸潤型	Ⅱ：表面型	Ⅱa：表面隆起型
4型：びまん浸潤型		Ⅱb：表面平坦型
5型：分類不能型		Ⅱc：表面陥凹型

［文献1］より一部改変して転載

画像の読影

【症例1】 大腸内視鏡で上行結腸に3mm大のポリープを認める（図1；→）．無茎性の形態．表面平滑で色調は褪色調〜正色調を呈する．

【症例2】 大腸内視鏡（色素散布，図2）でS状結腸に15mm大のポリープを認める．ポリープ頭部は発赤調で，分葉状を呈する．ポリープ基部には茎を有する（→）．サイズ，形態から内視鏡治療の適応である．

【症例3】 大腸内視鏡（色素散布，図3-A）で，S状結腸に15mm弱のポリープを認める．無茎性で色調は褪色調〜正色調を呈する．分葉状の形態を呈する．注腸造影では病変の色調がわからないため（図3-B，C；→），過形成性ポリープと腺腫の鑑別は難しい場合がある．

【症例4】 大腸内視鏡（図4-A）で横行結腸に約3cm大のポリープを認める．発赤調で，亜有茎性で三日月状の形態．ポリープ頂部にびらんと出血を認める（図4-B；→）．EMR（endoscopic mucosal resection）にてポリープ切除を行った．注腸造影で横行結腸に約3cm大のポリープを認める（図4-C；→）．内視鏡所見と同様に，亜有茎性で三日月状の形態を呈する．

【症例5】 盲腸に有茎性病変を認める（図5；→）．ポリープは正常粘膜で被覆されており，茎は細く長いことが特徴である．

【症例6】 胃内視鏡（図6-A）で胃に1cm以下のポリープが多発している．大腸内視鏡（図6-B）では，上行結腸からS状結腸に，無茎性ないし亜有茎性のポリープが多発している．非密生型FAPの所見である．注腸造影（図6-C）でS状結腸に10mm以下の小さな透亮像が多発している．

【症例7】 大腸内視鏡にて横行結腸に分葉傾向のある，いわゆる八つ頭状の形態を呈するポリープを認める（図7-A；→）．小腸内視鏡（図7-B）で小腸内に無茎性〜亜有茎性のポリープが多発している．造影CTで，大腸内に多発する隆起性病変を認める（図7-C，D；→）．病変のサイズが大きい場合は，CTでも同定可能である．

大腸ポリープ，大腸ポリポーシスの一般的知識と画像所見

大腸ポリープとは，大腸粘膜に見られる限局性の隆起性病変である．病変の組織型は問わず，その形態に対してつけられた名称である．つまり，大腸ポリープには限局する隆起性病変であれば，上皮性腫瘍，非上皮性腫瘍，非腫瘍性病変などすべての病変が含まれる．ポリープ形態の表現法としては，わが国では「大腸癌取扱い規約」の肉眼型分類が一般的に使用されている（表1）[1]．

●症例6：50代，女性．10年前に家族性大腸ポリポーシス（FAP）と診断されており，以後定期的にポリペクトミーを施行されている．

図6-A　胃内視鏡

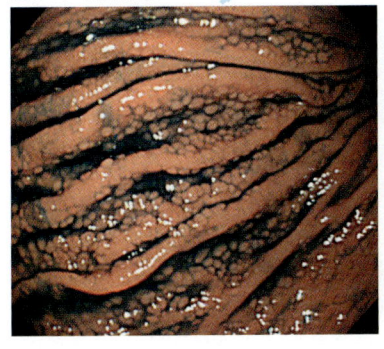

図6-B　大腸内視鏡（上行結腸）

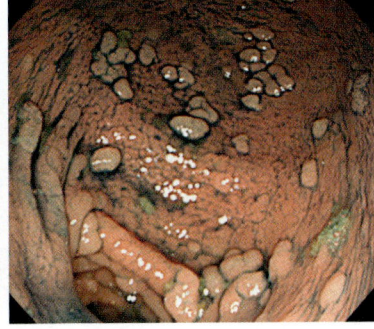

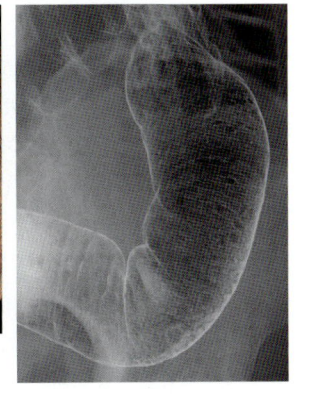

図6-C　注腸造影

●症例7：10代後半，男性．Peutz-Jeghers症候群．

図7-A　大腸内視鏡　　　　　図7-B　小腸内視鏡

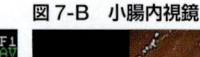

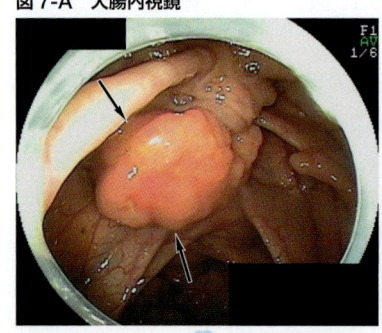

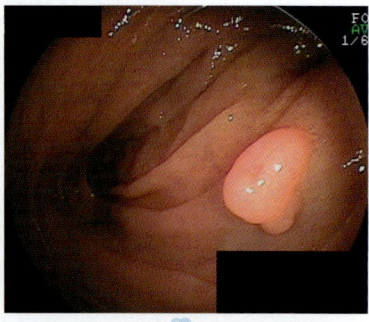

図7-C　造影CT　　　　　　　図7-D　造影CT

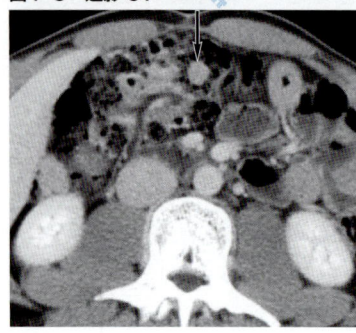

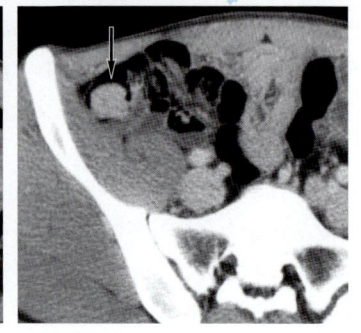

表2　消化管ポリポーシスの組織学的分類

		分布	遺伝性	癌化リスク	随伴病変
腺腫性	家族性大腸ポリポーシス	胃〜大腸	常染色体優性	100%	
	Gardner症候群	胃〜大腸	常染色体優性	100%	骨腫，軟部腫瘍
	Turcot症候群	胃〜大腸	常染色体劣性	100%	脳腫瘍
過誤腫性	Peutz-Jeghers症候群	胃〜大腸	常染色体優性	やや高い	口唇，指趾の色素沈着
	若年性ポリポーシス	胃〜大腸	常染色体優性	やや高い	種々の先天奇形
	Cowden病	食道〜大腸	常染色体優性	やや高い	皮膚角化性丘疹，口腔乳頭腫
その他	Cronkhite-Canada症候群	胃〜大腸	なし	なし	蛋白漏出性胃腸症

［文献2）より転載］

また，大腸ポリポーシスは，大腸に同一の組織像を呈するポリープが多発する疾患である（表2）．

【過形成性ポリープ（hyperplastic polyp：HP）】

　　大腸上皮の過形成により生じるポリープである．形態はIsまたはIIaを呈する．色調は褪色調〜周囲の正常粘膜と同色調で，左側結腸〜直腸に好発する．一般的に大きさは10mm未満で，5mm未満の病変が多い．非腫瘍性病変であり，積極的な治療は行わない．

【腺腫】

　　大腸ポリープの中で最も頻度が高いポリープである．良性の上皮性腫瘍であり，「大腸癌取扱い規約」では，管状腺腫，管状絨毛腺腫，絨毛腺腫，鋸歯状腺腫の4つに分類されている[1]．若年者では左側結腸および直腸に多く認められ，加齢とともに右側結腸の病変が増加する傾向にある．色調は発赤調を呈することが多い．形態は小さい病変は無茎性であることが多く，大きくなるにつれて亜有茎性，有茎性のものが見られるようになる．腫瘍径の増大とともに悪性化の可能性が高くなるため，一般的には5mm以上の病変であれば内視鏡治療の適応となる．

【colonic muco-submucosal elongated polyp（CMSEP）】

　　大腸の粘膜あるいは粘膜下組織が，局所的に伸びて形成される有茎性ポリープである．成因は不明であるが，なんらかの原因により粘膜・粘膜下層が限局性に隆起し，それが腸蠕動により引き伸ばされた結果として生じると言われている．全結腸に存在し，通常は単発性である．肉眼的

には正常粘膜に覆われた細長い有茎性病変で，ミミズ様や棍棒状の形態を呈する．表面に発赤やびらんを伴うことがある．

【家族性大腸腺腫症（familial adenomatous polyposis：FAP）】

第5染色体の *APC* 遺伝子異常に起因する，常染色体優性遺伝の消化管ポリポーシスである．ポリープは全大腸に分布しさまざまな形態を呈するが，通常は100個以上の腺腫を認めることが診断指標になっている．腺腫の分布密度により，ポリープが数千個に及ぶ密生型とそれ以外の非密生型に分けられる．大腸癌が高率に合併し，40歳で約50％，60歳までに約90％で大腸癌の発生が見られる．また，胃底腺ポリポーシスを伴うことも多い．治療としては，癌化する前に予防的に大腸切除することが望ましい．

【Gardner 症候群】

大腸腺腫性ポリポーシス，骨腫，軟部腫瘍（類上皮嚢胞，線維腫，デスモイド腫瘍）を伴う．FAPとは別個の疾患と考えられていたが，現在では *APC* 遺伝子の変異が古典的FAPとGardner症候群の原因となることが明らかになっている．

【Turcot 症候群】

大腸癌と中枢神経腫瘍（主に髄芽腫）を伴う．Turcot 症候群患者の2/3で *APC* 遺伝子に変異が認められ，残りの1/3では遺伝性非ポリポーシス性大腸癌（hereditary non-polyposis colorectal cancer：HNPCC）の原因となるミスマッチ修復遺伝子に変異が認められる．HNPCC患者に生じる中枢神経腫瘍は通常は多形性膠芽腫である．

【Peutz-Jeghers 症候群】

常染色体優性遺伝の皮膚粘膜色素沈着を伴う消化管ポリポーシスである．ポリープは過誤腫性ポリープに分類されている．皮膚色素沈着は口唇や口腔，四肢末端などに認められる．本疾患ではポリープは小腸に次いで大腸の罹患率が高く，約65％で大腸にポリープを認めるが，大腸病変の分布は散在性でありFAPのように密集はしていない．小腸の罹患率は約75％と高い．肉眼的には小さいものは無茎性・亜有茎性であることが多く，大きくなると分葉状の形態をとり，表面にびらんや発赤を伴うこともある．治療としては，可能な限りのポリープ切除や小範囲での腸切除が行われる．

【若年性ポリープ，juvenile polyposis】

非腫瘍性ポリープで過誤腫性ポリープに分類される．幼小児期に見られるが，約1/3は成人に発症する．癌化することはきわめて稀である．直腸，S状結腸に好発する．表面にびらんや発赤が認められることが多い．小さいものは亜有茎性で，大きくなると有茎性になる傾向にある．ポリープの頭部が自然脱落することがあり，検査時には基部のみ残っている場合もある．腺腫との鑑別点は，拡大内視鏡にて特徴的な円形で粗な pit pattern が観察されることである．

【Cowden 病】

消化管ポリポーシス，顔面の多発性丘疹，四肢末端の角化性小丘疹，口腔粘膜の乳頭腫を伴う遺伝性疾患．全身の臓器に高率に悪性腫瘍を合併する．

【結節性硬化症】

過誤腫による消化管ポリポーシスを伴うことがあり，大腸と胃に多発する．癌の合併は稀．

【Cronkite-Canada 症候群】

消化管全般の過誤腫性ポリポーシス，皮膚過剰色素沈着，脱毛，爪萎縮を来す非遺伝性疾患．ポリープは胃，小腸，大腸，稀に食道にも見られ，腺腫や癌を合併することもある．消化管からの蛋白漏出による低蛋白血症，貧血，味覚異常も認められる．

参考文献
1) 大腸癌研究会・編：大腸癌取扱い規約，第8版．金原出版，2013．
2) 山下康行：ジェネラリストを目指す人のための画像診断パワフルガイド．メディカル・サイエンス・インターナショナル，p.366-367, 2014．

大腸腫瘍 大腸癌（大腸早期癌・直腸癌を含む）
colorectal cancer（early colorectal cancer, rectal cancer）

（伊牟田真功）

●症例1：70代，男性．横行結腸癌（2型，SS，tub2）．

図1-A　大腸内視鏡

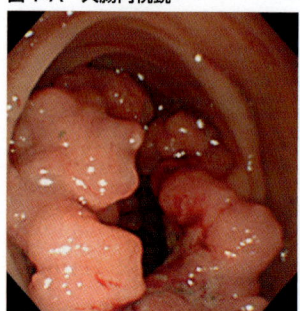

図1-B　注腸造影

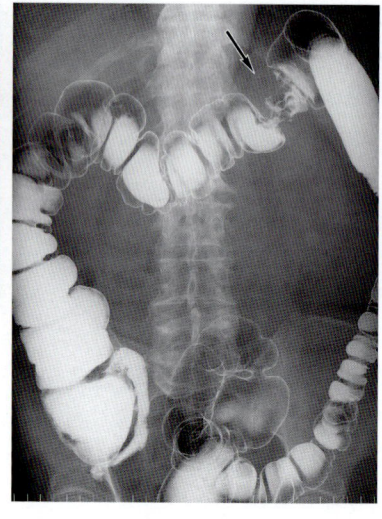

図1-C　注腸造影 KEY

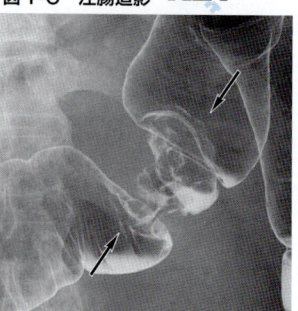

●症例2：60代，女性．盲腸癌（1型，SS，tub2〜por1）．

図2-A　大腸内視鏡

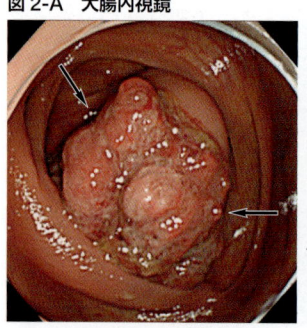

図2-B　大腸内視鏡（色素散布）

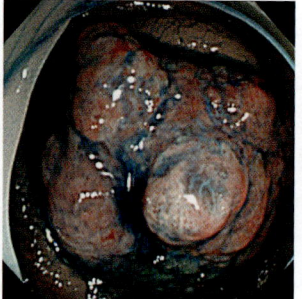

図2-E　手術標本

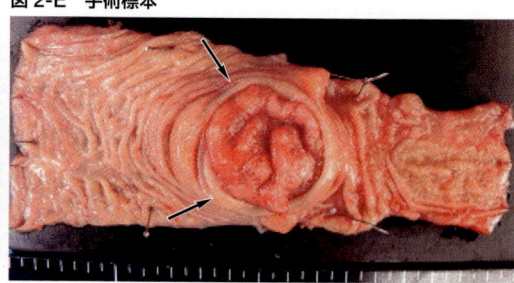

図2-C　注腸造影 KEY

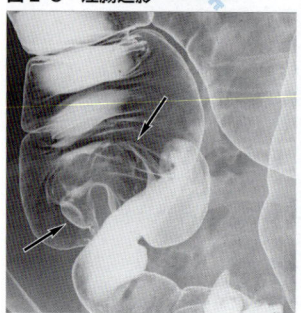

図2-D　注腸造影（圧迫法） KEY

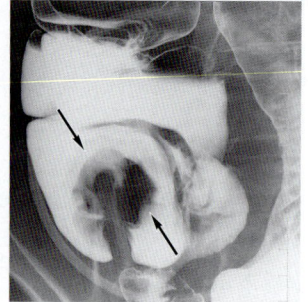

画像の読影

【症例1】 大腸内視鏡（図1-A）で横行結腸に不整な潰瘍性病変を認める．周堤を形成しており全周性2型病変の形態である．注腸造影で横行結腸左側に全周性2型病変を認める（図1-B, C；→）．いわゆるapple core signを呈している．内視鏡よりも病変の全体像，大きさ，位置が客観的にわかる．

【症例2】 大腸内視鏡で盲腸に粗大な隆起性病変を認める（図2-A；→）．いびつな形態で，表面に薄い白苔の付着を認める（図2-B）．隆起が主体の病変で1型の形態である．注腸造影で盲腸に約4cm大の隆起性病変を認める（図2-C；→）．境界は明瞭で，圧迫法ではっきりとした透亮像として描出されており（図2-D；→），堅さがある病変とわかる（図2-E；→）．

【症例3】 大腸内視鏡（図3-A）で直腸に約2/3周性の2型病変を認める．造影CTで直腸に著明な壁肥厚を認める（図3-B；→）．他臓器への明らかな浸潤は認められない．PET-CTで直腸壁肥厚部に一致して異常集積を認める（図3-C；→）．脂肪抑制造影T1強調像で病変部周囲に不整な索状影を多数認める（図3-D；▶）．壁外浸潤を示唆する所見である．注腸造影と手術標本で直腸上部主体に2型病変を認める（図3-E，G；→）．側面像によって肛門部との距離が客観的に計測可能であり（図3-F；↔），術式決定において重要な情報である．本症例では肛門は温存できた．

●症例3：80代，男性．直腸癌（2型，SE, tub1）．

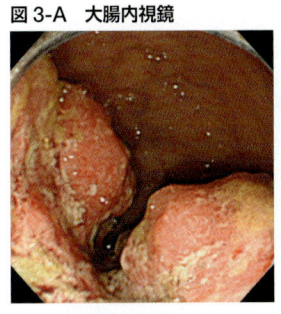

図3-A 大腸内視鏡

図3-B 造影CT

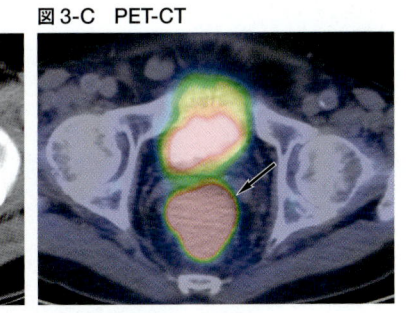

図3-C PET-CT

図3-D 脂肪抑制造影T1強調像

図3-E 注腸造影

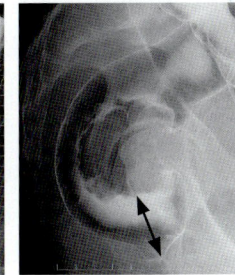

図3-F 注腸造影

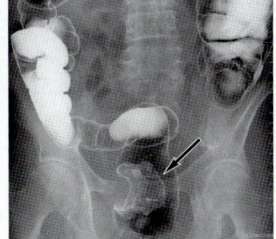

図3-G 手術標本

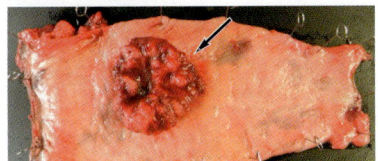

3. 小腸・大腸

●症例4：60代，男性．直腸癌（0-Ⅰ型，SM 1，tub1）．

図4-A　大腸内視鏡
図4-B　大腸内視鏡（色素散布）
図4-C　注腸造影（側面）
図4-D　注腸造影（正面）

●症例5：50代，女性．下行結腸癌（2型，SS）．

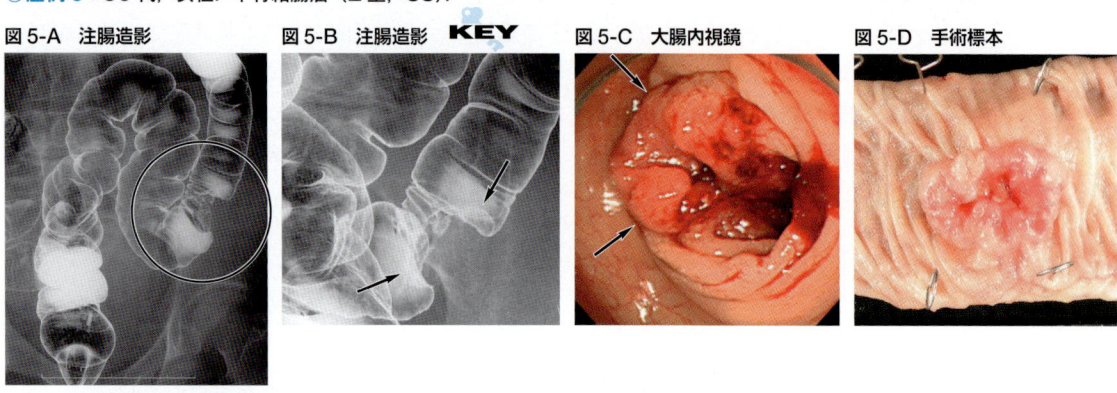

図5-A　注腸造影
図5-B　注腸造影
図5-C　大腸内視鏡
図5-D　手術標本

●症例6：50代，男性．下行結腸癌（0-Ⅱa+Ⅱc，SM3）．

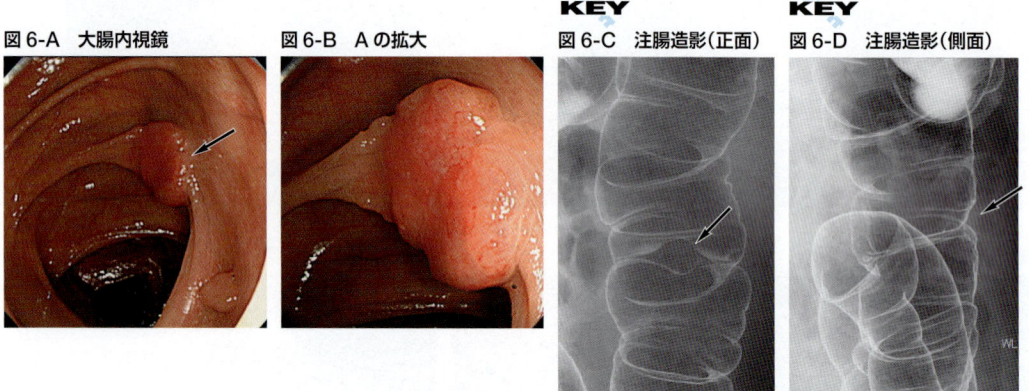

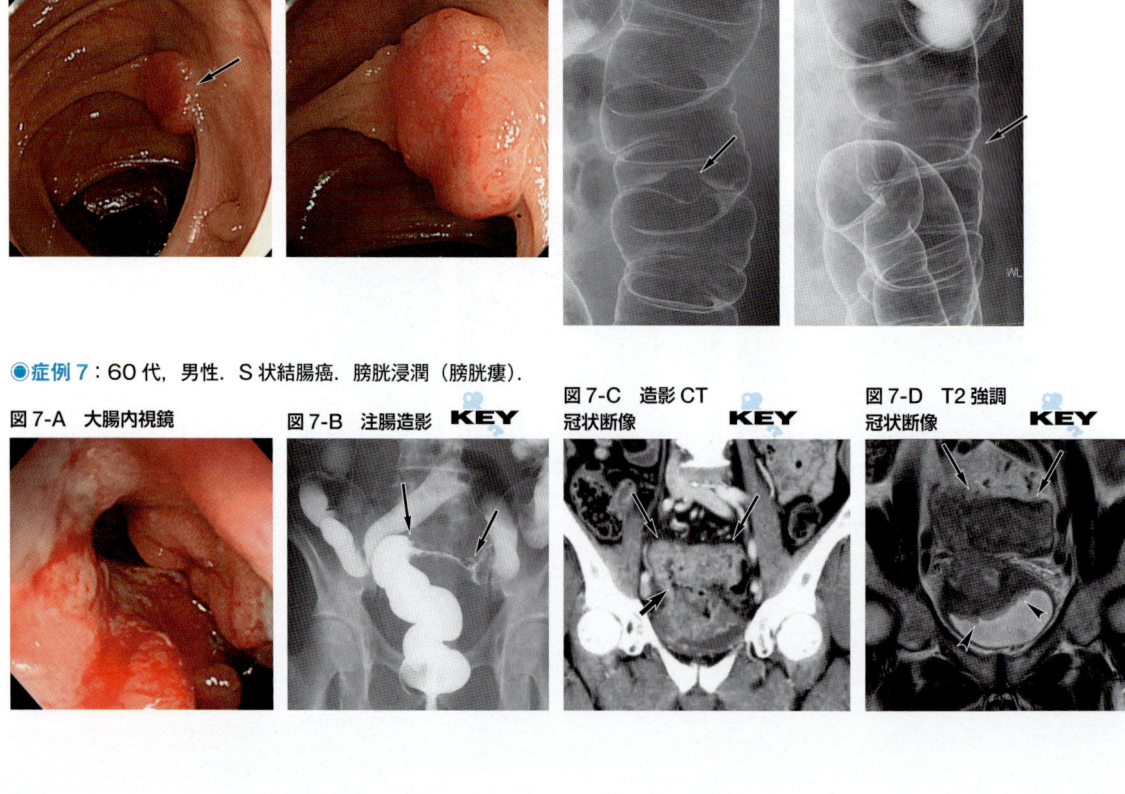

図6-A　大腸内視鏡
図6-B　Aの拡大
図6-C　注腸造影（正面）
図6-D　注腸造影（側面）

●症例7：60代，男性．S状結腸癌．膀胱浸潤（膀胱瘻）．

図7-A　大腸内視鏡
図7-B　注腸造影
図7-C　造影CT冠状断像
図7-D　T2強調冠状断像

【症例4】 大腸内視鏡（図4-A，B）で直腸下部に約15mmの隆起性病変を認める．色調はやや発赤調で凹凸が目立つ．周囲にひきつれなどの変化はない．注腸造影正面像にて直腸下部に境界明瞭な隆起性病変を認める（図4-D；→）．側面像では軽度変形（角状変形）を呈する（図4-C；→）．

【症例5】 注腸造影で下行結腸に約半周性の2型病変を認める（図5-A；○で囲った部分）．側面像では台形状変形を呈しており（図5-B；→），明らかな進行癌の所見である（図5-C, D；→）．

【症例6】 大腸内視鏡で下行結腸の襞上に乗るような隆起性病変を認める（図6-A；→）．緊満感があり，色調は発赤調，平皿状の形態で中心に陥凹を伴っている（図6-B）．また襞のひきつれも認められる．

以上の所見により，SM高度浸潤が強く疑われる．注腸造影正面像では，襞の上に乗るような境界明瞭な隆起性病変を認める（図6-C；→）．側面像で弧状変形を認める（図6-D；→）．SM高度浸潤癌に合致する所見である．

【症例7】 S状結腸に全周性2型病変を認める（図7-A）．内腔は高度に狭窄しており内視鏡は通過不能なため，病変の全体像は把握困難である．注腸造影で病変の範囲が確認できる（図7-B；→）．造影CT冠状断像（図7-C）とT2強調冠状断像（図7-D）で，S状結腸癌（→），膀胱内腔に突出する浸潤部（▶），S状結腸から膀胱に連続する軟部影内にair（→）を認める．瘻孔形成を疑う．

【症例8】 下行結腸に全周性2型病変を認める（図8；→）．CTC（CT-colonography）における仮想注腸造影（図8-B）にて，明瞭なapple core signが認められる．注腸造影（図8-C）と同様の所見が得られる．

● 症例8：70代，男性．下行結腸癌（2型）．

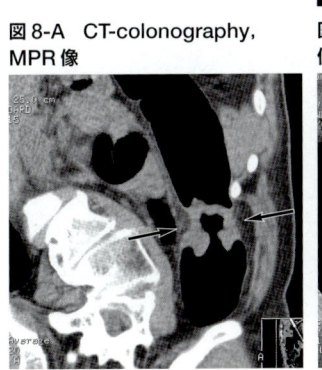

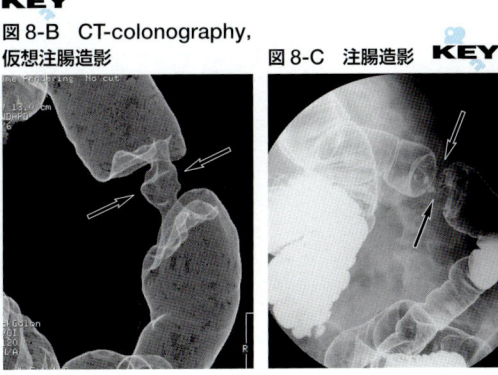

図8-A　CT-colonography, MPR像

図8-B　CT-colonography, 仮想注腸造影

図8-C　注腸造影

●症例9：50代，男性．横行結腸癌（O-Ⅱa）．

図9-A　CT-colonography

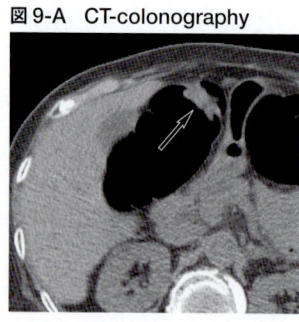

図9-B　CT-colonography, 仮想注腸造影

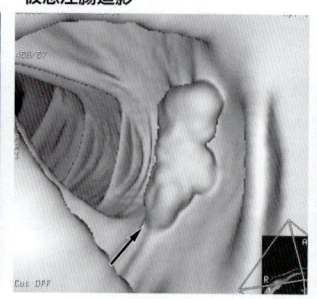

図9-C　大腸内視鏡

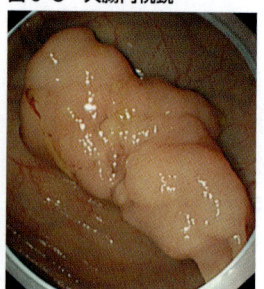

●症例10：70代，男性．S状結腸癌（2型，SS）．

図10-A　大腸内視鏡

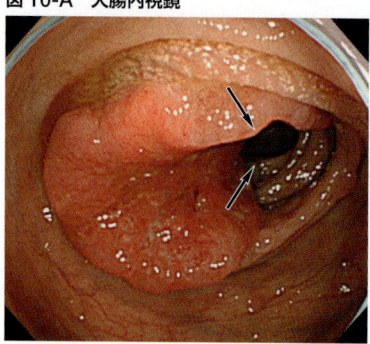

図10-B　PET-CT

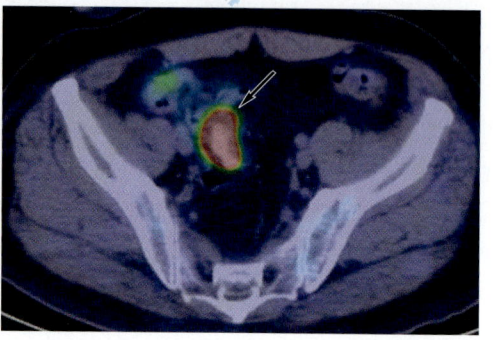

●症例11：60代，女性．直腸癌（O-Ⅰ，M）．

図11-A　大腸内視鏡

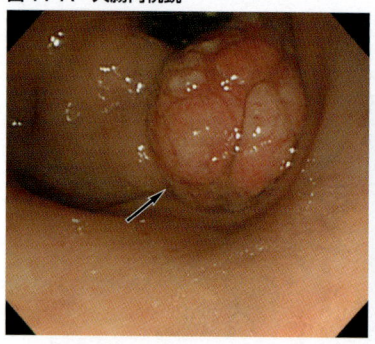

図11-B　PET-CT

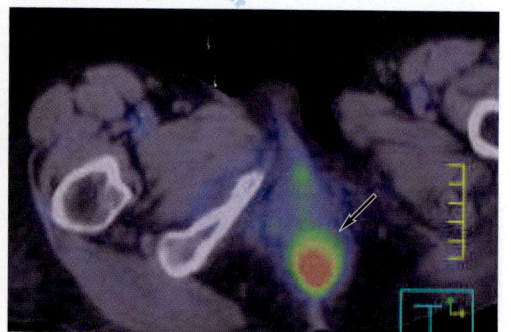

表1　大腸癌の肉眼型分類

基本分類	O型（表在型）の亜分類	
0型：表在型 1型：隆起腫瘤型 2型：潰瘍限局型 3型：潰瘍浸潤型 4型：びまん浸潤型 5型：分類不能	Ⅰ：隆起型	Ⅰp：有茎性 Ⅰsp：亜有茎性 Ⅰs：無茎性
	Ⅱ：表面型	Ⅱa：表面隆起型 Ⅱb：表面平坦型 Ⅱc：表面陥凹型

［文献1）より一部改変して転載］

【症例9】 大腸内視鏡で横行結腸に平坦な隆起性病変を認める（図9-C）．長径は30mm程度，やや凹凸がある形態で，仮想内視鏡でも通常の内視鏡と同様の所見が得られている（図9-B；→）．CTCでは0-Ⅱaのような平坦病変の診断能が劣る傾向にあるが（図9-A；→），本症例のようにある程度の高さがあれば描出可能である．

【症例10】 大腸内視鏡（図10-A）で陥凹を伴って境界明瞭な隆起性病変を認める（→）．PET-CTでS状結腸癌に異常集積を認める（図10-B；→）．病変サイズが大きい進行癌に対しては，PET-CTでほぼ100%検出可能である．

【症例11】 大腸内視鏡で直腸下部（肛門部）に発赤調の隆起性病変を認める（図11-A；→）．PET-CTでは肛門部の病変に一致して異常集積を認める（図11-B；→）．PET診断において，このような肛門周囲病変では痔核との鑑別が必要になる．

大腸癌の一般的知識と画像所見

　大腸癌は結腸癌，直腸癌の総称であり，その組織型のほとんどは腺癌である．わが国でも生活習慣の欧米化などにより，大腸癌の罹患率・死亡率は増加傾向にある．このような背景の中，大腸腫瘍に対する正確な診断と治療法選択の重要性が増してきており，特に内視鏡検査の向上によって，従来は発見頻度が低いとされてきた，浅い陥凹性病変などが早期に診断されるようになってきた．

　大腸癌の病期分類において，わが国では「大腸癌取扱い規約」が広く用いられている[1]．「大腸癌取扱い規約（第8版）」における肉眼型分類（表1）と壁深達度（表2）を以下に記す．早期癌は癌が粘膜内または粘膜下層に留まる病変であり，進行癌は固有筋層より深く浸潤する病変である．大腸癌の肉眼型は，早期癌を0型（表面型），進行癌を1～4型と分類不能の5型に分けられている．早期癌では0-Ⅰ型（隆起型）や0-Ⅱa型（表面隆起型）が多く，進行癌では2型が多い．

　早期大腸癌（粘膜下層までに留まる浸潤癌）は，粘膜（M）癌と粘膜下層（SM）癌に分けられ，それぞれ独自の臨床的特徴を有する．SM癌でのリンパ節転移率は10%前後である．したがって，内視鏡的治療の適応はM癌とSM癌のうち，粘膜下層の浅層に限局して浸潤する癌（SM軽度浸潤：SM1癌）に限定される．それ以上の浸潤が疑われる場合には，手術が必要とされている．したがって，画像診断の際にはSM癌を軽度浸潤するものと高度浸潤するものに分けて診断する必要がある[2]．

表2　大腸癌の壁深達度（T）

TX：壁深達度の評価ができない
T0：癌を認めない
Tis：癌が粘膜内（M）に留まり，粘膜下層（SM）に及んでいない
T1：癌が粘膜下層（SM）までに留まり，固有筋層（MP）に及んでいない
　T1a：癌が粘膜下層（SM）までに留まり，浸潤距離が1000μm未満である
　T1b：癌が粘膜下層（SM）までに留まり，浸潤距離が1000μm以上であるが固有筋層（MP）に及んでいない
T2：癌が固有筋層（MP）まで浸潤し，これを越えていない
T3：癌が固有筋層を越えて浸潤している
　　　漿膜を有する部位では，癌が漿膜下層（SS）までに留まる
　　　漿膜を有しない部位では，癌が外膜（A）までに留まる
　T4a：癌が漿膜表面に露出している（SE）
　T4b：癌が直接他臓器に浸潤している（SI/AI）

［文献1）より一部改変して転載］

大腸癌の診断は内視鏡が主である．内視鏡検査は，①色調の観察が可能，②粘膜面の微細な構造を評価できる，③生検が可能など，注腸造影，CT-colonography (CTC) などのX線検査と比較すると種々の利点がある．正常粘膜との色調差，血管透見の違いなどが病変発見のポイントである．しかしながら，内視鏡検査には欠点もある．まず，病変の大きさを正確に測定できないことである．次に，病変の位置を正確に同定できない点である．直腸やS状結腸などの下部大腸では，内視鏡到達距離，盲腸では回盲弁との位置関係が存在部位の指標となりうるが，内視鏡挿入のために短縮された大腸では，病変の位置を正確に同定することは困難な場合がある．一方，病変の位置同定とサイズ測定は，X線検査ではきわめて容易で客観的である．また，管腔の硬化や変形，管腔外からの浸潤所見などは，むしろX線検査での診断の方が容易である．

壁深達度診断のポイント

大腸癌の深達度診断は，主に内視鏡とX線検査によって行われる．早期癌では内視鏡治療の適応を決める，M～SM軽度浸潤癌とSM高度浸潤癌の鑑別が重要である．また，進行癌における壁外進展の評価には，CTやMRIが有用である．

1）内視鏡

まず病変の肉眼型が重要である．有茎性の大腸癌はほとんどがMもしくはSMの早期癌であり，進行癌の可能性は低い．無茎性の場合は，病変の大きさと深達度に相関関係がある．病変の緊満感，潰瘍や崩れ，襞集中，壁の変形・硬化などが，SM高度浸潤を示唆する所見である．より詳細な深達度診断には，超音波内視鏡や拡大内視鏡によるpit pattern診断が有用である．

2）X線検査

X線検査における早期癌と進行癌の鑑別は，腫瘍の大きさ，肉眼型と内腔の狭窄程度などによって行う．早期癌と進行癌を併せた深達度診断に関しては，管腔側面像の変形理論が完成している．すなわち，最も進行した癌では内腔は閉塞する．深達度が深いものから順に述べると，両側高度変形，片側高度変形，片側軽度変形から無変形となる．その後，この理論は早期癌へと展開され，側面変形を，①無変形，②角状変形，③弧状変形，④台形状変形と分類された．無変形はM癌かSM軽度浸潤癌に多く，角状変形はSM高度浸潤癌に相当する．また，弧状変形はSM高度浸潤癌からMP浸潤癌に由来することが多い．台形状変形の場合は，固有筋層以深に達する進行癌のことが多いとされている．

3）CT，MRI

CTでは大腸壁の層構造を明瞭に分離できないため，早期癌の評価は困難である．CTの主な用途は，進行癌における壁外浸潤や他臓器浸潤の評価である．病変から壁外の脂肪織への毛羽立ちや索状影は，壁外浸潤の可能性を示している．なお近年，臨床応用されているCT-colonographyでは，注腸造影に類似した仮想注腸像を得ることができる．仮想注腸造影の側面変形は，注腸造影における側面変形と理論的にほぼ同様とされており，深達度診断において応用可能である．

MRI は特に直腸癌の深達度診断において有用であり，肛門挙筋や内・外肛門括約筋が描出できる点で優れている．また，下部直腸癌の診断では，肛門温存の適応を判断するために病変と歯状線との距離が重要であり，内視鏡やX線検査も併せた評価が必要である．

　なお，PET-CT に関しては，大腸癌は消化器癌の中でも FDG が比較的良好に集積する腫瘍であり，スクリーニングとしても有用である．大腸癌における原発巣の検出率については，感度 87 ～ 100％，特異度 67 ～ 100％程度とされている．消化管の生理的集積との鑑別が困難な場合も多く，特異度は決して高くはないと言える．

鑑別診断のポイント

【早期癌（隆起型）】 大きさが 2cm 前後の病変の場合，肉眼型から早期癌と腺腫や若年性ポリープなどの良性ポリープとの鑑別は難しいことが多い．詳細には拡大内視鏡による pit pattern 診断が有用である．過形成性ポリープは通常は白色を呈する点で鑑別可能である．

【進行癌（2型・3型）】 潰瘍を形成する大腸癌の場合，鑑別としては悪性リンパ腫や他臓器の直接浸潤が考えられる．直接浸潤の原発巣としては，前立腺癌，子宮癌，卵巣癌や胃癌，膵癌，胆嚢癌などがある．

【直腸癌】 直腸に病変がある場合は，粘膜脱症候群（mucosal prolapsed syndrome：MPS）が鑑別疾患に挙がる（p.124 参照）．MPS は平坦型，隆起型，潰瘍型に分類され，進行癌や悪性の粘膜下腫瘍との鑑別が重要になる．問診上，排便習慣の異常があることが診断の一助になる．

【4型（びまん浸潤型）】 明らかな潰瘍や腫瘤形成がなく，びまん性に浸潤する大腸癌である．Crohn 病や潰瘍性大腸炎などの炎症性腸疾患や虚血性腸炎，腸間膜脂肪織炎，転移性大腸癌などが鑑別すべき疾患である．4型大腸癌は腸管の不整な直線化があり，狭窄部では辺縁の立ち上がりが粘膜下腫瘍様であることが多い．

参考文献
1) 大腸癌研究会・編：大腸癌取扱い規約，第8版．金原出版，2013．
2) 大腸癌研究会・編：大腸癌治療ガイドライン，医師用 2014 年版．金原出版，2014．
3) 牛尾恭輔，後藤裕夫，村松幸夫・他：消化器癌のX線診断における側面像の意義―二重造影による深達度診断．胃と腸 21: 27-41, 1986．

112　3. 小腸・大腸

大腸腫瘍 転移性大腸腫瘍
metastatic colorectal tumor

（伊牟田真功）

●症例 1：70 代，女性．肺癌の大腸転移．肺腺癌にて化学療法中．下血あり，下部消化管内視鏡検査施行した．

図 1-A　大腸内視鏡（下行結腸）KEY

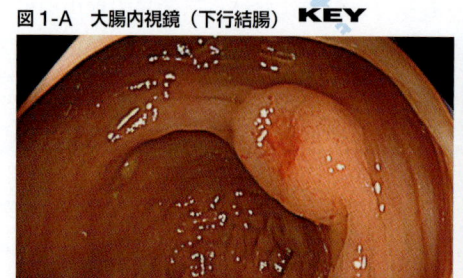

図 1-B　大腸内視鏡（下行結腸）

図 1-C　大腸内視鏡（S 状結腸）KEY

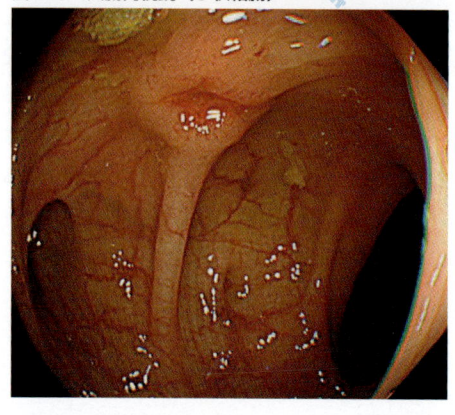

●症例 2：50 代，女性．排便異常あり，大腸内視鏡検査を施行．後に撮影した CT，MRI 検査にて膵癌を認めた．

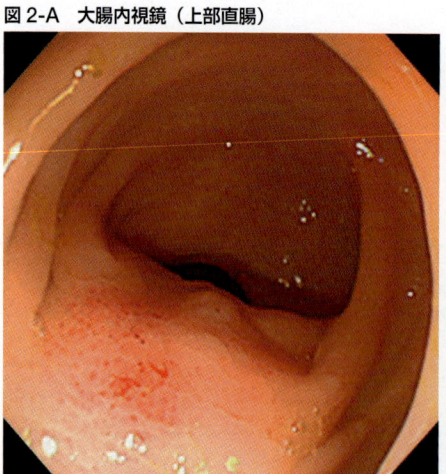

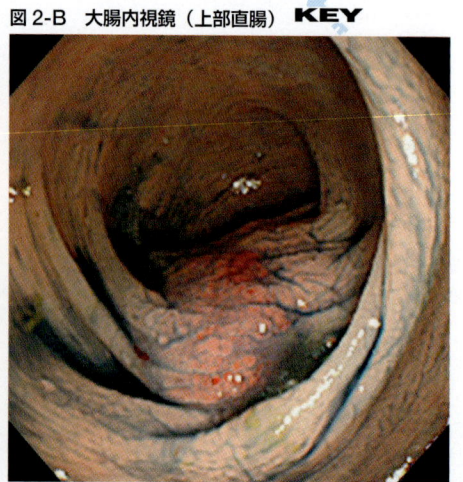

図 2-A　大腸内視鏡（上部直腸）

図 2-B　大腸内視鏡（上部直腸）KEY

画像の読影

【症例1】 全大腸には，中心陥凹を伴った粘膜下腫瘍様隆起を多数認めた．生検にて肺癌の大腸転移と診断された．

【症例2】 上部直腸に粘膜下隆起を認めた．表面はやや粗糙で発赤調であった．

転移性大腸癌の一般的知識と画像所見

転移性大腸癌・直接浸潤は大腸癌全体の 0.1～1％ と稀であり，原発巣は胃癌が最多である．次いで卵巣癌，膵臓癌，乳癌などが多い[1,2]．大腸への転移部位は横行結腸が約 80％ と最も多く，他はS状結腸，直腸の順に多い．転移様式としては腹膜播種が多いが，血行性またはリンパ行性にも生じる．また前立腺，胃，卵巣，膵臓など大腸と接する臓器の癌が直接浸潤することがある．

病変の形態は直接浸潤と転移によって異なる．血行性またはリンパ行性転移では限局性の粘膜下腫瘍様隆起を呈し，進行すると襞集中や潰瘍形成（牛眼像）を伴うことが多い．一方で直接浸潤した初期病変は腸管の伸展不良や圧排像のみで，病勢が進行するに従って狭窄や閉塞を伴うようになる．

なお，小林らは転移性大腸癌の注腸造影所見を，1)収束型（腸管の長軸方向に対して横走する平行した襞の集合様所見），2)圧排型（腫瘤による腸管からの圧排または粘膜下腫瘍様所見），3)混在型（収束型と圧排型の混在），4)びまん型（大腸原発びまん浸潤型に類似した全周性狭窄と粘膜異常），5)特殊型の5型に分類しており，胃原発では収束型が多いと報告している[2,3]．

参考文献
1) 石川 勉，縄野 繁，水口安則・他：転移性大腸癌の形態診断—X 線像の解析を中心に—．胃と腸 23: 617-630, 1988.
2) 小林広幸，渕上忠彦，堺 勇二・他：転移性大腸癌の形態学的特徴—X 線像を中心として—．胃と腸 38: 1815-1830, 2003.
3) 新井 修，阿部仁郎，飯田貴之・他：胃癌術後 15 年目に診断しえた胃癌大腸転移の1例．Gastroenterol Endosc 53: 2018-2024, 2011.

114   3. 小腸・大腸

大腸腫瘍 大腸粘膜下腫瘍
colonic submucosal tumor
（鶴丸大介）

●症例1：30代，男性．便鮮血陽性の精査目的に受診．

図1-A　大腸内視鏡

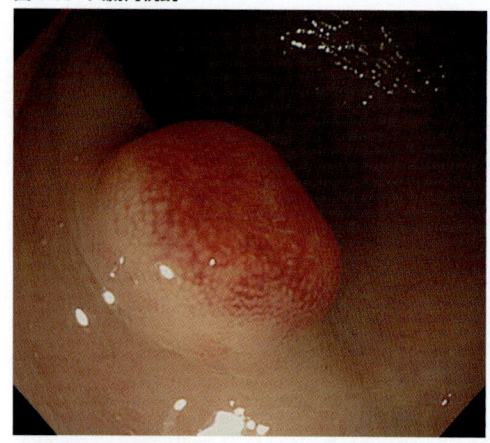

図1-B　超音波内視鏡

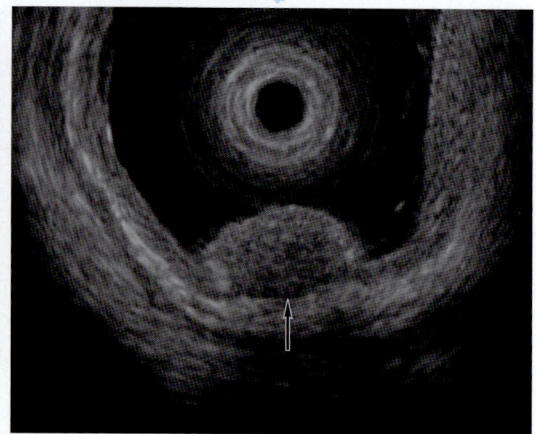

図1-C　消化管造影

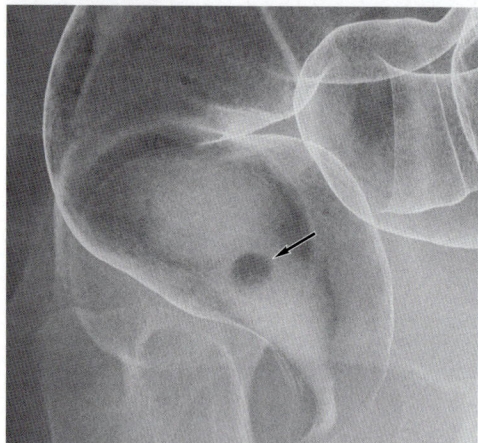

図1-D　造影CT

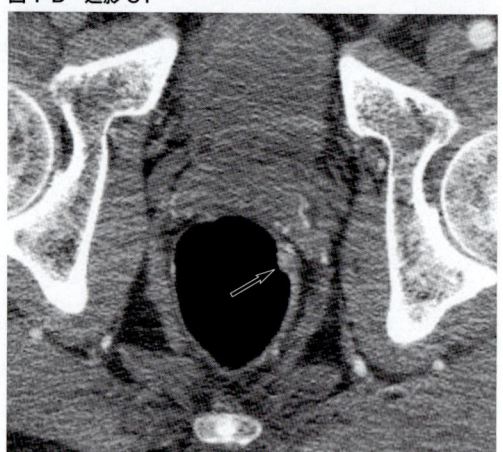

●症例2：50代，女性．右下腹部痛でCTを施行する．

図2-A　単純CT

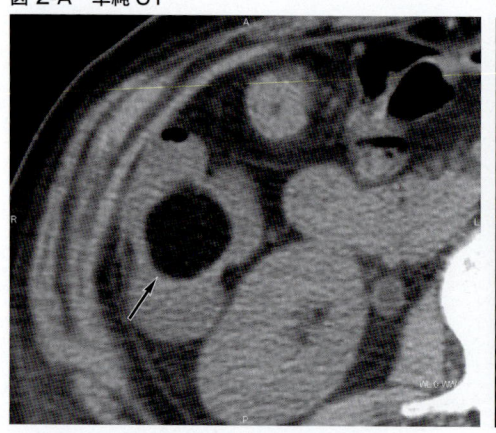

図2-B　単純CT冠状断像

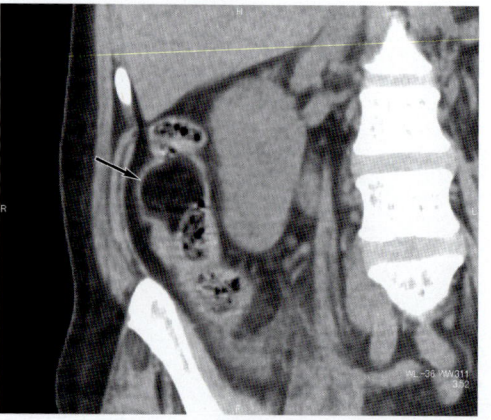

画像の読影

【症例1】 大腸内視鏡（図1-A）にて，下部直腸に表面発赤した粘膜下腫瘍を認める．超音波内視鏡で第2～3層に境界明瞭な低エコー腫瘤を認める（図1-B；→）．消化管造影（図1-C）で下部直腸壁に表面平滑な粘膜下腫瘍を認める（→）．造影CT（横断像）にて直腸壁に，立ち上がりなだらかな壁在結節様の腫瘤を認め，内部は早期相では増強されている（図1-D；→）．
【症例2】 上行結腸内に皮下脂肪と同程度の吸収値の腫瘤を認める（図2-A，B；→）．腸重積を起こしていたため，手術が施行された．

大腸粘膜下腫瘍の一般的知識と画像所見

　大腸粘膜下腫瘍は頻度こそ少ないものの，その種類は多岐にわたる．頻度的には脂肪腫が最も多い．その他の良性腫瘍としてリンパ管腫，血管腫，悪性疾患としてはカルチノイド腫瘍（神経内分泌腫瘍 grade 1），gastrointestinal stromal tumor（GIST），悪性リンパ腫などがある．胃と異なりGISTは少ない．悪性リンパ腫の中でもマントル細胞リンパ腫や濾胞リンパ腫は，多発ポリープ状（multiple lymphomatous polyposis）の形態を示すことがある．

　カルチノイド腫瘍は，粘膜深層に存在する endocrine cell micronests から発生するため真の粘膜下腫瘍ではないが，一般的には粘膜下腫瘍として取り扱われる．虫垂を含めた回盲部，直腸に発生するが，わが国では圧倒的に直腸に多い．多くは1cm未満で発見され，1cm未満であれば転移の可能性も低いため，内視鏡的治療が選択される．（p.180「消化管神経内分泌腫瘍」も参照）

　カルチノイド腫瘍は，超音波内視鏡で粘膜下層に限局した境界明瞭な低エコー腫瘤として描出される．CTは主にリンパ節転移の除外目的に施行されるが，原発巣自体も増強される壁在結節として描出されることがある[1]．

鑑別診断のポイント

　上記のように大腸粘膜下腫瘍は多岐にわたるが，多くは内視鏡，超音波内視鏡で診断されるため，脂肪腫を除きCTやMRIが診断に直接寄与するところは少ない．カルチノイド腫瘍に関して言えば，造影CTでの増強効果が診断の一助となる．

NOTE　カルチノイド腫瘍の一般的知識

　神経内分泌腫瘍（NET）に分類され，低悪性度腫瘍とされる．消化管をはじめ，肺，気管支，膵，精巣，卵巣などほぼすべての臓器に発生しうるが，直腸，肺，胃（27％），十二指腸（15％），虫垂，小腸，結腸などに好発する．

　発生部位によって前腸系（胃，十二指腸），中腸系（空・回腸，虫垂），後腸系（S状結腸，直腸）に分類される．前腸由来のものではヒスタミン様物質を分泌し，顔面紅潮，気管支収縮，中腸由来ではセロトニン分泌により，チアノーゼ，下痢，低血圧，皮膚症状（カルチノイド症候群）を引き起こすことがあるが，その頻度は低い．後腸由来は生理活性物質は分泌しない．

　消化管のカルチノイド腫瘍は粘膜深層部の内分泌細胞から発生し，本来は粘膜下腫瘍であるが，増大するにつれて，びらんや潰瘍を形成し，上皮性の形態を呈する．低悪性度ながらリンパ節転移や肝転移のリスクがあり，その後も緩徐な経過をとることがあるため，長期に経過を追う必要がある．

参考文献

1) Pickhardt PJ, Kim DH, Menias CO, et al: Evaluation of submucosal lesions of the large intestine: part 1. Neoplasms. RadioGraphics 27: 1681-1692, 2007.

116   3. 小腸・大腸

CT colonography（CTC）

（満崎克彦）

●**症例1**：50代，男性．直腸カルチノイド．

図1-A　MPR

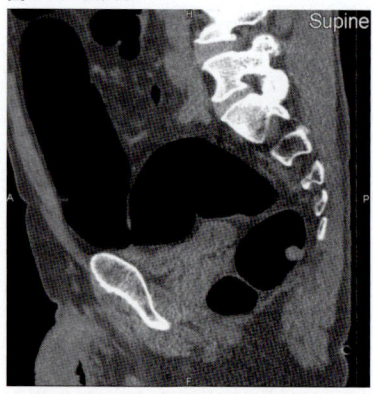

図1-B　3D-VR

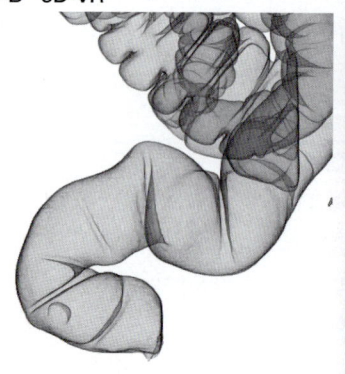

図1-C　VE

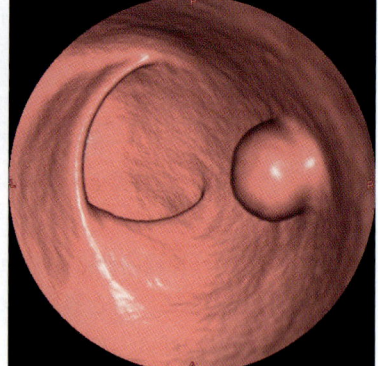

図1-D　virtual dissection view

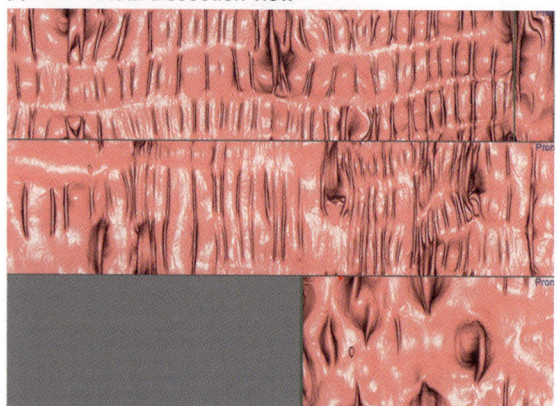

図1-E　VE + MPR

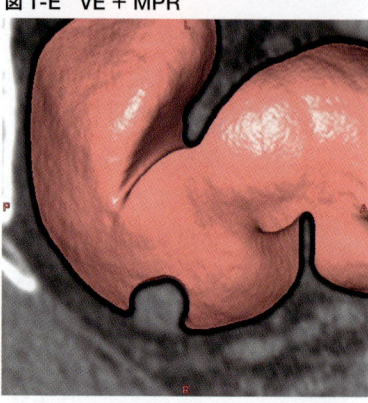

図1-F　大腸内視鏡

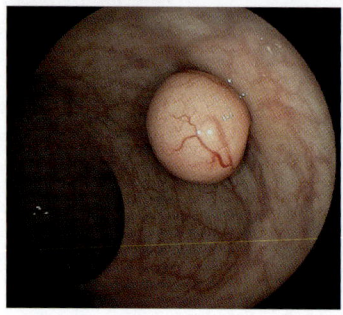

図1-G　2体位比較表示

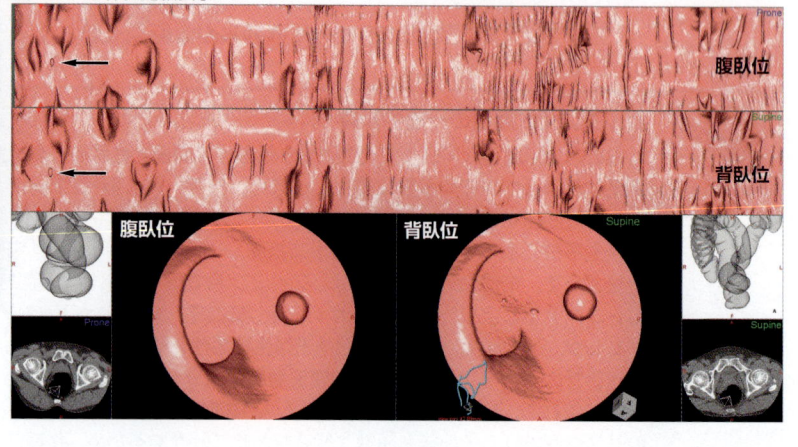

腹臥位

背臥位

腹臥位

背臥位

大腸 CT 検査とは

　大腸 CT 検査（CT colonography：CTC）は，CT データを画像処理し CT 3 次元画像によって大腸管腔内を検査する方法である．近年の CT の多列化とコンピュータ技術の進歩により，画像表示の高速化および高精細化が可能となり大きな注目を浴びている．内視鏡検査と比較して苦痛が少なく低侵襲で安全であること，画像に客観性・再現性があり標準化の可能性があること，短時間で多数の対象者を検査可能であることからスクリーニングへの応用が期待されている．精度の高いスクリーニング CTC 検査を実施する上で重要なポイントは，適切な前処置，良好な腸管拡張，必要十分な撮影条件の選択，正確な読影である．

画像表示法

　【症例 1】　通常の横断画像以外に，2 次元画像である多断面変換表示画像（multi-planar reconstruction：MPR，図 1-A），3 次元画像である volume rendering（VR）画像による注腸造影類似画像（air image，図 1-B）や仮想内視鏡像（virtual endoscopy：VE，図 1-C）がある．これらの画像を組み合わせて病変や粘膜面の形態異常を確認する．VR 画像や VE 画像は，任意の角度から繰り返し観察可能であるので，病変の位置や形状や大きさなどの全体像が把握しやすい．また，内視鏡検査で見落としやすいとされる半月襞の間や屈曲部に隠れた病変も容易に描出可能である．

　ワークステーションによっては，大腸内腔面を展開して表示する virtual dissection view（仮想展開画像）と呼ばれる画像表示法があり，この表示法では大腸の広い範囲の粘膜面を静止画として観察できる．盲点が少なく短時間に病変検索が可能であるため，スクリーニング検査の読影に適している表示方法である（図 1-D）．

読影の方法

　VR 画像による注腸造影類似画像にて拡張不良や壁変形，粘膜の凹凸の有無などを確認する．virtual dissection view にて病変が疑われる部分をすべてチェックする．チェックした部分も含めて，VE 画像（＋MPR 画像，図 1-E）で口側から肛門側，肛門側から口側への観察を腹臥位と背臥位の 2 体位で行い病変を診断する．高精細な画像表示により内視鏡画像に類似した画像表示が可能である（図 1-F）．最新のワークステーションでは 1 画面に腹臥位と背臥位の 2 体位比較表示が可能で，読影時間が短縮できる（図 1-G）．

118　3. 小腸・大腸

● **症例 2**：50 代，男性．直腸癌，1s，M 癌．［C，D，F は，満崎克彦．胃と腸 47: 55-65, 2012[1)] より転載］

図 2-A　3D-VR

図 2-B　virtual dissection view

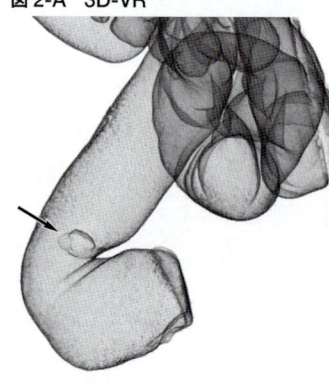

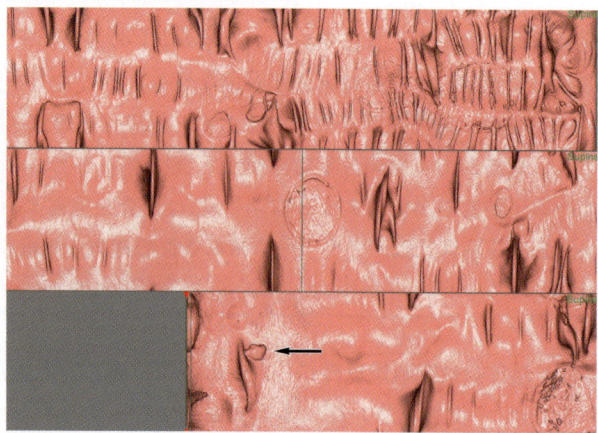

図 2-C　2 体位比較表示

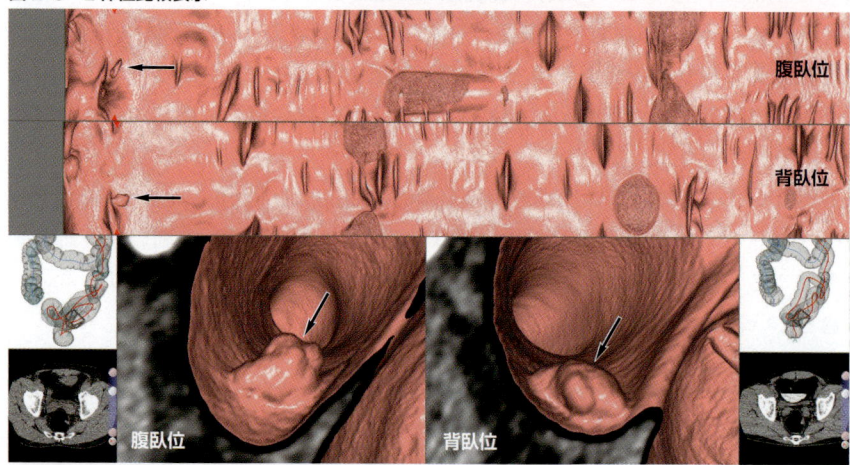

腹臥位

背臥位

腹臥位

背臥位

図 2-D　VE + MPR

図 2-E　VE + MPR

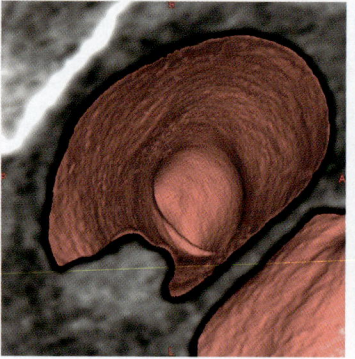

図 2-F　大腸内視鏡

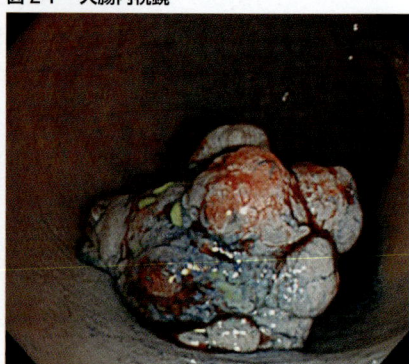

画像所見

【症例2】 VR画像による注腸造影類似画像（air image，図2-A）では直腸に隆起性病変を認め（→），virtual dissection view（仮想展開画像）では直腸付近に隆起性病変として認める（図2-B；→）．背臥位および腹臥位の2体位表示画像において，可動性のない隆起性病変として描出されている（図2-C；→）．VE＋MPR（遠景）では，表面に凹凸のある隆起性病変として描出され（図2-D，E），病変の断面を観察すると，tagging効果なく，軟部組織陰影として認識され，残便と鑑別可能である．大腸CT検査にて直腸の腺腫もしくは癌が疑われる．内視鏡画像（図2-F）では，大腸CT検査同様の表面凹凸不整な隆起性病変を認め，内視鏡的切除後の病理組織検索にて，腺腫内癌の診断であった．

大腸CT検査の一般的知識

大腸腫瘍の多くが隆起性病変のため，スクリーニングCTCで拾い上げるのに適した病変である．ポリープの大きさ別に見たadvanced histoloy（絨毛もしくは鋸歯状腺腫，高度異型，浸潤癌）を有する頻度は，5mm以下で1.2%，6～9mmで5.4%，10mm以上で28.9%と言われ，一般的にCTCでターゲットとする病変の大きさは6mm以上である．

スクリーニングの場合，病変と残便の鑑別を容易にするため，前処置の際にtagging agentとして経口造影剤（ガストログラフィンやバリウム）を使用する．病変を疑った場合には，2体位表示画像で可動性の有無を，MPR画像にて，taggingの有無，内部性状の評価を行う．経静脈性ヨード造影剤を用いないスクリーニングCTCの場合，病変の血行動態は評価できず，また，病変が小さい場合には内部性状の評価が困難で，質的診断より存在診断が主となる．

読影のポイント

読影で重要なポイントは病変と残便の鑑別である．病変と残便を鑑別する場合，可動性の有無，病変の形状（丸いか不定形か），病変の吸収値（taggingの有無），病変内部の均質性などを評価する．また，不十分な腸管拡張部位，憩室が多発している部位，うねった襞状などの読影は慎重に行い，また，表面型腫瘍（特に腫瘍高が2mm未満）の描出は困難であることにも留意する．

参考文献

1) 満崎克彦：CTCによる大腸癌スクリーニングの現状と今後の課題．胃と腸 47: 55-65, 2012.

直腸, 肛門 肛門管癌
anal canal cancer

(伊牟田真功)

●症例1：80代，女性．便秘で加療されていた．下血の精査で大腸内視鏡検査施行され，異常を認めた．

図1-A　注腸造影

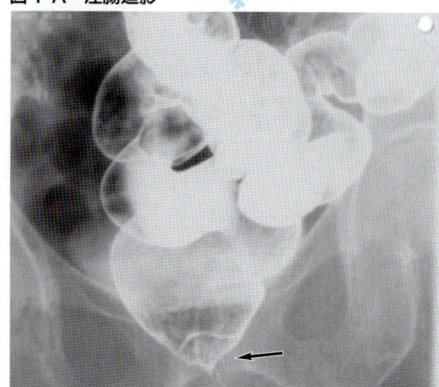

図1-B　大腸内視鏡（色素散布後）

図1-C　造影CT

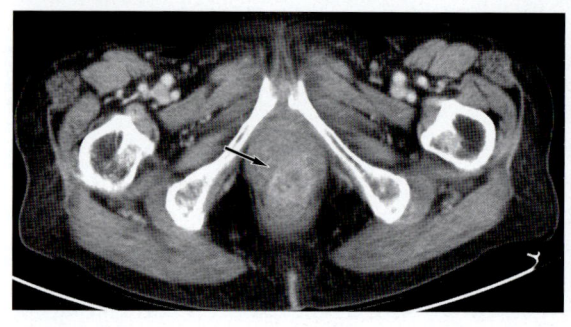

図1-D　PET-CT

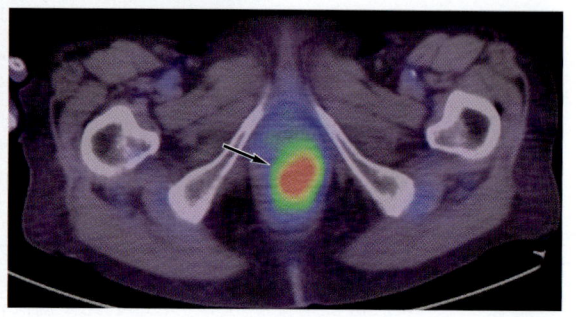

●症例2：80代，女性．肛門周囲のかゆみと紅斑が出現．ステロイド外用と真菌薬外用で加療されたが改善しなかった．

図2　大腸内視鏡（挿入前）

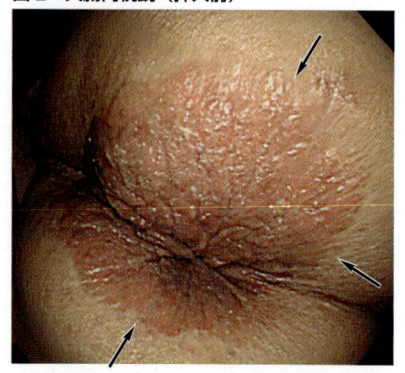

表　肛門管腫瘍

1. 良性上皮性腫瘍
2. 上皮内腫瘍
3. 悪性上皮性腫瘍
　　3.1　腺癌
　　　　3.1.1　直腸型
　　　　3.1.2　管外型
　　3.2　扁平上皮癌
　　3.3　腺扁平上皮癌
　　3.4　その他
4. 内分泌細胞腫瘍
　　4.1　カルチノイド腫瘍
　　4.2　内分泌細胞癌
5. 悪性黒色腫
6. 乳房外Paget病
7. 非上皮性腫瘍
8. 悪性リンパ腫
9. 腫瘍様病変
10. その他

［文献1）より抜粋して転載］

参考文献
1) 大腸癌研究会・編：大腸癌取扱い規約 第8版．金原出版, p.61-63, 2013.

画像の読影

【症例1】 注腸造影検査では，肛門管に隆起性病変を認める（図1-A；→）．内視鏡検査では，上部肛門管に不整形の潰瘍性病変を認める（図1-B；→）．造影CTで肛門管周囲に境界不明瞭な腫瘤を認め（図1-C；→），PETでは，$SUV_{max} = 10.3 \rightarrow 16.9$ の異常集積を呈している（図1-D；→）．

【症例2】 肛門周囲皮膚に茶褐色の色素沈着を認める（図2；→）．手術後の病理診断にて，肛門管癌に伴うPaget現象と診断された．

肛門管癌の一般的知識と画像所見

肛門管とは肛門と直腸を結ぶ管であり，解剖学的肛門管と外科的肛門管の2つの定義がある．

【解剖学的肛門管】 歯状線†から肛門縁（肛門周囲の皮膚との境界）までの肛門上皮に覆われる範囲．

[†：歯状線は内視鏡検査にて，粘が歯茎のように波状の形態に見える，歯状線と呼ばれている（図3；→）．]

【外科的肛門管】 恥骨直腸筋付着部上縁から肛門縁までの範囲．

図3 大腸内視鏡

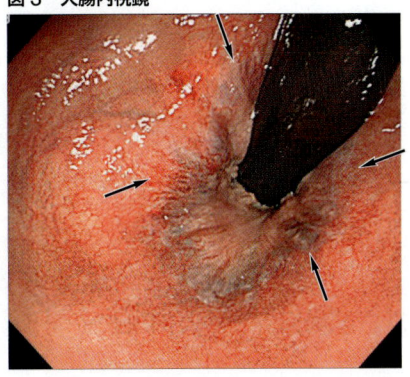

肛門管癌の発生率は直腸癌の約1％と低いが，最近はその頻度が上昇していると言われている．肛門管癌の症状としては特異的でない場合が多く，診断が遅れる原因となる．肛門からの出血，肛門部不快感が最も多い症状である．また「大腸癌取扱い規約」では，肛門管腫瘍は表のように分類される．肛門管癌は，わが国では「肛門管に発生する悪性腫瘍ないしは直腸から肛門管に進展した腺癌」を意味するが，欧米では「扁平上皮癌に限定して用いられる」ことが多いので注意が必要である．

Paget現象とは，皮膚に隣接する臓器の癌が上皮内を移動して表皮へ到達し，表皮内癌の所見を呈することをいうが，直腸肛門癌は症例2のように肛門周囲にPaget現象を生じることが知られている．Paget現象の臨床および病理組織像は皮膚原発の乳房外Paget病と酷似する．乳房外Paget病と内臓癌のPaget現象では，治療法の選択および予後が著しく異なるので，両者を鑑別することが重要である．

わが国では腺癌（直腸型肛門管癌）の頻度が多く，扁平上皮癌は比較的頻度が少ない．肛門管に発生する扁平上皮癌は，肛門管の移行帯上皮や肛門上皮から発生する．扁平上皮癌であれば，放射線化学療法が第一選択として治療法が確立している．

鑑別診断のポイント

その他，肛門管に発生する腫瘍として下記のような特徴があり，鑑別に有用である．

【腺癌】 肛門腺由来の腺癌や痔瘻に合併した腺癌は管外性発育を示すことが多い．

【類基底細胞癌】 皮膚の基底細胞癌に類似する小型の細胞よりなる扁平上皮癌の特殊型であり，移行帯上皮より発生する．

【悪性黒色腫】 皮膚の色素細胞から発生する．

【Paget病】 アポクリン腺管の上皮から発生して表皮に移動したPaget cellが真皮内で悪性化したもの．

直腸癌再発
直腸，肛門
recurrent rectal cancer

（山下康行，伊牟田真功）

●症例1：60代，男性．直腸癌手術（低位前方切除）のフォロー中，術後2年目のCTにて左下部尿管を巻き込むような軟部影を認めたため，当院受診となった．再発例．

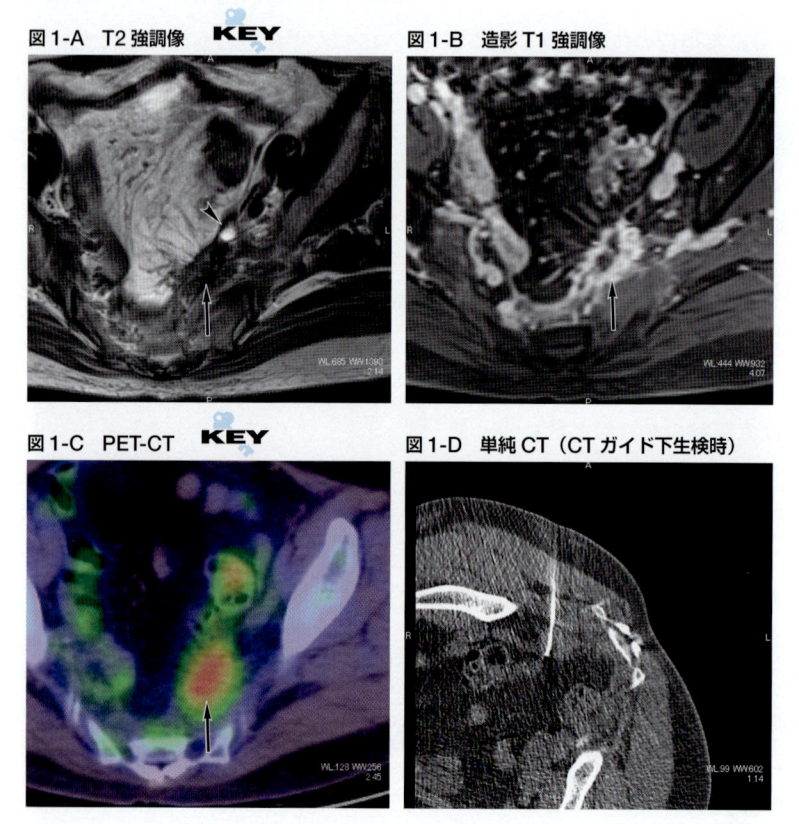

図1-A　T2強調像
図1-B　造影T1強調像
図1-C　PET-CT
図1-D　単純CT（CTガイド下生検時）

●症例2：50代，男性．直腸癌手術（低位前方切除）のフォロー中，仙骨前面に軟部影を認めたため，当院受診となった．術後変化例．

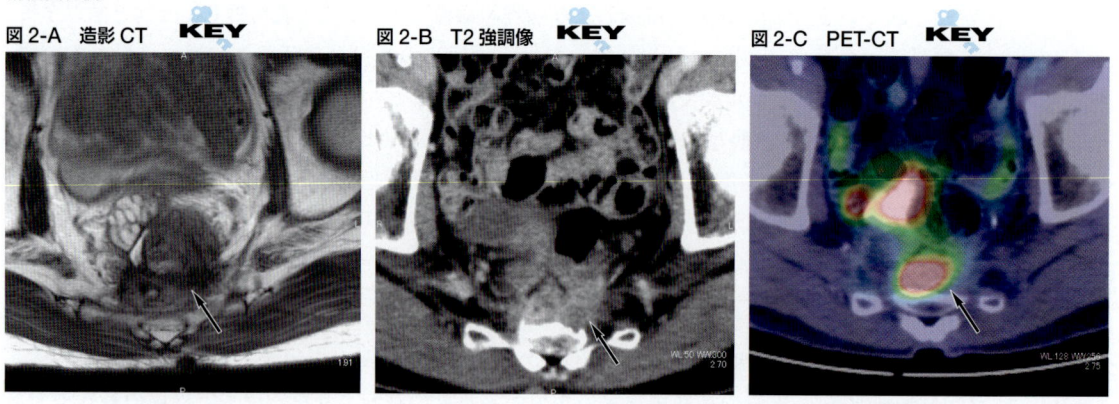

図2-A　造影CT
図2-B　T2強調像
図2-C　PET-CT

画像の読影

【症例1】 骨盤腔左背側に，T2強調像で低信号の腫瘍を認める（図1-A；→）．尿管（図1-A；►）および周囲の脂肪織を巻き込み，周囲には索状の引きつれが見られる．造影後では，辺縁優位に増強されている（図1-B；→）．拡散強調像（非掲載）では，明らかな異常信号は指摘できなかった．FDG-PETでは強い取り込みを認める（図1-C；→）．CT下の生検（図1-D）では，強い間質の線維化を伴った直腸癌の再発が証明された．

【症例2】 仙骨前面にCTで軟部陰影（図2-A；→），T2強調像で低信号（図2-B；→）の腫瘍を認める．FDG-PETでも強い取り込みを認める（図2-C；→）．CT下の生検（非掲載）では線維化組織のみで，その後の経過観察でも画像の変化は見られなかった．

直腸癌再発の一般的知識と画像所見

直腸癌において局所再発は肝転移と並んで頻度の高い再発形式であり，従来は直腸癌根治術後の約30％に見られていたが，側方リンパ節郭清などにより，現在では10％程度に低下している[1)2)]．手術後3年以内に再発が見られることが多い．直腸癌の局所再発形式としては，吻合部再発，仙骨前再発，会陰部再発などがある．一般的に仙骨前再発の頻度が高い．多くの場合，当初は無症状のことが多いので，画像診断が重要である．一般にCTが局所再発や転移の診断がされることが多いが，局所再発についてはMRIの診断能が高い[3)]．MRIでは再発巣はT2強調像で，筋肉と同程度の信号強度，造影で腸管と同程度に増強される．拡散強調像も有用とされている[4)]．しかし，超音波やCT，MRIによる形態的診断では評価が難しい場合も多い．理由としては，消化管などの正常構造物や仙骨前に見られる術後の線維化などが再発腫瘍と鑑別しにくいことが挙げられる．したがって，良悪性の鑑別のためには，術後に定期的なフォローCTによる評価が必要となる．

CTやMRIで良悪性の鑑別が難しい症例でも，PET-CTで異常集積を見ることで正しく診断できる場合がある．直腸癌の局所再発ではPET-CTの重要性が増してきているが，適応としては臨床的に再発が疑われ，CTやMRIで診断が確定できない症例に施行するべきである．また，PET-CTにおける直腸癌再発診断のピットフォールとしては，FDGは尿中に排泄されるため，手術操作により尿管の走行が変位したり膀胱が変形している場合は，正常とは違う位置に尿路へのFDG集積があるため，注意が必要である．また，術後6か月間は擬陽性を呈することもあるため，術後6か月以降での検査が勧められている．

鑑別診断のポイント

術後の線維化と再発が問題となることが多い．一般に再発巣は円形を呈し，強い増強効果やリング状を呈することが多い．術後の線維化は直線上を呈する．また，T2強調像では線維化は低信号を呈するが，比較的高信号であれば再発が疑われる．しかし，線維組織の中に再発腫瘍細胞が見られることも多く（症例1），生検やフォローアップでの診断が必要なことも少なくない．

参考文献

1) Camilleri-Brennan J, Steele RJ: The impact of recurrent rectal cancer on quality of life. Eur J Surg Oncol 27: 349-353, 2001.
2) Akasu T, Moriya Y, Ohashi Y, et al: Adjuvant chemotherapy with uracil-tegafur for pathological stage III rectal cancer after mesorectal excision with selective lateral pelvic lymphadenectomy: a multicenter randomized controlled trial. Jpn J Clin Oncol 36: 237-244, 2006.
3) Sinaei M, Swallow C, Milot L, et al: Patterns and signal intensity characteristics of pelvic recurrence of rectal cancer at MR imaging. RadioGraphics 33: E171-E187, 2013.
4) Lambregts DM, Cappendijk VC, Maas M, et al: Value of MRI and diffusion-weighted MRI for the diagnosis of locally recurrent rectal cancer. Eur Radiol 21: 1250-1258, 2011.

直腸，肛門 粘膜脱症候群
mucosal prolapse syndrome

（幸　秀明）

●症例1：60代，男性．術前精査で異常を指摘される．

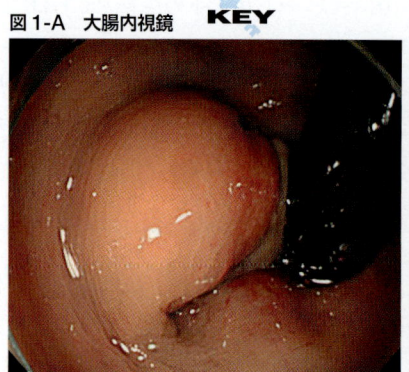

図1-A　大腸内視鏡

図1-B　大腸内視鏡

図1-C　注腸造影

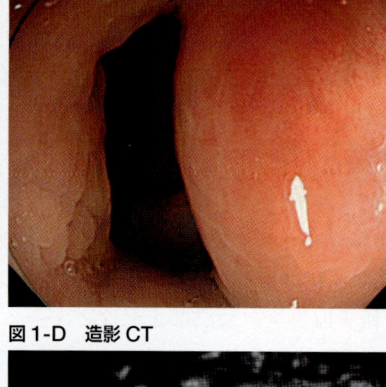

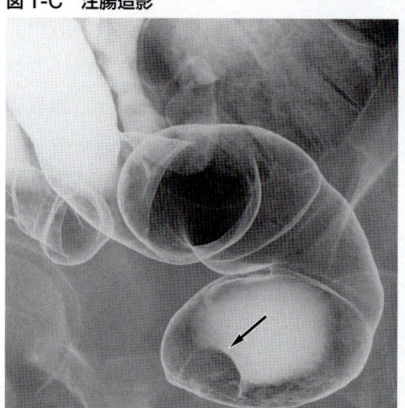

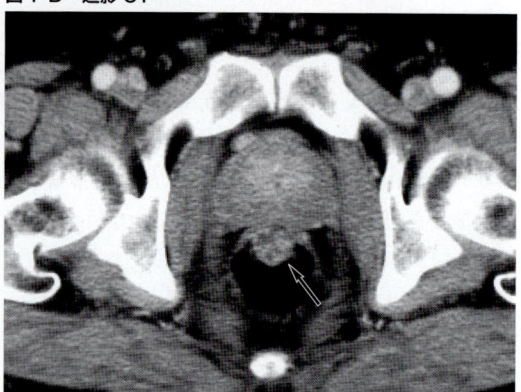

図1-D　造影CT

●症例2：40代，女性．血便を主訴に受診．

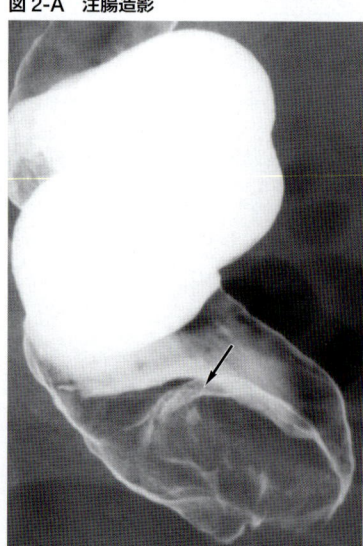

図2-A　注腸造影

図2-B　注腸造影

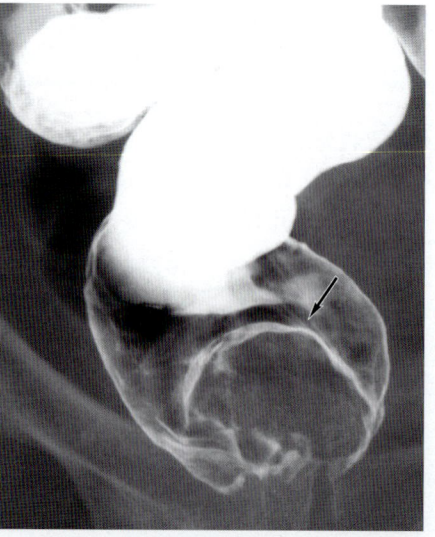

画像の読影

【症例1】 大腸内視鏡検査(図1-A,B)では,肛門部に粘膜下隆起を認める.明らかなびらんや潰瘍は指摘できない.注腸造影では直腸下部に隆起性病変を認める(図1-C;→).造影CTでは,直腸前壁に腫瘤が認められ(図1-D;→),明らかな壁外浸潤は認めない.粘膜脱症候群の粘膜下隆起が疑われた.

【症例2】 注腸造影で,直腸下部から肛門管にかけて不整な結節状隆起性病変を認める(図2;→).

粘膜脱症候群の一般的知識と画像所見

直腸の粘膜脱症候群(mucosal prolapse syndrome:MPS)は,従来,孤立性直腸潰瘍や深在嚢胞性大腸炎と呼ばれていた症候群で,直腸に潰瘍病変,隆起性病変あるいは平坦発赤病変を来し,病理組織学的には,粘膜固有層の平滑筋線維の増殖などを特徴とする慢性疾患である.下部直腸前壁に好発し,40代までの女性に多く,基礎疾患に便秘があり,排便時に必要以上に長時間いきむ習慣があると,直腸粘膜が脱出することによる慢性的な牽引力が粘膜に虚血性変化を起こし生じると考えられている[1].

臨床症状は主に出血,粘液分泌,肛門痛,排便困難,残便感などである.腹痛,下痢などの消化器症状は伴わないことが多い.

診断は,問診にて排便習慣の異常や排便時のいきみを聞き出すことが重要である.画像診断は,主に大腸内視鏡検査,大腸X線検査などで行われる.肉眼分類として平坦型,隆起型,潰瘍型,深在嚢胞性大腸炎型が一般的である[2].内視鏡検査での生検組織検査で,粘膜固有層に平滑筋線維と線維組織の混在と増生(fibromuscular obliteration)と炎症細胞の浸潤が見られたら確定診断となる.

治療は,基本的には保存的治療がまず行われる.保存的治療では,排便のコントロールが主で,食物繊維の多い食事の指導や,いきみをなくすような整腸剤や下剤の投与が必要となる.しかし,保存的な治療で改善しない場合には,外科的な手術も考慮される.最近では,隆起型MPSに対し,病変の一括切除と線維化を伴う瘢痕化の形成目的に,内視鏡的粘膜下層剝離術(endoscopic submucosal dissection:ESD)が有効であったとの報告も見られる.

鑑別診断のポイント

隆起型は直腸下部〜肛門管に近い部位に発生し,腫瘍性ポリープとの鑑別が重要である.潰瘍型は隆起型に比べて,より口側の直腸腹膜反転部の前壁側に好発する.主体の病変は潰瘍であるが,その辺縁には周堤様の隆起や粘膜下腫瘍様の所見を伴うことが多く,進行癌や悪性の粘膜下腫瘍との鑑別が重要である[3].

参考文献

1) du Boulay CE, Fairbrother J, Isaacson PG: Mucosal prolapse syndrome-a unifying concept for solitary ulcer syndrome and related disorders. J Clin Pathol 36: 1264-1268, 1983.
2) 渡辺英伸,味岡洋一,田口夕美子・他:直腸の粘膜脱症候群(mucosal prolapse syndrome)の病理形態学的再検討.胃と腸 22: 303-312, 1987.
3) 斉藤裕輔:直腸粘膜脱症候群(mucosal prolapse syndrome of the rectum;MPS).胃と腸 47: 779, 2012.

直腸，肛門 肛門周囲膿瘍・瘻孔
perianal abscess, perianal fistula

(幸　秀明)

●症例1：10代後半，女性．肛門部痛を主訴に受診．

図1-A　T2強調像

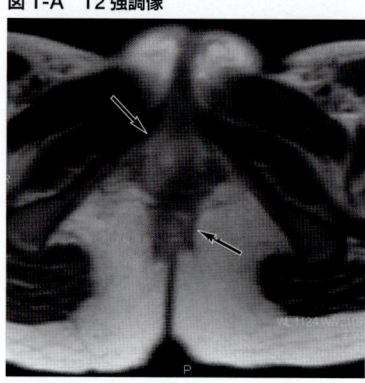

図1-B　拡散強調像

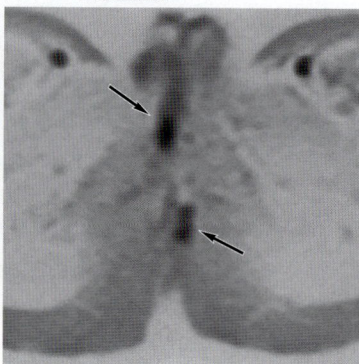

図1-C　造影T1強調像

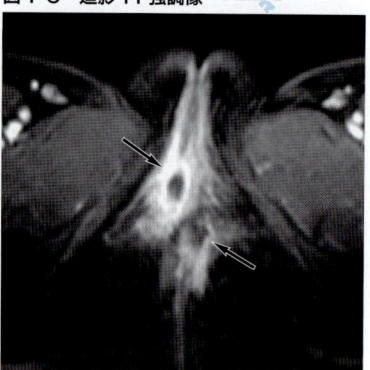

●症例2：50代，男性．潰瘍性大腸炎で紹介．

図2-A　造影CT

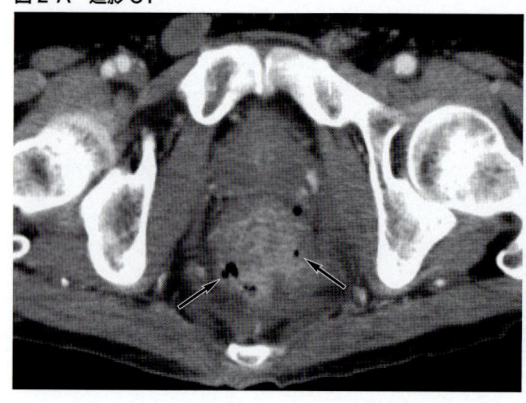

図2-B　造影T1強調像

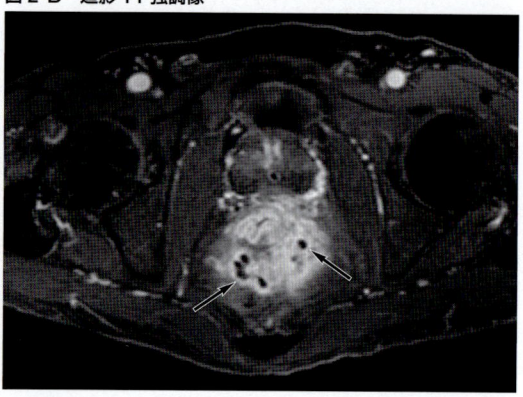

図3　痔瘻の分類
- Ⅰ：皮下，粘膜下痔瘻
- Ⅱ：内外括約筋間痔瘻（低位，高位）
- Ⅲ：肛門挙筋下痔瘻（坐骨直腸窩痔瘻）
- Ⅳ：肛門挙筋上痔瘻（骨盤直腸窩痔瘻）

参考文献
1) Khati NJ, Sondel Lewis N, Frazier AA, et al: CT of acute perianal abscesses and infected fistulae: a pictorial essay. Emerg Radiol Nov 25. 2014. [Epub ahead of print]
2) O'Malley RB, Al-Hawary MM, Kaza RK, et al: Rectal imaging: part 2, Perianal fistula evaluation on pelvic MRI-what the radiologist needs to know. AJR 199: W43-W53, 2012.

画像の読影

【症例1】 肛門周囲にT2強調像で高信号域を2か所認める（図1-A；→）．拡散強調像で高信号（図1-B；→），造影T1強調像では周囲にリング状の強い増強効果を認め（図1-C；→），肛門周囲膿瘍が疑われる．切開排膿ドレナージ後，手術が施行された．病理結果から肛門Crohn病と診断された．

【症例2】 造影CT（図2-A）で直腸壁は浮腫状に肥厚し，右背側に瘻孔と思われる管状のガス像と周囲に増強効果を認める（→）．直腸左側にも，膿瘍と思われる点状のガス像と増強効果を認める（→）．造影MRIでは周囲の増強効果により，瘻孔はより明瞭に描出されている（図2-B；→）．

肛門周囲膿瘍・瘻孔の一般的知識と画像所見

肛門周囲膿瘍は，大部分が肛門陰窩に開口する肛門腺に細菌が侵入することにより膿瘍を形成したものであるが，稀に隣接臓器の炎症性疾患や直腸・肛門管癌などに続発するものもある．膿瘍の自壊または切開により，肛門周囲皮膚や肛門管に瘻孔を形成すると痔瘻となる．痔瘻の型には現在大きく分けて4つに分けられている（隅越分類）．感染の進むスペースによりⅠ～Ⅳに分け，歯状線より下をL（low）上をH（high）とする（図3）．

肛門周囲膿瘍のリスクファクターとしては，Crohn病や潰瘍性大腸炎などの炎症性腸疾患や肛門性交，ステロイドの服用などによる免疫力の低下が挙げられる．慢性的に経過した痔瘻から痔瘻癌が発生することもある．

臨床症状は，肛門周囲膿瘍では疼痛がよく見られ，特に排便時に強い．肛門部分の腫れや分泌物を伴うこともある．高位や深部に膿瘍を形成し，皮膚の局所所見よりも全身倦怠感や熱発などの全身症状が強いこともある．

診断はほとんどの場合，問診，触診，肛門鏡で診断可能である．直腸診では圧痛を認めたり，硬結を触知したりする．画像診断は，CT，MRIが有用である．CTは治療法を決定する上で，解剖学的位置や瘻孔，膿瘍の程度を簡便に評価でき，治療法の決定に有効である[1]．MRIでは，脂肪抑制T2強調像（STIR）が浮腫や液体貯留腔の評価に有効である．拡散強調像は診断の確信度を上昇させる．造影T1強調像は炎症の程度が評価でき，瘻孔もより明瞭化する[2]．造影MRIの肛門周囲膿瘍（感度96％）と痔瘻（感度100％）に対する高い診断能の報告も見られる．

肛門周囲膿瘍の治療は，抗生物質の投与や排膿切開である．成人の多くは痔瘻に移行するため自然治癒しにくく，症状に応じて，切開解放術，括約筋温存術，シートン法（NOTE）などの外科的手術の対象となる．

鑑別診断のポイント

炎症性腸疾患症例では，肛門部病変を高率に合併し，高位肛門周囲膿瘍や複雑痔瘻を形成しやすい．高位肛門周囲膿瘍では，病変の広がりが深く，理学的所見のみでの診断は困難である．造影MRIは，高位の肛門周囲膿瘍や痔瘻の程度を正確に評価でき[2]，炎症性腸疾患を基礎疾患に持つ症例では有効である．

> **NOTE** **シートン法（seton method）**
> 肛門括約筋温存手術（くりぬき法）の欠点を解決する手段として用いられている方法で，瘻孔の全長にわたりヒモを通し，これを縛って少しずつ開放する．緩やかな異物の体外排出と組織の再生を促し，最終的に肛門括約筋の機能低下を防止できる．

炎症性腸疾患（IBD）潰瘍性大腸炎
ulcerative colitis

（伊藤加奈子）

●症例1：80代，女性．潰瘍性大腸炎にて経過観察中，血便，発熱で受診．

図1-A　大腸内視鏡　KEY

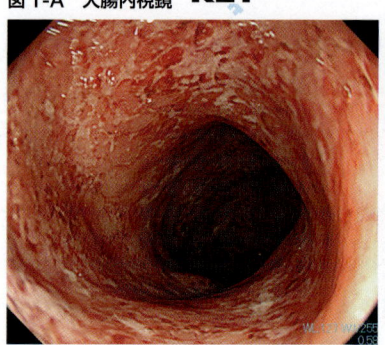

図1-B　造影CT　KEY

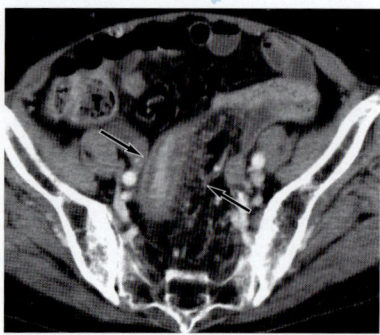

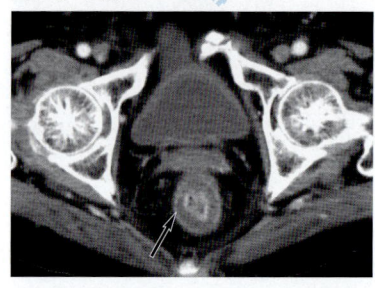

図1-C　造影CT　KEY

●症例2：60代，男性．潰瘍性大腸炎にて経過観察中．

図2-A　大腸内視鏡

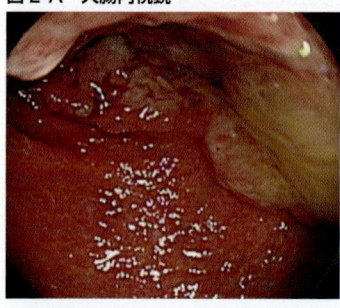

図2-B　造影CT

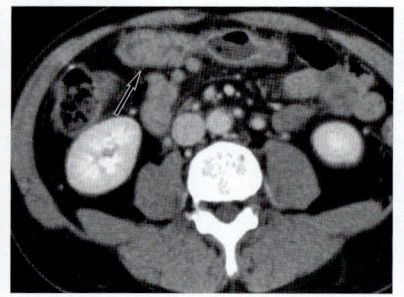

図2-C　造影CT

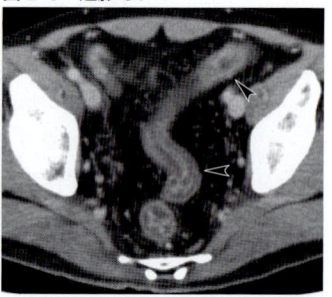

●症例3：60代，男性．潰瘍性大腸炎経過観察中に肝機能障害出現．

図3　ERCP

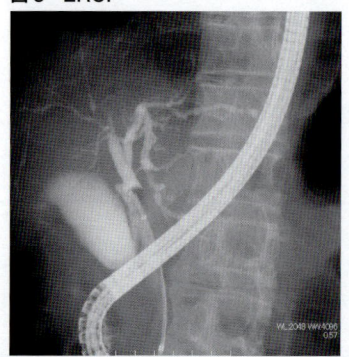

> **NOTE　潰瘍性大腸炎に見られる大腸癌**
>
> 　潰瘍性大腸炎の長期合併症として大腸癌が知られている．潰瘍性大腸炎に合併する大腸癌の発症年齢は通常の癌に対し若年発症傾向である．部位は直腸からS状結腸が多く，多発する傾向にある．組織型は通常の大腸癌に比較し，低分化型，粘液癌の占める割合が高い．

画像の読影

【症例1】 内視鏡にて肛門から連続して左側結腸に粘膜の発赤，びらん，易出血性の所見が認められる（図1-A）．CTにて直腸から左側結腸に全周性の壁肥厚，層状化（halo sign），周囲の腸間膜血管の拡張が見られ，活動期所見と思われる（図1-B, C；→）．

【症例2】 下部内視鏡にて肝弯曲部に半周性の潰瘍性病変が見られる（図2-A）．CTにて肝弯曲部に腫瘤影形成が認められる（図2-B；→）．直腸からS状結腸には層状化した壁肥厚所見があり（図2-C；▶），活動期所見が見られる．脾弯曲部の潰瘍性病変の生検にて大腸癌の診断．

【症例3】 ERCPにて肝内胆管枝は広く枯れ枝状の所見が見られ（図3），硬化性胆管炎と考えられた．

潰瘍性大腸炎の一般的な知識と画像所見

大腸の粘膜を主として侵す原因不明のびまん性非特異性炎症で，しばしばびらんや潰瘍を形成する．30歳以下の成人に多いが，小児や50歳以上にも見られ，全年齢層に見られる．臨床症状は持続性または反復性の粘血・血便，腹痛，発熱，食欲不振，体重減少などである．

病変は直腸から口側結腸へびまん性，連続性に広がるのが原則であるが，時に虫垂開口部や右側結腸にskip病変が見られる．

大腸内視鏡では粘膜がびまん性に侵され，粘膜の発赤，浮腫，血管透見像消失，粗糙または細顆粒状を呈する．もろくて易出血性（接触出血）を伴い，粘血膿性の分泌物付着，多発性のびらん，潰瘍あるいは偽ポリポーシスを認める．

注腸X線検査では粗糙または細顆粒状の粘膜表面のびまん性変化，多発性のびらん，潰瘍，偽ポリポーシスを認める．その他，ハウストラの消失（鉛管像）や腸管の狭小・短縮が認められる（図4）．

CTでは異常が見られないこともあるが，活動期所見として，直腸から口側結腸へ連続性に腸管壁肥厚，層状化（halo sign），増強効果亢進，腸間膜血管の拡張が見られることがある．慢性期所見として粘膜下脂肪沈着，直腸周囲脂肪増生，結腸ハウストラの消失，炎症性偽ポリープが見られる．

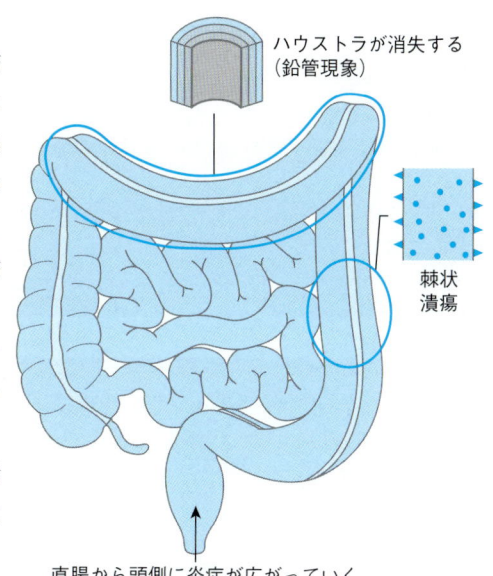

炎症性腸疾患（Crohn病，潰瘍性大腸炎）は腸管外合併症の頻度が高く，硬化性胆管炎も合併症のひとつである．

図4 潰瘍性大腸炎のシェーマ

鑑別診断のポイント

潰瘍性大腸炎の多くは典型像を示すが，一部の症例で非連続性病変など非典型像を示し，感染性胃腸炎，Crohn病，リンパ濾胞性腸炎，腸管Behçet病，薬剤性腸炎，虚血性腸炎，放射線腸炎などが鑑別に挙がる．

Crohn病，腸結核との鑑別は「腸結核」（p.134）を参照．

参考文献

1) Gore RM, Balthazar EJ, Ghahremani GG, Miller FH: CT features of ulcerative colitis and Crohn's disease. AJR 167: 3-15, 1996.

炎症性腸疾患（IBD）中毒性巨大結腸症
toxic megacolon

(伊藤加奈子)

●症例：80代，男性．偽膜性腸炎の治療中，高熱，下痢便，腹部膨満が悪化．

図1-A　腹部単純X線像

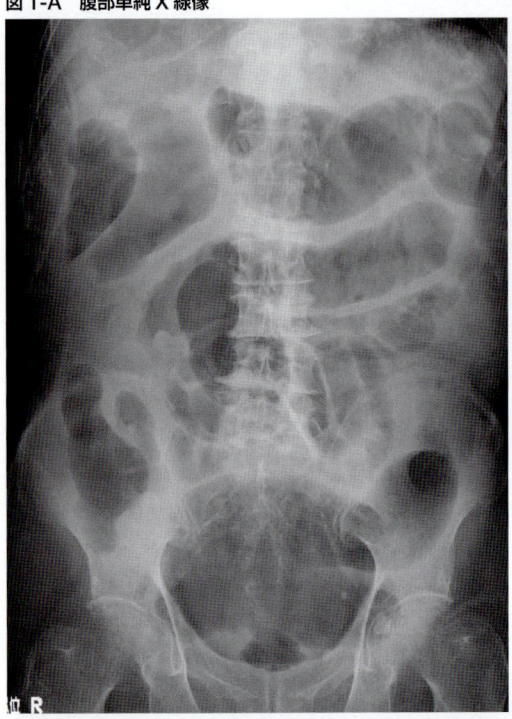

図1-B　単純CT

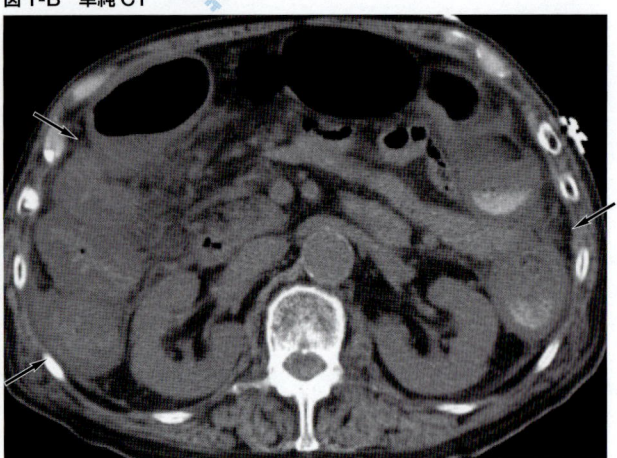

図1-C　単純CT

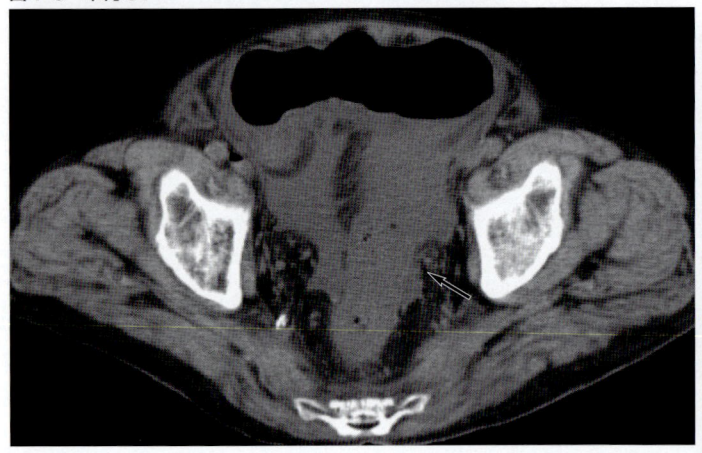

図1-D　単純CT, MPR冠状断像

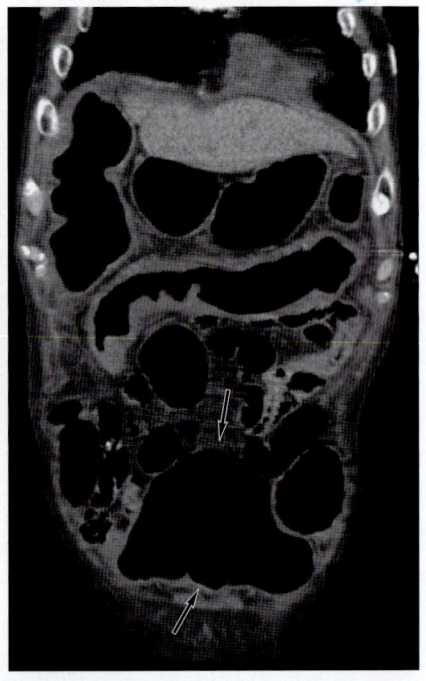

画像の読影

腹部単純X線写真にて腸管ガスが目立つ（図1-A）．CTにて大腸に広範囲に浮腫状の壁肥厚所見（図1-B, C；→）や腹水が見られる．S状結腸では8cm以上の高度拡張が見られた（図1-D；→）．炎症反応上昇や血圧低下，腎機能低下など症状の悪化もあり，偽膜性腸炎による中毒性巨大結腸症の診断にて全結腸切除となる．

中毒性巨大結腸症の一般的な知識と画像所見

全身の中毒症状（発熱，脱水，意識障害など）を伴う，大腸の非閉塞性拡張（＞6cm）が見られる大腸炎である．炎症性腸疾患（特に潰瘍性大腸炎が多い），感染性腸炎（偽膜性腸炎，アメーバ，サルモネラなど），虚血性腸炎，AIDSなどが誘因となる．

病態としては筋層までの炎症波及（筋層壊死）や一酸化窒素発生による平滑筋弛緩作用と考えられている．

診断は臨床症状と大腸の拡張からなるが，中毒性巨大結腸症は基礎となる大腸炎の増悪中に発症することから，腹部膨満や下痢などの症状が見られれば当該疾患を念頭に置くことがまず重要である．単純X線写真でハウストラの消失した結腸の拡張（＞6cm）が決め手となるが，単純X線写真では過小評価となることがある（表）．一方，CTは拡張の程度を正確に評価でき，穿孔の有無や病変の範囲の評価もでき，有用である．

治療の基本は全身管理（輸液，電解質補正），腸管安静／減圧．原疾患の治療としてステロイド，抗生物質であるが，発症48〜72時間にて改善ない場合は手術をためらわず考慮する．内視鏡，注腸，抗コリン薬は悪化，穿孔させるため禁忌とされている．

鑑別診断のポイント

基礎疾患となる大腸炎に腹部膨満などの前述症状や大腸拡張を来したら当疾患を疑う．画像上の鑑別には閉塞機転のない巨大結腸症が挙がる．先天性巨大結腸症（成人型Hirschsprung病）や急性大腸偽性閉塞症（Ogilive症候群）や慢性腸管偽閉塞症などがあるが，基礎疾患となる大腸炎（炎症性腸疾患や感染性腸炎など）の有無が重要となる．

表　中毒性巨大結腸症の診断基準

X線での結腸の拡張所見	仰臥位腹部単純X線写真で横行・上行結腸の径＞6cmなど．CTが有用
右記の項目のうち3つ以上を満たす	・38℃以上の発熱 ・脈拍120以上 ・白血球増多（＞10500×10^3/ml） ・貧血
加えて右記の項目から1つ以上を満たす	・脱水 ・意識障害 ・電解質異常 ・低血圧

［文献3）より転載］

参考文献

1) Gay SB, Shaffer HA Jr, Futterer SF, et al: Gastrointestinal case of the day: toxic megacolon with underlying ulcerative colitis. AJR 167: 240, 242, 1996.
2) Hefaiedh R, Cheikh M, Ennaifer R, et al: Toxic megacolon complicating a first course of Crohn's disease: about two cases. Clin Pract 3: e24, 2013.
3) 慢性偽性腸閉塞のインフォーメーションサイト（http://www-user.yokohama-cu.ac.jp/~cipo/megacolon.html）

炎症性腸疾患（IBD） Crohn 病
Crohn's disease
（伊藤加奈子）

●症例1：20代，男性．水溶性下痢の持続，嘔気，血便，炎症反応上昇．

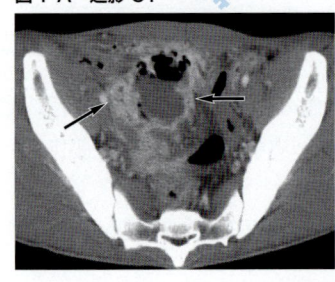

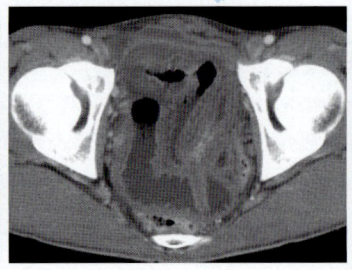

図1-A 造影CT **KEY**　　図1-B 造影CT **KEY**　　図1-C 造影CT，MPR冠状断像 **KEY**

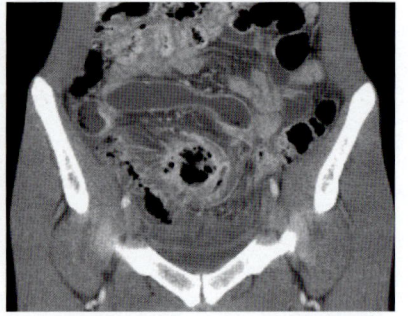

●症例2：10代，男性．低蛋白血症．

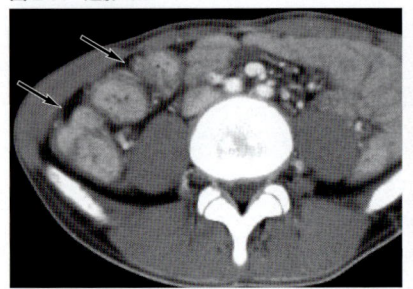

図2-A 造影CT　　図2-B 大腸内視鏡　　図2-C 造影CT

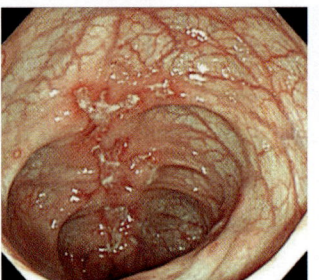

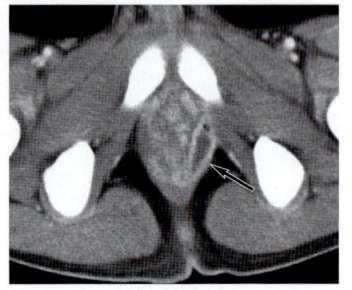

●症例3：50代，男性．Crohn病肛門部（痔瘻）癌．

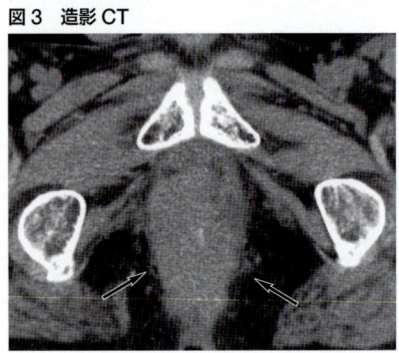

図3 造影CT

狭窄
縦走潰瘍
敷石像
（cobblestone appearance）
skip lesion
（非連続性病変）

図4　Crohn病の病変シェーマ

> **NOTE　肛門合併症**
> Crohn病には高率に肛門部病変が合併する．合併する肛門病変として痔瘻，肛門周囲膿瘍や直腸膣瘻，裂肛，浮腫状皮垂，肛門管狭窄，肛門管潰瘍などがある．Crohn病では小腸癌や大腸癌の相対危険度は一般人口に比べて高いと言われ，日本では痔瘻癌を含む直腸肛門部癌が最も多い．肉眼所見や画像診断では難治性痔瘻などとの鑑別は難しいことが多い．

画像の読影

【症例1】 CTにて遠位回腸の腸管壁肥厚，層状化，増強効果亢進があり，遠位回腸に接して腹腔内膿瘍形成が認められる（図1；→）．腸間膜脂肪織濃度上昇やcomb signも見られる．手術にて回腸末端切除，Crohn病の診断．

【症例2】 CTにて上行結腸から横行結腸の壁肥厚，増強効果亢進が見られる（図2-A；→）．内視鏡にて縦走傾向を示す不整形潰瘍が見られる（図2-B）．CTにて肛門周囲膿瘍形成も見られる（図2-C；→）．大腸内視鏡，生検にてCrohn病の診断となる．

【症例3】 10年前から慢性瘻孔，肉芽腫形成がある．増大傾向があり，生検にて腺癌の診断．CTでは肛門部に大きな軟部影の形成が見られる（図3；→）．

Crohn病の一般的な知識

免疫異常などが関与した慢性肉芽腫性炎症疾患である．主に10～20代の若年者に発症する．臨床像は下痢や腹痛などの消化管症状，発熱や体重減少・栄養障害など全身症状を認める．時に腸閉塞，腸瘻孔，腸穿孔，大出血での発症や腹部症状を欠き，肛門病変に伴う症状，不明熱，関節痛などで発症することもある．

消化管病変は回腸末端が好発部位であるが，口腔から肛門までの消化管のあらゆる部位に起こる．病変は区域性，非連続性の分布を示す．小腸や大腸を中心に潰瘍や浮腫を認めるが，腸管の全層性炎症のため進行すると腸管狭窄，瘻孔，膿瘍など腹部合併症を起こす．

画像診断は主に内視鏡，透視（小腸透視，注腸）によって行われる（図4）．内視鏡では初期病変としてアフタ様潰瘍，類円形～不整形潰瘍が見られ，進行すると縦走潰瘍や敷石像といった特徴的所見が見られる．小腸透視でも縦走潰瘍や敷石像，不整形潰瘍やアフタが見られる．縦走潰瘍は通常腸間膜付着側に見られ，瘢痕化すると偏側性変形が見られる．腸間膜付着側が短縮し対側の偽憩室形成が見られる．腸管の変形や狭窄の評価は内視鏡より透視検査が有用で，特に瘻孔の描出能は高い．

再燃・寛解を繰り返し，腸管狭窄や癒着，瘻孔などを起こしてくるため，近年ではより非侵襲的で腸管の負担の少ないCT，MRIも評価に使用されることが多く，特に腹部合併症（膿瘍形成，狭窄，瘻孔，穿孔など）の評価に有用である[1]．若年者に多いため，MRIは被曝もなく最近ではよく使用される．CTやMRIの活動期所見として，腸管壁肥厚（全層性，偏在性），腸管粘膜下層の浮腫による層状化（halo sign），腸管壁の造影効果亢進，腸管狭窄/狭窄前拡張，腸管周囲脂肪層の浮腫性変化，腸間膜動脈付着側の腸管変形と血流増加（comb sign），腸間膜リンパ節腫大などの所見が見られる[1]．慢性期所見として粘膜下の脂肪沈着や腸管狭窄，囊状変化（偽憩室）が見られる．

鑑別診断のポイント

鑑別には潰瘍性大腸炎，腸結核，虚血性大腸炎，腸管Behçet病，感染性腸炎（回腸末端炎）などが挙げられる．内視鏡や透視所見にて非連続性の分布や縦走潰瘍や敷石像などの前述の特徴的所見が見られれば，診断は比較的容易だが，典型所見に欠く場合，診断に苦慮することが多い．肛門部病変の所見が有用なこともある．

潰瘍性大腸炎や結核との鑑別は「腸結核」（p.134）を参照．

参考文献

1) Furukawa A, Saotome T, Yamasaki M, et al: Cross-sectional imaging in Crohn disease. RadioGraphics 24: 689-702, 2004.

炎症性腸疾患(IBD) 腸結核
intestinal tuberculosis

(伊藤加奈子)

●症例1:30代,女性.下腹部膨満,上腹部痛.

図1-A 造影CT **KEY**

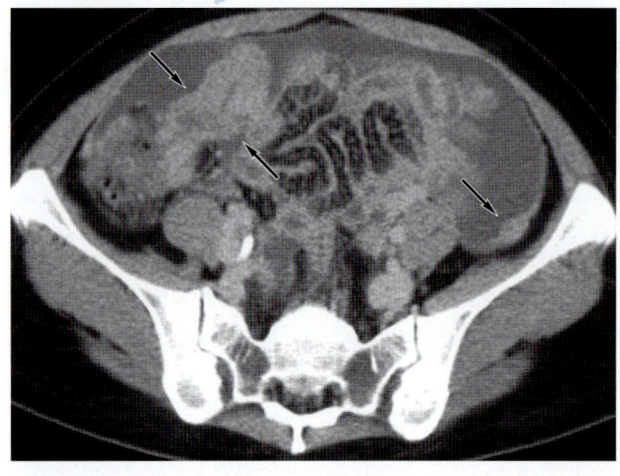

図1-B 大腸内視鏡 **KEY**

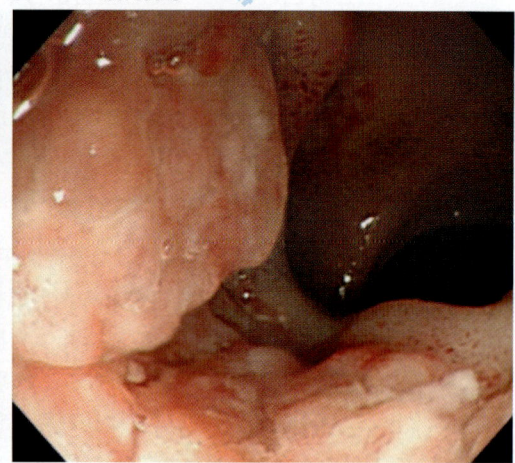

●症例2:70代,男性.発熱,右下腹部痛.

図2-A 単純CT

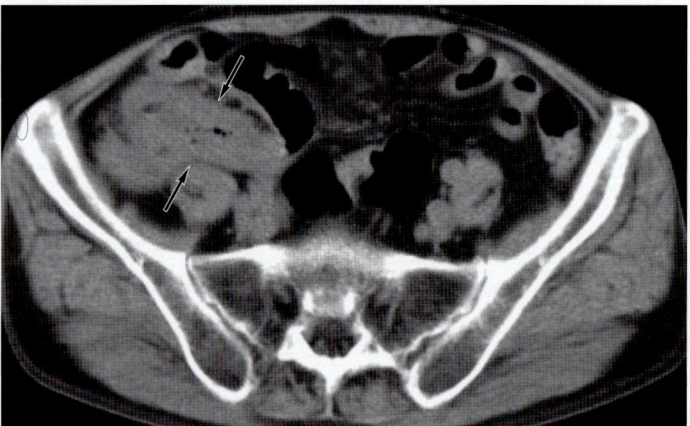

図2-B 大腸内視鏡

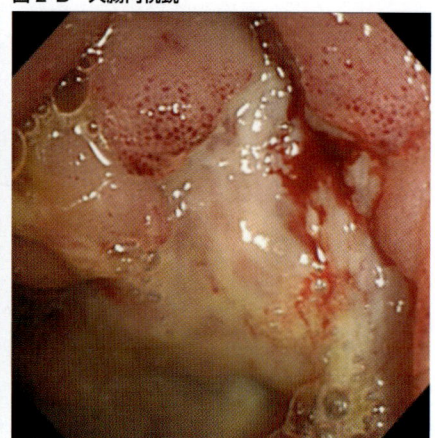

図2-C 単純CT(治療後)

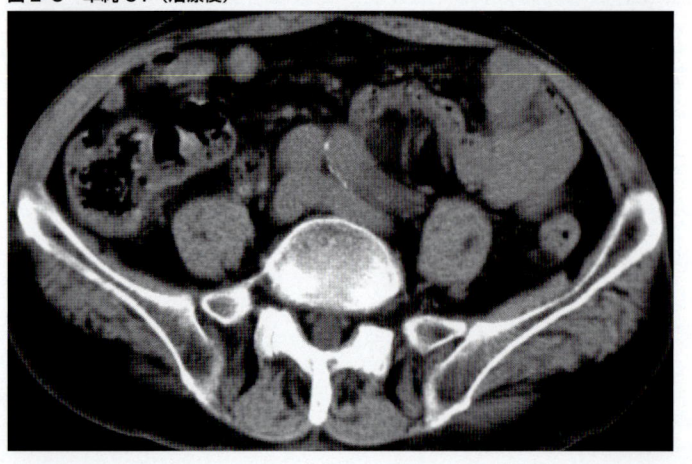

画像の読影

【症例1】　CTにて多量腹水，腹膜肥厚，回腸末端の壁肥厚が見られる（図1-A；→）．大腸内視鏡にて回腸末端に半周性の2型病変を疑う陥凹性病変が認められる（図1-B）．

腹膜生検にて結核性腹膜炎の診断，回腸末端病変生検から肉芽腫が見られ，腸結核と考えられた．

【症例2】　CTにて回盲部に全周性の壁肥厚や周囲の脂肪織濃度上昇が見られた（図2-A；→）．下部内視鏡にて回盲部に潰瘍性病変が見られる（図2-B）．

生検にて肉芽腫，抗酸菌塗抹陽性で腸結核の診断となる．抗結核薬治療後CTにて回盲部の壁肥厚所見の軽快が得られる（図2-C）．

腸結核の一般的な知識と画像所見

腸結核はヒト型結核菌の感染による腸管の炎症である．肺結核感染からの続発性腸結核と，肺結核感染を伴わない原発性腸結核に分けられる．続発性腸結核は肺病巣の結核菌を含んだ喀痰の嚥下が原因と考えられている．原発性の腸結核の感染経路は空気中の結核菌を嚥下することによる管腔性感染，あるいは血行性，リンパ行性，隣接臓器からの直接感染などが考えられている．

症状は発熱，下痢，腹痛，血便，体重減少，全身倦怠感などさまざまで，非特異的である．肺結核の既往があり，腹部症状を認める場合は腸結核も念頭に置く必要がある．腸結核は全消化管に発生するが，好発部位は回腸，回盲部，右側結腸である．腸管内に侵入した結核菌がリンパ行性に腸管の短軸方向に進展するため，内視鏡や透視の活動期所見は輪状，帯状の潰瘍が特徴的所見となる．円形や不整形潰瘍でも輪状傾向を示すことが多い．潰瘍辺縁の性状は癌の肉眼像に類似する場合があり，慎重に観察する必要がある．非活動期所見では多発潰瘍瘢痕，萎縮瘢痕帯，輪状狭窄，回盲弁（Bauhin弁）の開大などがある．

CTでは回盲部などに限局性あるいは非連続性に，非対称性の壁肥厚や周囲の脂肪織濃度上昇を認める．リンパ節腫大も見られ，造影CTでは均一あるいは不均一な増強効果を示す．

確定診断は結核菌か乾酪性肉芽腫の病変部からの証明であるが，実際には困難な場合が多く，内視鏡や透視などの画像による診断が主である．

鑑別診断のポイント

CTで診断を行うわけではないが，炎症性腸疾患との鑑別は表の通りである．

表　炎症性腸疾患および腸結核の鑑別診断

	潰瘍性大腸炎	Crohn病	腸結核
原因	不明	不明	結核菌の感染
主症状	下痢，粘血便	腹痛，下痢，発熱	腹痛，発熱
好発部位	大腸（小腸には見られない）	回盲部に多い	回盲，右側結腸
分布	連続性	非連続性（skip lesion）	非連続性（skip lesion）
X線所見	多発性微小潰瘍 鉛管状腸管（lead-pipe appearance），pseudopolyposis	縦走潰瘍 敷石状粘膜（cobblestone appearance），内瘻形成	帯状潰瘍 瘢痕により腸管変形（瘢痕萎縮帯）
腸管合併症	長期罹患例→癌化 中毒性巨大結腸症	肛門病変（痔瘻，肛門潰瘍） 内瘻→腹腔潰瘍	腸閉塞

［文献3）より転載］

参考文献

1) Engin G, Acunaş B, Acunaş G, et al: Imaging of extrapulmonary tuberculosis. RadioGraphics 20: 471-488; quiz 529, 2000.
2) Burrill J, Williams CJ, Bain G, et al: Tuberculosis: a radiologic review. RadioGraphics 27: 1255-1273, 2007.
3) 山下康行：ジェネラリストになるための画像診断パワフルガイド．メディカル・サイエンス・インターナショナル, p.373, 2014.

虚血性腸炎
ischemic colitis

（田口奈留美）

●症例1：70代，女性．もともと便秘気味．前日に下痢，翌朝に血便も出現したため来院．

図1-A　造影CT

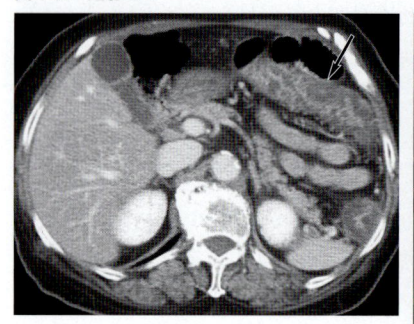

図1-B　造影CT 冠状断像 KEY

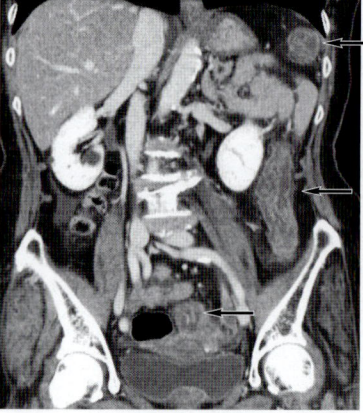

図1-C　大腸内視鏡

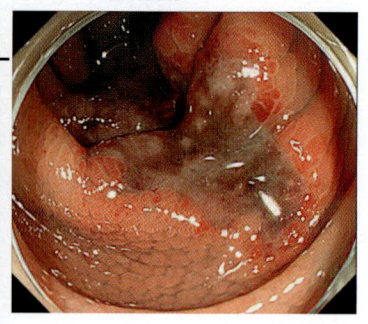

●症例2：60代，女性．もともと便秘気味．腹痛，腹部膨満感にて救急外来受診．

図2-A　造影CT

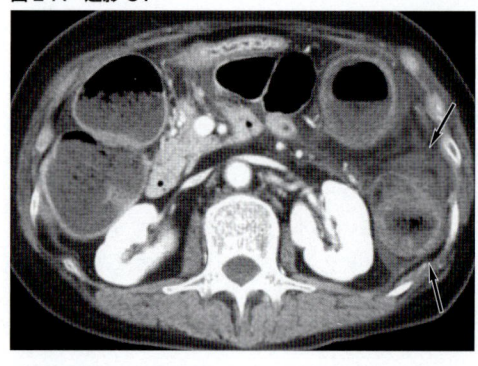

図2-B　大腸内視鏡

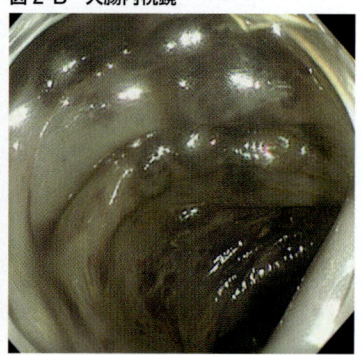

※参考症例：60代，男性．虚血性腸炎．［文献5）より転載］

図3　注腸造影 KEY

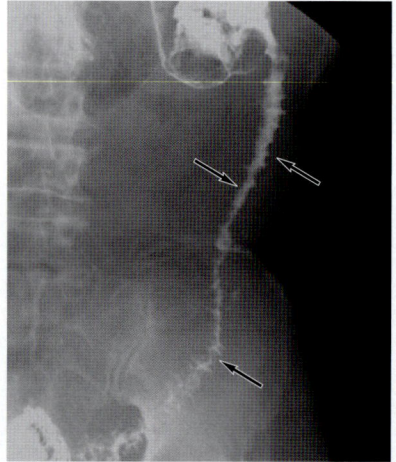

下行結腸からS状結腸に腸管浮腫に伴う欠損像（いわゆるthumb printing）を認める（→）．

画像の読影

【症例1】 造影CTでは，S状結腸から横行結腸にかけて腸管の浮腫性壁肥厚を認め（図1-A，B；→），他領域の腸管と比較して造影効果がやや不良であった．SMA（上腸間膜動脈），IMA（下腸間膜動脈）には造影欠損像を認めなかった．大腸内視鏡検査（図1-C）では，S状結腸に縦走する暗赤色の粘膜と周囲の発赤，浮腫を認めた．大腸内視鏡検査時の生検にて虚血性腸炎と診断され，保存的加療にて軽快した．

【症例2】 造影CTにて，大腸の著明な拡張，下行結腸の壁肥厚と周囲の浮腫性変化を認めた（図2-A；→）．大腸内視鏡検査にて下行結腸は全周性に黒色粘膜を認め，高度の虚血と考えられた（図2-B）．壊死性腸炎の診断で，同日，大腸亜全摘＋人工肛門造設術が施行された．術中所見で，肝弯曲～S状結腸は黒色壊死していた．

虚血性腸炎の一般的知識と画像所見

虚血性腸炎は，主幹動静脈の障害を伴わずに大腸粘膜の虚血を起こす疾患である．

一般的に高齢者に多いが若年者も稀ではなく，その機序には血管側因子と腸管側因子の関与が指摘されている[1]．血管側因子として高血圧症や動脈硬化性疾患，虚血性心疾患，不整脈といった動脈血流が低下しやすい状態，腸管側因子としては便秘や大腸内視鏡検査，浣腸，下剤の服用といった腸管内圧の上昇する状態がある．また，若年女性では経口避妊薬も原因のひとつとして挙げられている．

症状は腹痛，下痢，血便の順に起こるのが典型的である．好発部位は下行結腸，S状結腸であり，次いで横行結腸に多い．多くはsegmentalに侵される．

多くは保存的治療で一過性の経過をたどり治癒するが，なかには重篤化し大腸壊死から致命的な経過をたどるものがあり，診断を行う上で細心の注意が必要である[2]．

CTでは浮腫性の腸管壁肥厚を呈する．ただし，再灌流せず完全虚血に陥ると壁は菲薄化し，腸管拡張，造影効果は消失し，腸管気腫を認めることもある．虚血が全層性に及ぶと腸管狭窄を呈することもある[3]．上部消化管内視鏡検査では，浮腫やびらん・潰瘍，出血を認め，特にびらん・潰瘍は縦走することが多い．急性期の内視鏡像として，血管拡張，うろこ模様，偽膜様所見，チアノーゼ所見の4つに分類され，この順に病理学的に虚血の程度は重篤となる[4]．注腸造影検査では約75％の症例で拇指圧痕像が見られるとされているが，近年ではCT，内視鏡検査が診断の主体となっており，診断目的での注腸造影検査を施行することは，ほとんどなくなってきている．注腸所見としては，浮腫に伴うthumb printingが有名で，粘膜面には大小の潰瘍を認める（図3）．瘢痕化すると管状の狭窄（tubular narrowing）や囊状膨隆（sacculation）を来す．

鑑別診断のポイント

臨床症状が非常に特徴的であるために，画像診断の前に診断がついていることが多い．

画像上の診断ポイントとしては，主幹動静脈の障害がないか，腸管が壊死や絞扼に陥っていないかを判断することが重要である．

参考文献

1) 谷掛雅人，早川克己，佐藤文恵，藤本良太：腸管膜虚血．画像診断 32：1441-1453, 2012.
2) 川口雅彦，藤岡重一，若狭林一郎，村田修一：全結腸におよぶ壊死性虚血性大腸炎の1例．日消外会誌 35: 1835-1838, 2002.
3) Theodoropoulou A, Koutroubakis IE: Ischemic colitis: clinical practice in diagnosis and treatment. World J Gastroenterol 14: 7302-7308, 2008.
4) 大川清孝，佃 博，青木哲哉・他：虚血性大腸炎急性期の内視鏡像の検討．日本消化器内視鏡学会雑誌 46: 1323-1332, 2004.
5) 山下康行：ジェネラリストを目指す人のための 画像診断パワフルガイド．メディカル・サイエンス・インターナショナル, p.370, 2014.

その他の腸炎，腸疾患 感染性腸炎
infectious gastroenteritis

（田口奈留美，伊牟田真功）

●症例1：30代，男性．HIV（human immunodeficiency virus）感染症．B型慢性肝炎にて加療中．

図1-A　大腸内視鏡

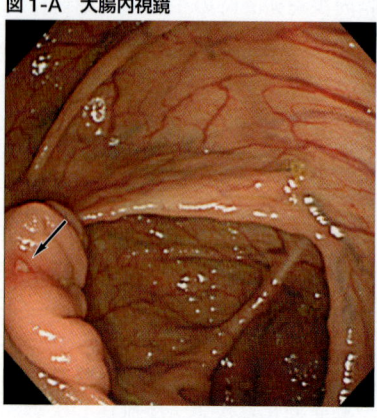

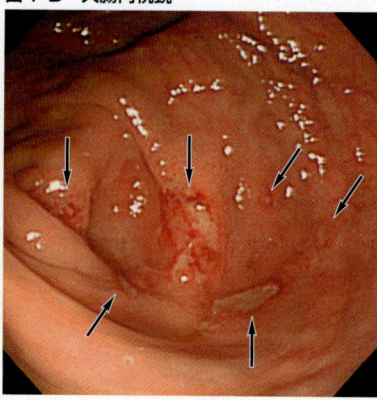

図1-B　大腸内視鏡

●症例2：40代，男性．HIV感染症疑い，スクリーニングの下部消化管内視鏡検査施行．

図2-A　大腸内視鏡（横行結腸）

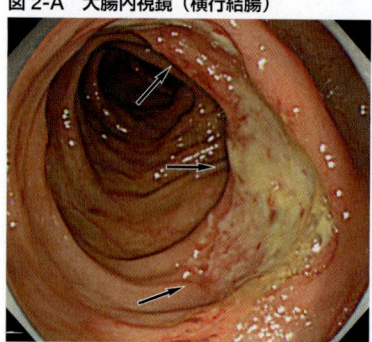

図2-B　大腸内視鏡（下行結腸）

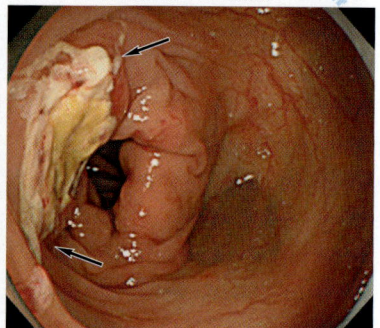

図2-C　造影CT

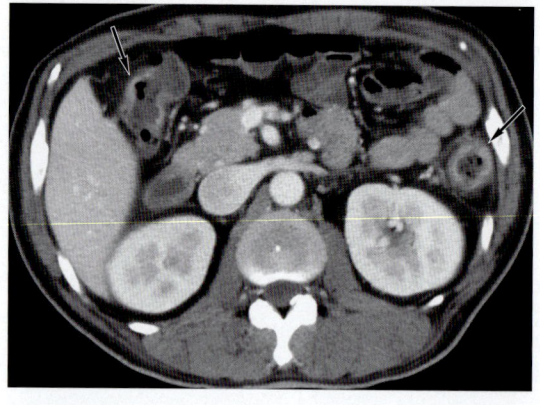

参考文献
1) Ravdin JI: Amebiasis. Clin Infect Dis 20: 1453-1466, 1995.
2) Haque R, Huston CD, Hughes M, et al: Amebiasis. N Engl J Med 348: 1565-1573, 2003.
3) 大川清孝，青木哲哉，上田 渉・他：炎症性腸疾患と腸管感染症．胃と腸 48: 583-590, 2013.
4) 大川清孝，青木哲哉，上田 渉・他：2. 小腸炎症性疾患，9）小腸細菌性感染症．胃と腸 43: 635-642, 2008.
5) Horton KM, Corl FM, Fishman EK: CT evaluation of the colon: inflammatory disease. RadioGraphics 20: 399-418, 2000.

画像の読影

【症例1　アメーバ性大腸炎】　大腸内視鏡にて，盲腸および回盲弁に多発するアフタ様びらんを認める（図1；→）．5mm以下の大きさの限局性発赤，小びらん，小潰瘍が散在性に見られる状態をアフタと呼ぶ．びらんからの生検でアメーバ虫体を確認した．

【症例2　アメーバ性大腸炎】　大腸内視鏡にて，横行結腸（図2-A），下行結腸（図2-B）に潰瘍性病変を認める（→）．汚い膿粘液の付着を認める．CTでは横行結腸，下行結腸に軽度の壁肥厚を認める（図2-C；→）．

感染性腸炎の一般的知識と画像所見

感染性腸炎は，腹痛や血便，発熱など比較的激しい症状を呈する点で，しばしば炎症性腸疾患（inflammatory bowel disease：IBD）との鑑別を要する．鑑別にはいずれも内視鏡所見，問診が重要となる．ここでは，アメーバ性大腸炎，カンピロバクター腸炎，腸炎ビブリオ腸炎，サルモネラ腸炎，エルシニア腸炎についてそれぞれ簡潔に述べる．

【アメーバ性大腸炎】　アメーバ赤痢はわが国では衛生環境の向上とともに1970年代までは減少傾向にあったが，その後，海外渡航や男性同性愛者の増加などに伴って増加に転じている．アメーバ性大腸炎は赤痢アメーバによる腸管感染症である．男性HIV感染者の多くが同性愛者であり，性感染症としてアメーバ性大腸炎が多い．*Entamoeba histolytica* の囊子が経口摂取され，小腸下部で脱囊して栄養型となり，盲腸で分裂増殖して発症し，腹痛や下痢，粘血便，渋り腹などの症状を引き起こす[1)2)]．本疾患は「感染症の予防及び感染症の患者に対する医療に関する法律」で5類感染症に分類され，診断から7日以内に保健所へ届け出の義務がある．診断は，糞便検査，大腸内視鏡，血清学的診断法によって行われる．アメーバ性大腸炎の内視鏡像は，浮腫の強い大小不同の不整形の潰瘍や周囲に紅暈を有するびらん，タコイボ様のびらん，アフタ様のびらんなどが特徴的で，潰瘍面は血液や膿汁の付着した汚い白苔に覆われていることが多い．潰瘍性大腸炎との鑑別が最も重要である．治療はメトロニダゾールが著効する．

【カンピロバクター腸炎】　主に鶏肉を摂食後，2～10日間の潜伏期間を経て高熱，水様下痢，血便を認める[3)]．罹患部位は直腸から深部大腸までびまん性に見られることが多い．内視鏡像は粘膜内出血と浮腫が主体でびらんを来すことも少なくない[4)]．回盲弁上の潰瘍も診断的価値が高い．

【腸炎ビブリオ腸炎】　原因食は魚介類で潜伏期は4～28時間と短い．症状は水様下痢が主で，時に血便がみられる．発熱は微熱のことが多い[3)]．腸炎ビブリオは小腸で定着増殖し耐熱性溶血毒を産生するため，小腸が病変の主座である．内視鏡像は回腸末端の発赤・びらんと回盲弁の腫大・発赤が特徴であるが，毒素型のため症状の割に内視鏡所見は軽い．

【サルモネラ腸炎】　原因食は鶏卵が最も多く，8～48時間の潜伏期を経て発症する．症状は高熱，水様下痢，血便である．罹患部位は回盲部から右側結腸型と全結腸型があるが，直腸病変は見られないことが多く，病変は回腸末端に高率に見られる．内視鏡所見は多彩であり，特徴的な内視鏡像はないとされている[3)4)]．

【エルシニア腸炎】　豚肉やイヌ，ネコなどとの接触，野生動物排泄物に汚染された自然水が感染源となる．潜伏期は1～10日で，乳幼児では胃腸炎型，学童以降では回盲部型が多い．エルシニアはリンパ組織に親和性が強いため，回盲部の所見が強い[3)4)]．

鑑別診断のポイント

CTでは罹患部位の腸管壁肥厚や浮腫が見られるが，非特異的所見であり，その部位や範囲，腸間膜リンパ節腫大や腸管穿孔，腹水の有無などの腸管外病変の評価などが重要となる．

140　3. 小腸・大腸

その他の腸炎，腸疾患　O-157 感染性腸炎
◆ O-157 enterocolitis

（山下康行，田口奈留美）

●症例1：5歳，女児．数日前より激しい下痢，血便あり．検便でO-157感染が証明された．［文献3）より転載］

図1　単純CT　**KEY**

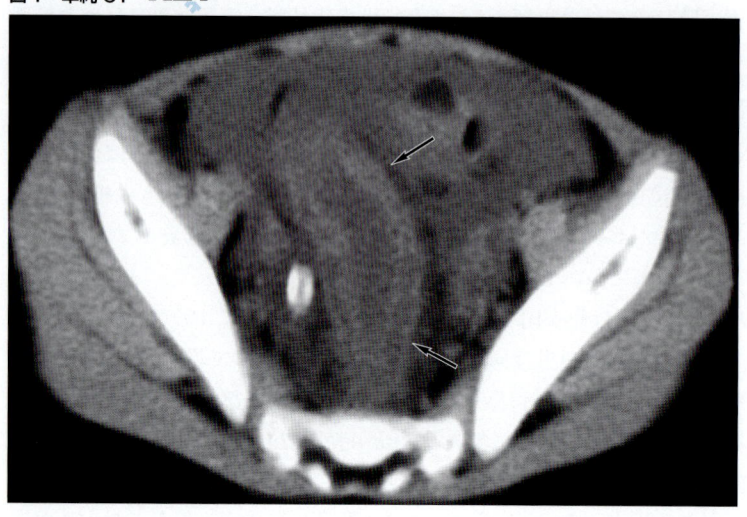

●症例2：10代前半，男児．腹痛が出現し，さらに嘔吐が頻回に見られたため来院．浣腸で一時軽快したが，腹痛が再び強くなり再受診．当初は虫垂炎が疑われていた．

図2-A　単純CT　　　　　　　　図2-B　単純CT

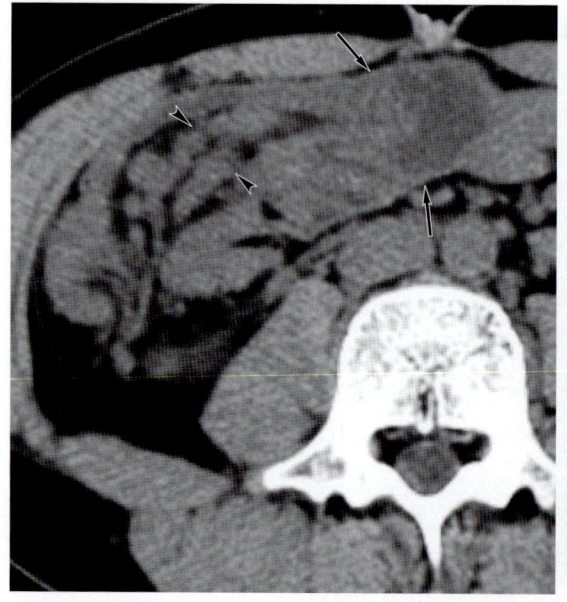

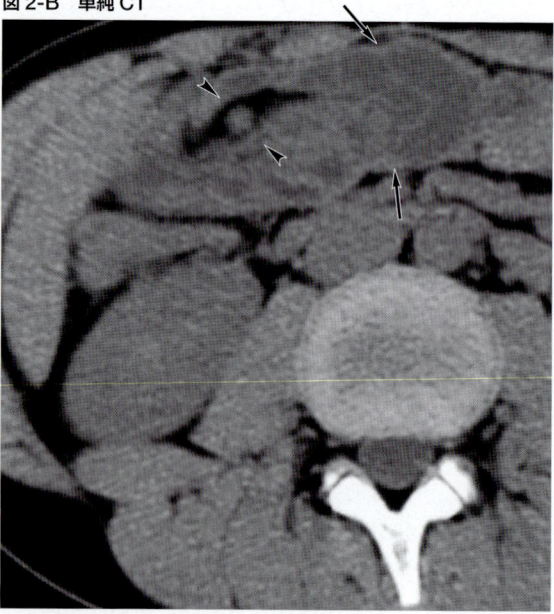

画像の読影

【症例1】 全結腸および直腸において腸管壁の肥厚を認める（図1；→）．壁の吸収値は小腸に比べて高い．

【症例2】 横行結腸において腸管壁は浮腫性に肥厚し（図2；→），腸間膜を伴って重積を認める．腸間膜リンパ節も腫大している（図2；▶）．

O-157感染性腸炎の一般的知識と画像所見

ベロ毒素産生性大腸菌 O-157 感染症は，ベロ毒素産生により右側優位の出血性大腸炎を発症し，一部の症例では溶血性尿毒症症候群（hemolytic-uremic syndrome：HUS）や脳症などを続発し，臨床上問題となる．汚染された食物を摂食後，3〜5日間の潜伏期間を経て発症する．特に小児や高齢者で重篤化し，2〜7％でHUSを発症すると言われている．腸炎症状として，腹膜刺激症状を伴う強い腹痛や下痢，鮮血便を認めるが，発熱や血液検査所見でのCRP値，血沈値は，他の感染性腸炎と比較して軽度とされている．

CT上は非特異的な画像所見であるが，症状が非特異的な場合や他疾患の除外診断に有用と言われている．顕著な連続性の大腸壁肥厚を呈し，3層の層状濃染（横断像ではtarget sign）や腸管周囲の索状影を認める[1]．右側結腸主体だが全大腸や回腸末端まで及ぶこともある．また，腹水もほぼ全例に見られる．腸管合併症として直腸脱，腸重積，狭窄や穿孔を起こすこともある．

臨床所見上，O-157感染性腸炎が疑われ，かつ発症から時間が経過している場合は，HUSを起こす可能性があり，造影CTは避けるべきとの報告がある．

鑑別診断のポイント

腸管壁肥厚は，その他の感染性腸炎などでも見られる非特異的所見であるが，O-157感染性腸炎の場合はその程度が顕著であり，20mmを超える壁肥厚はO-157感染性腸炎のみとの報告もある[2]．腸管合併症として直腸脱，腸重積，狭窄や穿孔を起こすこともある．

一方，大腸の強い浮腫と異常な蠕動運動を起こして，腸重積を合併する疾患として，病原大腸菌 O-157 による出血性腸炎，Henoch-Schönlein 紫斑病が挙げられる．

参考文献

1) Miller FH, Ma JJ, Scholz FJ: Imaging features of enterohemorrhagic Escherichia coli colitis. AJR 177: 619-623, 2001.
2) 堀木紀行, 丸山正隆, 藤田善幸・他：感染性腸炎のCT検査所見．日消誌 99: 925-934, 2002.
3) 山下康行：ジェネラリストを目指す人のための 画像診断パワフルガイド．メディカル・サイエンス・インターナショナル, p.371, 2014.

142 3. 小腸・大腸

その他の腸炎，腸疾患 急性回腸末端炎
acute terminal ileitis

（林田英里）

●症例 1：30 代前半，男性．2 日前よりの発熱，関節痛，腹痛を主訴に来院．右下腹部に圧痛あり．

図 1-A　単純 CT　**KEY**

図 1-B　単純 CT 冠状断像

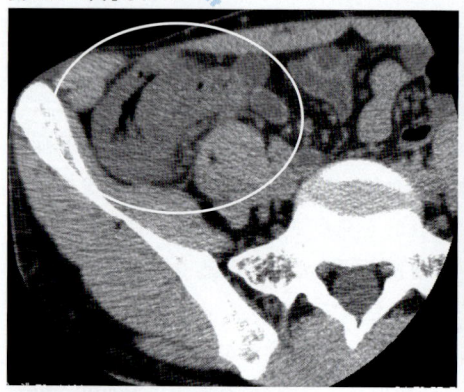

図 1-C　超音波

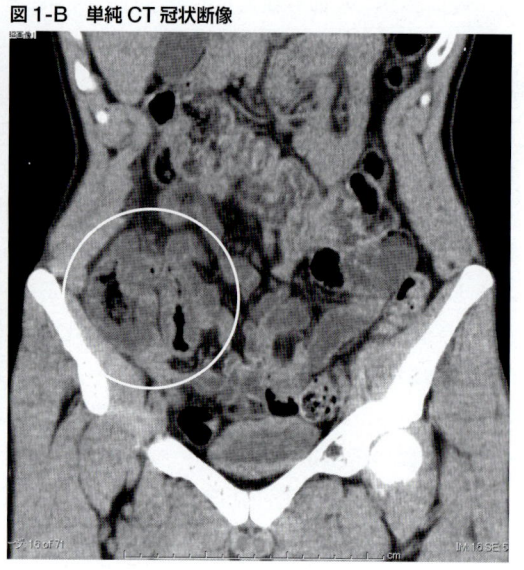

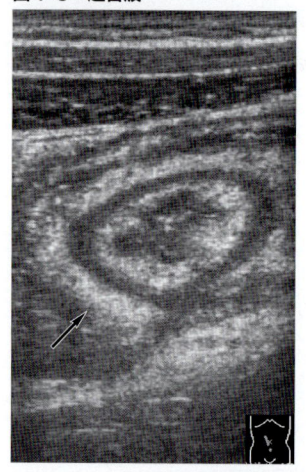

●症例 2：20 代前半，男性．腹痛を主訴に来院．小児期に虫垂切除後．

図 2-A　単純 CT　**KEY**

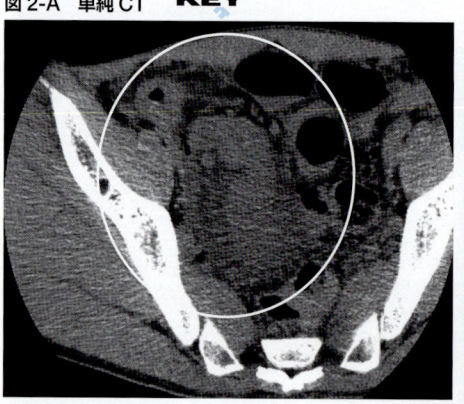

図 2-B　単純 CT 冠状断像

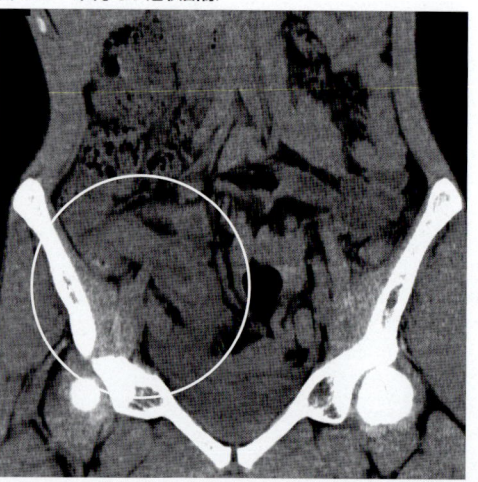

画像の読影

【症例1】 回腸遠位部〜盲腸に高度の腸管壁の浮腫性壁肥厚があり（図1-A, B：○で囲った部分），超音波検査にて浮腫による壁の3層構造が見られる（図1-C；→）．

【症例2】 回腸遠位部に高度の腸管壁の浮腫性肥厚があり，腸間膜に炎症に伴う反応性リンパ節腫脹と脂肪織の吸収増加を伴う（図2：○で囲った部分）．

急性回腸末端炎の一般的な知識

臨床的には限局性腸炎を思わせる回腸末端部の炎症であるが，自然に，しかも完全に消褪し，多くは再発を見ないもので，限局性腸炎との関係ははっきりしないものとされている[1]．

腸内細菌科のエルシニア属に属する通性嫌気性のグラム陰性桿菌である Yersinia enterocolitica 感染との関連が多数報告されている．特に小児〜若年成人の Yersinia enterocolitica 感染では回盲部炎症型のパターンをとる傾向が見られる．Yersinia enterocolitica のリンパ組織への親和性により，病変が回盲部に限局すると考えられており，終末回腸20cm以内に限局することが報告されている[2]．周囲に回結腸領域の腸間膜リンパ節腫脹を伴う．サルモネラやカンピロバクターによる報告例も散見される．

右下腹部の高度の自発痛と圧痛を来すことが多く，臨床上は虫垂炎との鑑別が重要になる．虫垂炎に比較して発熱や遷延する下痢症状が出現する頻度が高いとされる[3]．

1〜2週間程度で自然軽快の経過をたどることが多く，抗菌薬投与の有用性は現在のところ確立されていない．症状が遷延する場合は後述する他の回腸末端に好発する疾患を念頭に精査を進める必要がある．

鑑別診断のポイント

画像検査には腹部超音波検査やCT検査が有用であり，回腸末端〜盲腸部に限局する腸管壁肥厚と多発する回結腸領域のリンパ節腫脹が見られる．内視鏡検査では終末回腸にリンパ濾胞や Payer 板の腫大による発赤を伴う小半球状隆起が見られる．Crohn病，腸結核，腸管Behçet病，小腸リンパ腫，パラチフス，腸チフスといった好発部位の一致する疾患との鑑別が重要である．また，虫垂炎の鑑別には虫垂腫大の有無の評価が重要である．

参考文献

1) Btesh S: Diseases of the gastrointestinal tract. *In* Provisional International Nomenclature, Vol Ⅲ. CIOMS, Geneva, p.45, 1973.
2) Vantrappen G, Ponette E, Geboes K, Bertrand P: Yersinia enteritis and enterocolitis: gastroenterological aspects. Gastroenterology 72: 220-227, 1977.
3) 片山啓太，加藤英治：急性回腸末端炎の臨床的検討—急性虫垂炎との比較—．日本小児科学会雑誌 107: 484-488, 2003.

その他の腸炎，腸疾患　小腸アニサキス症
intestinal anisakiasis

（田口奈留美）

●**症例1**：60代，男性．心窩部痛．市販薬内服にて，いったん改善するも翌日症状再燃．

図1-A　造影CT

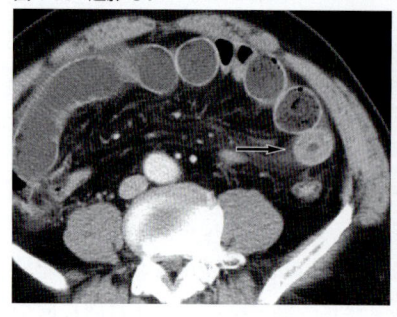

図1-B　造影CT冠状断像

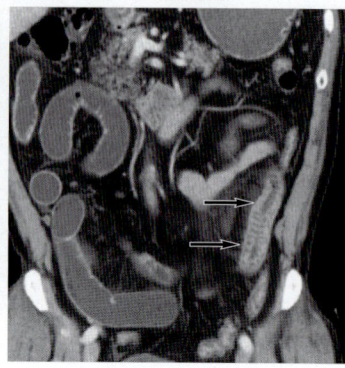

図1-C　病理標本

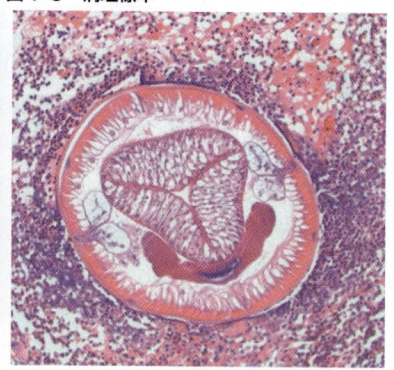

●**症例2**：50代，男性．夕食直後より間欠的な心窩部痛．近医にて，腸炎として投薬受けるも改善せず．

図2-A　造影CT

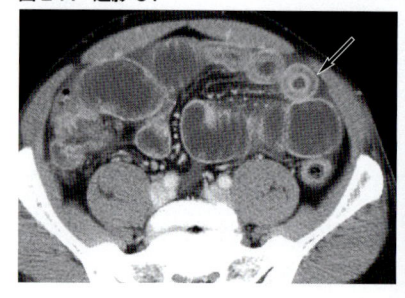

図2-B　造影CT冠状断像

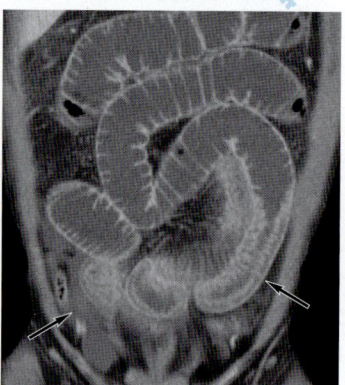

図2-C　切除標本

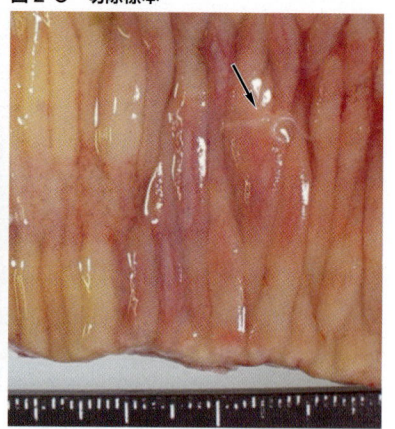

✳**参考症例**：大腸アニサキス症．60代，男性．5日前にイカの刺身を摂食．昨夕からの腹痛．

図3-A　造影CT

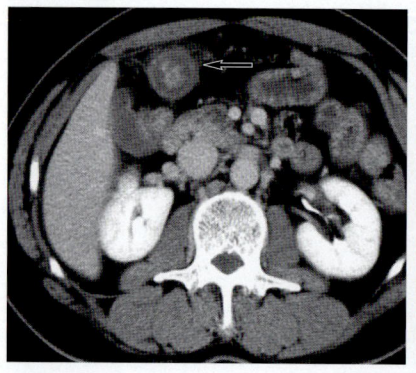

図3-B　大腸内視鏡

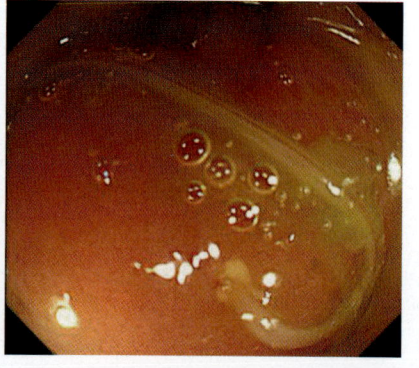

横行結腸に限局した全周性浮腫性壁肥厚を認める（図3-A：→）．下部消化管内視鏡検査（図3-B）にてアニサキス虫体を認めた．

画像の読影

【症例1, 2】 回腸に限局的な全周性壁肥厚と，その口側腸管にイレウスを認めた（図1-A，B，図2-A，B；→）．また，腹水を伴っていた．いずれも経過観察の方針であったが，腹痛の増強，腹膜刺激症状の出現を認めた．絞扼性イレウスも否定しえなかったため，小腸切除術が施行され，切除標本中にアニサキス虫体（図2-C；→）が確認された（図1-Cはアニサキス虫体の病理組織標本）．

小腸アニサキス症の一般的知識と画像所見

消化管アニサキス症は，ヒトがサバ，アジ，イカ，イワシなどの中間宿主を生食とすることで成立する消化管幼虫移行症である．小腸アニサキス症は，消化管アニサキス症全体の約8%とされている[1]．

症状は腹痛，嘔気，嘔吐，腹部膨満感などで，本疾患に特徴的な症状はない．発症形式は，組織中で死滅した虫体を核として肉芽腫を形成する緩和型と，Arthus型アレルギー反応が関連していると考えられる劇症型に分類され，急性腹症で発症する場合は劇症型と考えられる．

小腸アニサキス症の早期診断基準は，①発症数日前の鮮魚の生食，②腹部X線撮影での小腸loopと鏡面像，③腹部超音波検査での腹水，④全身状態は良好で腹部の理学的所見も軽度，とされている．また，発熱，白血球増多が軽微という特徴も報告されている[2]．CTでは，限局した全周性小腸壁肥厚と口側腸管の拡張，腹水貯留を認める[3]．血液検査では，アニサキス抗体価の測定は不顕性感染で偽陽性があり，発症直後には陰性となることがある．結果を得るまでに時間を要するなどの理由から，術前診断としての有用性は低い．また，好酸球増多は過半数の症例には出現しないとされる．

治療は，虫体が7日前後で死滅することから，診断がつけばステロイド剤や抗アレルギー薬などによる保存的治療が基本となるが，壊死や穿孔など重篤な転帰をとる症例もあるため，急性腹症として手術適応となるような所見の有無を判断することが重要である．

鑑別診断のポイント

アニサキス症は内視鏡により虫体を発見できれば診断が可能であるが，小腸アニサキス症の場合は内視鏡的観察が困難である．症状のわりに炎症所見が軽微で，CTでの限局した全周性壁肥厚，腹水などを認めた場合に本疾患を疑い，特に鮮魚の生食歴など詳細な問診をとることが重要となる．

参考文献

1) 神田光郎，三輪高也，武内有城・他：小腸アニサキス症より絞扼性イレウスをきたした2例．日臨外会誌 67: 2617-2620, 2006.
2) 松村 勝，高橋賢一，舟山裕士・他：食餌性イレウスで発症した小腸アニサキス症の1例．日腹部救急医会誌 32: 1231-1234, 2012.
3) Kim T, Song HJ, Jeong SU, et al: Comparison of the clinical characteristics of patients with small bowel and gastric anisakiasis in jeju island. Gut Liver 7: 23-29, 2013.

その他の腸炎，腸疾患 免疫不全に合併する腸炎
enterocolitis associated with immunodeficiency

（田口奈留美，伊牟田真功）

●**症例1**：70代，女性．大動脈弁狭窄症＋狭心症に対し大動脈弁置換術＋冠動脈バイパス術後．術後に多量の水様便を認めた．CD（*Clostridium difficile*）トキシン，GDH（glutamate dehydrogenase）抗原は陰性．抗生剤投与中であり，偽膜性腸炎を疑い，VCM（バンコマイシン）経管投与されたが改善せず．血液検査ではCMV（cytomegalovirus）抗原陰性であったが，潰瘍からの組織を免疫染色したところ抗CMV抗原陽性であった．

図1-A　大腸内視鏡 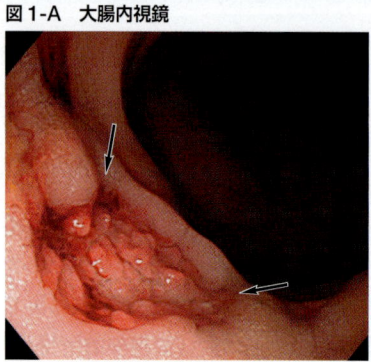
図1-B　大腸内視鏡（インジゴカルミン染色） 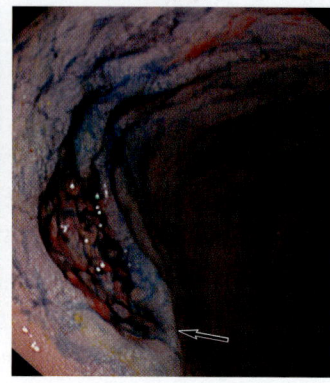
図1-C　造影CT

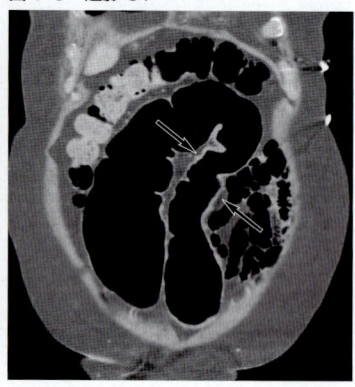

●**症例2**：20代，女性．劇症肝炎で肝移植後の慢性拒絶に対して再移植術を受けた．無γグロブリン血漿（CVID）腸炎，発熱に対してレミケードとエントコートを投与している．現在の病勢評価のために下部消化管内視鏡検査を施行した．生検施行し，CMV抗原の免疫染色にて陽性となった．

図2-A　大腸内視鏡（上行結腸） 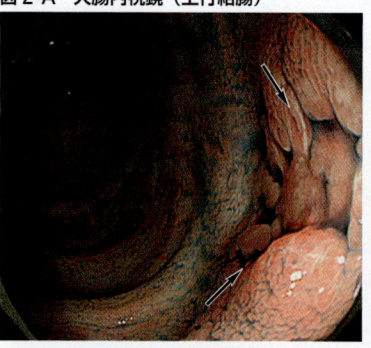
図2-B　大腸内視鏡（S状結腸）
図2-C　大腸内視鏡（回盲弁） 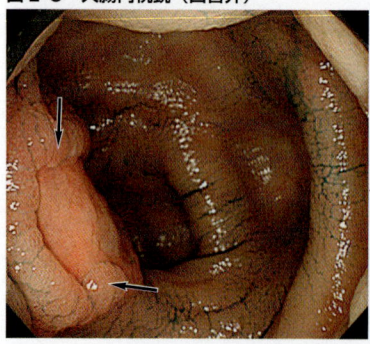
図2-D　単純CT

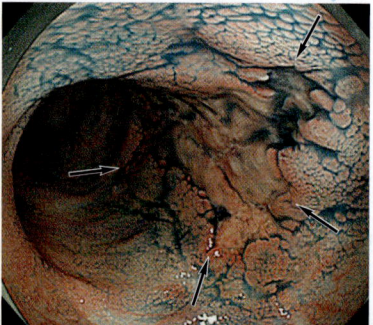

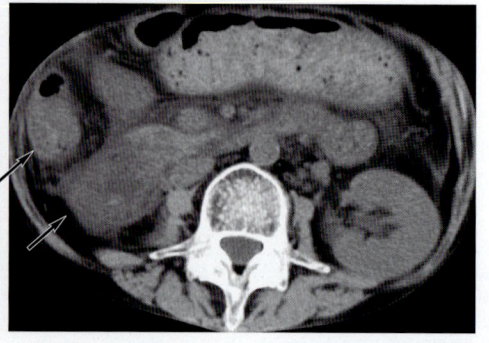

画像の読影

【症例1　サイトメガロウイルス腸炎】　直腸S状部に直径20mm大の打ち抜き様潰瘍を認め，潰瘍底には多発する顆粒状隆起を認める（図1-A，B；→）．S状結腸から直腸壁に軽度肥厚あり（図1-C；→）．

【症例2　サイトメガロウイルス腸炎】　下部内視鏡にて，大腸全体に打ち抜き潰瘍が多発（図2-A～C；→）．回盲部から上行結腸に浮腫性壁肥厚あり（図2-D；→）．

免疫不全に合併する腸炎の一般的知識と画像所見

【サイトメガロウイルス（CMV）腸炎】

　　CMV（cytomegalovirus）はヒト体内に常在しており，宿主細胞に感染，侵入した後に速やかに潜伏し，宿主が免疫不全状態に陥ると種々の臓器に障害を及ぼす．消化管感染は肺炎や肝炎と比べ頻度は低いが，下痢，血便，腹痛などの他に腸穿孔を来す場合もあり，時に重篤化する[1)3)]．病変部位は多くは区域性であるが，全大腸の場合もある．小腸での好発部位は回腸末端である．

　　内視鏡像の特徴は多彩な潰瘍が多発することであり，潰瘍は形や大きさや深さもさまざまとされている．また，潰瘍周囲の粘膜は正常であることが多い．

【好中球減少性腸炎】

　　化学療法に伴う好中球減少時や免疫低下時に生じる疾患として知られており[2)]，化学療法による粘膜障害が，腸管の好気性菌または嫌気性菌による感染を促すとされている．

　　多くの場合に盲腸に病変を持ち，上行結腸または回腸末端に病変を伴うこともある．典型的な臨床症状としては，発熱，右下腹部痛であり，嘔気，嘔吐，下痢，血便を伴うこともある．また，化学療法開始10～14日目に症状が出やすいとの報告がある．

　　腹部エコーまたはCTにおいて，液体貯留を伴う，拡張した盲腸があるなどの所見が有用とされ，注腸造影や内視鏡検査は穿孔の危険性が高いため，急性期には避けられる傾向にある．

鑑別診断のポイント

　　免疫不全状態や好中球減少状態にある患者であればこれらの腸炎を疑う必要があるが，臨床所見や内視鏡像とも併せた総合的な判断が求められる．

　　CMV腸炎では，時に狭窄を伴っている場合には，大腸癌との鑑別が問題となることがある．

参考文献

1) 富安真二朗，沖野哲也，佐伯隆人・他：胸腺腫摘出後の免疫不全に伴うサイトメガロウイルス腸炎穿孔の1例．日消外会誌 39: 1839-1843, 2006.
2) 小高雅人，杉藤正典，小林昭広・他：急性骨髄性白血病の寛解導入療法による骨髄抑制期に好中球減少性腸炎および急性虫垂炎を発症した1例．日消外会誌 40: 124-128, 2007.
3) Murray JG, Evans SJ, Jeffrey PB, Halvorsen RA Jr.: Cytomegalovirus colitis in AIDS: CT features. AJR 165：67-71, 1995.

その他の腸炎，腸疾患 放射線性腸炎

radiation enterocolitis

（田口奈留美）

●症例：80代，女性．貧血を主訴に受診．5か月前に子宮体癌術後に放射線治療が施行されている．

図1-A 大腸内視鏡 **KEY**

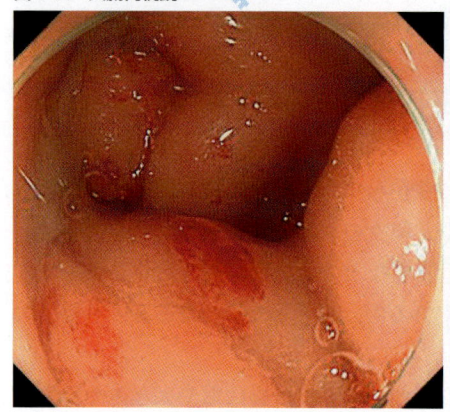

図1-B 単純CT

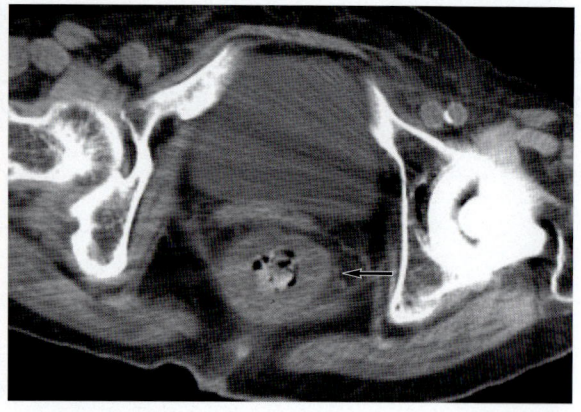

画像の読影

大腸内視鏡検査にて，直腸粘膜に易出血性の発赤，血管拡張を認めた（図1-A）．単純CTにて直腸壁の全周性肥厚と周囲脂肪織濃度の上昇を認めた（図1-B；→）．

放射線性腸炎の一般的知識と画像所見

放射線性腸炎は，主に骨盤内悪性腫瘍に対する放射線治療の合併症として発症する．放射線による腸管障害には，放射線治療開始後1～2週間以内から照射終了6週間以内に見られる早期障害と，照射後数か月から発症する晩期障害がある[1)2)]．早期障害は通常，一過性の粘膜病変が主体であり，照射終了後数週間でほとんどは正常に回復する．一方，晩期障害では進行性の動脈内膜炎が生じ，粘膜下層以深まで障害が及ぶため非可逆的である．

内視鏡所見としては，早期障害では発赤・充血，浮腫，びらん，出血を認める．晩期障害では血管拡張像，粘膜のうっ血や浮腫，潰瘍，線維化による狭窄を認め，機械的刺激で容易に出血する．

CTでの特徴的な所見はなく，非特異的腸炎として腸管の浮腫性壁肥厚や周囲脂肪織濃度上昇が見られるが，重症例では腸管狭窄に伴うイレウスや瘻孔形成などを認める場合もある．

鑑別診断のポイント

画像のみでは他の炎症性腸疾患との鑑別が困難な場合が多いため，骨盤内臓器疾患，放射線治療歴などの既往歴聴取が重要となる．通常は保存的治療となるが，狭窄や瘻孔，難治性の下血などは外科的治療の対象となるため，これらの有無を判断することが重要となる．

参考文献
1) 青木哲哉，大川清孝，田中敏宏・他：2. 小腸炎症性疾患，7) 放射線性腸炎．胃と腸 43: 624-628, 2008.
2) Todd TF: Rectal ulceration following irradiation treatment of carcinoma of the cervix uteri: pseudocarcinoma of the rectum. Surg Gynecol Obstet 67: 617-631, 1938.

その他の腸炎，腸疾患　非特異性多発性小腸潰瘍症
non-specific multiple ulcers of the small intestine

(田口奈留美，伊牟田真功)

● **症例**：80代，女性．原因不明の消化管出血で精査中．病理では，非特異的な炎症，潰瘍の所見のみであった．

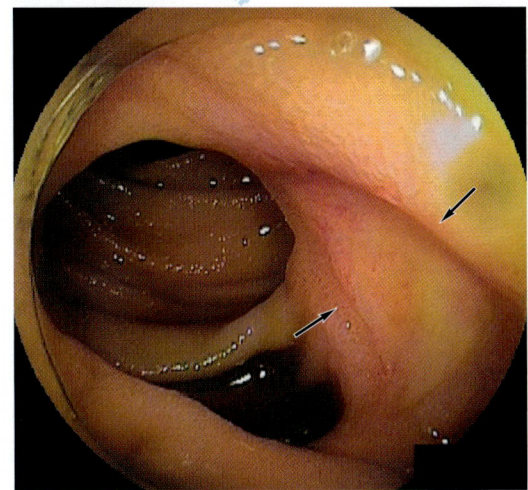

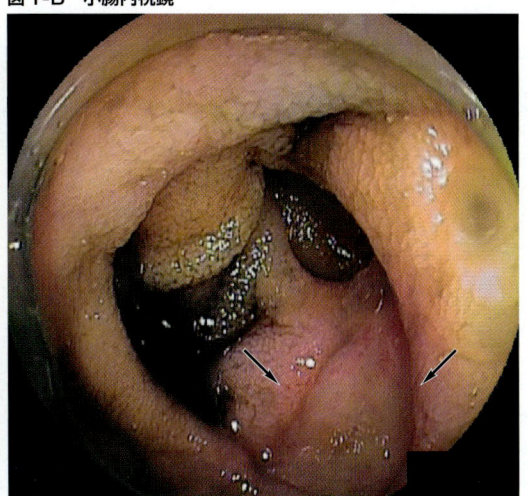

図1-A　小腸内視鏡　**KEY**

図1-B　小腸内視鏡

画像の読影

小腸内視鏡にて，回盲部より口側に約30cmの回腸に，ひきつれを伴った辺縁整な潰瘍を認める（図1；→）．潰瘍底に露出血管は認めない．

非特異性多発性小腸潰瘍症の一般的知識と画像所見

非特異性多発性小腸潰瘍は，1966年に提唱された疾患概念のひとつである．

主として若年者に発症し，中～下部小腸の輪走または斜走する浅い多発性潰瘍からの慢性持続性の潜出血を主病像とする，原因不明の稀な疾患である[1]．臨床的には，小腸からの慢性持続性出血と，それに伴う低蛋白血症，低色素性貧血が中心である．時に輪状狭窄によるイレウスや大量出血を来す[2]．

診断には小腸造影が有用であり，病変が回腸に好発することより，逆行性回腸造影が特に有用である．多発する辺縁硬化像，粘膜集中像，Kerckring皺襞の片側性欠如が特徴的で，隣接する潰瘍病変の間には正常粘膜が介在する．

治療法としては，中心静脈栄養や経腸栄養で改善を見ても一時的であり，抗潰瘍剤やステロイド剤など薬物治療は無効とされるが，外科的治療でも再発率が高く，手術回数の多いものほど予後不良である．

鑑別診断のポイント

好発部位からは，腸結核やBehçet病，Crohn病，原発性小腸潰瘍との鑑別が問題となる．腸結核やBehçet病，Crohn病は，組織学的所見や診断基準，内視鏡像などで鑑別可能である．原発性小腸潰瘍は原因不明で30～60歳の成人男性に多い．多くは単発性で，潰瘍は深く，狭窄，穿孔，出血を来しやすい．

参考文献
1) 安藤拓也，山崎雅彦，深尾俊一・他：腸閉塞にて発症した非特異性多発性小腸潰瘍症の2例．日消外会誌 36: 1698-1702, 2003.
2) 野田英児，澤田隆吾，雪本清隆・他：非特異性多発性小腸潰瘍症の1例．日消外会誌 66: 2721-2724, 2005.

その他の腸炎，腸疾患 偽膜性腸炎
pseudomembranous colitis

（田口奈留美）

●症例：70代，女性．糖尿病性腎症で透析中．白内障手術の際，抗生剤投与されていた．手術から1週間後に水様粘液便，腹痛が出現し受診．

図1-A 造影CT

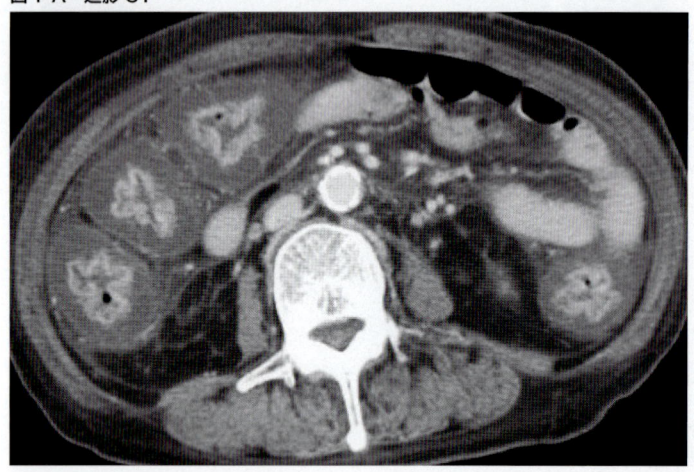

図1-B 大腸内視鏡

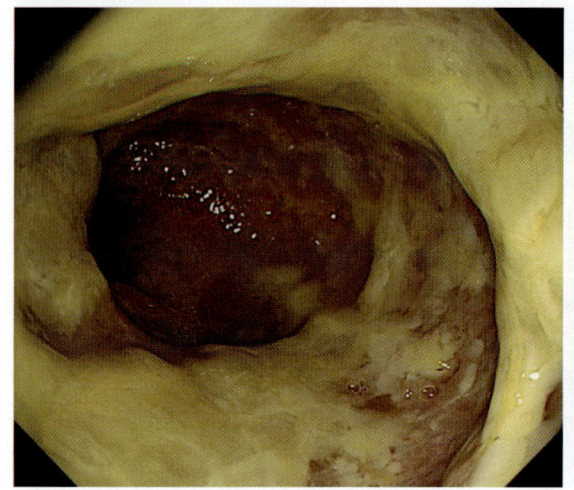

図1-C 大腸内視鏡 **KEY**

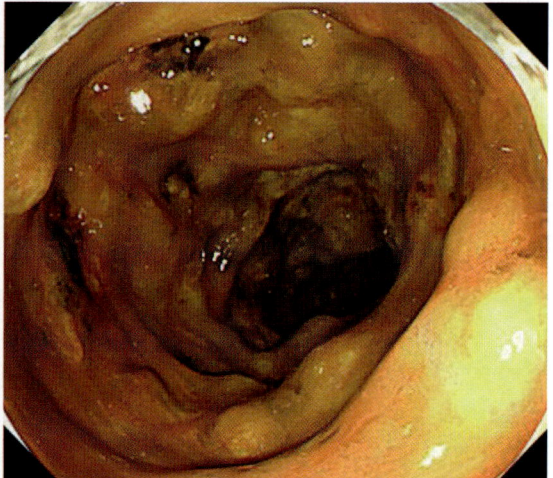

参考文献
1) 花畑憲洋，三上達也，福田真作・他：腹膜刺激症状を呈した重症偽膜性腸炎の2例．日本大腸肛門病会誌 60: 151-155, 2007.
2) Kirkpatrick ID, Greenberg HM: Evaluating the CT diagnosis of Clostridium difficile colitis: should CT guide therapy? AJR 176: 635-639, 2001.

画像の読影

造影CT検査では，大腸全体に著明な浮腫性壁肥厚を認める（図1-A）．大腸内視鏡検査（図1-B，C）では，直腸粘膜に黄色調の膜状構造を全周性に認め，癒合した偽膜と考えられる（全身状態不良であり直腸のみの観察であるが，全周性に黄白色の膜状構造に覆われており，癒合した偽膜と考えられた）．また，凹凸不整な多発隆起を認める（図1-C）．便中CD（Clostridium difficile）トキシン陽性であり，偽膜性腸炎と診断された．DIC（disseminated intravascular coagulation：播種性血管内凝固）も合併していたが，保存的加療により軽快した．

偽膜性腸炎の一般的知識と画像所見

偽膜性腸炎は，薬剤性腸炎のひとつであり，その多くはClostridium difficile（CD）が原因菌として考えられている[1]．土壌，水中などに普遍的に存在する嫌気性グラム陰性桿菌で，健常人の5〜15%において検出されるが，通常発症することはない．しかし，高齢者や基礎疾患を有する患者に抗生剤を投与した際，菌交代現象としてCDが異常増殖し，毒素が産生される．

下痢，発熱，腹痛が主症状であるが，時にイレウスや中毒性巨大結腸症，腸管壊死に進展することもある．

通常，偽膜は直腸やS状結腸に炎症と偽膜形成を認め，深部大腸に向かって軽微になるが，重症化した症例では右側結腸の全層性浮腫の報告もあり，CT検査が有用となる．

診断にはCD抗原の検出が簡便であり，下部消化管内視鏡検査では偽膜形成の評価が可能である．CT検査では腸管の浮腫性壁肥厚や腹水などが見られるが，非特異的所見である[1)2)]．

鑑別診断のポイント

抗生剤投与後の下痢が特徴的であり，内視鏡検査で偽膜を確認することで診断可能である．CT検査では他疾患の除外や，腸管外病変の有無の評価で有用である．

NOTE　薬剤性腸炎

薬剤性腸炎とは，薬剤の投与によって腸管病変が生じ，下痢・血便や腹痛などの臨床症状が惹起される病態と定義される[1)4)]．薬剤性腸炎の中で日常診療において比較的頻繁に遭遇するのは抗生物質起因性大腸炎であり，抗生物質起因性大腸炎として主なものは急性出血性大腸炎，CD（Clostridium difficile）関連腸炎（偽膜性腸炎を含む），メチシリン耐性黄色ブドウ球菌（MRSA）による腸炎である[2]．

抗生物質起因性出血性大腸炎の原因薬剤は合成ペニシリンが最も多いが，セフェム系，テトラサイクリン系，マクロライド系でも見られ，内服開始から数日後に下痢，血性下痢（トマトジュース様），腹痛で急性発症する．本症の病態に関してはアレルギー反応説あるいは菌交代現象説がある．アレルギー説とは，投与された抗生物質に対するアレルギー反応として腸管の血管攣縮を生じ虚血性病変が形成される結果，出血性大腸炎が生じるという説である[3]．通常，対症療法のみで数日以内に症状は消失し，後遺症は見られない．内視鏡所見としては，赤みの強い粘膜に出血性びらんと浮腫が見られる．横行結腸に好発し，S状結腸と直腸に病変はほとんどないとされている．鑑別診断のポイントは抗生物質の服用歴であり，鑑別すべき疾患は虚血性腸炎である．

＜参考文献＞
1) 有井研司, 井上 泉, 前北隆雄・他：薬剤性腸炎の臨床的特徴. 消化器科 39: 473-479, 2004.
2) 大川清孝, 上田 渉, 佐野弘治・他：炎症性腸疾患と大腸癌以外の出血をきたす各種腸疾患の画像上の鑑別診断と治療. 抗生物質起因性腸炎. INTESTINE 14: 47-51, 2010.
3) 鈴木康夫：抗生物質起因性腸炎の診療. 日消誌 107: 1897-1904, 2010.
4) 楠本智章, 大谷英之, 浜本哲郎・他：ホスホマイシン経口投与にて惹起された抗生物質起因性出血性大腸炎の1例. Gastroenterol Endosc 55: 294-298, 2013.

虫垂 急性虫垂炎
acute appendicitis

（中島康也）

●症例1：30代，男性．心窩部から右下腹部にかけての痛み．WBC 14180，CRP 0.50．

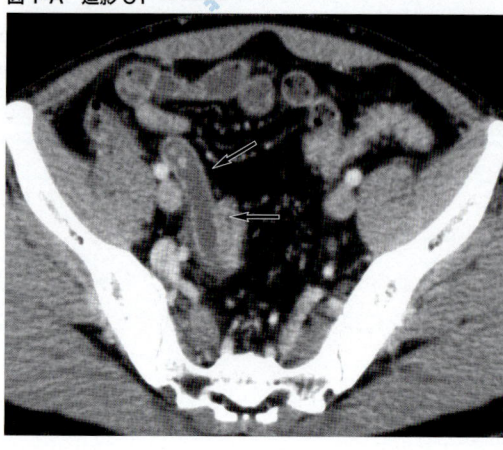

図1-A　造影CT

図1-B　造影CT，MPR矢状断像

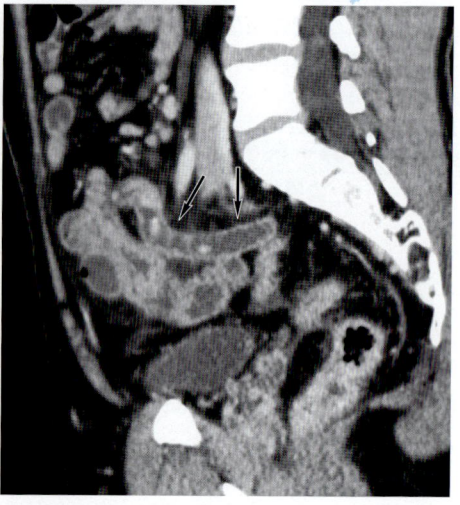

●症例2：10代，女性．腹痛・嘔吐にはじまり右下腹部痛が出現．WBC 20230，CRP 4.52．

図2-A　造影CT

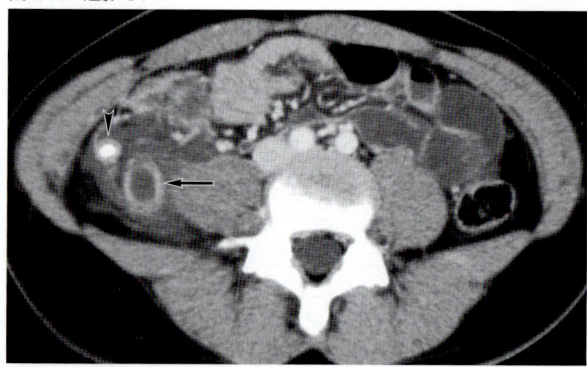

図2-B　造影CT，MPR冠状断像

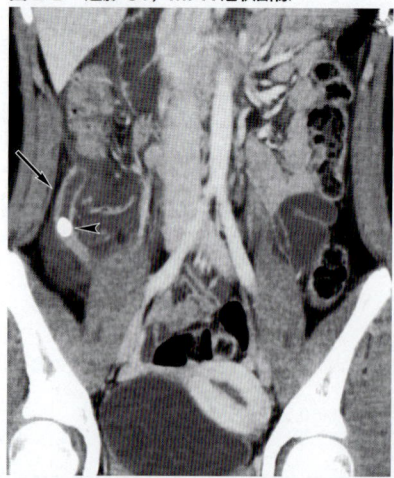

図2-C　造影CT，MPR冠状断像

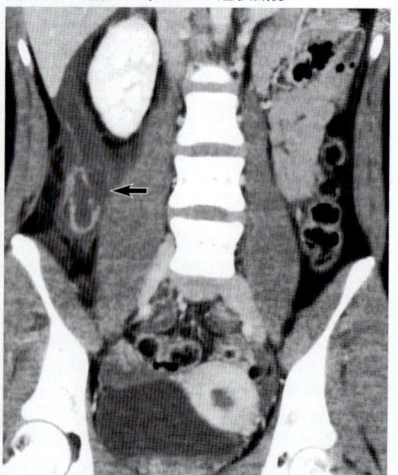

急性虫垂炎

画像の読影

【症例1】 高吸収を示す糞石とともに，腫大と液充満を示す虫垂が描出される（図1；→）．壁肥厚および周囲脂肪織の毛羽立ちを伴っている．手術にて蜂窩織炎性虫垂炎であった．

【症例2】 虫垂根部寄りに高吸収を示す糞石（虫垂結石）があり（図2-A, B；▶），これより先が大きく腫大し液充満を示す（図2-A, B；→）．先端寄りでは壁の連続性が途絶え（図2-C；➡），壁外に液貯留を伴っている．手術にて，膿瘍を伴う壊疽性虫垂炎であった．

【症例3】 超音波上，虫垂は腫大し（図3-A；→），周囲はhyperechoicで周囲の脂肪織炎を伴っていると思われた．周囲リンパ節も見られた（図3-A；▶）．CTでは虫垂の腫大，壁肥厚が見られた（図3-B；→）．

【症例4】 上行結腸下端の尾側に，内部にairを含む軟部影（図4；▶），その内側に壁肥厚を伴った虫垂を認め（図4；→），虫垂炎からの膿瘍が疑われた．手術で，穿孔した虫垂および盲腸周囲膿瘍が確認された．

● 症例3：10代，女性．腹痛にはじまり右下腹部痛が出現．WBC 15300，CRP 1.5．

図3-A 超音波

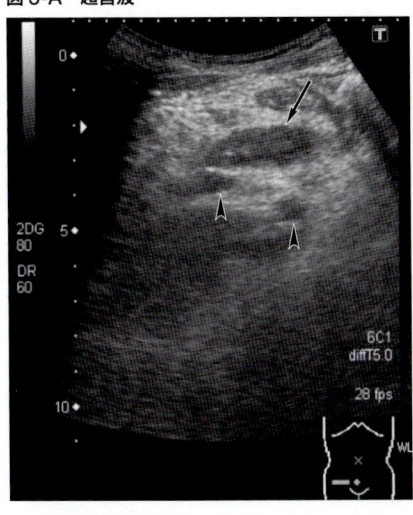

図3-B 造影CT, MPR冠状断像

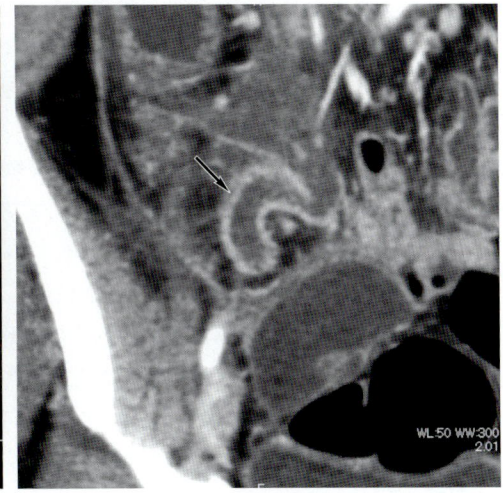

● 症例4：70代，男性．腹痛・嘔吐にはじまり右下腹部痛が出現．WBC 14050，CRP 8.2．

図4-A 造影CT

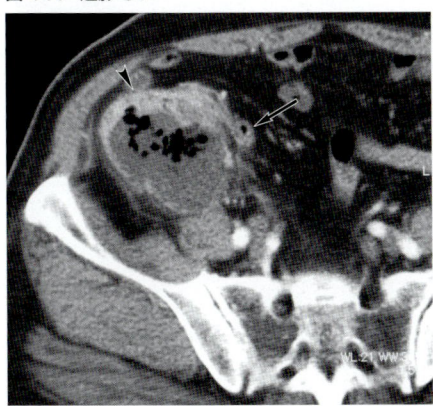

図4-B 造影CT, MPR冠状断像

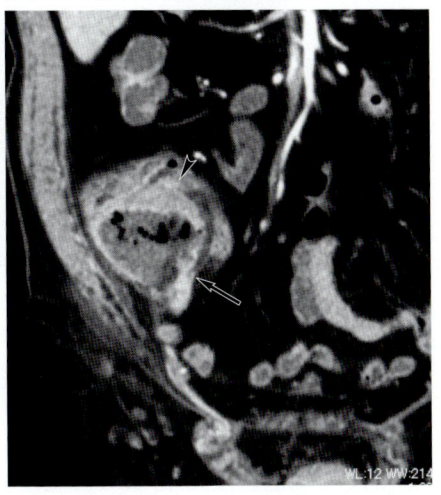

急性虫垂炎の一般的知識と画像所見

　　　　　　心窩部から臍周囲にはじまり右下腹部に遊走する痛みが特徴とされ，これに発熱や Mcburney 点の反跳痛，筋性防御といった身体所見や白血球上昇が加わる．確定診断は超音波あるいは CT でなされることが多い．超音波は簡便で診断精度も高いとされるが，術者の技量や腸管ガスなどに影響を受け，穿孔などの重症例ではむしろ診断に苦慮することもある．一方，CT は術者の技量や重症度に関係なく客観的に診断でき，その診断精度は超音波を上回る．最近では MRI の有用性も報告されているが，緊急対応などの問題もあり，日常診療に普及するまでしばらくかかりそうである．

　成人においてどのような患者に画像診断が必要か，明確なデータは存在しない．一方，小児においては，理学的所見と血液検査を基に画像診断が不要な群を抽出可能と考えられている．画像診断ガイドラインにおいては，急性虫垂炎の可能性が中程度～高度の時には術前診断として CT が有効と考えられ，施行することを考慮してもよいとされている．また，成人の急性虫垂炎において超音波に比較して CT は，高い感度，特異度を有するエビデンスが存在し，推奨するとされている（推奨度 B）．一方，小児では急性虫垂炎の診断能において CT は超音波より高い感度を有し，特異度は同等であるが，被曝やアクセスの問題がある．そのため，超音波を先行させ，超音波で異常を指摘しえない時や診断困難な場合に，CT を施行することを推奨するとされている．一方，腹部単純 X 線写真を撮る意義ははっきりせず，推奨しないとされている．

　CT 診断では，「虫垂腫大」，「壁肥厚」，「壁の造影効果」，「周囲脂肪織の毛羽立ち」の 4 項目が重要である．また，虫垂結石も診断の参考となる．虫垂結石が存在すると穿孔して腹膜炎を来すことがあり，手術適応と考えられている．

　造影 CT では重症度が，ある程度予想できる．すなわち，軽症のカタル性では虫垂腫大と壁の濃染像が見られるのみだが，中等症の蜂窩織炎性になると周囲脂肪組織の毛羽立ち像が加わり，さらに重症の壊疽性になると壁の造影効果がむしろ減弱し，壁の連続性が途絶え，膿瘍（盲腸周囲膿瘍，横隔膜下膿瘍，Douglas 窩膿瘍）が出現する．重症度により治療方針が異なる場合もあり，虫垂の位置や性状のみならず，虫垂炎の重症度まで評価することが大切である．

　なお，CT による虫垂炎の診断に単純 CT で良いか，造影すべきか，また適切な撮像範囲やスライス厚などについてのコンセンサスはない．単純 CT でも感度 90％，特異度 97％と造影しなくとも，診断能に差はなかったとされている一方，造影剤を投与した方がより診断能が高いとの報告もある．

鑑別診断のポイント

臨床的には，右下腹部痛を来すさまざまな疾患が鑑別となる．急性腸炎，上行結腸憩室炎，付属器茎捻転，子宮付属器炎，回腸末端炎などは臨床所見から鑑別が困難である．また，2次性の虫垂炎の原因となる虫垂粘液瘤や虫垂癌なども鑑別に挙がる．また，虫垂には虫垂憩室炎（p.160参照）や虫垂重積症，虫垂捻転なども見られることがあり，虫垂炎との鑑別は困難である．鼠径ヘルニア内に虫垂炎が発症することも報告されている（Amyand's hernia）．

> **NOTE　急性虫垂炎を疑うCT所見**
>
> ・主要所見
>   やや濃度の高い虫垂腫大（>6mm）
>   周囲脂肪織の毛羽立ち
>   虫垂壁肥厚（>2mm）
>   虫垂壁に増強効果
>
> ・副所見
>   虫垂結石
>   腸間膜リンパ節腫大
>   盲腸壁肥厚
>   傍結腸溝の液体貯留
>   膿瘍／管腔外のair

参考文献

1) Rao PM, Rhea JT, Novelline RA: Sensitivity and specificity of the individual CT signs of appendicitis: experience with 200 helical appendiceal CT examinations. J Comput Assist Tomogr 21: 686-692, 1997.
2) Miki T, Ogata S, Uto M, et al: Enhanced multidetector-row computed tomography (MDCT) in the diagnosis of acute appendicitis and its severity. Radiat Med 23: 242-255, 2005.
3) 日本医学放射線学会, 日本放射線専門医会・医会・編：画像診断ガイドライン, 2013年版．CQ100-105（p.316-323），金原出版, 2013.

156　3. 小腸・大腸

虫垂　**虫垂癌**
appendiceal cancer

（中島康也）

●**症例**：60代，女性．昨日からの腹痛が次第に右下腹部に移ってきた．WBC 15970，CRP 15．

図1-A 造影CT

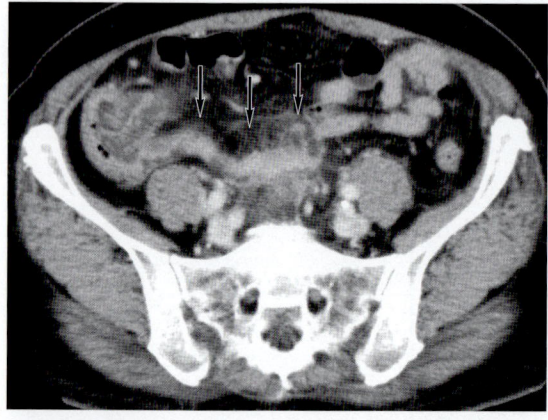

図1-B 造影CT

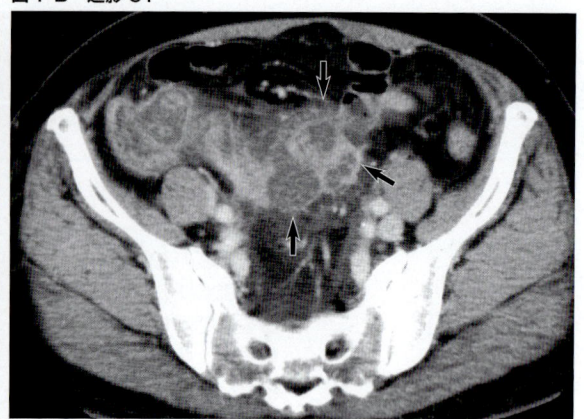

図1-C 造影CT

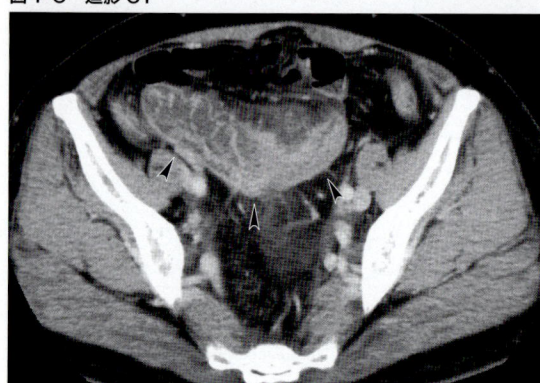

図1-D 造影CT，MPR冠状断像

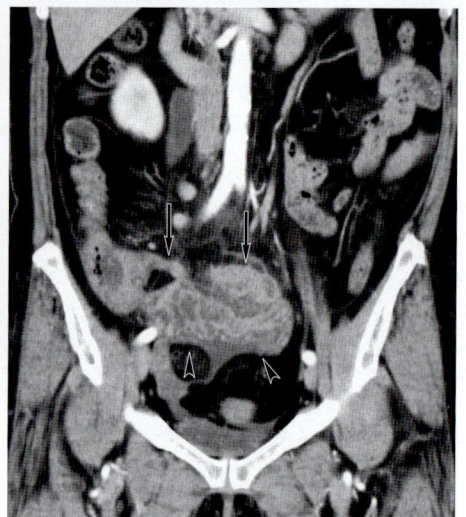

画像の読影

CT上，虫垂腫大と壁肥厚を認め（図1-A，D；→），遠位側に多房性囊胞性病変を伴っている（図1-B；→）．周囲脂肪織の濃度上昇や回腸末端に壁の浮腫状変化も目立つ（図1-C，D；→）．

虫垂炎穿孔ならびに腹腔内膿瘍の診断にて，虫垂・回腸部分切除が施行された．術後病理にて虫垂癌（tub2＞tub1，pSS）が見つかり，周囲に膿瘍形成や回腸との炎症性癒着を伴う状態であった．

虫垂癌の一般的知識と画像所見

原発性虫垂癌はすべての虫垂腫瘍の中で4〜6％に過ぎない稀な疾患で，50〜60代に多い傾向である．3つのサブタイプに分類でき，最も多いものがmucinous type，次いでcolonic type，最後にadenocarcinoid typeとなっている．術前画像診断は非常に困難で，そのほとんどが術後病理により診断されている．加えて，全切除虫垂の0.9〜1.4％で癌が発見されるとも言われており，急性虫垂炎術後の組織学的検索は慎重に行われるべきであろう．

mucinous typeは「虫垂粘液瘤」の項（p.158）を参照していただき，本項ではcolonic typeについて述べる．

一般的な大腸癌と同様の組織型で，粘液瘤は形成されず，内腔閉塞による急性虫垂炎を発症し発見されることが多い．CTもこれを反映し，虫垂を置換する軟部影として描出され，囊胞形成は目立たない．周囲脂肪織の濃度上昇がある場合，急性虫垂炎と誤診されることも多い．時に隣接臓器への直接浸潤を来すことで，さまざまな症状を起こしうる．

鑑別診断のポイント

多くの症例で急性虫垂炎を発症し発見される．このため，画像所見もこれに類似するが，虫垂径が異常に大きく（＞15mm），軟部腫瘤が形成されている場合などは注意が必要である．

参考文献

1) Pickhardt PJ, Levy AD, Rohrmann CA Jr, Kende AI: Primary neoplasms of the appendix: radiologic spectrum of disease with pathologic correlation. Radiographics 23: 645-662, 2003.
2) Rashid M, Barnes A: Primary adenocarcinoma of the appendix mimicking appendicitis: a case report. Surgery Curr Res 2: 112, 2012.

虫垂 **虫垂粘液瘤**
appendiceal mucocele
(中島康也)

●症例1:80代,男性.数日前から右下腹部痛があり,同部に腫瘤を自覚した.炎症所見はない.

図1-A 腹部超音波

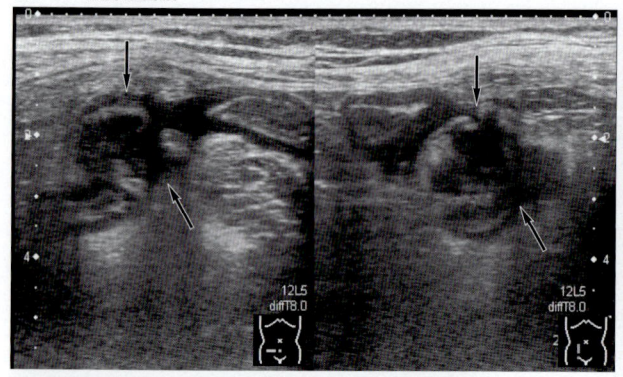

図1-C 造影CT,MPR矢状断像

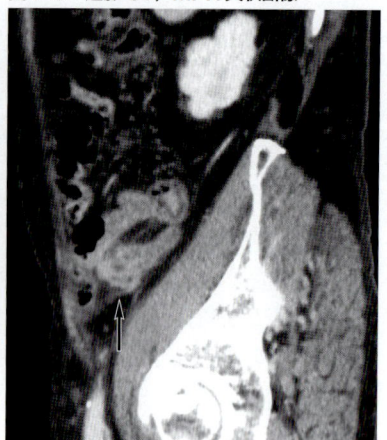

図1-B 造影CT

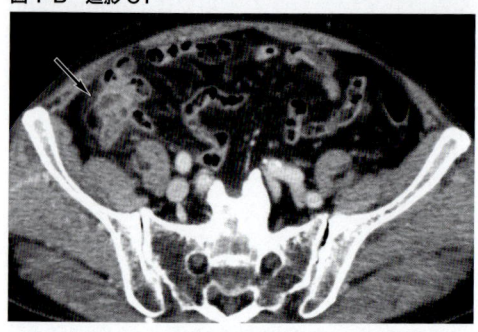

●症例2:50代,女性.検診にて右下腹部腫瘤を指摘された.

図2-A 造影CT

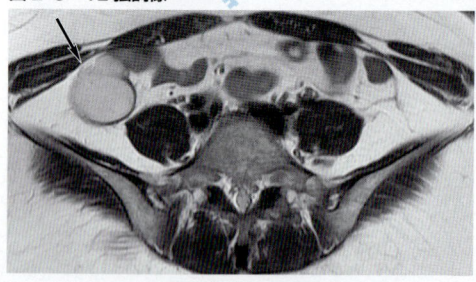

図2-B 造影CT,MPR冠状断像

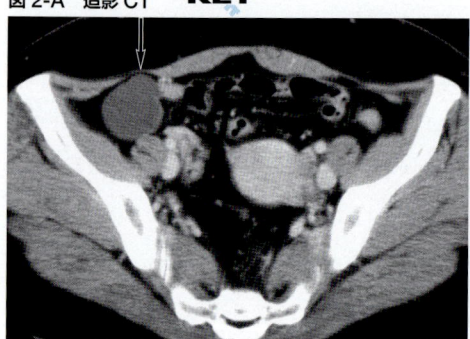

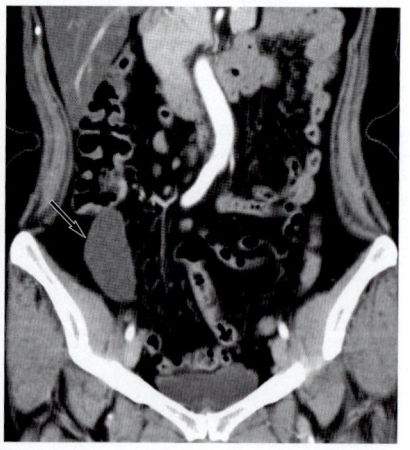

図2-C T2強調像

画像の読影

【症例1】 超音波では，腫大した虫垂先端部に不整形腫瘤を認め（図1-A；→），内部は低エコーと高エコー成分が混在している．CTでも同様で，壁に造影効果を有する不整形の囊胞性病変が描出されている（図1-B，C；→）．周囲脂肪織の濃度上昇も伴っている．虫垂腫瘍が疑われるが，良悪性は判断困難である．

【症例2】 CTでは，盲腸と接する紡錘状の囊胞性腫瘤を認める（図2-A，B；→）．壁の造影効果や充実部分は見られない．MRI, T2強調像では，壁構造を有する内部均質な囊胞性病変として描出される（図2-C；→）

いずれの症例も手術施行され，mucinous cystadenoma の診断であった．

虫垂粘液瘤の一般的知識と画像診断

虫垂内腔に粘液が貯留し囊腫状となった状態を指す．虫垂粘液瘤は稀な疾患で，虫垂切除時の頻度は 0.2 ～ 0.3％ と言われている．50歳以上の女性に多く，20 ～ 30％ は無症状であるが，急性虫垂炎を起こして発見されることもある．病理学的に次のように3つに分類される．

① mucosal hyperplasia：粘膜の限局性肥厚により内腔を閉塞する．
② mucinous cystadenoma：乳頭状に増殖した粘液産生腺腫．良性であるが，内圧が上昇すると穿孔を起こし，腹膜偽粘液腫を生じる．
③ mucinous cystadenocarcinoma：肉眼的および組織学的に腺腫と近似する．粘膜下層以深への浸潤を認めるか，腹腔内に穿破した粘液内に上皮細胞を認めれば，癌と診断できる．

このうち，①と②は予後良好だが，③になると予後不良で5年生存率は 20 ～ 25％ 程度である．

注腸造影や内視鏡では，盲腸の粘膜下あるいは壁外性腫瘤として認められる．また，超音波では回盲部の囊胞性腫瘤として描出され，貯留する粘液の性状によって内部エコーは変化する．最も有用とされるCTにおける典型像として，虫垂領域に一致する円形あるいは管状の囊胞性腫瘤で，壁の石灰化があれば粘液瘤を疑うとされるが，実際，石灰化を有するものは半数にも満たない．また，良悪性の鑑別は非常に難しく，腫瘤の大きさや内部濃度，壁の厚さ，石灰化の有無はほとんど役立たない．ただし，壁不整や結節成分が見られる場合は，どちらかと言えば悪性を疑う必要があるとされる．

鑑別診断のポイント

卵巣囊腫や卵管留水腫，膿瘍，重複腸管，腸間膜囊腫などが挙げられる．囊胞性腫瘤の由来臓器を見きわめ，臨床所見と併せて診断を進めていくことが大切である．

参考文献

1) Pickhardt PJ, Levy AD, Rohrmann CA, Kende AI: Primary neoplasms of the appendix: radiologic spectrum of disease with pathologic correlation. Radiographics. 23: 645-662, 2003.
2) Wang H, Chen YQ, Wei R, et al: Appendiceal mucocele: a diagnostic dilemma in differentiating malignant from benign lesions with CT. AJR 201: W590-595, 2013.

虫垂 虫垂憩室炎
appendiceal diverticulitis

(中島康也)

●症例1：70代，女性．5日前から持続する右下腹部痛．WBC 10650, CRP 5.

図1-A 造影CT

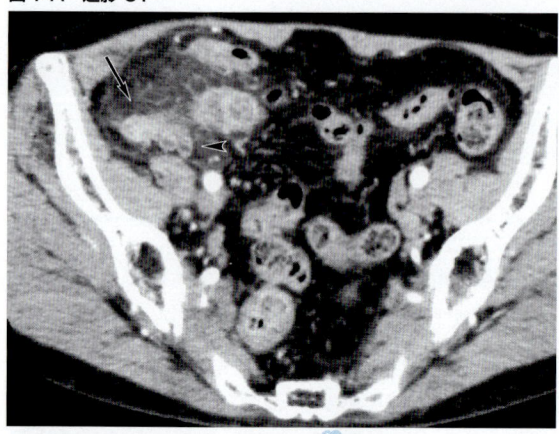

図1-B 造影CT

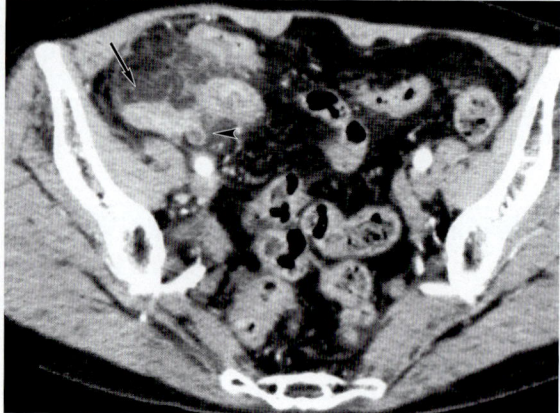

図1-C 造影CT，MPR冠状断像

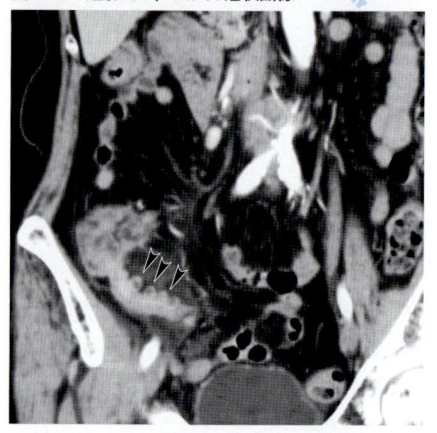

●症例2：60代，男性．発熱と右下腹部痛が続き，近医で加療を受けるが改善しない．WBC 18830, CRP 14.8.

図2-A 造影CT

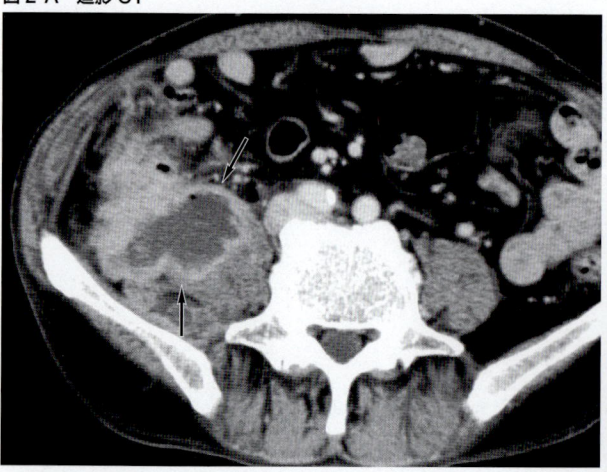

図2-B 造影CT，MPR矢状断像

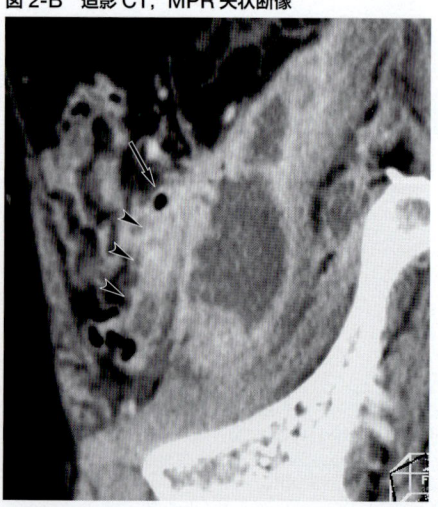

画像の読影

【症例1】 CTでは虫垂の腫大と周囲脂肪織の濃度上昇を認め（図1-A, B；→），回腸末端にも壁の浮腫状変化を来している．虫垂壁に沿って小嚢胞が多発しており（図1-A, B；▶），MPR冠状断像で明瞭である（図1-C；▶）．回盲部切除が施行され，虫垂憩室炎に矛盾しない手術所見であった．

【症例2】 CTでは右腸腰筋内にリング状造影される低吸収域があり（図2-A；→），膿瘍が疑われる．MPR矢状断像では膿瘍と密着する腫大した虫垂が確認でき（図2-B；▶），虫垂先端にガス像が描出される（図2-B；→）．虫垂炎に伴う腸腰筋膿瘍の診断で手術施行され，虫垂憩室穿孔によることが確認された．

虫垂憩室炎の一般的知識と画像所見

虫垂憩室は稀で，その頻度は0.004〜2.1％と言われている．そのほとんどが筋層を欠く仮性憩室で，30〜66％の頻度で穿孔を伴うとされ，これは急性虫垂炎の4倍に上る．虫垂憩室炎は急性虫垂炎と比較して好発年齢が高いものの，臨床的に両者を区別するのはきわめて困難であり，虫垂炎としての手術後に病理診断で判明することが多い．また，術前の画像診断も難しいとされるが，最近はMDCTの有用性も報告されており，このような病態があることを考慮しつつ，注意深く読影し診断することができれば，適切な治療につながると言えよう．

虫垂憩室炎は次の4つの形態に分類される．

type 1：acute diverticulitis without appendicitis
type 2：acute appendicitis with acute diverticulitis
type 3：acute appendicitis with diverticula
type 4：appendix with diverticula

MDCTの普及により，高分解能かつMPRによる任意の断面で評価することが可能となった．虫垂憩室は「虫垂に隣接する薄い壁で囲まれるガス像」として，炎症を伴った場合は「壁肥厚によりリング状に造影される小嚢胞」として描出されることが多い．これに虫垂炎や膿瘍，腹膜炎などが加わると，周囲脂肪織の濃度上昇や液貯留が出現し，憩室自体が不明瞭となってしまうため診断困難となる．

鑑別診断のポイント

画像所見は急性虫垂炎と同様であるが，CTにて壁で囲まれるガス像や小嚢胞が虫垂壁に沿って見られることがある．穿孔しやすいため，早期の手術が望ましい．

参考文献

1) Osada H, Ohno H, Saiga K, et al: Appendiceal diverticulitis: multidetector CT features. Jpn J Radiol 30: 242-248, 2012.

血管性病変　上腸間膜動脈血栓症／塞栓症
superior mesenteric artery thrombosis/embolism

（中村信一）

●症例：70代，女性．心原性脳塞栓後．腹部膨満および呼吸状態の悪化を認め，紹介受診．

図1-A　造影CT（動脈相）

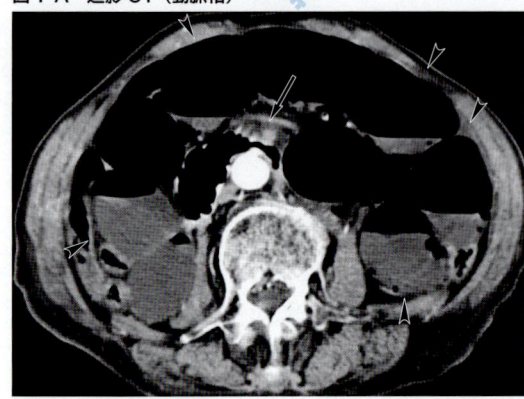

図1-B　造影CT 冠状断像（動脈相）

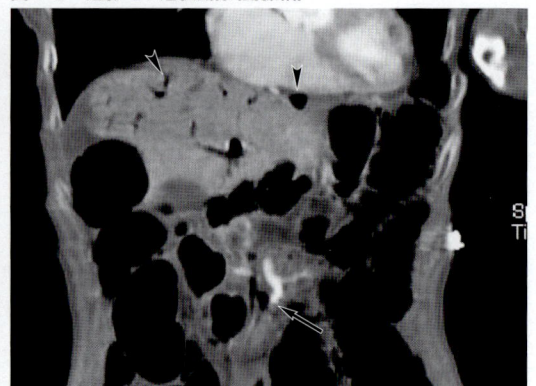

図1-C　造影CT（動脈相）

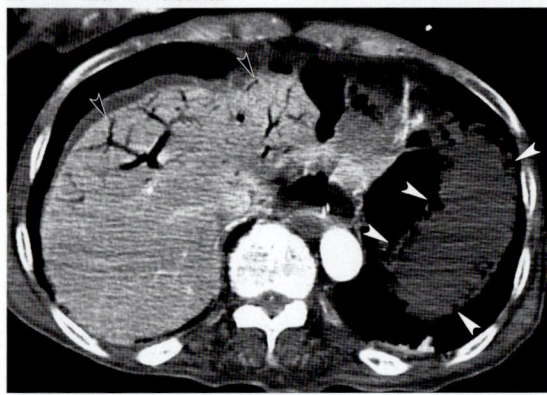

図1-D　造影CT（動脈相）

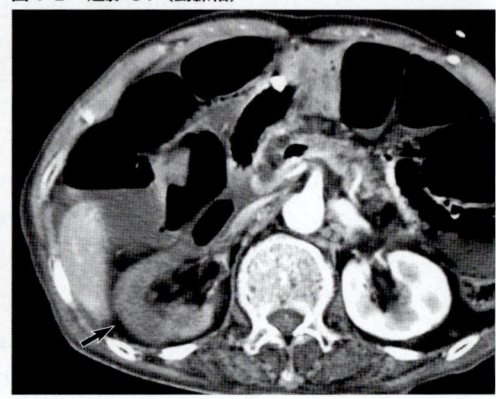

図1-E　MIP像

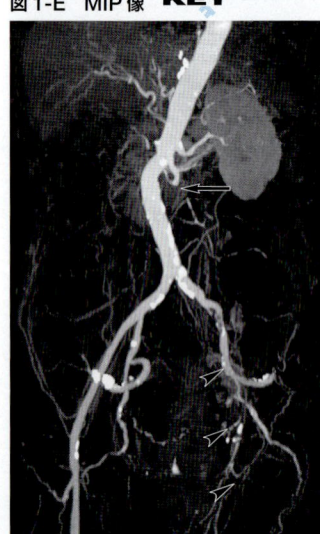

NOTE　smaller SMV sign

正常ならば，上腸間膜静脈（SMV）の径は上腸間膜動脈（SMA）よりもかなり大きいが，SMA領域の血流障害が起こると，SMVが虚脱し，SMV＜SMAとなる．これをsmaller SMV signと呼ぶ．上腸間膜動脈の血栓症／塞栓症に特異的な所見ではなく，NOMI，絞扼性イレウス，脱水でも見られる．

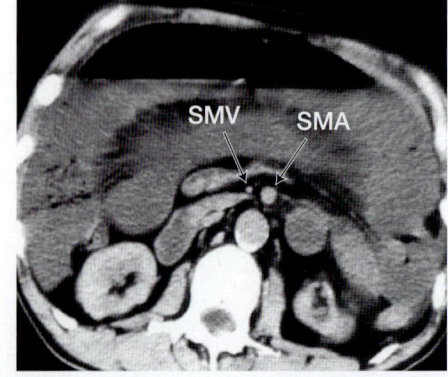

図2　単純CT

画像の読影

　上腸間膜動脈は第1空腸枝分岐後閉塞し（図1-A，B，E；→），塞栓症が疑われる．小腸は拡張し，腸管壁の菲薄化を認め（図1-A；▶），大部分で壁の増強効果が見られず（図1-A；▶），肝表には腹水も見られる．門脈気腫（図1-B，C；▶），腸管気腫（図1-C；▷）も認められ，腸管壊死が疑われる．その他，右腎梗塞（図1-D；→），左外腸骨動脈閉塞（図1-E；▶）も見られる．

上腸間膜動脈血栓症／塞栓症の一般的知識と画像所見

　上腸間膜動脈閉塞には血栓症と塞栓症があり，塞栓症の頻度が高い[1]．上腸間膜動脈塞栓症は心疾患に起因したものが多い．心房細動や弁膜症による心耳内血栓や心筋梗塞による壁在血栓が原因となり，稀に近位部の大動脈プラークの破綻によるものもある．上腸間膜動脈血栓症は動脈硬化に起因するものが最も多く，動脈瘤や大動脈解離なども原因となる．

　初期症状は急激な腹痛が多いが非特異的で，嘔気，嘔吐，腹部膨満，下血などが見られる．血管閉塞部位としては，上腸間膜動脈塞栓症では上腸間膜動脈起始部から3〜8cm離れた中結腸動脈分岐直下あるいは分岐後に閉塞することが多く，上腸間膜動脈血栓症では上腸間膜動脈の起始部に閉塞を来すことが多い．茂木らは中結腸動脈より中枢での閉塞では，側副血行路が期待できず，ゴールデンタイムは5時間以内と考えられるとしている[2]．

　造影CTでは，塞栓子や血栓は造影欠損として認められる．腸管壁は菲薄化することが多いが，腸管の再灌流が見られれば壁肥厚することもある．病変部の腸管は造影効果の欠損あるいは減弱が見られる．腸管壊死を来すと，腸管壁内ガスや門脈ガス，血性腹水が見られる．また塞栓症であれば脾梗塞や腎梗塞なども合併することがあり，腹部実質臓器の梗塞が見られる場合は上腸間膜動脈の塞栓の存在も念頭に置く必要がある．単純CTにおいては，上腸間膜動脈内に高吸収の血栓あるいは塞栓子が見られうるが，内腔と評価が難しいことも多く，ウィンドウ幅を狭くするなどの調節が必要である．また，上腸間膜動脈と上腸間膜静脈の径の逆転［smaller superior mesenteric vein (SMV) sign］が見られうるが，高齢者などで脱水が背景にある場合は，上腸間膜動脈血栓／塞栓が見られなくても径が逆転しうるので，必ずしも特異的な所見ではない．

　死亡率は60〜80％と高く[3]，腸管壊死に陥る前に診断できなければ死亡率は90％とも言われる．治療に関しては腹膜炎症状が見られる場合は手術の適応となりうるが，おのおのの症例の治療の選択においては発症から診断までの時間的経過に左右され，腹部症状やCTでの腸管壊死の所見，アシドーシスの有無などと併せて評価する必要がある．

鑑別診断のポイント

　慢性的な上腸間膜動脈閉塞が挙げられる．急性の閉塞を合併している場合の鑑別はしばしば困難であるが，側副血行路の良好な発達は慢性閉塞を示唆する[4]．また小腸壁は正常であることが多い．

参考文献

1) Rha SE, Ha HK, Lee SH, et al: CT and MR imaging findings of bowel ischemia from various primary causes. RadioGraphics 20: 29-42, 2000.
2) 茂木克彦, 石飛幸三, 関みな子・他: 急性上腸間膜動脈閉塞症：閉塞部位と臨床経過について．日腹部救急医会誌 16: 427-432, 1996.
3) Debus ES, Müller-Hülsbeck S, Kölbel T, Larena-Avellaneda A: Intestinal ischemia. Int J Colorectal Dis 26: 1087-1097, 2011.
4) Hohenwalter EJ: Chronic mesenteric ischemia: diagnosis and treatment. Semin Intervent Radiol 26: 345-351, 2009.

164　3. 小腸・大腸

血管性病変　上腸間膜静脈血栓症
superior mesenteric vein thrombosis

（中村信一）

●症例1：50代，男性．腹痛にて来院．

図1-A　造影CT（門脈相）

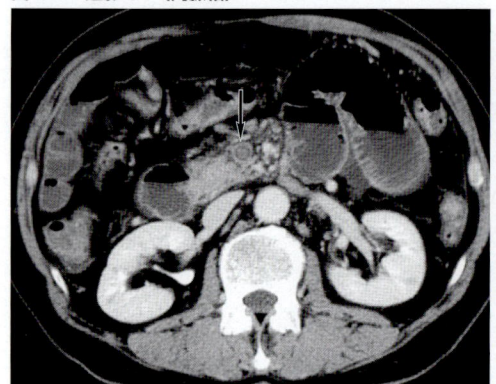

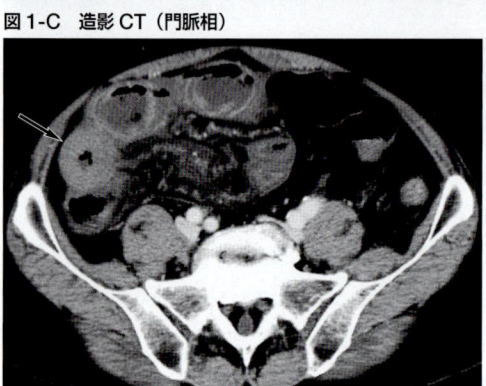

図1-B　造影CT冠状断像（門脈相）

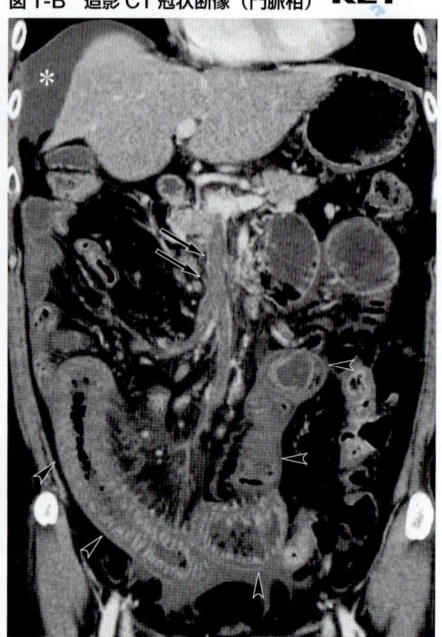

図1-C　造影CT（門脈相）

●症例2：50代，男性．腹痛にて来院．

図2-A　造影CT（門脈相）

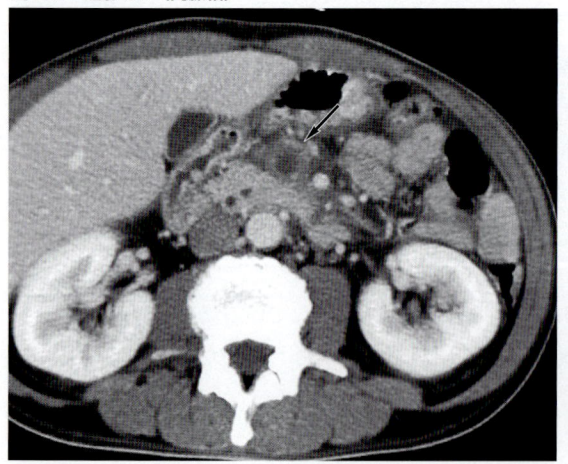

図2-B　造影CT冠状断像（門脈相）

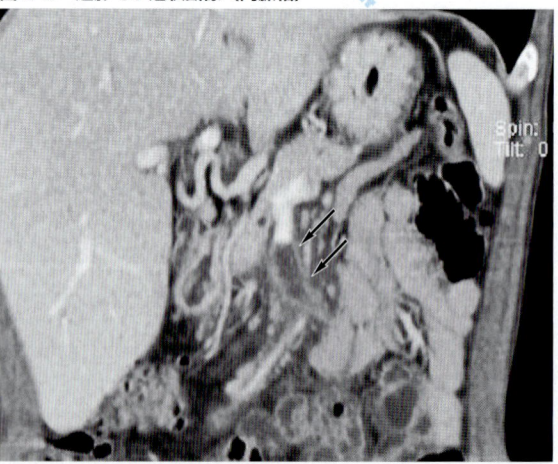

画像の読影

【症例1】 上腸間膜静脈内に造影欠損が見られ，血栓が疑われる（図1-A，B；→）．小腸壁の一部は浮腫状で（図1-B；▶），肝表や浮腫状の腸管周囲には腹水が認められる（図1-B；＊）．小腸の一部に粘膜の増強効果が見られない部分があり，同部は壊死に陥っている可能性がある（図1-C；→）．その後の検査で，プロテインS欠乏症が判明した．

【症例2】 上腸間膜静脈内に造影欠損が見られ，血栓が疑われる（図2；→）．腸管の浮腫や腹水は見られない．その後の検査で，プロテインC欠乏症が判明した．

上腸間膜静脈血栓症の一般的知識と画像所見

上腸間膜静脈血栓症は腸間膜血管閉塞性疾患の5～15％と報告されている．好発年齢は40～50代であり，男女比は2：1～4：1で男性に多い傾向にある．

原因としては，特発性，腹部手術後，腹腔内炎症（急性膵炎，炎症性腸疾患，憩室炎，虫垂炎，敗血症），腹部鈍的外傷，凝固亢進［悪性腫瘍，プロテインC・S欠乏症，antithrombin-Ⅲ（AT-Ⅲ）欠損症，プラスミノーゲン異常症，抗カルジオリピン抗体，骨髄増殖性疾患，妊娠など］，門脈圧亢進（肝硬変，脾摘後，静脈瘤硬化療法後），経口避妊薬の内服などが挙げられる[1]．若年女性の急性腹症で経口避妊薬を内服している場合は，上腸間膜静脈血栓症を念頭に置く必要がある．上腸間膜静脈血栓症患者の56％は何らかの凝固異常を有しているとされ[2]，上腸間膜静脈血栓症が発見された場合は，凝固線溶系や自己抗体も併せての検索が必要と思われる．

症状は腹痛，腹部膨満，嘔気，嘔吐，下痢，下血など非特異的であり，緩徐に進行する場合が多く，早期診断がしばしば困難である．発症から診断までに数日経過していたという報告が多い．

診断としては，造影CTが有用であり，感度は90％以上とされる．持続的な内腔の造影欠損および静脈壁の増強効果，腸間膜の側副血行路，腸間膜の浮腫，小腸壁の肥厚などの所見が見られる[1]．また，静脈性梗塞に至っていれば，血性の腹水が見られうる．特に腸間膜静脈末梢からvasa rectaまで閉塞を起こすと腸管壊死に陥りうる．

治療としては，腸管梗塞や腹膜炎の所見（血性腹水など）が見られる場合は，手術の適応となりうる[1]．発症早期で腹部症状が軽度の時は抗凝固療法を行っている報告が散見されるが，症状や経過と併せての判断が重要である．

鑑別診断のポイント

上腸間膜静脈内腔の造影欠損が見られれば診断に迷うことは少ないが，造影のタイミングが早すぎると上腸間膜静脈に血流が到達していない状態を血栓と見誤ることがあり，後期の時相も併せた判断が重要である．また，上腸間膜静脈内の腫瘍栓あるいは腫瘍の浸潤が鑑別になりうるが，原発腫瘍の存在および腫瘍との連続性，増強効果の有無も併せての鑑別になると思われる．

参考文献

1) Bradbury MS, Kavanagh PV, Bechtold RE, et al: Mesenteric venous thrombosis: diagnosis and noninvasive imaging. RadioGraphics 22: 527-541, 2002.
2) Wang MQ, Liu FY, Duan F, et al: Acute symptomatic mesenteric venous thrombosis: treatment by catheter-directed thrombolysis with transjugular intrahepatic route. Abdom Imaging 36: 390-398, 2011.

血管性病変 非閉塞性腸管虚血症（NOMI）
non-occlusive mesenteric ischemia

（林田英里）

●症例：70代，女性．腹痛を主訴に来院．

図1-A 造影CT（早期相）

図1-B 造影CT（早期相）

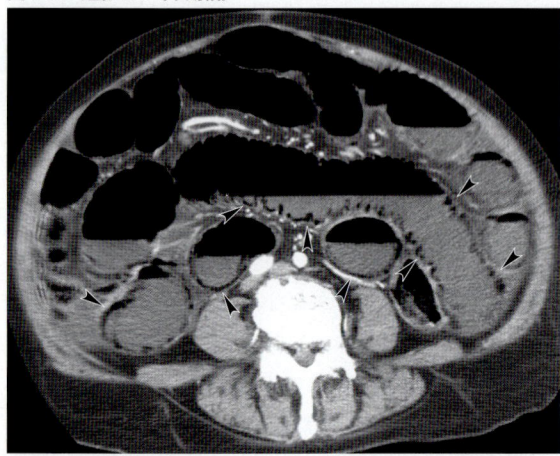

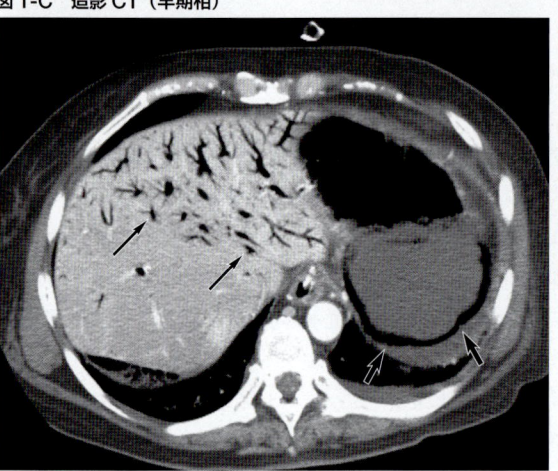

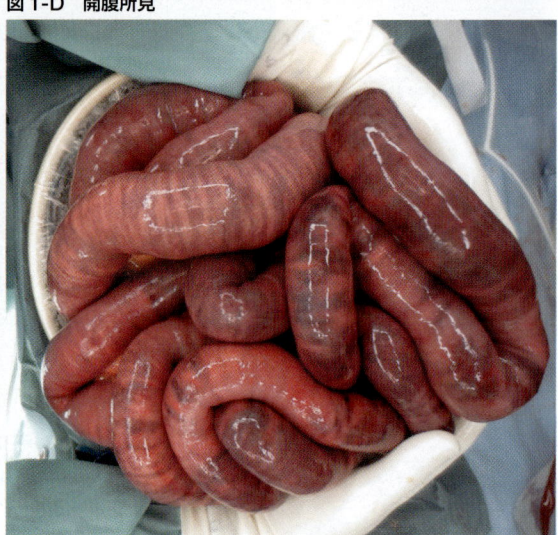

図1-C 造影CT（早期相）

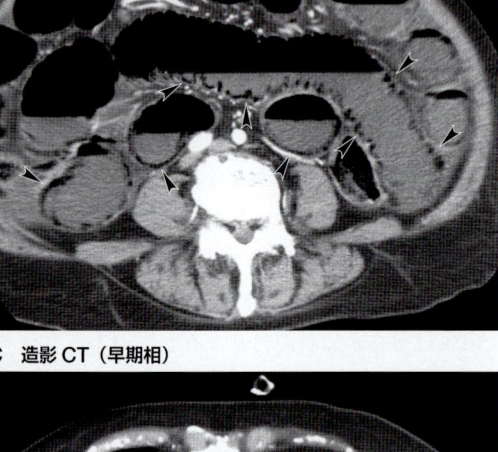

図1-D 開腹所見

画像の読影

小腸は全体に拡張と腸液貯留が見られ，麻痺性イレウスが示唆される．造影にて腸管壁の増強は乏しく，広範囲に壁内ガスを伴う（図1-A，B；▶）．腸間膜動脈主幹部および分枝は造影にて末梢まで描出され，明らかな器質的閉塞は見られない．腸間膜静脈〜肝内門脈内に広範にガスが見られる（図1-B，C；→）．胃壁にも気腫が見られる（図1-C；➡）．開腹すると小腸には漿膜面に壊死を示唆する色調の変化が分節状，非連続性に広範囲に見られた（図1-D）．

非閉塞性腸管虚血症（NOMI）の一般的な知識

腸間膜動静脈に明らかな器質的閉塞を伴わない腸管虚血症であり，心不全，脱水，ショックなどを誘因として腸管の血流低下と血管攣縮が起こり，腸管の虚血，壊死を生じる病態とされている．血管攣縮の誘因にはレニン-アンジオテンシン系の賦活やバゾプレッシン分泌，ジギタリス製剤やカテコールアミンといった心血管作動薬投与が挙げられる．虚血性心疾患，動脈硬化，心血管作動薬，腎不全，透析，心臓外科手術などがNOMIの危険因子とされる．

初期症状は，腹痛，嘔吐，腹部膨満など非特異的な腹部症状である．進行性の経過をたどり，不可逆的な腸管壊死により，死亡率は70〜100％と予後不良である．

発症早期に診断された場合，まず，血管攣縮の誘因となる脱水の補正を行い，関連が疑われる薬剤は可能な限り中止する．末梢血管拡張作用を持つプロスタグランジンE1の経静脈的大量投与あるいは経カテーテル的持続動注による救命報告例が増えつつある．不可逆的な腸管壊死が疑われる状態では開腹による壊死腸管の切除を行う．

鑑別診断のポイント

血管造影検査にて，上腸間膜動脈分枝根部の狭小化，攣縮と拡張が交互に発生しソーセージ様の像を呈する string of sausages sign，腸管辺縁動脈などの末梢部の造影不良といった所見が本症に特徴的とされる．MDCT（multi detector-row CT）装置を用いたCT angiographyにてこれらを描出，診断可能であったとの報告が見られる[1)2)]．ただし，主幹動脈の攣縮は間欠的に起こっており，タイミングよく特徴的画像を得るのは困難とされる[2)]．

腸管虚血を示唆する壁の増強不良は広範囲に分節状，非連続性に見られ（skip lesion），また，腸間膜の壊死は伴わないとされる．腸管壁内ガスや門脈内ガスは腸管壊死に伴って出現することが多く，重篤な病態を反映することが多い．

> **NOTE 臨床情報の有用性**
>
> 症状は非特異的であるが，画像所見と併せて，経過や血液検査所見（トランスアミナーゼ，LDH，CPKの上昇や代謝性アシドーシス）を詳細に評価することが早期診断につながる．

参考文献

1) Woodhams R, Nishimaki H, Fujii K, et al: Usefulness of multidetector-row CT (MDCT) for the diagnosis of non-occlusive mesenteric ischemia (NOMI) : assessment of morphology and diameter of the superior mesenteric artery (SMA) on multi-planar reconstructed (MPR) images. Eur J Radiol 76: 96-102, 2010.
2) 光吉 明, 財間正純, 矢内勢司・他：非閉塞性腸管虚血症（NOMI）の診断と治療．胃と腸 48: 1762-1768, 2013.

168　3. 小腸・大腸

血管性病変 静脈硬化性大腸炎
phlebosclerotic colitis　　　　　　　　　　　　　　　　　　　　　　　　　　　　（幸　秀明）

◉**症例**：70代，男性．主訴は特になし，既往歴にC型肝硬変，食道・胃静脈瘤がある．

図1-A　大腸内視鏡（盲腸）

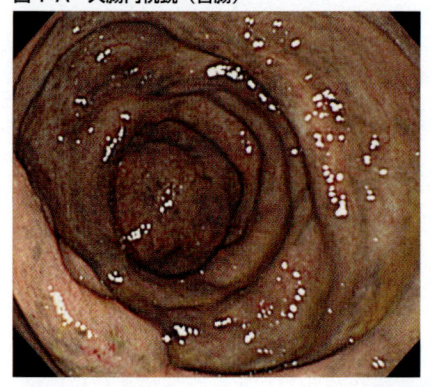

図1-B　単純X線像 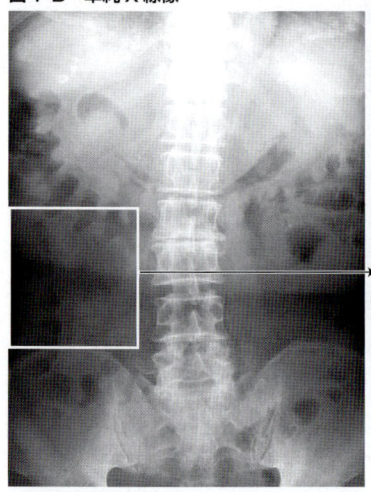　　**図1-C　Bの拡大** 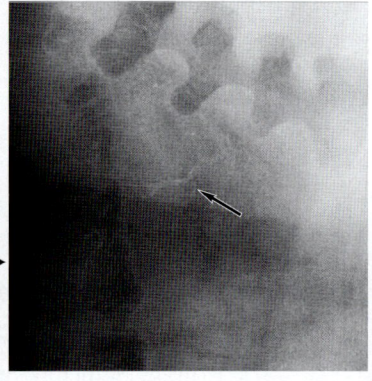　　**図1-D　大腸造影**

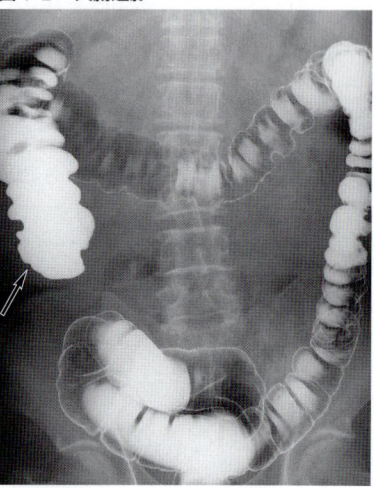

図1-E　造影CT 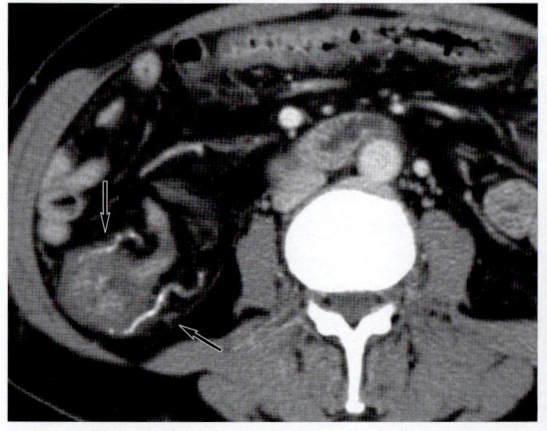　　**図1-F　造影CT冠状断像**　KEY

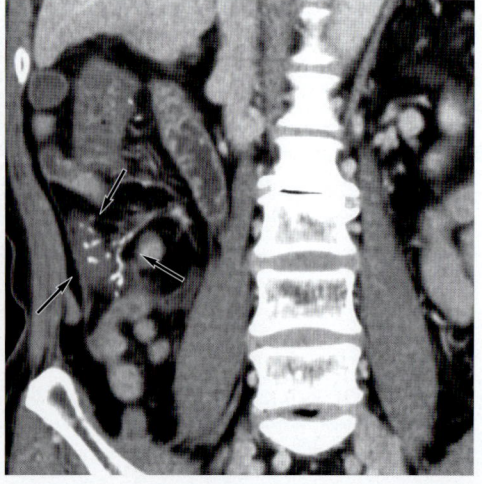

画像の読影

大腸内視鏡検査では，粘膜浮腫像と多発するびらんと潰瘍を認める（図1-A）．腹部単純X線検査（図1-B，C）では，上行結腸と盲腸周囲に線状から結節状の石灰化が散在している（→）．大腸造影検査では，盲腸～横行結腸は軽度進展不良で，軽度の拇指圧痕像とハウストラの不明瞭化を認める（図1-D；→）．造影CTでは，造影盲端部から上行結腸にかけて浮腫状の壁肥厚を認め，周囲脂肪織の濃度は軽度上昇している．上腸間膜静脈には，石灰化が散在している（図1-E，F；→）．大腸腺腫を合併していたため，内視鏡的粘膜切除術が施行され，病理所見から静脈硬化性大腸炎と診断された．

静脈硬化性大腸炎の一般的知識と画像所見

静脈硬化性大腸炎は静脈還流異常を原因とする虚血性大腸炎であり，通常の虚血性大腸炎と異なった特有の病像を呈する[1]．緩徐発症だが非可逆性病変で，盲腸～上行結腸（右半結腸）から発症し肛門側へ進展することが，通常の虚血性腸炎とは異なる．わが国からの報告例が多く，大部分が50歳以上での発症例だが，若年発症（28歳）の報告例も認められる．発症原因は不明であるが，腸管内刺激物質の存在や，血栓性静脈炎，腸管内圧の亢進，免疫学的異常，血液凝固能亢進，動脈硬化症，肝硬変，門脈圧亢進症などの関与が推定されている．症状は，腹痛，便秘，下痢，嘔吐などの症状で発症することが多い．治療はまず保存的加療を行う．本症の多くは腸管浮腫による可逆的な狭窄であり保存的に軽快する可能性がある．病状が改善しない場合やイレウス症状を繰り返すような症例では手術が選択される．

画像所見としては，腹部単純X線写真で右側結腸の走行に一致して線状の石灰化像，CTでは，右側結腸の壁肥厚と周囲の濃度上昇，腸間膜側に多発する線状～線香花火様の石灰化像，注腸造影では，右側結腸の管腔狭小化，ハウストラの消失，辺縁の不整と壁硬化像，拇指圧痕像，内視鏡検査では，暗青紫色調，粘膜浮腫，血管透見消失，多発するびらんと潰瘍が認められる[2]．

鑑別診断のポイント

虚血性腸病変の病理所見の比較検討では，腸間膜静脈硬化を伴う大腸虚血性病変が右半結腸に発生し，腸管壁の肥厚と内腔狭窄，粘膜～粘膜下層の線維化，静脈壁の線維性肥厚などの特異な病理形態像を呈することが，通常の虚血性大腸炎とは異なる[3]．鑑別診断としては，結核や真菌などによる大腸炎，アミロイドーシスや膠原病による虚血性病変などが挙げられるが，CTや腹部X線検査で，腸管壁や腸間膜静脈に特徴的な石灰化を認めることで診断可能と考えられる．

参考文献

1) 岩下明徳, 竹村 聡, 山田 豊・他：原因別にみた虚血性腸病変の病理形態. 胃と腸 28: 927-941, 1993.
2) Hu P, Deng L: Phlebosclerotic colitis: three cases and literature review. Abdom Imaging 38: 1220-1224, 2013.
3) Yao T, Iwashita A, Hoashi T, et al: Phlebosclerotic colitis: value of radiography in diagnosis--report of three cases. Radiology 214: 188-192, 2000.

170   3. 小腸・大腸

血管性病変　消化管の動静脈奇形
arteriovenous malformations of the gastrointestinal tract
（山下康行）

●症例：40代，女性．下血を認め，大腸内視鏡で直腸に腫瘤様病変を指摘される．

図1-A　大腸内視鏡

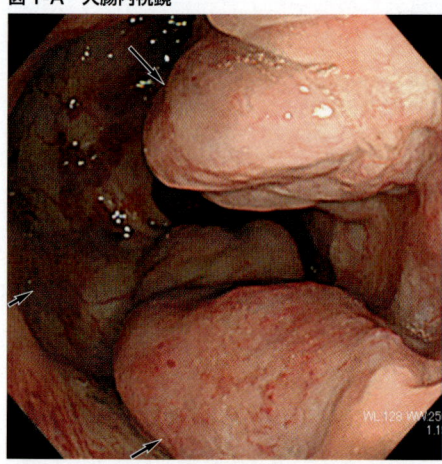

図1-B　注腸造影（左：正面，右：斜位）

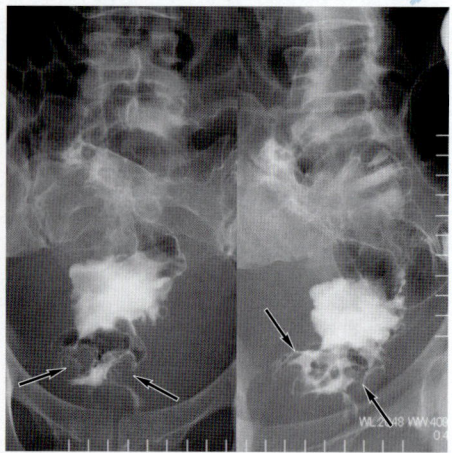

図1-C　造影CT

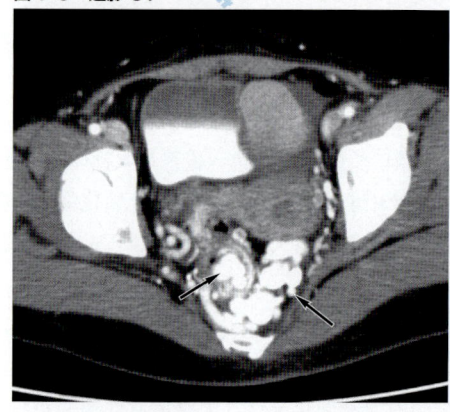

図1-D　CT angiograpy（血管造影動脈相）

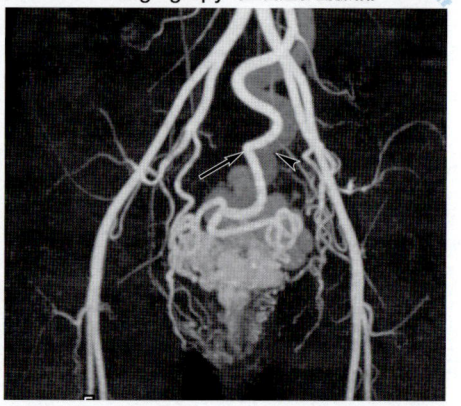

図1-E　DSA（動脈相）

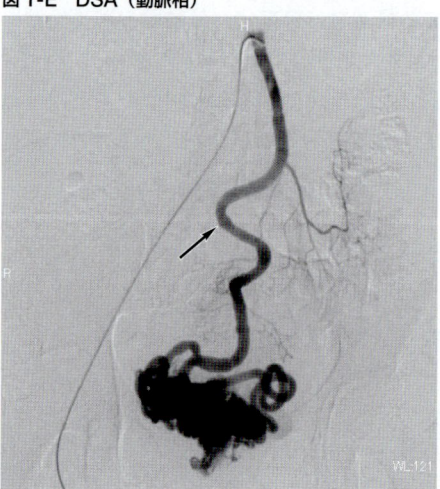

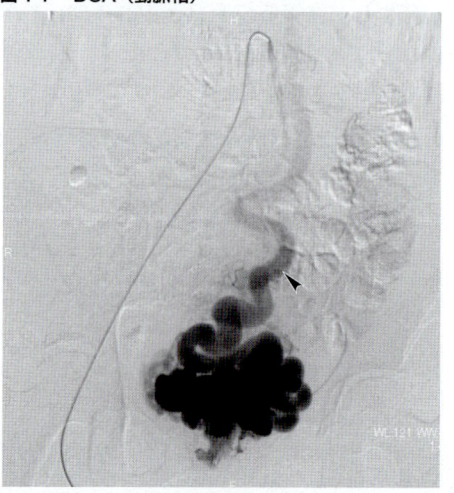

図1-F　DSA（動脈相）

画像の読影

内視鏡および注腸で，直腸上部から肛門にかけて多発する粘膜下隆起を認める（図1-A, B；→）．内視鏡（図1-A）では粘膜面には血管拡張も見られる．造影CTで，直腸内腔およびその周囲には著明な血管の拡張を認める（図1-C；→）．CT angiograpyで，上直腸動脈（図1-D, E；→）を主なfeederとする動静脈奇形（arteriovenous malformation：AVM）を認める．還流静脈は上直腸静脈（図1-D, F；▶）であり，早期に描出されている．

消化管の動静脈奇形の一般的知識と画像所見

消化管の動静脈奇形（AVM）は比較的稀な疾患であり，1960年にMargulisら[1]が報告しており，原因不明の消化管出血の鑑別診断として重要である．消化管AVMは食道から直腸に至る消化管のあらゆる部位に認められるが，主に盲腸から上行結腸に，次いで小腸に頻度が高い．発生頻度は，盲腸から右側結腸77.5％，空腸10.5％，回腸5.5％，十二指腸2.3％，胃1.4％，直腸0.9％であるとされている．

AVMは粘膜下層に血管構築異常があり，動静脈の著しい拡張変化を伴った異常血管形成を認めるものであるが，腸管AVMには厳密な定義は確定していない[2]．

Mooreら[2]は，臨床的見地から消化管AVMを，1型は後天性のもので55歳以上高齢者に好発し右側結腸に単発で存在し小型のもの，2型は先天性のもので50歳以前に発症し小腸に好発し比較的大きいもの，3型は遺伝性出血性毛細血管拡張症に属するもの，の3型に分類している．

岩下ら[3]は，病理組織学的見地から消化管血管形態異常をangiodysplasia, AVM, Dieulafoy's vascular malformationに分類している．angiodysplasiaはMooreの分類の1型に相当するものとされ，組織学的には粘膜下層の静脈と粘膜毛細血管の拡張からなる微細な限局性病変とされる．AVMはMooreの2型に相当し，拡張，肥厚した比較的大型の動静脈から構成され，動脈と静脈の吻合または移行像が見られるのが特徴とされる．岩下らのAVMを狭義のAVMとすることが多くなっている．Dieulafoy's vascular malformationは，粘膜下層の表層を蛇行する異常に太い動脈が特徴とされる[4]．

消化管AVMの症状としては，消化管出血で腹痛を伴わない下血が特徴的で，大量下血からショック状態になることもある．予後に関しては，経過が記載された120例において現病死は認めなかったと報告されており[5]，止血に成功すれば予後は良好である[4]．

診断は消化管内視鏡や血管造影によって下されることが多いが，近年MDCTの発達により腹部造影CTが診断に有用であり，他の部位のAVM同様，拡張したfeeder, nidus, drainerが見られる．治療に関しては，内視鏡的治療，血管造影下に選択的な血管塞栓術，外科治療が選択される．

鑑別診断のポイント

非常に稀だが，造影CT, MRIあるいはドプラエコーなどで拡張した血管構造を認めた場合，診断は一般に容易である．静脈瘤との鑑別では動脈相から濃染されること，feederとなる動脈との連続を確認する必要がある．

参考文献

1) Margulis AR, Heinbecker P, Bernard HR: Operative mesenteric arteriography in the search for the site of bleeding in unexplained gastrointestinal hemorrhage: a preliminary report. Surgery 48: 534-539, 1960.
2) Moore JD, Thompson NW, Appelman HD, Foley D: Arteriovenous malformations of the gastrointestinal tract. Arch Surg 111: 381-389, 1976.
3) 岩下明徳，尾石樹泰，八尾隆史，田中彰一：腸管の血管性病変の病理学的鑑別診断．胃と腸 35: 771-784, 2000.
4) 大林孝吉，上田英史，出口勝也・他：腹腔鏡下に切除した盲腸，上行結腸動静脈奇形の1例．京府医大誌 121: 351-356, 2012.
5) 小林清典，五十嵐正広，勝又伴栄，横山薫・他：腸管動静脈奇形—自験12例と本邦報告例の解析．胃と腸 35: 753-761, 2000.

消化管悪性リンパ腫 腸管の悪性リンパ腫
malignant lymphoma of the intestines

（山村定弘）

●症例1：50代，女性．SLE（systemic lupus erythematosus）にて加療中，炎症所見の悪化を認めた．CTにて小腸壁肥厚および傍大動脈リンパ節腫大を指摘された．小腸内視鏡にて空腸に潰瘍を伴う隆起性病変を認め，生検にてDLBCLの診断となる．

図1-A　小腸内視鏡（ダブルバルーン内視鏡）　図1-B　小腸二重造影 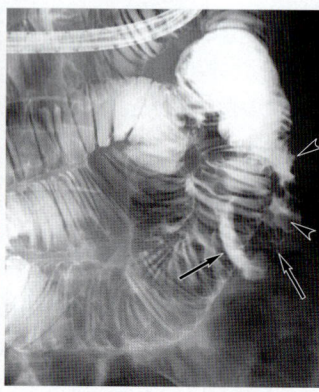　図1-C　造影CT

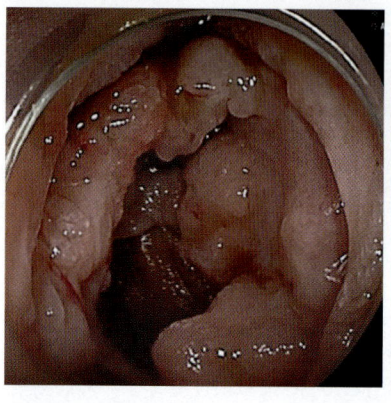

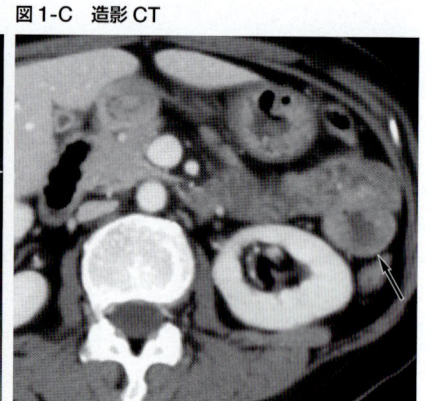

●症例2：40代，男性．腹部に腫瘤を触知するため，近医受診．CTにて小腸腫瘍を指摘された．

図2-A　小腸造影　図2-B　造影CT

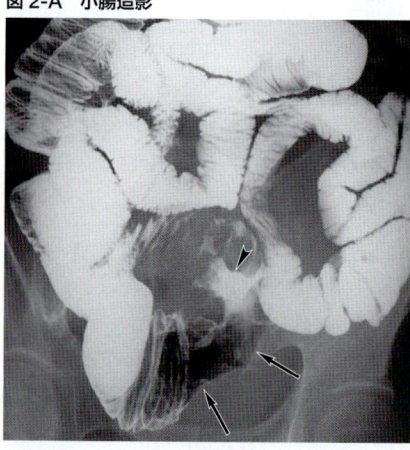

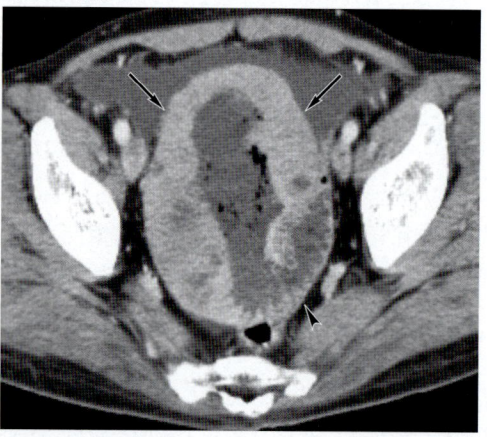

●症例3：80代，女性．肛門痛を主訴に近医受診．生検にてMALTリンパ腫（mucosa-associated lymphoid tissue lymphoma）との診断であった．

図3-A　注腸造影　図3-B　大腸内視鏡　図3-C　造影CT

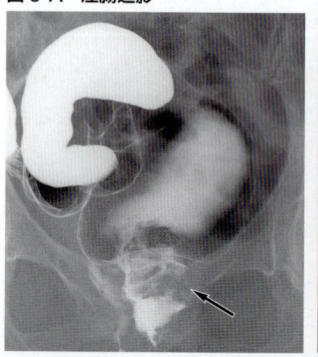

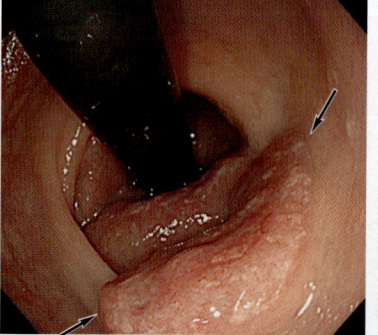

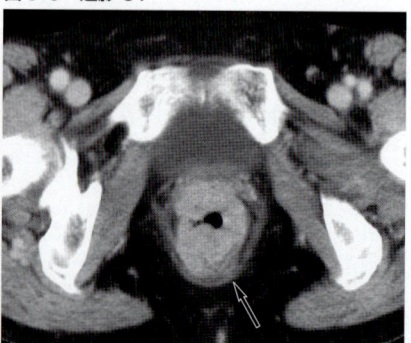

画像の読影

【症例1　小腸悪性リンパ腫DLBCL】　内視鏡（図1-A）では空腸に潰瘍を伴う隆起性病変を認める．隆起は小結節が融合したような形態を呈している．隆起部分の粘膜面は上皮性変化に乏しい．二重造影（図1-B）では空腸に潰瘍（►）を伴う隆起性病変（→）を認める．隆起は小結節が融合したような形態を呈している．造影CTでは小腸に限局性壁肥厚を認める（図1-C；→）．

【症例2　小腸悪性リンパ腫DLBCL】　小腸造影で回腸に周堤を伴う潰瘍性病変を認める（図2-A；→，►：潰瘍部）．周堤の立ち上がりがややなだらかで，上皮性よりも非上皮性腫瘍を示唆される．造影CTでは骨盤内に巨大な腫瘍を認める（図2-B；→）．Kerckring襞を伴う腸管壁（図2-B；►）と連続しており，小腸由来の病変であることがわかる．

【症例3　MALTリンパ腫】　注腸造影検査で，直腸上部〜下部右壁に2cm大の表面に不整なバリウム斑を伴う隆起病変を認める（図3-A；→）．大腸内視鏡検査では，直腸下部右壁主体に2cm大の隆起病変を認める（図3-B；→）．造影CTで，下部直腸から肛門に増強効果を示す腫瘍性病変を認める（図3-C；→）．

腸管の悪性リンパ腫の一般的知識と画像所見

消化管悪性リンパ腫は，節外に発生する悪性リンパ腫の中で最も頻度が高い．消化管原発リンパ腫の定義として，古典的なDawsonの基準に代わって，病変の主体が消化管に存在すれば，管外病変の有無にかかわらず消化管を原発臓器と見なすLewinの基準が適応されている[1]．消化管部位別の発生頻度は，胃50〜65％，小腸20％，大腸10〜15％で，小腸ではPeyer板の存在する回腸末端が好発部位であり約9割を占める．

小腸の悪性リンパ腫では組織型はびまん性大細胞型Bリンパ腫（diffuse large B-cell lymphoma：DLBCL）が最も多く（30〜39％），胃では稀なT細胞性が16〜34％と比較的多い．低悪性度MALTは6〜22％である．進行例が多く，胃のリンパ腫より予後不良である．肉眼的には動脈瘤型，狭窄型，ポリープ型に分けられている．大腸では直腸と盲腸に好発し，DLBCLとMALTがほぼ同数で，MALTは隆起型を呈するのが特徴である．

小腸悪性リンパ腫の画像上の特徴として，リンパ腫の浸潤による腫瘤形成の他に，腸管内腔を保った壁が全周性に肥厚するaneurysmal dilatationが挙げられる．癌とは異なり狭窄を来さないままAuerbach神経叢を侵すため，蠕動運動が障害され，拡張を伴う肥厚を来すことが原因である[2]．

悪性リンパ腫の診断およびその治療効果判定においてPET検査は有用であり，DLBCLやHodgkinリンパ腫では高い検出感度が報告されている[3]．

鑑別診断のポイント

腸管悪性リンパ腫が疑われる場合には，上部消化管・小腸・大腸の内視鏡検査または二重造影検査，腹部・骨盤部CT検査，ガリウムシンチグラフィを行い，診断の確定とともに病変の広がりを診断する．確定診断は病理組織診断で行われる．また，全身の病変検索においてはPET検査が有用であると報告されている[3]．腸管悪性リンパ腫は多彩な病像を呈することから，腫瘍性疾患の他にも炎症性疾患との鑑別が必要である．

参考文献

1) Nakamura S, Matsumoto T, Iida M, et al: Primary gastrointestinal lymphoma in Japan: a clinicopathologic analysis of 455 patients with special reference to its time trends. Cancer 97: 2462-2473, 2003.
2) Ghai S, Pattison J, Ghai S, et al: Primary gastrointestinal lymphoma: spectrum of imaging findings with pathologic correlation. RadioGraphics 27: 1371-1388, 2007.
3) Burton C, Ell P, Linch D: The role of PET imaging in lymphoma. Br J Haematol 126: 772-784, 2004.

◆ 消化管悪性リンパ腫
Multiple lymphomatous polyposis（MLP）

（山村定弘，伊牟田真功）

●症例：40代，女性．その他，詳細不明．

図1-A　胃造影

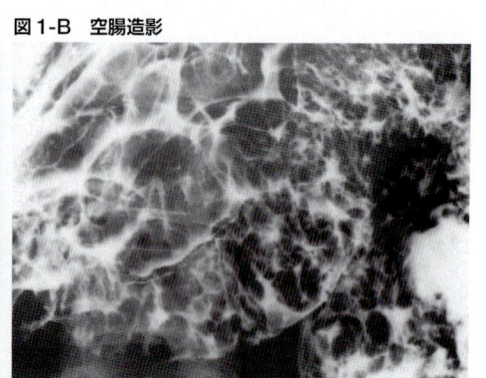

図1-B　空腸造影

図1-C　上行結腸造影

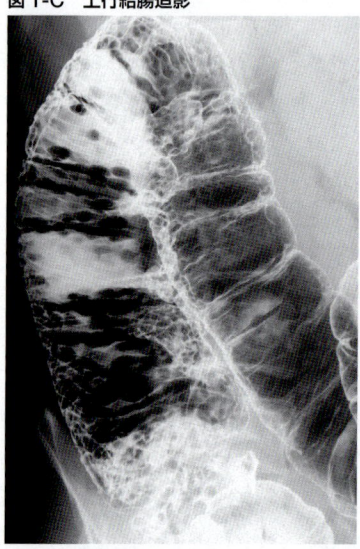

図1-D　胃内視鏡

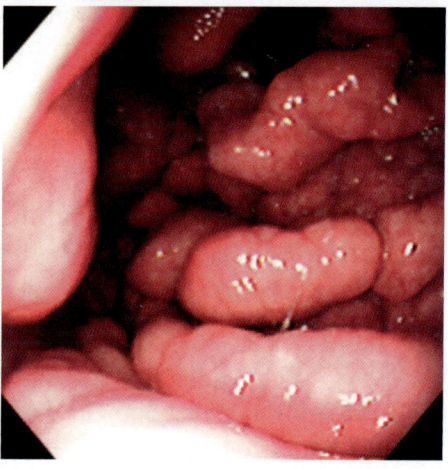

図1-E　造影CT

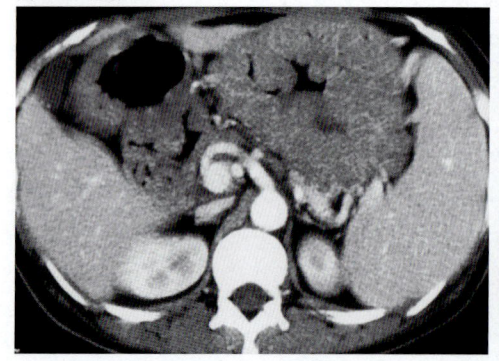

図1-F　造影CT

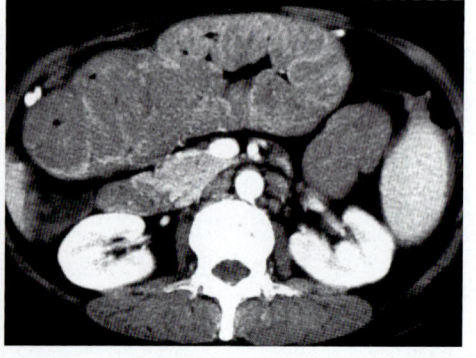

画像の読影

胃造影検査では，胃全体に粘膜襞の著明な腫大を認める（図1-A）．胃内視鏡検査で，胃粘膜襞がびまん性に発赤・腫大している（図1-D）．造影CT検査では，胃壁のびまん性肥厚を認める（図1-E, F）．小腸，上行結腸に多発する結節状隆起を認める（図1-B, C）．

MLPの一般的知識と画像所見

MLP（multiple lymphomatous polyposis）は，1961年にCornes[1]が提唱した概念で，「消化管に，リンパ系細胞の腫瘍性増殖からなる多発性ポリープ様病変を広範囲に認める悪性リンパ腫」と定義されている．現在では，MLPは悪性リンパ腫で見られる消化管ポリポーシスのひとつの表現型と理解されている．主訴は，腹痛，下血，下痢などの消化器症状が多い[3]．

内視鏡所見としては，リンパ組織の腫瘍性増殖からなる隆起性病変を広範かつ多数認めることが多いが，病変部での腫瘍細胞量や病変部位により多彩な形態を呈する．CTでは腸管壁肥厚として描出されることがある．福地ら[2]の本邦103例の集計によると，病変の占居範囲が胃から大腸まで広範に分布した例が約40％に認められたとされている[3]．

MLPはマントル細胞リンパ腫の代表的な腸管病変であるが，濾胞性リンパ腫やMALTリンパ腫もMLPを呈することがあり，確定診断には免疫組織学的検索を含めた病理組織検査が必要となる．

鑑別診断のポイント

【大腸腺腫症】 胃，小腸，大腸に好発．腺腫が多発する．
【Peutz-Jeghers症候群】 胃，小腸，大腸に好発．過誤腫性ポリープが散在する．
【若年性ポリポーシス】 主に大腸に見られる．
【MLP】 胃，小腸，大腸に好発する．病変の形態は多彩である．
【Cronkhite-Canada症候群】 胃，小腸，大腸に好発する．発赤した扁平隆起が特徴である．
【Cowden病】 食道から大腸に見られる．消化管ポリポーシスで唯一食道が好発部位に含まれる．

参考文献

1) Cornes JS: Multiple lymphomatous polyposis of the gastrointestinal tract. Cancer 14：249-257, 1961.
2) 福地将彦，若林泰文，清水幸裕・他：消化管外マントル細胞リンパ腫の診断6年後に発症したMultiple lymphomatous polyposis（MLP）の1例．Endosc Forum Digest Dis 17: 176-179, 2001.
3) 林 勉，鈴木弘治，蓮尾公篤・他：Multiple lymphomatous polyposisを呈し腸重積症を来たしたマントル細胞リンパ腫の1例．日本消化器外科学会誌 41: 1972-1977, 2008.

176　3. 小腸・大腸

GIST（gastrointestinal stromal tumor）

(鶴丸大介)

●**症例1**：60代，男性．胃部不快感を主訴に受診．

図1-A　消化管造影

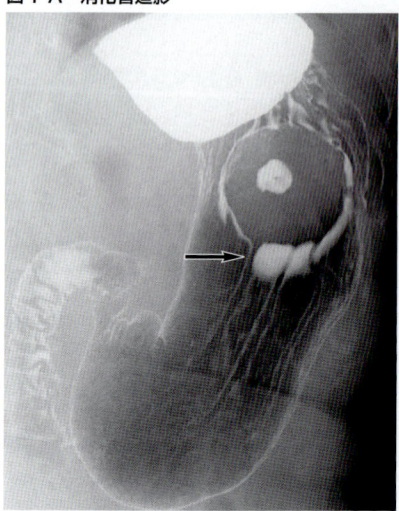

図1-B　胃内視鏡

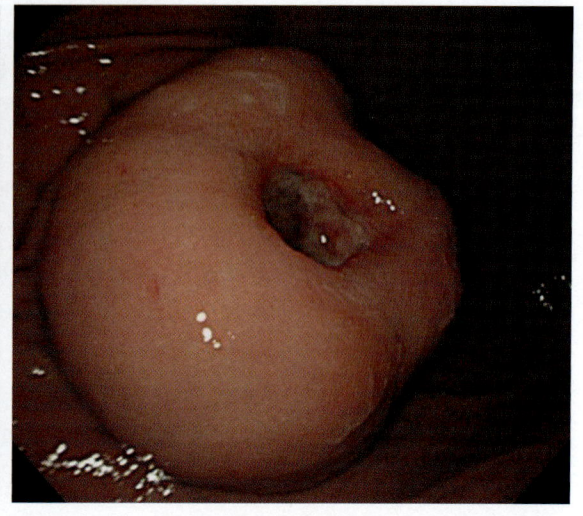

図1-C　造影CT　KEY

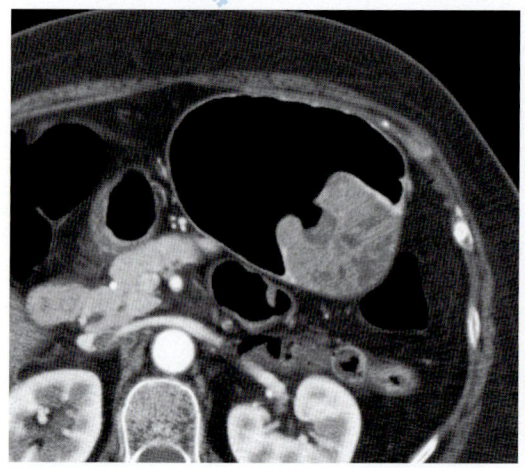

図1-D　造影CT仮想内視鏡

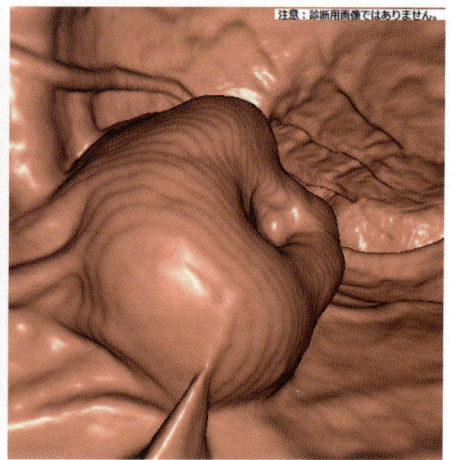

画像の読影

【症例1　胃GIST】　消化管造影にて胃体部後壁に粘膜下腫瘍を認め，中心部に潰瘍と思われるバリウム貯留を認める．腫瘍辺縁には，いわゆるbridging foldが描出されている（図1-A；→）．内視鏡（図1-B）で胃粘膜下腫瘍を認め，中心部に潰瘍を伴っている．造影CT（図1-C）では胃体部後壁に境界明瞭な腫瘍を認め，中心部に潰瘍を伴っている．内部はやや不均一に増強されるが，部分的に囊胞変性または壊死と思われる低吸収が見られる．CT gastrography（仮想内視鏡像，図1-D）では，内視鏡と同等の病変描出が可能であり，中心部に明瞭な潰瘍が描出されている．手術が施行され，GISTと診断された．

GIST（gastrointestinal stromal tumor） 177

●症例2：60代，男性．腹腔内の巨大GIST．

図2-A　造影CT

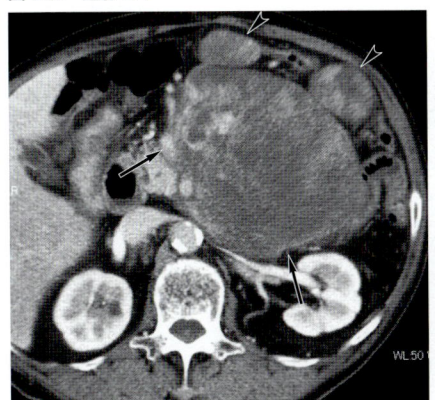

図2-B　造影CT，MPR冠状断像

図2-C　PET-CT

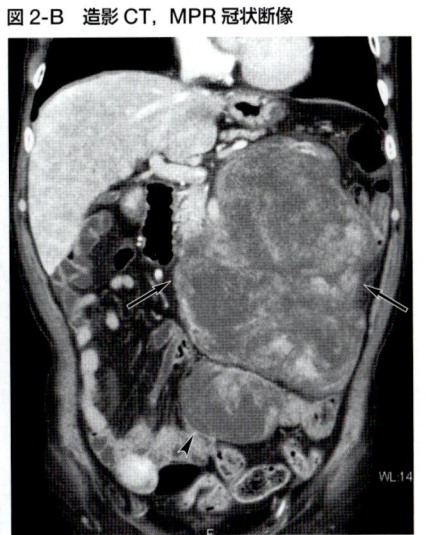

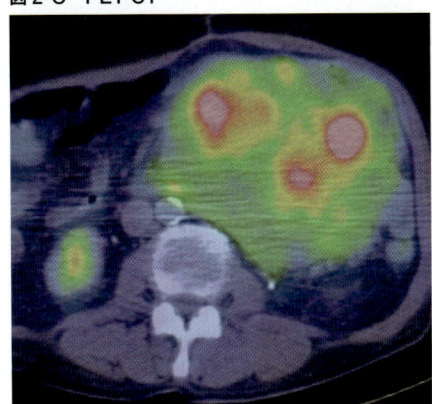

●症例3：60代，男性．GISTに対し化学療法中．

図3-A　造影CT（化学療法前）

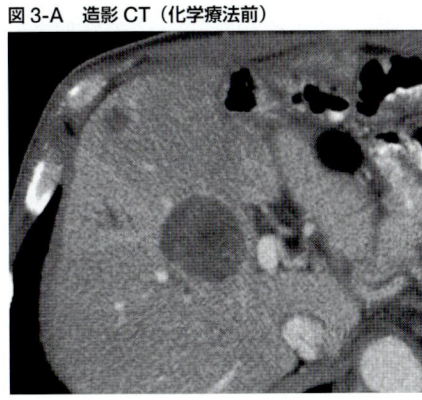

図3-B　造影CT（化学療法後）

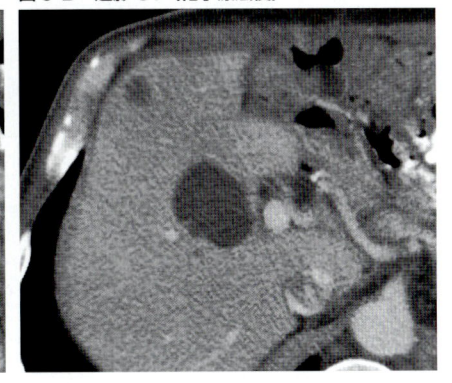

【症例2　腹腔内の巨大GIST】　空腸の粘膜下から腸間膜に巨大な内部不均一な腫瘤を認める（図2-A，B；→）．腹腔内には播種も多発している（▻）．FDG-PETは腫瘍の中心部で強い取り込みを認め，後期相でSUV$_{max}$ = 6.3の集積を呈している（図2-C）．

【症例3　GIST肝転移】　造影CT（化学療法前，図3-A）で肝S4に円形の腫瘤を認める．内部は不均一に増強されており，GISTの転移に合致する．造影CT（化学療法後，図3-B）にて，肝S4の腫瘤はサイズに大きな変化はないものの内部が低吸収となっている．

GISTの一般的知識と画像所見

消化管間質性腫瘍 (gastrointestinal stromal tumor：GIST) は，消化管の粘膜下に発生する比較的稀な間葉系腫瘍である．消化管の間葉系腫瘍は紡錘形細胞からなる非上皮性腫瘍で，以前は筋原性腫瘍（平滑筋腫，肉腫など）や神経原性腫瘍（神経鞘腫）などに分類されていた．しかし，その後の電顕や免疫組織学的検索によって，平滑筋細胞やSchwann細胞への分化を示さない細胞があることが判明し，Rosaiは1996年，消化管に発生する紡錘形細胞を主体とする間葉系腫瘍として一括し，smooth muscle type, neural type, combined smooth muscle-neural type, uncommitted typeに分類することを提唱した．

現在では消化管の間葉系腫瘍のうち，平滑筋，神経いずれへの分化も示さないuncommitted typeが狭義のGISTと呼ばれ，KIT and/or CD34を発現し，カハールの介在細胞（interstitial cell of Cajal：ICC）由来あるいはICCへの分化を示すものをGISTと定義するのが一般的である．ICCは消化管筋層内のAuerbach神経叢周囲に存在し，消化管運動のペースメーカーとしての働きを担う細胞と考えられている．したがって，GISTの発生部位は消化管がほとんどで胃に最も多く，小腸がこれに次ぐが，食道では稀である．稀に大網や腸間膜など消化管壁外での発生も報告されており，extra-gastrointestinal stromal tumor (EGIST) と呼ばれる．

発生部位は胃（50〜70％），小腸（20〜30％）が大部分を占め，大腸や食道は稀である．特徴的な症状や所見はなく，無症状のまま偶然発見されることが多い．病理組織学的には，紡錘形ないし類上皮型の腫瘍細胞の増殖からなり，免疫染色でKIT（95％以上），あるいはCD34（70〜80％）陽性を示す．他の間葉系腫瘍との鑑別には，デスミン（平滑筋腫瘍）やS-100蛋白質（神経原性腫瘍）などの免疫染色を行う．画像のみでの鑑別は難しく，確定診断には超音波内視鏡ガイド下穿刺吸引生検などの特殊な組織検査が必要となる．GISTが疑われる胃粘膜下腫瘍の取り扱いについては，「GIST診療ガイドライン」[2]を参照されたい．

GISTの治療においては「GIST診療ガイドライン」では，胃粘膜下腫瘍の治療方針を決める際には病変のサイズをひとつの目安としている．2cm未満はほとんど良性で5cm以上のものはほとんど悪性であることより，基本的には5cm以上は手術，2cm未満は経過観察，2〜5cmであれば超音波内視鏡ガイド下穿刺を検討する．また，CT所見（壊死・出血など）もGISTを診断するひとつの指標となっている．

GISTのCT所見は，消化管壁内もしくは壁外の境界明瞭な腫瘤であり，内部濃度はさまざまである．一般的に，小さいものは内部均一であるが，大きくなるにつれ不均一となる．約40％に壊死を示唆する低吸収を認める．CT所見からGISTを疑うことは容易であるが，後述するように，他の間葉系腫瘍（神経鞘腫，平滑筋腫）との鑑別は必ずしも容易ではない．

生検で確定診断ができない場合は，臨床的に悪性度を評価し治療方針を決定しなければな

表　GISTの悪性の基準となる臨床病理学的因子

5cm以上の腫瘍径
周囲臓器浸潤
血行性転移（ほとんど肝臓）
腹膜播種（腫瘍破裂）
強拡大の50視野あたり5個以上の腫瘍細胞分裂像数

これらのうち1つ以上に該当するものは悪性GISTと判断してよい．

らない．腫瘍径は重要な要素で，5cm 以上は悪性を示唆する．その他の臨床的な悪性所見として，潰瘍形成，辺縁不整，経過中の腫瘍の急速増大が挙げられ，また画像診断による悪性所見として，腫瘍内部の壊死・出血，辺縁不整，多血性が挙げられる[1]．腸間膜への浸潤，肝転移があれば当然悪性が考えられる．また，PET は肝転移，腹膜播種の診断に有用である．一方，病理学的な悪性の因子は表に示す．

また，GIST に対する画像診断の役割として，化学療法に対する治療効果判定が重要視されている．最近の報告では，GIST の治療効果はサイズの変化ではなく，吸収値の変化や FDG-PET での集積の変化として現れることが多いと言われている．

鑑別診断のポイント

GIST の鑑別疾患は，他の間葉系腫瘍（神経鞘腫，平滑筋腫）である．腫瘍内部が不均一で壊死を示唆する低吸収が認められれば，GIST の可能性が高い．神経鞘腫，平滑筋腫はいずれも均一に増強されるが，神経鞘腫はリンパ節腫大を伴うことが多く，平滑筋腫は噴門部に発生することがほとんどである[2]．ただし，これら三者の画像所見はオーバーラップすることが多く，現実的には鑑別困難な症例が多く存在する．

> **NOTE 消化管の間葉系腫瘍の免疫組織学的鑑別**
>
> 消化管全体の間葉系腫瘍のうち，GIST は 80% 近くを占め，平滑筋腫瘍が 10〜20%，神経原性腫瘍が 5% 程度と考えられている．消化管間葉系腫瘍では，KIT・デスミン・S-100 蛋白が個々の腫瘍において同時に発現することがほとんどないために，この 3 種類の免疫組織化学を行うことにより，消化管間葉系腫瘍のほとんどを分類できる．
> - **GIST**：KIT 陽性または CD34 陽性
> - **平滑筋腫瘍**：KIT, CD34 陰性，デスミン，α-SMA 陽性
> - **神経原性腫瘍**：KIT, CD34 陰性，S-100 陽性

参考文献
1) 日本癌治療学会, 日本胃癌学会, GIST 研究会・編：GIST 診療ガイドライン（2014 年 4 月改訂），第 3 版．金原出版，2014.
2) Choi YR, Kim SH, Kim SA, et al: Differentiation of large (≥ 5 cm) gastrointestinal stromal tumors from benign subepithelial tumors in the stomach: radiologists' performance using CT. Eur J Radiol 83: 250-260, 2014.

消化管神経内分泌腫瘍
neuroendocrine tumor of the intestine

(山村定弘)

●**症例1**：50代，女性．近医にて直腸に病変を指摘された．生検にて神経内分泌腫瘍（neuroendocrine tumor：NET）と診断された．

図1-A　大腸内視鏡 **KEY**

図1-B　超音波内視鏡

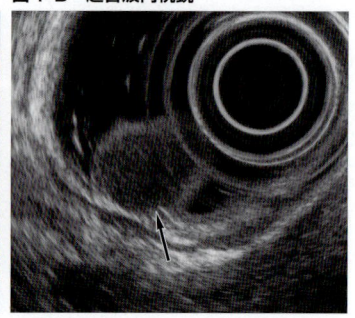

図1-C　注腸造影 **KEY**

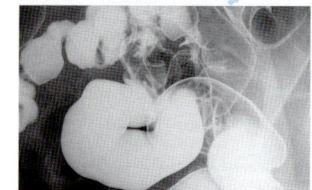

図1-D　注腸造影

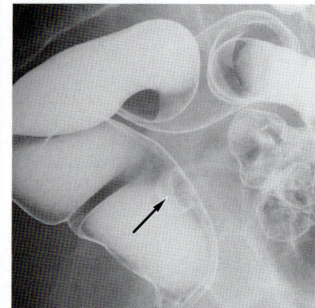

図1-E　造影CT

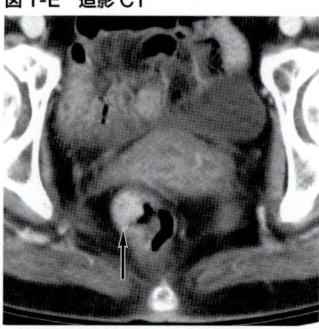

●**症例2**：60代，男性．検診での消化管内視鏡検査にて異常を指摘された．生検にて，NET Grade 2と診断された．

図2-A　胃内視鏡 **KEY**

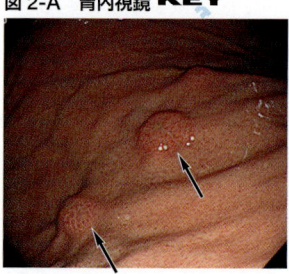

図2-B　胃造影

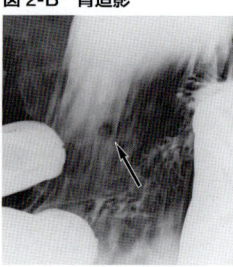

図2-C　造影CT

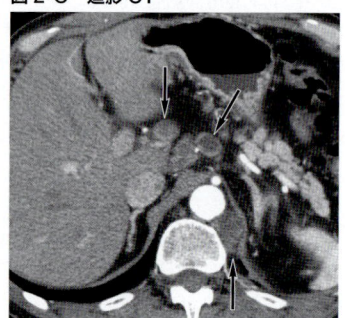

●**症例3**：50代，男性．近医で肝臓および回盲部に腫瘤を指摘される．自覚症状は特にない．胃や大腸内視鏡では異常所見を認めなかった．

図3-A　造影CT **KEY**

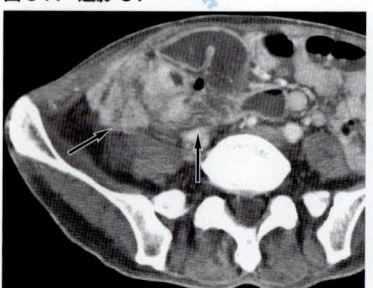

図3-B　腹部造影CT

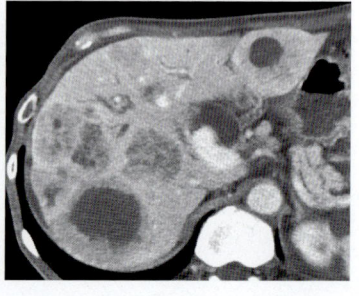

画像の読影

【症例1】 径15mmの隆起性病変で，表面は正常粘膜に覆われている（図1-A；→）．中央にびらんを形成しているが，おそらく前医生検後の変化と思われる．隆起には緊満感があり，基部にはくびれがある．超音波内視鏡検査（endoscopic ultrasound：EUS，専用機にて観察）では比較的均一な低エコーとして描出され（図1-B；→），由来は第3層と考える．注腸造影検査では，直腸下部の右側前壁に長径16mmの隆起性病変を認める（図1-C，D；→）．立ち上がりは比較的急峻であるが，粘膜下腫瘍に矛盾しない形態と思われる．造影CTでは，直腸下部に濃染される腫瘤を認める（図1-E；→）．

【症例2】 胃体部を中心に多発結節（最大で径12mmほど）を認める（図2-A；→）．噴門直下と前庭部にも小結節あり．結節は粘膜下腫瘍様の形態で，表面に浅い陥凹を伴う．胃壁の伸展は良好で，粘膜襞の腫大などは認めない．病変の形態，分布からは壁内転移，NET，悪性リンパ腫，消化管間質腫瘍（gastrointestinal stromal tumor：GIST）を鑑別に挙げる．胃X線検査で，噴門部から胃体部に10mm以下の結節影を散見する（図2-B；→）．造影CTでは，傍大動脈リンパ節の腫脹を認める（図2-C；→）．その他，多発リンパ節転移を認めた．

【症例3】 回盲部に一致して多血性の腫瘤を認める（図3；→）．肝臓にも多発性に腫瘤を認める．

消化管神経内分泌腫瘍の一般的知識と画像所見

消化器に発生するNETは，年間人口10万人に3〜5人の新規患者が発生する比較的稀な腫瘍で，その多くは膵臓と消化管に発生する[1]．WHO病理組織学的分類では，臨床的経過と最も相関するとされるKi-67指数と核分裂数という腫瘍細胞の増殖動態を反映する指標を用いたgrade分類に基づく分類が作成されている[2]．以前は消化管カルチノイドとされていたものは，近年NET G1とされている．

消化管での発生部位は，直腸，空回腸，胃，虫垂，十二指腸の順に多い．稀に腸間膜発生の報告もある．消化管NETは，内視鏡検査により診断されることが多い．内視鏡所見は，粘膜深層にある内分泌細胞より発生し膨張性に発育するため，典型的には表面平滑で類円形，無茎性の粘膜下腫瘍様隆起を呈する．色調は黄色調であることが多いが，正常色調であることもある．増大に伴い，表面に中心陥凹や潰瘍形成を伴う．治療方針決定のため深達度診断，腫瘍サイズ計測が重要であるが，これにはEUSが有用である．EUS上，消化管NETは境界明瞭な低エコーの腫瘍として描出され，深達度診断能は高い．CTでは動脈相で濃染を認める．リンパ節転移や遠隔転移の有無の診断にはCT，MRI，PET検査が有用である[3]．NETの肝転移の診断においては，MRI検査では感度95%であり，CT検査（感度79%）よりも優れていると報告されている[4]．

鑑別診断のポイント

消化管NETは上皮性腫瘍であり，粘膜深層の内分泌細胞から発生するが，早期に粘膜筋板を越えて粘膜下層へ潜り，粘膜下層を中心に増殖して粘膜下腫瘍の形態を呈することが多い点が内視鏡所見の特徴とされている．CT，MRIでは多血性腫瘍として描出されるが，癌との鑑別は困難である．

参考文献

1) Ito T, Sasano H, Tanaka M, et al: Epidemiological study of gastroenteropancreatic neuroendocrine tumors in Japan. J Gastroenterol 45: 234-243, 2010.
2) Niederle MB, Hackl M, Kaserer K, Niederle B: Gastroenteropancreatic neuroendocrine tumours: the current incidence and staging based on the WHO and European Neuroendocrine Tumour Society classification: an analysis based on prospectively collected parameters. Endocr Relat Cancer 17: 909-918, 2010.
3) Sundin A: Radiological and nuclear medicine imaging of gastroenteropancreatic neuroendocrine tumours. Best Pract Res Clin Gastroenterol 26: 803-818, 2012.
4) Dromain C, de Baere T, Lumbroso J, et al: Detection of liver metastases from endocrine tumors: a prospective comparison of somatostatin receptor scintigraphy, computed tomography, and magnetic resonance imaging. J Clin Oncol 23: 70-78, 2005.

腸管子宮内膜症
bowel endometriosis

（伊藤加奈子）

●症例：20代，女性．子宮内膜症で通院中，月経時粘血便あり．

図1-A　T2強調像　KEY

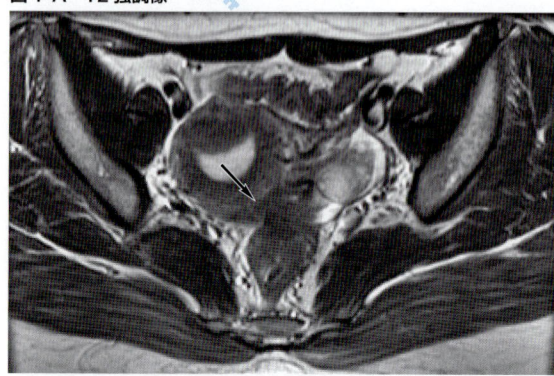

図1-B　T1強調像

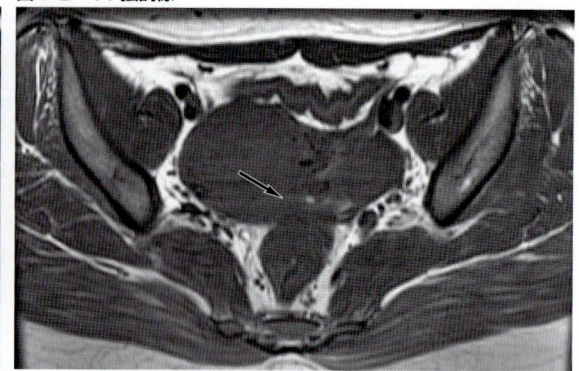

図1-C　脂肪抑制T1強調像　KEY

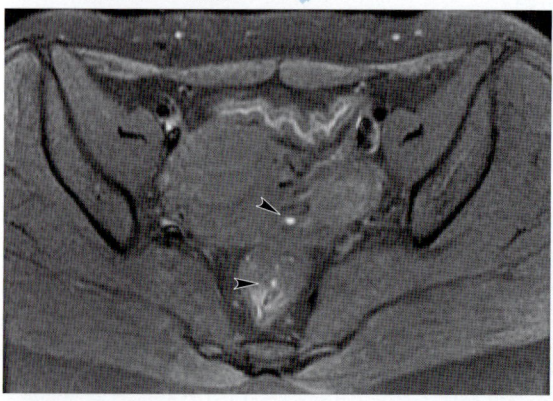

図1-D　注腸造影　KEY

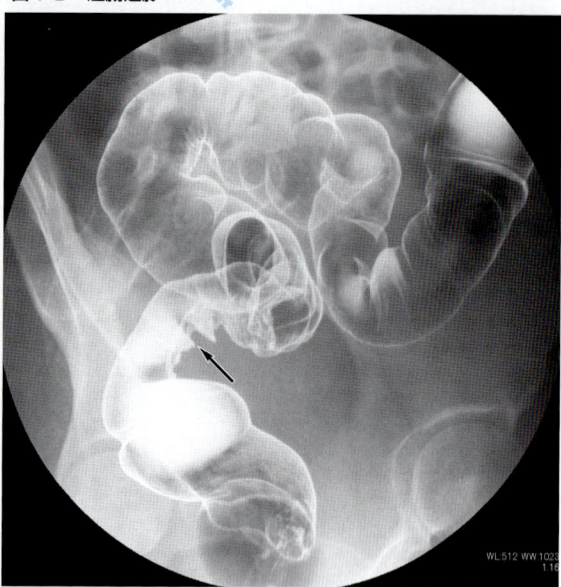

図1-E　大腸内視鏡

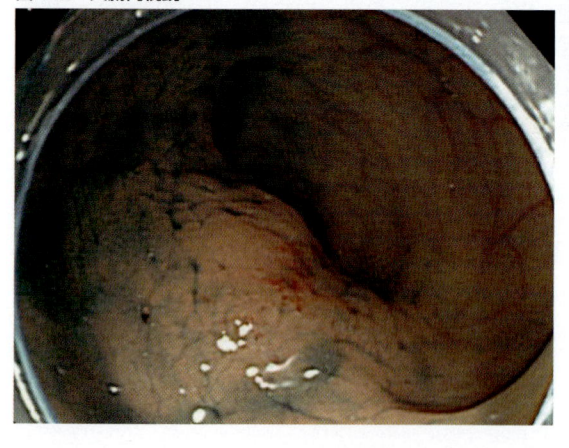

参考文献
1) Choudhary S, Fasih N, Papadatos D, Surabhi VR: Unusual imaging appearances of endometriosis. AJR 192: 1632-1644, 2009.
2) Chamié LP, Blasbalg R, Pereira RM, et al: Findings of pelvic endometriosis at transvaginal US, MR imaging, and laparoscopy. RadioGraphics 31: E77-100, 2011.

画像の読影

MRIでは直腸前壁側にT2強調像（図1-A），T1強調像（図1-B）で低信号病変（→）が認められる．T1強調像では辺縁に小さな高信号域（出血）が認められる（図1-B）．脂肪抑制T1強調像では直腸壁内にも点状高信号域（出血）が見られる（図1-C；▶）．周囲の子宮や左卵巣との間に癒着性変化が見られる．注腸では直腸Rs～Raに偏在性の圧排像が見られ，辺縁の鋸歯像，陥入像を認める（図1-D；→）．下部内視鏡では直腸前壁側に粘膜下腫瘍様の隆起と発赤あり（図1-E）．生検では明らかな内膜組織を確認できなかったが，その後，手術にて直腸子宮内膜症が確認された．

腸管子宮内膜症の一般的な知識と画像所見

子宮内膜症は成人女性の約3～10％の頻度で存在すると言われる．子宮内膜症は子宮内膜組織が本来の正常な位置以外，すなわち子宮腔内面以外の組織や臓器などに異所性に増生する病態である．子宮筋層内に発生する内性子宮内膜症（子宮腺筋症）と子宮外の組織や臓器に発生にする外性子宮内膜症に大きく分けられる．

腸管子宮内膜症は生殖器以外の臓器では最も頻度が高く，子宮内膜症の5～12％を占める．腸管の部位別で見ると直腸～S状結腸が最も多く，75～90％を占める．その他，回腸や虫垂，盲腸にも起き，大半は骨盤内にある腸管に発生する．多くの症例で骨盤内の子宮内膜症を合併する．

臨床症状は下腹部痛が最も多く，腹満，血便，排便困難など消化器症状が見られる．月経周期に一致して症状が出現するのが特徴であるが，実際には約半数の症例で月経周期と症状の関連性はないと言われている．

腸管子宮内膜症の病型は腫瘤形成主体のendometrioma型と狭窄主体のdiffuse endometriosis型の2型に大別されている．endometrioma型は異所性子宮内膜腺が腸管壁の一部に粘膜下腫瘍様の結節を生じ，性周期に同期して出血する．diffuse endometriosis型では漿膜側で増殖した異所性子宮内膜腺が壁内出血を繰り返したことによる線維化で腸管狭窄を来した状態とされている．

診断は透視や内視鏡，超音波内視鏡，MRIなどが使用される．透視では偏側性圧排像，著明な線維化に起因する不整陥入像や鋸歯状変化が見られる．粘膜下腫瘍様の隆起やcobblestone様の顆粒状隆起が見られることがあるが，これらの所見は月経周期に伴い変化するため，月経時に行う方がよいと言われている．全周性の狭窄を来す症例では蛇の抜け殻様狭窄と形容される形態を示すこともある．内視鏡では粘膜下腫瘍様の隆起性病変や腸管狭窄の他，粘膜まで病変が及んだ場合には粘膜の発赤など色調変化が見られることがあるが，内視鏡単独では診断困難なことが多い．生検で内膜組織が確認されれば診断確定するが，生検での陽性率は9～17％と低い．MRIでは線維成分を反映して，T1強調像，T2強調像で低信号の壁肥厚や結節成分が見られ，出血成分がT1強調像で高信号として見られる[1)2)]．微細な腸管壁の出血成分を見るのには脂肪抑制T1強調像が有用である．

鑑別診断のポイント

腸管壁肥厚が，時にびまん性浸潤型大腸癌や転移性大腸癌など腫瘍性病変との鑑別が問題になる．また，腸管子宮内膜症は周囲との癒着性変化を来すので，憩室炎，脂肪織炎など炎症性病態も鑑別に挙がる．月経周期により所見が変化することが診断の一助になる．腸管子宮内膜症は骨盤内の子宮内膜症を合併することが多く，骨盤部MRIは骨盤内の内膜症の有無を見るのにも有用である．

184 3. 小腸・大腸

全身性疾患に伴う消化管病変，その他
腸管 Behçet 病，単純性潰瘍
intestinal Behçet's disease, simple ulcer

(市川珠紀)

●症例1：50代，女性．腹痛精査に注腸造影が施行された．

図1 注腸造影 KEY

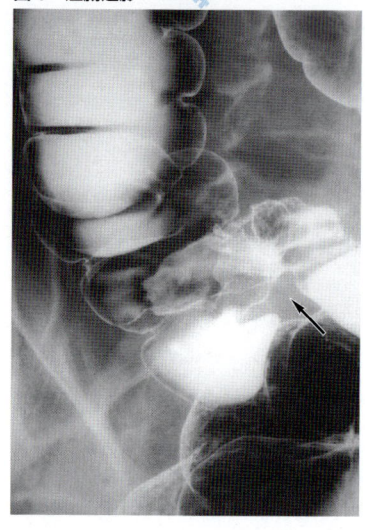

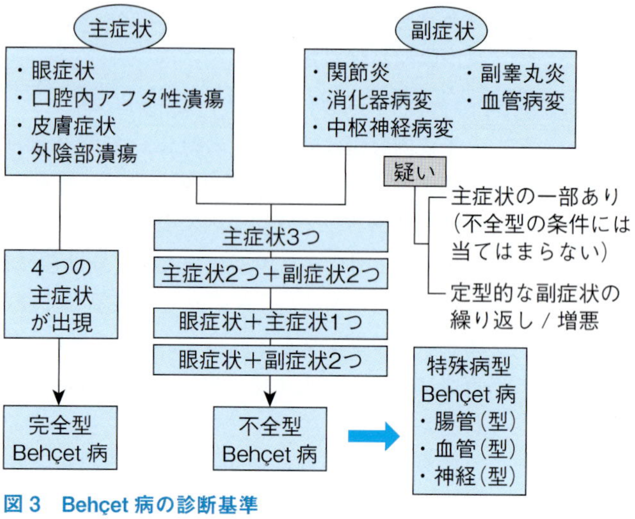

```
        ┌──主症状──┐        ┌──副症状──┐
        ・眼症状                ・関節炎    ・副睾丸炎
        ・口腔内アフタ性潰瘍    ・消化器病変 ・血管病変
        ・皮膚症状              ・中枢神経病変
        ・外陰部潰瘍
                                        疑い
                                        ├─ 主症状の一部あり
         ┌─主症状3つ─┐                  │  （不全型の条件には
         │主症状2つ+副症状2つ│            │  当てはまらない）
   4つの │眼症状+主症状1つ   │            └─ 定型的な副症状の
   主症状│眼症状+副症状2つ   │               繰り返し/増悪
   が出現└──────────┘
                                        特殊病型
    完全型           不全型              Behçet病
    Behçet病         Behçet病    →     ・腸管（型）
                                        ・血管（型）
                                        ・神経（型）
```

図3 Behçet 病の診断基準

●症例2：70代，女性．Behçet 病にて数年加療中．

図2-A 造影CT

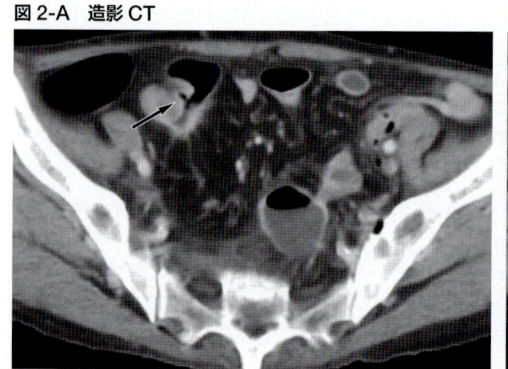

図2-B 造影CT

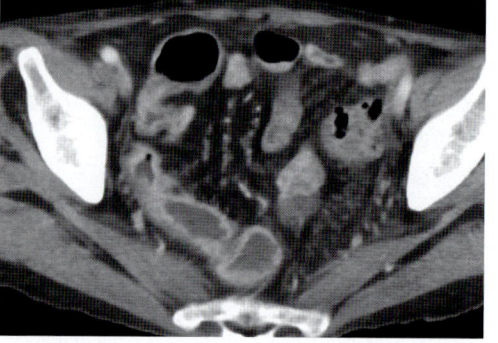

図2-C 内視鏡 KEY

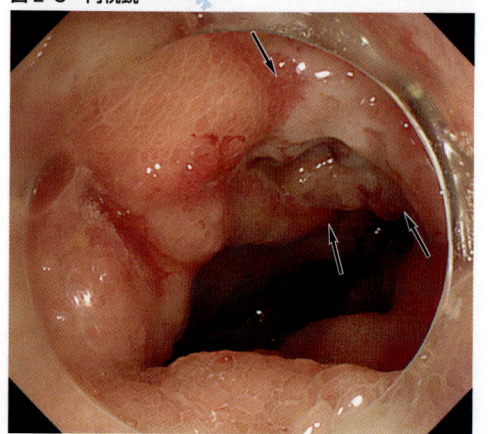

画像の読影

【症例1】 注腸造影にて回盲部に境界明瞭な深掘れ潰瘍を認め（図1；→），周囲に浮腫像と襞の集中を伴っている．

【症例2】 造影CT（図2-A, B）にて終末回腸の壁肥厚と造影効果を認め，近接する腸間膜血管が軽度拡張している．回盲弁近傍の変形と潰瘍と思われる陥凹が認められる（→）．内視鏡（図2-C；→）では終末回腸に多発する潰瘍があり（図2-C；→），白苔を伴っている．Behçet病にしては比較的広範な病変である．

腸管Behçet病の一般的知識と画像所見

Behçet病は口腔粘膜のアフタ性潰瘍，外陰部潰瘍，皮膚症状，眼症状を主症状とする慢性再発性の全身炎症性疾患である（図3）．Behçet病の原因は不明であるがHLA-B51と関連した遺伝性素因と何らかの外因・環境因子が発症に関与すると考えられている[1,2]．日本人の患者におけるHLA-B51陽性率は55％である[1,2]．口腔粘膜の再発性アフタ性潰瘍はほぼ必須で，初発症状のことが多い．アフタ以外の消化管病変は診断基準上副症状に挙げられ，特に消化管病変が前面に立つ病型は腸管Behçet病として特殊型とされる．

病変の好発部位は終末回腸と盲腸であり，70〜80％を占める．回盲部に認められる穿通性の多発潰瘍が典型的である．Behçet病に相当する全身の臨床症状を認めないが，形態的や病理組織学的に腸管Behçet病と鑑別困難な潰瘍を有する症例を単純性潰瘍という．

内視鏡的には境界明瞭な類円型の潰瘍底が白苔で覆われ，穿孔しやすいのが特徴である．CTでは，回盲部の壁肥厚と潰瘍を伴う隆起性病変，周囲の炎症性浸潤，リンパ節腫大などであり，隆起性病変のみの場合は合併症が少ない[3,4]．

鑑別診断のポイント

腸管Behçet病の症状と紛らわしい疾患として，急性虫垂炎，Crohn病，潰瘍性大腸炎，膵炎が挙げられ，その他回盲部に好発する病変として結核，チフス，悪性リンパ腫，アミロイドーシスが画像上の鑑別に入る．一般的にBehçet病の兆候があり，消化器症状を認め，内視鏡や注腸所見で特徴的な所見を示せば，診断が容易である．CTのみでは他の疾患との鑑別は難しい．Crohn病の初期像でも淡く小さなアフタ性潰瘍を呈する場合が多いため，鑑別は組織学的になされる．潰瘍底の浸出壊死層の厚さがCrohn病の方が有意に厚く，肉芽組織層では形質細胞浸潤がBehçet病の方が軽度である．

> **NOTE　単純性潰瘍**
>
> 腸管Behçet病では回盲部に穿通性の多発潰瘍を形成する．Behçet病に相当する全身の臨床症状を認めないが，形態的や病理組織学的に腸管Behçet病と鑑別困難な潰瘍を有する症例を単純性潰瘍という．

参考文献

1) 高橋裕樹, 小原美琴子, 今井浩三：膠原病の難治性病変：消化管. 日臨免疫会誌 27: 145-155, 2004.
2) 野上晃司, 應田義雄, 松本譽之：消化管ベーチェット病の診断と治療. 日本消化器内視鏡学会雑誌 54: 3115-3123, 2012.
3) Ha HK, Lee HJ, Yang SK, et al: Intestinal Behçet syndrome: CT features of patients with and patients without complications. Radiology 209: 449-454, 1998.
4) Johnson WK, Beierle E, Ros PR: CT evaluation of the gastrointestinal tract in a patient with Behçet's syndrome. AJR 162: 349-350, 1994.

全身性疾患に伴う消化管病変，その他 Lupus 腸炎

lupus enteritis

（市川珠紀）

●症例1：50代，女性．10年前にSLEと診断され，ステロイド投薬中．下痢と頻尿の精査のためCT検査施行．

図1-A　造影CT

図1-B　造影CT

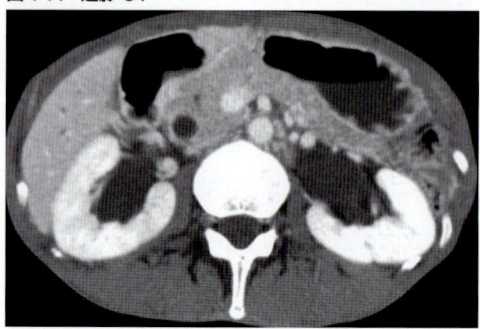

図1-C　造影CT 冠状断像　KEY

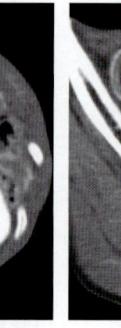

●症例2：60代，女性．20年以上SLEとして加療中．急性腹症の精査のためCT検査施行．

図2　造影CT 冠状断像

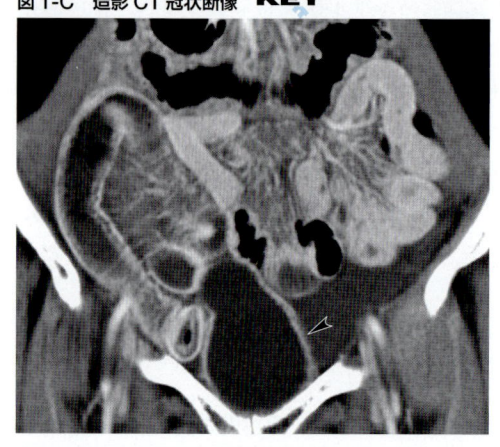

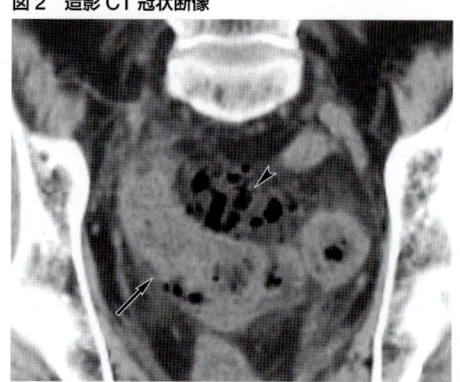

✳ 参考症例：抗リン脂質抗体症候群の40代，女性．20代に神経Lupusを発症し，ステロイド加療中．

図3-A　造影CT

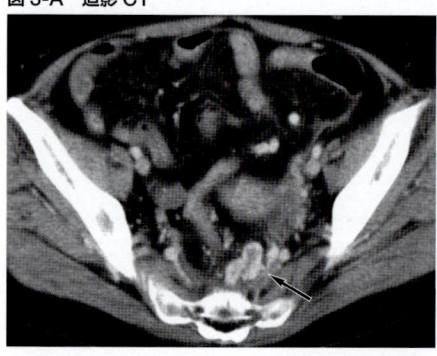

図3-B　造影CT 冠状断像

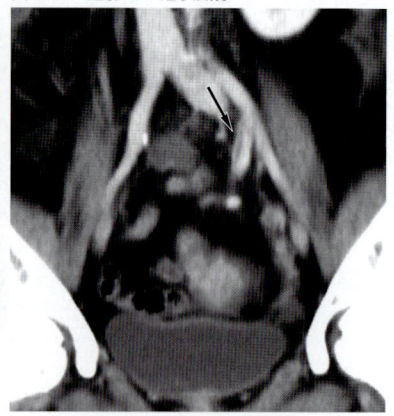

下肢の浮腫と難治性皮膚潰瘍を繰り返し，下痢と腹痛精査のため施行したCTにて直腸周囲静脈の拡張と直腸静脈と下腸間膜静脈に血栓が認められる（図3；→）．

> **NOTE** **Lupus 腸炎の型**
> 小腸を主体とする急性発症の虚血性腸炎型と，大腸が主に罹患する多発潰瘍型に分類される．

画像の読影

【症例1】 造影CT（図1-A）で両側の著明な水腎症を認める．骨盤腔の造影CT（図1-B）で小腸の濃染される全周性壁肥厚が顕著で，target signを呈する腸管も認められ（→），腸間膜脂肪織濃度上昇と血管の拡張がある．造影CT冠状断像（図1-C）では，小粘膜下浮腫を伴う小腸壁の肥厚，腹水，膀胱の全周性壁肥厚が確認でき（▶），Lupus膀胱炎として典型的である．

【症例2】 造影CT冠状断像でS状結腸壁の肥厚（図2；→）と壁外ガス（▶）を認め，S状結腸穿孔と診断される．

Lupus腸炎の一般的知識と画像所見

全身性エリテマトーデス（systemic lupus erythematosus：SLE）に伴う消化管病変は，①虚血性腸炎型，②蛋白漏出性胃腸炎，③大腸多発潰瘍型，④慢性偽性腸閉塞，⑤合併疾患（腸管嚢腫様気腫，潰瘍性大腸炎，Crohn病）の5つに分けられる[1]．通常血管炎に基づく病態がLupus腸炎とされ，小腸を主体とする急性発症の虚血性腸炎型と，大腸が主に罹患する多発潰瘍型に分類される[1,2]．虚血性腸炎型は小腸の粘膜下層の浮腫が特徴的で，主な病態は漿膜側の血管炎による虚血と腹膜炎と考えられている．通常の虚血性腸炎と異なり，消化管のびらんや潰瘍は観察されない．CT上は粘膜下浮腫を反映するtarget signを示す全周性壁肥厚が高頻度で見られ，腹水や腸間膜脂肪織濃度上昇やリンパ節腫大，腸間膜の血管拡張を示唆するcomb signが認められる[3,4]．Lupus膀胱炎では必ずLupus腸炎が見られる．大腸多発潰瘍型はBehçet病に類似する打ち抜き様の多発潰瘍で，S状結腸から直腸に好発し，半数で穿孔を来す．虚血性腸炎型や蛋白漏出性胃腸炎がステロイドに著効するのに対し，大腸多発潰瘍型はステロイドに抵抗する難治性病変である．

鑑別診断のポイント

虚血性腸炎型では広範な小腸の壁肥厚と粘膜下浮腫，腹水が見られ，膀胱炎があればLupus腸炎の正診率は非常に高くなるが，血管炎による腸炎と膀胱炎の合併は結節性動脈炎やHenoch-Schönlein紫斑病でも見られる．虚血性腸炎型の鑑別疾患にはHenoch-Schönlein紫斑病，感染性腸炎，炎症性腸疾患などが挙げられ，CT所見は非特異的である．

関連疾患

【抗リン脂質抗体症候群（antiphospholipid antibody syndrome：APS）】

抗リン脂質抗体は，細胞膜のリン脂質もしくはリン脂質と蛋白質との複合体に対する自己抗体の総称であるが，抗リン脂質抗体が検出される例で習慣性流産や動脈系，静脈系の血栓症を反復する病態を抗リン脂質抗体症候群（APS）という．血中に抗カルジオリピン抗体やループスアンチコアグラントなどの自己抗体が検出される．下肢の深部静脈血栓症，肺動脈塞栓が好発し，腎の血栓最小血管障害による腎機能低下を来す．抗リン脂質抗体はSLEの半数に見られ，その1/3に抗リン脂質抗体症候群を合併する（図3）．

参考文献

1) 高橋裕樹, 小原美琴子, 今井浩三：膠原病の難治性病変：消化管．日臨免疫会誌 27: 145-155, 2004.
2) 城由起彦, 松本主之, 檜沢一興, 飯田光雄：全身性エリテマトーデス：膠原病, 免疫, アレルギー性疾患．胃と腸 38: 513-519, 2003.
3) Byun JY, Ha HK, Yu SY, et al: CT features of systemic lupus erythematosus in patients with acute abdominal pain: emphasis on ischemic bowel disease. Radiology 211: 203-209, 1999.
4) Min JK, Byun JY, Lee SH, et al: Urinary bladder involvement in patients with systemic lupus erythematosus: with review of the literature. Korean J Intern Med 15: 42-50, 2000.

188　3. 小腸・大腸

全身性疾患に伴う消化管病変，その他　強皮症
scleroderma

（市川珠紀）

◉**症例1**：70代，女性．1年前より強皮症と間質性肺炎で治療中．食道つかえ感の精査のため上部消化管造影施行．

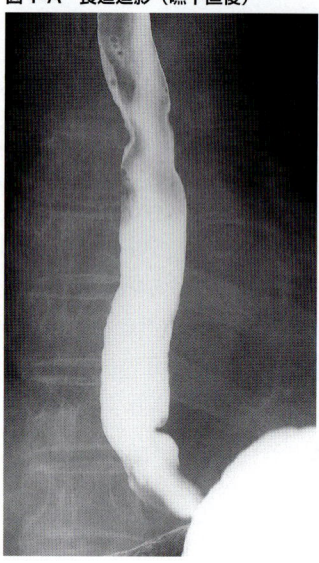

図1-A　食道造影（嚥下直後）

図1-B　食道造影（嚥下60秒後）

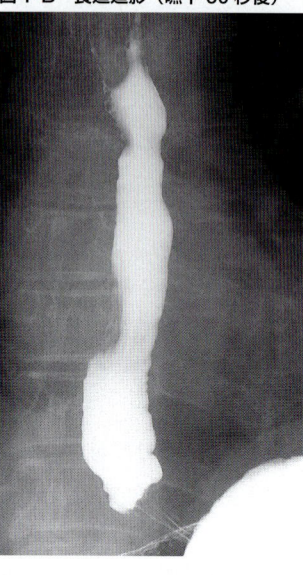

◉**症例2**：60代，女性．手指皮膚硬化と抗核抗体陽性で強皮症の精査のため来院．

図2-A　胸部CT（肺野条件）

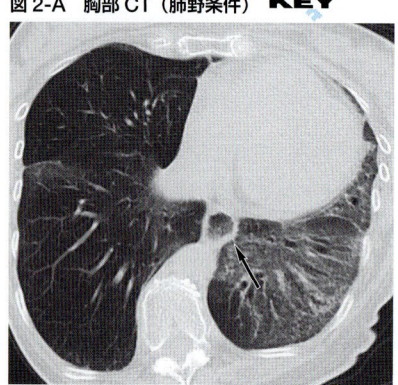

図2-B　胸部単純X線立位側面像

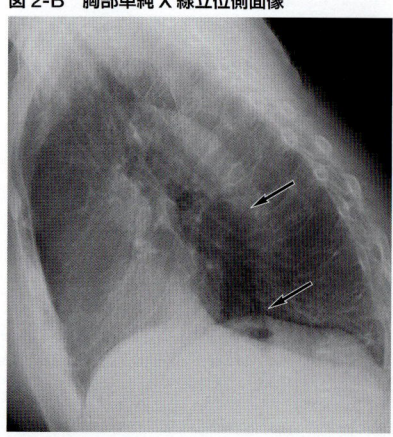

✳**参考症例**：60代，男性．

図3　胸部CT矢状断像

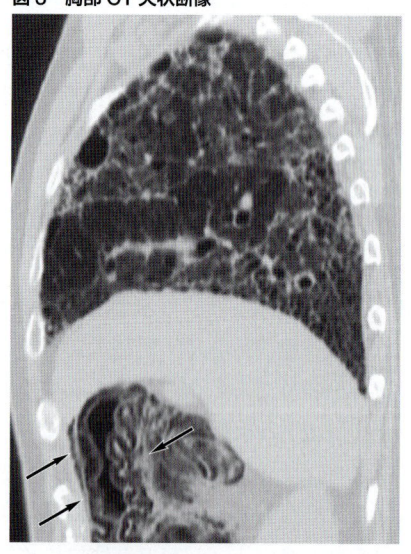

強皮症で間質性肺炎の評価のため撮影された胸部CTにて，偶然右側結腸の囊状気腫（→）が発見された（図3）．腹腔内遊離ガスはなく，腹部症状も認められず，経過観察となった．

画像の読影

【症例1】 食道造影（図1-A）にて蠕動運動の低下が認められ，60秒後（図1-B）でもバリウムが食道に停滞している．

【症例2】 胸部CT肺野条件にて末梢肺に顕著な網状影とすりガラス影があり，間質性肺炎の所見である．下部食道は拡張し（図2-A；→），残渣が認められる．胸部単純X線写真でも拡張した食道のガス（図2-B；→）が顕著である．

強皮症の一般的知識と画像所見

強皮症（scleroderma）は皮膚および内臓諸臓器に線維化や硬化性病変を来す膠原病のひとつであり，全身性硬化症（systemic sclerosis）とも呼ばれる．強皮症の消化管病変は75〜90％に認められ，食道に最も多く（50〜80％），次いで小腸（40〜60％），大腸（10〜50％）とされている[1]．その本態は，固有筋層の萎縮と膠原線維を主体とした結合組織の増殖で，消化管の拡張と蠕動運動の低下がもたらされる[2]．消化管病変の成因は不明であるが，小血管病変による循環障害などが想定され，ステロイドや免疫抑制剤の有効性は認められず，治療は主に対症療法となる．

食道では蠕動運動の低下，下部食道の拡張，下部食道括約筋圧の低下を来し，食道裂孔ヘルニア，逆流性食道炎や線維性瘢痕による狭窄の合併も見られる．食道造影では蠕動運動の低下と協調運動の消失により，嚥下30秒後以降でも食道に造影剤が停滞する．顕著な食道の拡張は胸部単純X線写真やCTでも指摘できる．

十二指腸では下行脚から水平脚の著明な拡張を認め，バリウム造影検査では下十二指腸角から水平脚にかけて大量のバリウムが停滞するloop signが特徴的とされている．

強皮症ではしばしば慢性偽性腸閉塞症を合併し，それに伴う腸管内圧の上昇は腸管囊状気腫症や気腹の原因となる．膠原病に合併する腸管囊状気腫症は強皮症が最も多い[3]．

鑑別診断のポイント

無症状の食道拡張は強皮症患者の80％に認められ，CTで食道の異常拡張と間質性変化を認めた場合は，強皮症を疑う．腸管囊状気腫症は他の膠原病にも合併し，確診には至らない．強皮症では消化管が原因で気腫を来すことは多いが，間質性肺炎による気腫の場合もある．

NOTE　腸管囊状気腫症（pneumatosis cystoides intestinalis : PCI）

膠原病では皮膚筋炎，強皮症，SLE，混合性結合組織病（mixed connective tissue disease : MCTD），関節リウマチ，Sjögren症候群での合併が多い．時に腹腔や後腹膜腔に遊離ガスを伴うことがあるが，通常無症状である．膠原病に合併しやすい間質性肺炎による縦隔気腫に続発することもある（図3）（p.254参照）．

参考文献

1) 髙橋裕樹, 小原美琴子, 今井浩三: 膠原病の難治性病変：消化管. 日臨免疫会誌 27: 145-155, 2004.
2) Ebert EC: Gastric and enteric involvement in progressive systemic sclerosis. J Clin Gastroenterol 42: 5-12, 2008.
3) Scheidler J, Stäbler A, Kleber G, Neidhardt D: Computed tomography in pneumatosis intestinalis: differential diagnosis and therapeutic consequences. Abdom Imaging 20: 523-528, 1995.

全身性疾患に伴う消化管病変，その他
血管炎症候群（含む Henoch-Schönlein 紫斑病）
vasculitis syndrome

（市川珠紀）

●**症例1**：30代，女性．腹痛と四肢の皮疹で来院．

図1-A　造影CT（来院時） 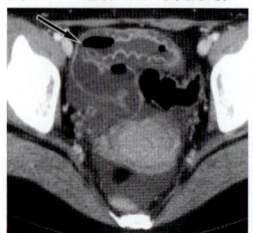
図1-B　造影CT（7日後） 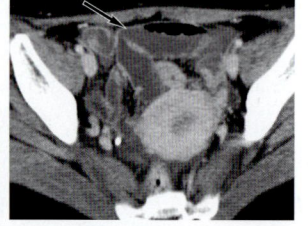
図1-C　造影CT（7日後） 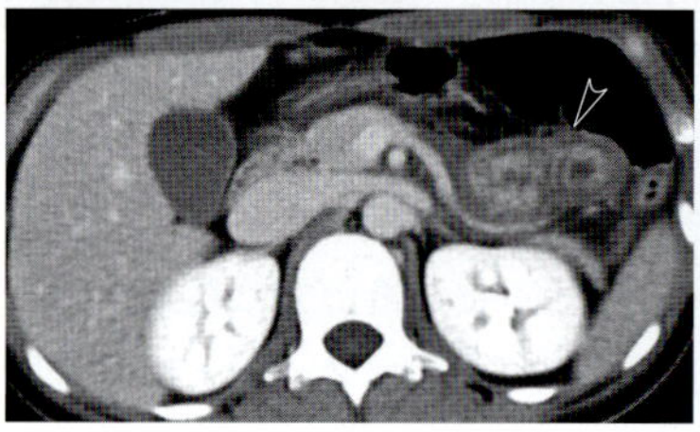
図1-D　下腿の皮疹

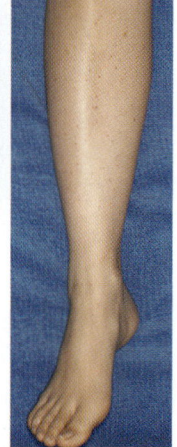

●**症例2**：60代，男性．薬剤性皮膚アレルギー血管炎（皮膚生検にて leukocytoclastic vasculitis small vessel type と診断）で加療1か月後に，急性腹症でCT検査施行．

図2-A　造影CT 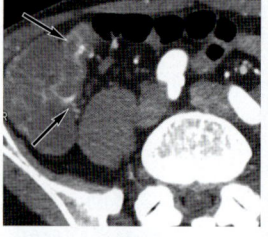
図2-B　造影CT 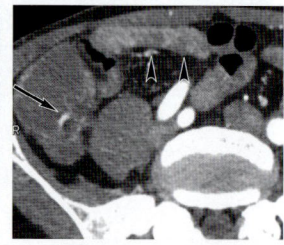
図2-C　MIP像 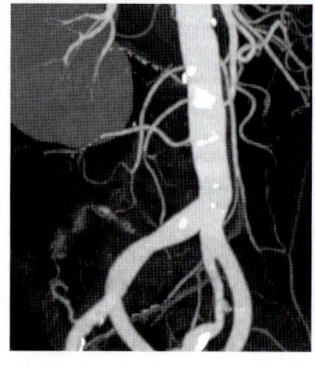
図2-D　下腿の皮疹

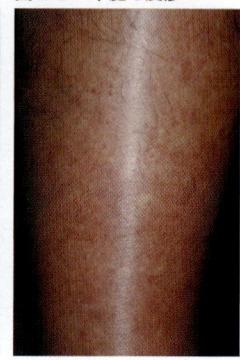

✳ **参考症例**：Crohn病で加療中の20代，男性．Crohn病，大動脈炎症候群．

図3-A　CT angiography 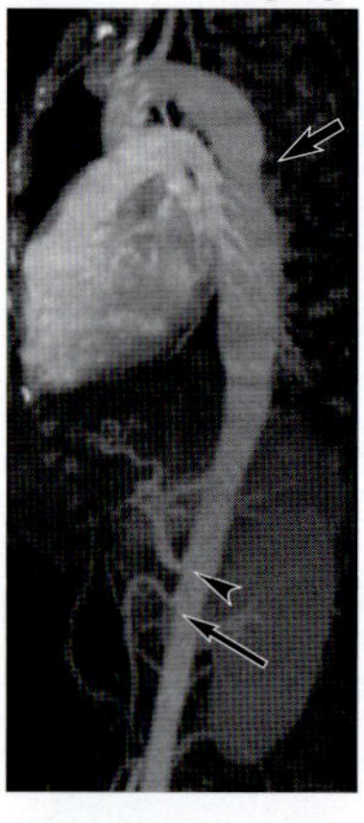
図3-B　造影CT 冠状断像

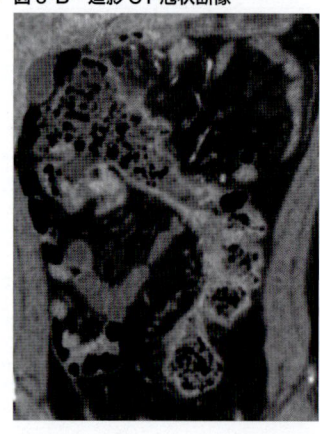

胸腹痛の精査で撮影された CT angiography（図3-A）で下行大動脈の不整な拡張と狭小化（→），腹腔動脈起始部の狭小化と末梢の拡張（▶），上腸間膜動脈の狭小化（→）がある．横断像では大動脈壁の肥厚も確認でき，大動脈炎と矛盾しない（非掲載）．造影CT冠状断像（図3-B）ではCrohn病に特徴的な著明な終末回腸の拡張と変形があり，造影される回腸壁の肥厚が観察される．

> **NOTE** **leukocytoclastic vasculitis**
> 本来は病理組織学的診断名で，臨床疾患名として用いる場合は皮膚小血管性血管炎（皮膚アレルギー性血管炎）を指す．免疫複合体が血管壁に沈着するために生じるⅢ型アレルギー反応で，原因として感染，薬剤，膠原病，炎症性腸疾患，悪性腫瘍が挙げられる．

画像の読影

【症例1】 来院時の造影CT（図1-A）では粘膜下浮腫が顕著な回腸の壁（→）と腹水を認める．7日後の造影CT像（図1-B，C）では回腸病変（→）は改善し腹水は軽減しているが，新たに空腸の粘膜下浮腫を伴う壁肥厚（▶）が出現している．患者の皮疹（図1-D）より生検がなされ，アレルギー性紫斑と診断された．消化管所見もHenoch-Schönlein紫斑病として矛盾しない．

【症例2】 造影CT（図2-A，B）では拡張した回腸内に造影剤の血管外漏出を認め（→），口側腸管内に造影剤が広がっている（▶）．CT angiography（図2-C）では回結腸動脈末梢枝からの造影剤の血管外漏出を認める．CT時の下肢には膨隆性紫斑を認める（図2-D）．内視鏡（非掲載）では憩室や炎症所見はなく，血管造影（非掲載）でも血管奇形や動脈瘤などの血管異常は指摘されず，薬剤性皮膚アレルギー血管炎による小腸出血と考えられた．

血管炎症候群の一般的知識と画像所見

血管炎症候群は，侵される血管の太さおよび抗好中球細胞質抗体（anti-neutrophil cytoplasmic antibody：ANCA）の有無により分類されている．消化管病変を呈する血管炎としては腸間膜動脈などの中〜小型の筋型動脈を侵す結節性多発動脈炎（古典的PN：polyarteritis nodosa）と，腸管壁内の細動静脈・毛細血管を侵す顕微鏡的多発血管炎，Wegener肉芽腫症［GPA（多発血管性肉芽腫症）］，Churg-Strauss症候群，Henoch-Schönlein紫斑病などがある[1]．古典的PNはフィブリノイド変性と弾性板の破壊を伴う全層性血管炎であり，血管造影にて多発性の小動脈瘤を腸間膜動脈に認める．CT上，腸管壁の肥厚や腸間膜脂肪織の吸収値の上昇，末梢血管の拡張が認められるが，腸間膜小動脈瘤が常に認められるわけではない．確定診断は筋，皮膚，神経，腎生検による病理診断であるが，ANCAは陰性であり，診断に難渋することが多い．

細動静脈・毛細血管レベルを侵す血管炎症候群ではANCAが陽性であることが多い．消化管病変は重篤なことが多く，予後規定因子として重要視されている．

Henoch-Schönlein紫斑病は，アレルギー性血管炎による血管透過性の亢進の結果，皮膚に紫斑が出現し，消化管，関節，腎に病変を認める．小児に好発し，成人発症は稀である．CT所見は浮腫や出血による腸管壁の肥厚，腸間膜血管の拡張と腸間膜脂肪織の吸収値の上昇が挙げられ，非特異的であるが，この所見が腸管に局所的や時間的にスキップし出現するのが特徴とされている[2,3]．Henoch-Schönlein紫斑病の皮疹は若干膨隆性の触知可能な紫斑（palpable purpura）で四肢末梢に好発する．

鑑別診断のポイント

血管炎による消化管のCT所見は，腸管壁の肥厚，腸間膜血管の拡張と腸間膜脂肪織の吸収値の上昇などでいずれも非特異的所見である．アレルギー性血管炎では紫斑などの皮疹の出現時に消化管所見が現れることも多く，CT検査の視診も診断の一助となる．造影剤注射時の駆血による紫斑が上腕末梢に生じることもある．

関連疾患

【大動脈炎症候群と炎症性腸疾患】

大動脈炎症候群で消化管病変が出現する場合，多くは腹腔動脈や腸間膜動脈の解離・狭窄による腸管虚血が原因である．稀に炎症性腸疾患に大動脈炎症候群を合併し，潰瘍性大腸炎の頻度がCrohn病より多い．いずれも炎症性腸疾患が先行することが多く，腹痛が血管炎に起因しているかをCTで観察することが重要である（図3）．

参考文献

1) 高橋裕樹，小原美琴子，今井浩三：膠原病の難治性病変：消化管．日臨免疫会誌 27: 145-155, 2004.
2) Ha HK, Lee SH, Rha SE, et al: Radiologic features of vasculitis involving the gastrointestinal tract. RadioGraphics 20: 779-794, 2000.
3) Jeong YK, Ha HK, Yoon CH, et al: Gastrointestinal involvement in Henoch-Schönlein syndrome: CT findings. AJR 168: 965-968, 1997.

192　3. 小腸・大腸

全身性疾患に伴う消化管病変，その他　アミロイドーシス
gastrointestinal amyloidosis
（大田信一）

●症例1：50代，男性．詳細不明．[彦根市立病院のご厚意による]

図1-A　胃透視

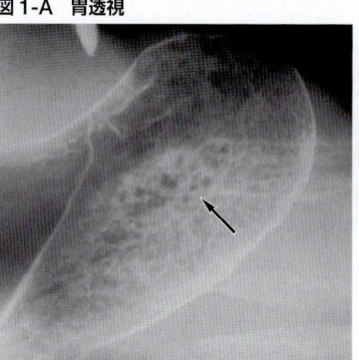

図1-B　小腸造影（圧迫）

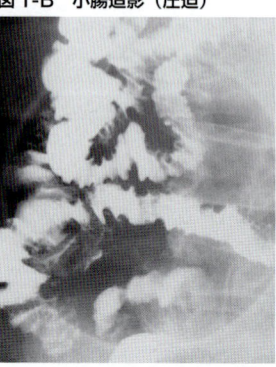

●症例2：70代，女性．関節リウマチで通院中．腹痛にて受診．[康生会武田病院のご厚意による]

図2　造影CT **KEY**

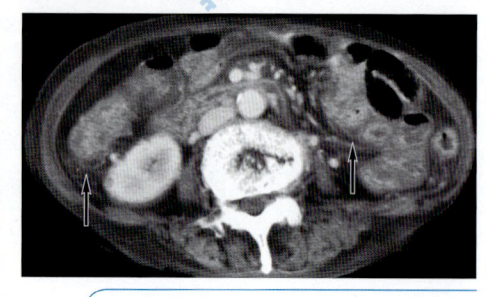

●症例3：50代，女性．透析患者．スクリーニング目的のCTを施行．
[康生会武田病院のご厚意による]

図3-A　単純CT

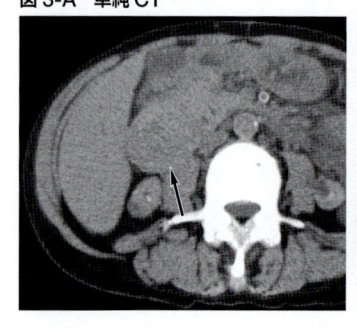

図3-B　造影CT

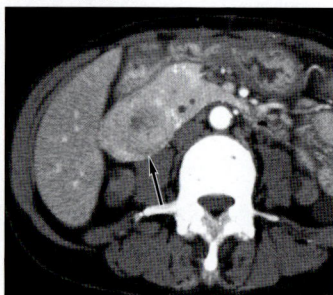

＊参考症例：50代，女性．胃・十二指腸アミロイドーシス

図5　T2強調冠状断像

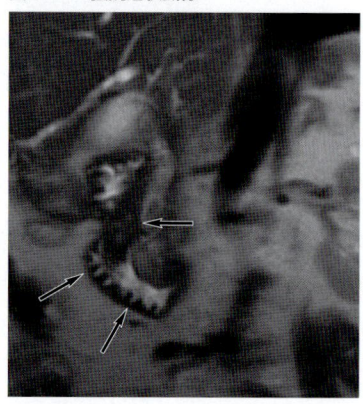

十二指腸のKerkring襞の肥厚，低信号を認める（→）．

●症例4：70代，男性．原発性アミロイドーシスで経過観察中，腹痛にて受診．

図4-A　単純CT **KEY**

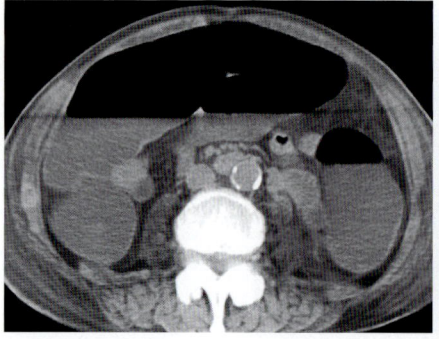

図4-B　単純CT冠状断像（2か月後）

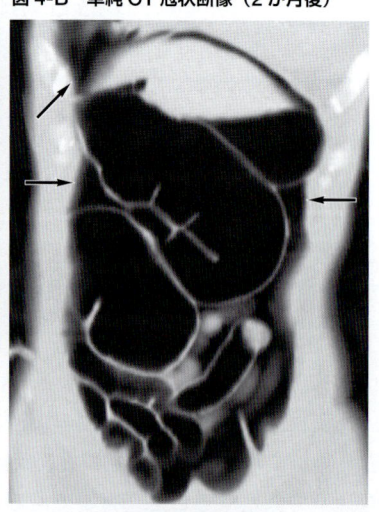

参考文献
1) Kim SH, Han JK, Lee KH, et al: Abdominal amyloidosis: spectrum of radiological findings. Clin Radiol 58: 610-620, 2003.
2) Georgiades CS, Neyman EG, Barish MA, Fishman EK: Amyloidosis: review and CT manifestations. RadioGraphics 24: 405-416, 2004.

画像の読影

【症例1　胃小腸アミロイドーシス（病型不明）】　胃透視検査で穹窿部に胃粘膜の顆粒状変化を認める（図1-A；→）．小腸造影検査（圧迫，図1-B）では小腸にkerkring襞の肥厚を認める．

【症例2　関節リウマチに伴うAA小大腸アミロイドーシス】　造影CT（図2）で上行結腸や左腹部の小腸の壁肥厚があり（→），周囲脂肪濃度の上昇を認める．

【症例3　透析アミロイドーシス】　十二指腸下行脚に不均一濃度を呈する粘膜下腫瘍様の腫瘤（アミロイドーマ）を認める（図3；→）．両側の腎は萎縮している．

【症例4　原発性AL大腸アミロイドーシス】　単純CT（図4-A）で大腸の拡張があり，消化管機能の低下が疑われる．2か月後の単純CT冠状断像（図4-B）では腹腔内にfree airを認め（→），緊急手術にて上行結腸の穿孔と穿孔部よりアミロイド沈着が確認された．アミロイド沈着による炎症が起こり，壁の脆弱化から憩室形成が起こり，アミロイドーシスによる消化管機能の低下から麻痺性イレウスが生じ，腸管内圧亢進による憩室穿孔の機序が推測されている[1]．

消化管アミロイドーシスの一般的知識と画像所見

アミロイドーシスはアミロイド蛋白が諸臓器の細胞外に沈着し，臓器の機能障害を引き起こす疾患である．全身諸臓器に沈着する全身性アミロイドーシスと，特定の臓器や組織に沈着する限局性アミロイドーシスがある．アミロイド蛋白の種類によりさまざまな臨床病型があるが，消化管では次の3種類を知っておきたい．

①ALアミロイドーシス：異常形質細胞より産生されるモノクローナル免疫グロブリン（M蛋白）の軽鎖（L鎖）に由来するアミロイド蛋白が全身諸臓器に沈着し，臓器障害を来す疾患．多発性骨髄腫や原発性マクログロブリン血症を伴わない場合に原発性と呼ばれる．

②AAアミロイドーシス：関節リウマチ，血管炎症候群，Castleman病，自己免疫性疾患などの慢性炎症性疾患に合併するため，二次性または反応性アミロイドーシスとも呼ばれる．

③β_2-microglobulinアミロイドーシス（透析アミロイドーシス）：長期透析患者に見られる代表的な透析合併症である．骨関節症状が主体であるが，内臓組織にも沈着し，多彩な臓器障害を合併する．

診断には生検によるアミロイド沈着の証明が必要であり，消化管や皮膚などが一般的な生検部位である．

胃では症状を呈する例は稀である[1]．胃透視検査では，微細粘膜顆粒，粘膜もしくは壁内の陰影欠損，襞の肥厚，びまん性／局所性壁肥厚，胃壁石灰化，単発／多発するポリープ様病変と多彩であり非特異的である．CTでは所見は軽微で，壁肥厚が認められることがある．小腸では診断時にすでに腹痛，下痢，出血などの症状を呈することが多い[1]．小腸アミロイドーシスの小腸造影所見は，アミロイドの血管沈着によって引き起こされた虚血性浮腫によるkerkring襞の対称性肥厚が代表的である．その他，回腸の空腸化，蠕動低下，小ポリープ病変多発，微細顆粒状変化を呈する．CTでは壁肥厚，拡張，腸間膜脂肪織濃度上昇が見られる．大腸では，注腸検査所見は非特異的で，狭窄，ハウストラの消失，粘膜襞の肥厚，結節状粘膜パターンを呈すると言われている[1]．CT所見は，狭窄，壁肥厚，拡張，巨大憩室の穿孔が報告されているが，麻痺性イレウスによる拡張が一般的である．

鑑別診断のポイント

特異的な画像所見は呈さず，早期診断は困難である．原因不明の多臓器所見を呈する画像を見た場合や，多発性骨髄腫・原発性マクログロブリン血症・関節リウマチ・長期透析などのハイリスク群の画像診断をする場合には，常にアミロイドーシスを鑑別疾患の念頭に置いておく[2]．

194　3. 小腸・大腸

全身性疾患に伴う消化管病変，その他　Shock bowel

(市川珠紀)

●**症例1**：10代，女性．交通外傷後，低血圧．全身検索目的でCT施行．

図1　造影CT（早期相） KEY

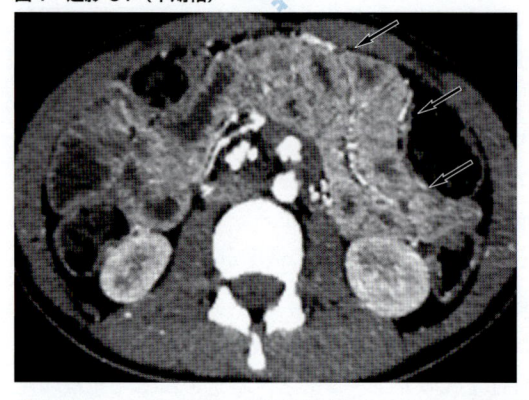

●**症例2**：10代，男性．腹部鈍的外傷後，低血圧．腹部臓器損傷の確認のためCT施行．

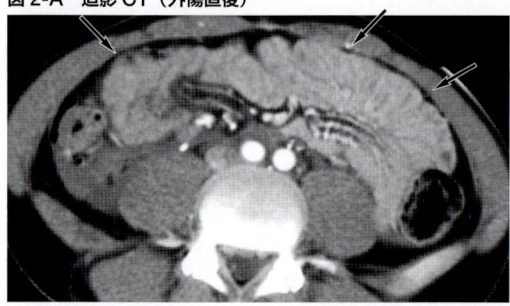

図2-A　造影CT（外傷直後）　　　**図2-B　造影CT（外傷2日後）**

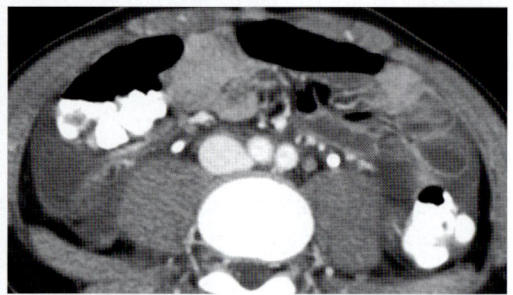

✻**参考症例**：60歳代，女性．交通外傷で腸間膜損傷によるhypovolemic shockの精査のためCT施行．

図3-A　造影CT冠状断像　　**図3-B　造影CT**

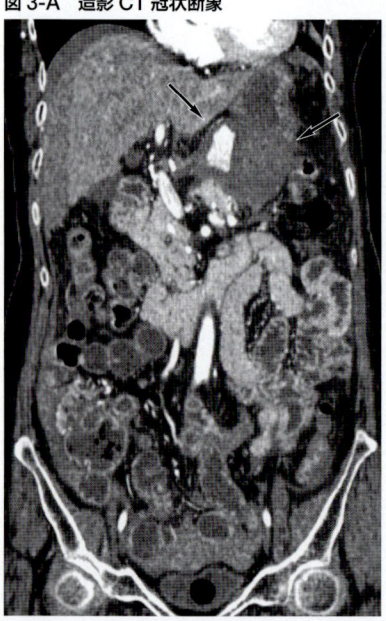

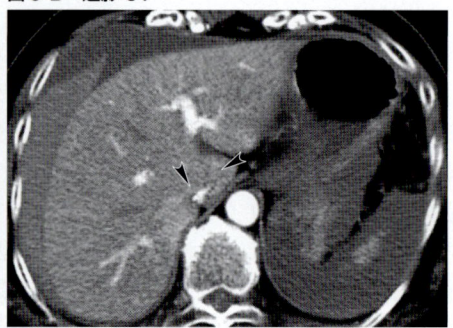

広範な小腸壁の肥厚が見られ，空腸で壁肥厚と造影効果が顕著である．血性腹水と腸間膜内に血腫があり（図3-A；→），内部に新鮮出血を伴っている．横断像（図3-B）では虚脱した下大静脈周囲に低吸収域（halo sign；▶）を認める．

画像の読影

【症例1】 造影CT早期相（図1）にて著明な小腸の壁肥厚と造影効果を認める（→）．小腸の内腔は若干拡張し，粘膜下浮腫は見られない．大腸やその他の実質臓器に異常所見は認められない．

【症例2】 外傷直後の造影CT（図2-A）にて著明な小腸の壁肥厚と造影効果を認め（→），内腔は消失している．外傷2日後の造影CT（図2-B）では小腸の壁肥厚は改善し，結腸内には経口造影剤を認める．

Shock bowelの一般的知識と画像所見

Shock bowel（狭義のCT hypotension complex）は，鈍的腹部外傷後の低血圧または低循環血流患者における小腸のびまん性異常所見として認識されている．当初2歳以下の小児によく見られる所見として報告されていたが，Mirvisら[1]が成人でも同様の所見を呈すると報告した．腸管壁内血管の破綻や透過性の亢進の結果，CTにて小腸壁の著明な肥厚と同部位の強い造影効果が認められる[2]．可逆性変化で臨床症状や大腸の異常所見は示さないことが多い．小児の場合，前述に加え，低循環血流のCT所見として，下大静脈や大動脈の造影効果の増強，腎臓や腸間膜の著明な造影効果が挙げられるが，成人ではこの所見は見られることは少ない．成人では腸管は拡張し，内腔の液体貯留が増加，粘膜襞の腫脹や低還流を反映し下大静脈の虚脱が認められる．

Shock bowel signはびまん性または広範な小腸損傷や血管閉塞に起因した腸管虚血でも認められ，初回のCTで類似所見を認めた場合，これらの疾患を念頭に入れ，慎重な経過観察が重要である．

鑑別診断のポイント

Shock bowel signは腹部外傷だけでなく重篤な頭部または脊椎損傷，心停止，敗血症性ショック，感染性心膜炎，糖尿病アシドーシスなどの重篤なhypovolemic shock（循環血液量減少性ショック）で認められる．hypovolemic shockの古典的CT所見としてshock bowel signに加え，虚脱した下大静脈周囲の低吸収域（halo sign），大動脈径の減少，膵臓周囲浮腫が挙げられる[3]．膵臓，副腎，腎臓，脾臓の造影効果の変化も報告されている（図3）．小腸の粘膜下浮腫は，通常，感染性や虚血性腸炎で認められ，hypovolemic shockでは見られない．

参考文献

1) Mirvis SE, Shanmuganathan K, Erb R: Diffuse small-bowel ischemia in hypotensive adults after blunt trauma (shock bowel): CT findings and clinical significance. AJR 163: 1375-1379, 1994
2) Ames JT, Federle MP: CT hypotension complex (shock bowel) is not always due to traumatic hypovolemic shock. AJR 192: W230-235, 2009.
3) Higashi H, Kanki A, Watanabe S, et al: Traumatic hypovolemic shock revisited: the spectrum of contrast-enhanced abdominal computed tomography findings and clinical implications for its management. Jpn J Radiol 32: 579-584, 2014.

全身性疾患に伴う消化管病変，その他　蛋白漏出性胃腸症
protein losing enteropathy

（幸　秀明）

●症例1：50代，男性．主訴は浮腫，下痢．

図1-A　99mTc-HSA-DTPA 蛋白漏出シンチグラフィ，プラナー画像（10分後）

図1-B　99mTc-HSA-DTPA 蛋白漏出シンチグラフィ，プラナー画像（30分後）

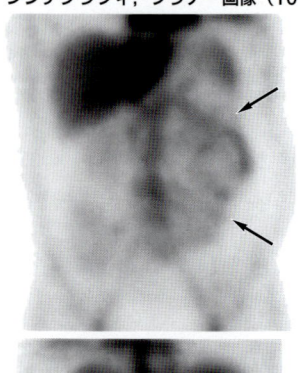

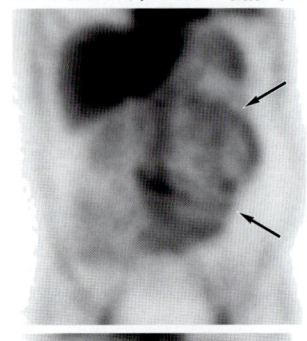

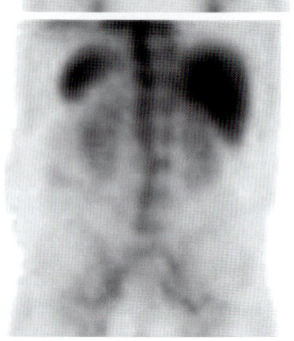

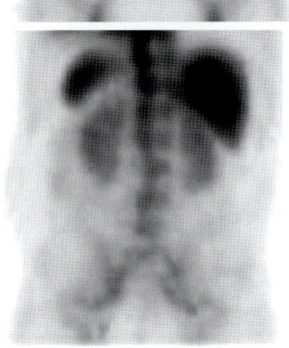

●症例2：40代，男性．主訴：下腹部痛，血便．既往：潰瘍性大腸炎，過敏性腸症候群．

図2-A　99mTc-HSA-DTPA 蛋白漏出シンチグラフィ，プラナー画像（4時間後）

図2-B　99mTc-HSA-DTPA 蛋白漏出シンチグラフィ，プラナー画像（6時間後）

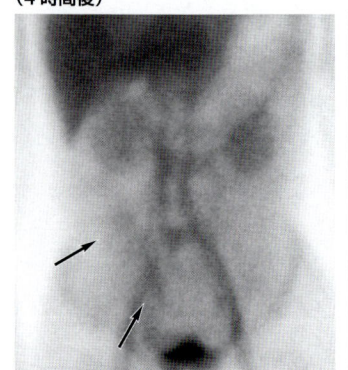

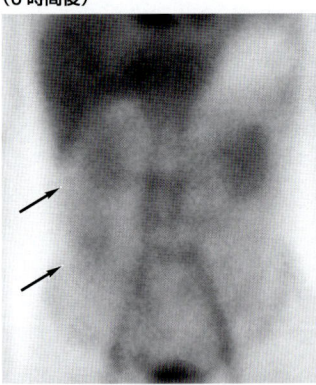

図2-C　SPECT-CT 融合画像（4時間後）

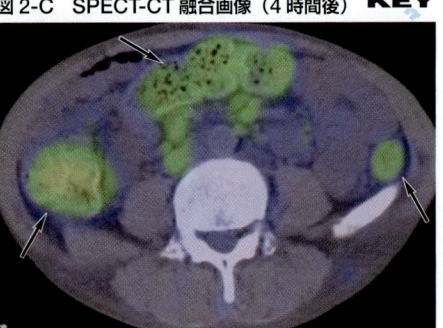

図2-D　SPECT-CT 融合画像（4時間後）

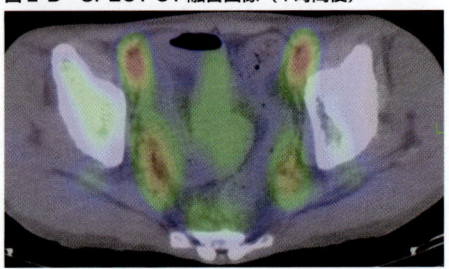

画像の読影

【症例1】 ^{99m}Tc-HSA-DTPA にて蛋白漏出シンチグラフィを施行．10 分後からプラナー画像で小腸から直腸にかけて，腸管内腔へのラジオアイソトープ（RI）の流入が認められる（図1-A；→）．30 分後には明瞭な消化管像が描出されており（図1-B；→），蛋白漏出性胃腸症と診断できる．

【症例2】 4 時間後のプラナー画像にて，下腹部小腸（回腸末端）に淡い集積があり（図2-A；→），漏出部位が疑われる．6 時間後の像では，結腸内に集積が広がっている（図2-B；→）．SPECT-CT 画像では，4 時間後でも結腸内の集積が明瞭に描出されている（図2-C, D；→）．

蛋白漏出性胃腸症の一般的知識と画像所見

本症は血漿蛋白，特にアルブミンが腸管壁から消化管に異常漏出によって生じる病態であり，低蛋白血症を主徴とする症候群である．臨床症状は，原因となる疾患により異なってくるが，浮腫が初発症状であることが多く，唯一の症状であることも少なくない．消化器症状では下痢の頻度が高い．消化管からの蛋白漏出の機序については，リンパ系の異常，毛細血管の透過性亢進，胃腸粘膜上皮の異常，局所線溶の亢進などが考えられている．蛋白漏出性胃腸症を来す代表的疾患には，腸リンパ管拡張症や Ménétrier 病などがある．

診断は，吸収不良症候群やネフローゼ症候群，慢性消耗性疾患などの低蛋白血症を呈する疾患を除外し，$α_1$-アンチトリプシンクリアランス検査や蛋白漏出シンチグラフィなどを行って，胃腸管への蛋白漏出を証明する．消化管シンチグラフィでは，正常例では消化管像は描出されないため，消化管像が描出されれば蛋白漏出性胃腸症と診断できる．CT と SPECT の融合画像を用いることで，より微小な蛋白漏出の検出が 3 次元で可能である（図2-C, D）

治療は原因疾患の治療が基本だが，浮腫あるいは低蛋白血症が著明な場合には内科的対症療法が重要である．また，悪性腫瘍，多発性潰瘍など病変が限局する場合には，外科治療も改善が期待できる[1]．

鑑別診断のポイント

現在，^{99m}Tc-HSA-DTPA と ^{111}In-トランスフェリンが，血中での安定性が高く腸管からの吸収がないことから，本症の診断に有用である．^{99m}Tc-HSA-DTPA は，簡易で日常検査に有用である．^{111}In-トランスフェリンは，標識操作が煩雑で多量投与が困難な欠点はあるが，腎，膀胱への生理的排泄が見られない利点がある．本症の検出限界は，$α_1$-アンチトリプシンの血中クリアランス 20 m*l* / 日，感度は 81〜92% と報告されている[2]．経時的な評価をすることで，漏出部位を推定することも可能である．蛋白漏出が少ない症例では，漏出部位の推定が困難な場合があり，撮影時間の変更や延長，腸蠕動を抑制する薬剤の併用など考慮する．漏出する蛋白の絶対量を測定することは困難であるが，漏出の程度により重症度を評価することは可能である．

参考文献

1) 福田真作，吉田 豊：蛋白漏出性胃腸症．日内会誌 85: 1098-1103, 1996.
2) Khalesi M, Nakhaei AA, Seyed AJ, et al: Diagnostic accuracy of nuclear medicine imaging in protein losing enteropathy : systematic review and meta-analysis of the literature. Acta Gastroenterol Belg 76: 413-422, 2013.

消化管静脈瘤　食道静脈瘤
esophageal varix

(幸　秀明)

●症例1：60代，女性．吐血があり，内視鏡を施行され，発赤を伴った（RC sing 陽性）食道静脈瘤を認めた．

図1-A　造影CT

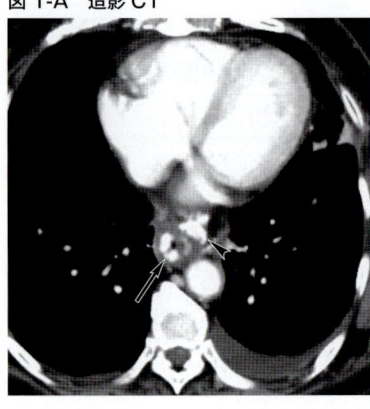

図1-B　造影CT，MIP画像

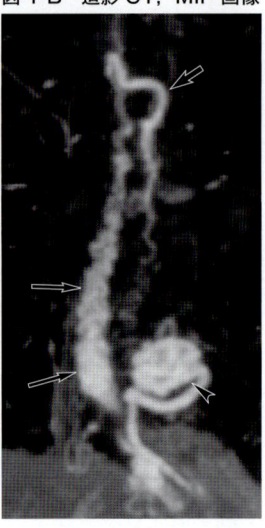

●症例2：60代，男性．透視で偶然食道の異常を指摘される．

図2　食道造影

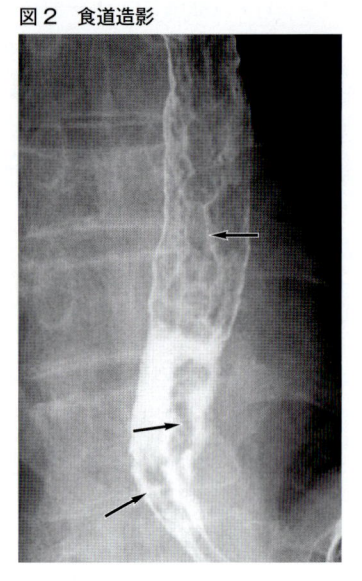

●症例3：40代，男性．C型肝硬変の診断にてフォロー中に吐血で緊急搬送され，内視鏡的静脈瘤結紮術（EVL）が施行された．

図3-A　食道内視鏡（吐血前）

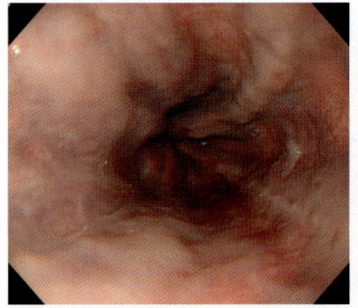

図3-B　食道内視鏡

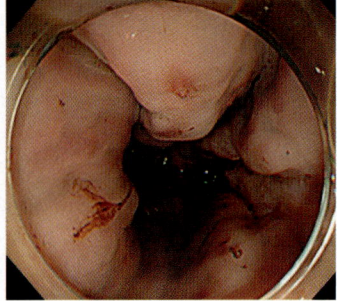

図3-C　食道内視鏡

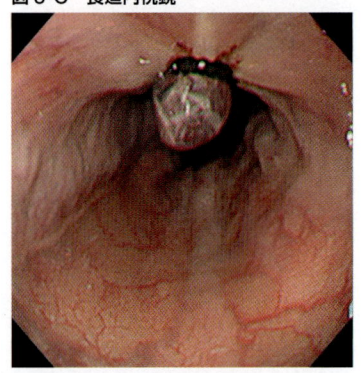

●症例4：40代，女性．アルコール性肝硬変でCTを施行される．内視鏡では異常は認めていない．

図4　造影CT

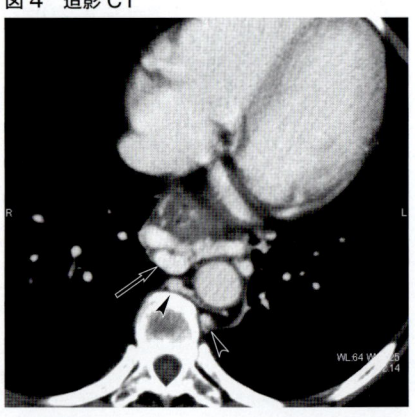

画像の読影

【症例1】 造影CTで食道粘膜直下(図1-A；→)および傍食道(▷)に強く増強される静脈瘤を認める．MIP画像では粘膜下の数珠状に拡張した静脈瘤(図1-B；→)と傍食道静脈瘤(▷)が明らかである．供血路は主に左胃静脈である．半奇静脈の拡張も見られる(➡)．

【症例2】 食道を蛇行しながら縦走する数珠状の隆起を認める(図2；→)．

【症例3】 吐血前の食道内視鏡検査では，ECJ(esophagocardiac junction)直上から直線状のblue varices (Ls, F_{1-2}, Cb, RC_2)を認める(図3-A)．食道静脈瘤破裂時の緊急内視鏡では静脈瘤頂部にびらんを認め，EVL(endoscopic variceal ligation)が施行された(図3-B，C)．

【症例4】 アルコール性肝硬変患者に見られた傍食道静脈瘤．食道粘膜には著変はないが，食道背側に強い増強効果を有する血管構造を認め，傍食道静脈瘤と考えられる(図4；→)．奇静脈，半奇静脈の拡張も認める(▷)．

食道静脈瘤の一般的知識と画像所見

食道静脈瘤は，門脈圧の亢進により発生した側副血行路によって，食道粘膜下層の静脈が拡張・怒張して瘤状に隆起したものである．門脈圧亢進の原因の大部分は肝硬変によるが，特発性門脈圧亢進症，Budd-Chiari症候群などが原因となることもある．

症状は多くが無症状であるが，破裂した場合は突然に大量の吐血や下血が起こり，致命的となる．診断には静脈瘤の色調や形態を詳しく観察できる内視鏡検査が適している．内視鏡所見の記載は，食道・胃静脈瘤内視鏡所見記載基準に基づいて行う[1]．造影CTは，側副血行路の血行動態(供血路，排血路)の評価に優れている．

食道造影では，食道を蛇行しながら縦走する数珠状の隆起性病変が認められる(図2)．内腔は狭窄様に見えることがあるが，食道癌などの腫瘍性病変とは異なり，食道壁の進展性は保たれる．造影CTでは強く造影される数珠状の突起として描出される(図1-A)．3次元画像も評価に有効である．傍食道静脈瘤は食道周囲に強く増強される血管構造を認める(図4)．

治療は，緊急(出血時)の治療，出血が落ち着いてから行う待機的治療，未出血例に行う予防的治療に分かれる．薬物療法，バルーンタンポナーデ法，内視鏡的硬化療法(endoscopic injection sclerotherapy：EIS)，内視鏡的静脈瘤結紮術(EVL)，経皮経肝的塞栓術(percutaneous transhepatic obliteration：PTO)，経皮的肝内門脈静脈短絡術(transjugular intrahepatic portosystemic shunt：TIPS)，外科手術があるが，緊急出血例に対する第1選択の治療法は内視鏡的治療法である．「食道・胃静脈瘤内視鏡治療ガイドライン」[2]に基づいた治療法が基本であるが，患者の病態や門脈血行動態に応じ，患者のQOLを考慮した治療が重要である．

鑑別診断のポイント

内視鏡所見から見た食道静脈瘤の最も重要な所見は発赤所見(RC sign)であり，これらの出血率は70%以上と高率である．RC signがなくても緊満した青色静脈瘤(Cb)は有意に出血率が高く，ガイドラインでは，F_2，F_3の大きな静脈瘤，RC sign陽性の静脈瘤を治療適応としている[3]．

NOTE　胃冠状静脈

本来，左胃静脈，右胃静脈，幽門前静脈を総称するが，左胃静脈と同意語として使用されている．食道静脈瘤を介して奇静脈，半奇静脈と交通しており，門脈圧亢進症における食道静脈瘤の形成に大きく関与している．

参考文献

1) 日本門脈圧亢進症学会・編：門脈圧亢進症取扱い規約，第3版．金原出版，p.37-39, 2013.
2) 小原勝敏, 豊永 純, 國分茂博：食道・胃静脈瘤内視鏡治療ガイドライン．日本消化器内視鏡学会(監修)；消化器内科鏡ガイドライン, 第3版．医学書院, p.215-233, 2006.
3) 小原勝敏, 引地拓人, 渋川悟朗・他：食道静脈瘤に対する予防的治療．臨消内科 23: 817-824, 2008.

消化管静脈瘤 胃静脈瘤
gastric varix
(幸 秀明)

●**症例1**：60代，女性．C型肝硬変で経過観察中に胃静脈瘤の増大傾向を認めた．

図1-A 胃内視鏡

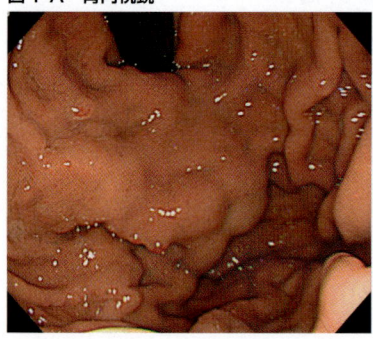

図1-B 造影CT

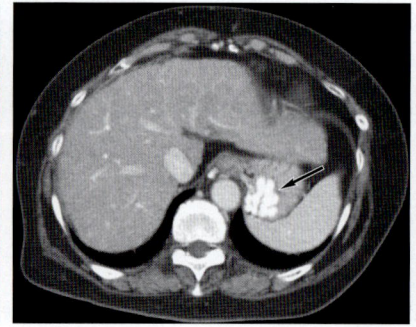

図1-C 造影CT，MIP画像

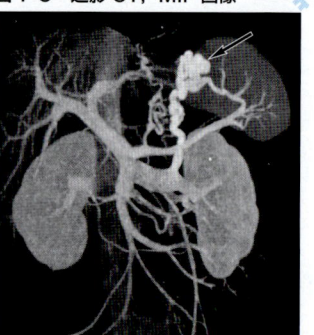

図1-D 単純CT（B-RTO施行翌日）

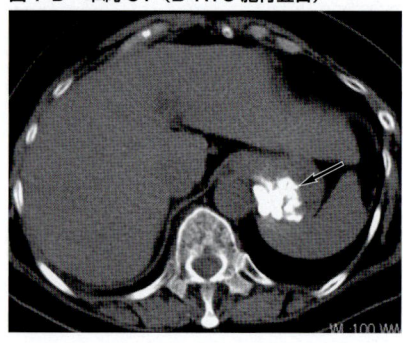

図1-E 透視像（B-RTO時）

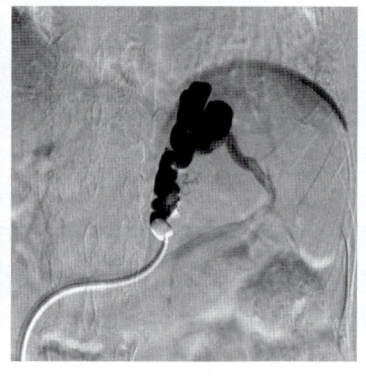

図1-F 透視像（B-RTO後）

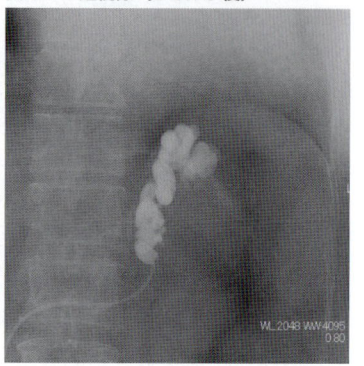

●**症例2**：60代，男性．胃透視で穹窿部に異常を指摘される．

図2 胃二重造影

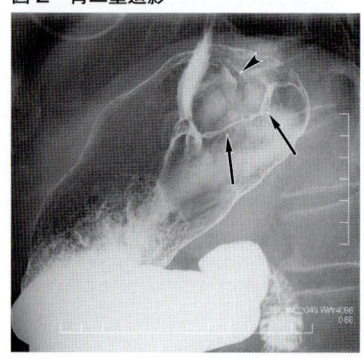

> **NOTE** バルーン閉塞下逆行性経静脈的塞栓術（B-RTO）
> 　胃静脈瘤に対するB-RTOは，本邦発[3]の孤立性胃静脈瘤の治療法である．排血路から静脈瘤に達し塞栓する．門脈圧亢進により静脈瘤からの排血路が体循環に吻合しているため，通常は閉鎖回路である門脈系にアプローチできる．その低侵襲性と高い治療効果から，わが国では短期間に普及している．

画像の読影

【症例1】 胃内視鏡検査では，穹窿部に胃静脈瘤（Lg-f, F1, Cw, RC0）を認める（図1-A）．造影CTで，短胃静脈，後胃静脈が胃静脈瘤の供血路となり，胃腎シャントが存在することがわかる（図1-B, C；→）．バルーン閉塞下逆行性経静脈的塞栓術（B-RTO）が施行された（図1-E, F）．翌日の単純CTでは，静脈瘤内に高吸収な塞栓物質が確認できる（図1-D；→）．

【症例2】 CTでは胃内腔に突出する血管と同程度に増強される構造物を認め，診断は容易である（図1-B）．二重造影では粘膜下腫瘤として認められる（図2）．

胃静脈瘤の一般的知識と画像所見

胃静脈瘤とは，門脈圧の亢進により発生した側副血行路によって胃壁内の静脈が拡張し，内腔に突出した病態である．通常は，食道静脈瘤同様に肝硬変などの門脈圧亢進症により二次的に発生する．臨床的には，出血率は食道静脈瘤に比べて低率で，肝性脳症の合併率は食道静脈瘤に比べ高率，門脈圧は食道静脈瘤と比べ低値であると報告されている．これらの事象は高流量の門脈−大循環シャントに起因しており，胃静脈瘤はひとたび破裂すると大出血を来し致死的となりうる[1]．しかし最近は，緊急内視鏡的止血術の技術が向上し，死亡率は低くなっていると推定されている．

診断は胃内視鏡検査で，胃噴門部から穹窿部に数珠状に拡張した粘膜下静脈の存在を確認する．内視鏡所見の記載は，食道・胃静脈瘤内視鏡所見記載基準に基づいて行う．造影CTは，動脈瘤の供血路や排血路，静脈瘤のvolume評価を行う上で重要である．症例2では胃の噴門から穹窿部に隆起様病変を認める（図2；→）．bridging foldも見られる（▶）．

胃静脈瘤の治療方法は，食道静脈瘤同様に緊急（出血時）か予防的かで異なる．出血中の症例では出血ショック対策，バルーンタンポナーデ法などで対症的に管理し，速やかに内視鏡的硬化療法（EIS），内視鏡的静脈瘤結紮術（EVL）などの内視鏡的治療を行う．止血困難な場合は緊急手術も考慮する．予防的な胃静脈瘤についてはエビデンスがあまりないが，積極的に推奨される病態がある．肝機能がChild A, Bであり，門脈本幹血流が保たれる場合である．この場合は，肝内門脈血流が治療により過剰にならないため，バルーン閉塞下逆行性経静脈的塞栓術（balloon-occluded retrograde transvenous obliteration：B-RTO）の予防的適応であると考えられている（**NOTE**参照）．PPI（プロトンポンプ阻害薬）あるいはH2ブロッカーの内服投与も，潰瘍形成予防のため考慮される[2]．

鑑別診断のポイント

胃静脈瘤には，血行動態が異なる2つの胃静脈瘤があるということが重要である．ひとつは，食道静脈瘤と連続する左胃静脈や短胃静脈，後胃静脈など供血路の経路にできる噴門部静脈瘤（Lg-c）で，一般に門脈圧は高値となり，食道静脈瘤の治療に準じた治療を行う．もうひとつは，食道静脈瘤を伴わず排血路である胃腎シャントあるいは脾腎シャントの経路で胃内腔に突出する胃穹窿部静脈瘤（Lg-f）あるいは噴門穹窿部静脈瘤（Lg-cf）であり，孤立性胃静脈瘤と呼ばれる．こうしたシャントを有する静脈瘤では，排血路からのアプローチが可能であれば，B-RTOなどの血管内治療も考慮される．

参考文献

1) 近森文夫, 国吉宣俊, 渋谷 進・他：胃静脈瘤の血行動態と治療．日門亢会誌 8: 115-122, 2002.
2) 村島直哉：胃静脈瘤の治療選択．Gastroenterological Endoscopy 52: 3171-3175, 2010.
3) Kanagawa H, Mima S, Kouyama H, et al: Treatment of gastric fundal varices by balloon-occluded retrograde transvenous obliteration. J Gastroenterol Hepatol 11: 51-58, 1996.

消化管静脈瘤　小腸静脈瘤
small-bowel varix

（幸　秀明）

●**症例1**：70代，男性．十二指腸静脈瘤．PBC（原発性胆汁性肝硬変）を背景とした肝硬変で，これまで食道静脈瘤破裂の既往がある．CTで十二指腸静脈瘤を認め，B-RTO目的で当科紹介となった．

図1-A　造影CT

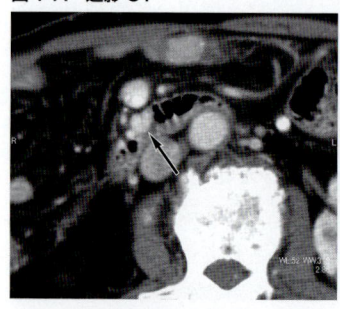

図1-B　造影CT

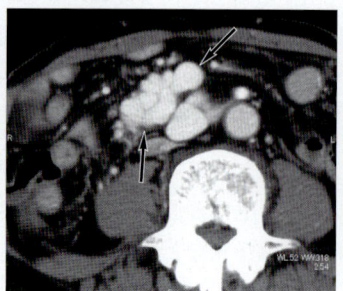

図1-C　造影CT，MPR像

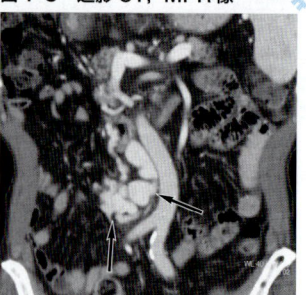

図1-D　上腸間膜動脈造影門脈相のcone beam CTによる3D門脈造影

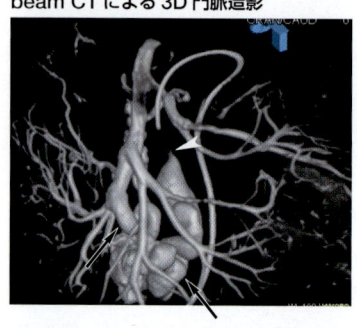

●**症例2**：50代，男性．B型慢性肝炎にて経過観察中に下血を主訴に受診．食道静脈瘤に対して食道離断術．胃静脈瘤に対しB-RTOの既往がある．

図2-A　造影CT

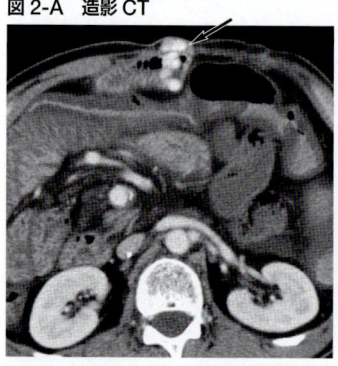

図2-B　VR画像

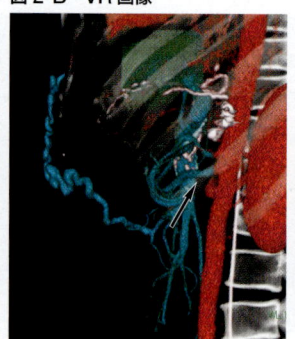

図2-C　99mTc-ピロリン酸消化管出血シンチグラフィ，SPECT-CT融合画像（3時間後）

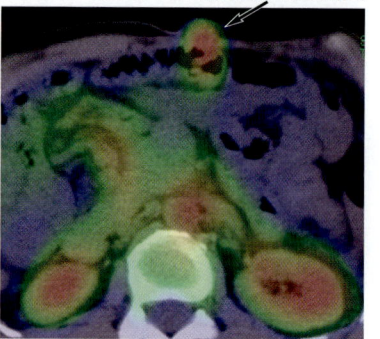

図2-D　造影CT（治療後）

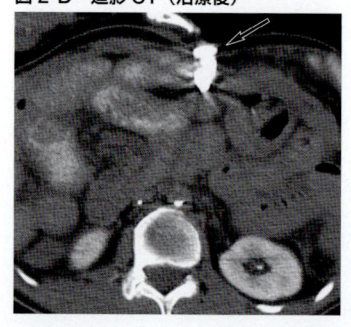

画像の読影

【症例1】 十二指腸水平脚の前壁に静脈瘤を認める（図1-A；→）．十二指腸静脈瘤には，前後下膵十二指腸静脈，下腸間膜静脈が関与し，腸間膜静脈瘤に連続していた（図1-B～D；→）．さらに腸間膜静脈瘤からは，L2のレベルにて下大静脈に流入していた（図1-D；▷）．下大静脈から逆行性にバルーンカテーテルを用いてB-RTOを行った．

【症例2】 造影CT（図2-A）で腹部正中に拡張蛇行した静脈瘤を認める．腹壁下では，小腸へ連続し小腸静脈瘤を形成している（図2-A；→）．volume rendering（VR）画像では，静脈瘤の血行病態が3次元で理解できる（図2-B；→）．消化管出血シンチグラフィが施行され，腸管内へ突出した小腸静脈瘤に一致する集積亢進と，その肛門側小腸内にRIの集積が認められた（図2-C；→）．小腸静脈瘤破綻による出血が疑われ，経皮的静脈瘤塞栓術が施行された．治療後CTでは，静脈瘤内に良好な塞栓物質の貯留を認める（図2-D；→）．

小腸静脈瘤の一般的知識と画像所見

小腸静脈瘤は，いわゆる異所性静脈瘤に分類される比較的稀な疾患である．大部分が食道静脈瘤や胃静脈瘤の治療歴のある患者に見られる．通常の門脈圧亢進症では，高頻度に食道や胃に静脈瘤を合併するが，近年，食道静脈瘤や胃静脈瘤に対し良好な治療成績が得られるようになり，これらの治療歴のある症例では，側副路の血流変化により小腸などの消化管にも異所性静脈瘤が発生することがある．

症状は多くが無症状であるが，一度破綻すれば内視鏡治療の困難な部位が多いということもあり，制御不能の大量出血を来し，出血性ショックなどの重篤な病態に移行することもある．

診断は，胃全摘術後の挙上空腸などでは内視鏡検査でも診断可能である．しかし，上下部内視鏡検査で評価できない場合は，造影CTによる門脈系全体の評価を考慮するべきである．造影CTは，小腸静脈瘤をはじめ十二指腸や直腸静脈瘤などの異所性静脈瘤の診断および血行動態の把握に有用である．さらに，3D画像も静脈瘤の血行動態の理解の助けになる．出血源が不明の場合には，消化管出血シンチグラフィ（^{99m}Tc-ピロリン酸）を考慮するべきである．カプセル内視鏡が診断に有効との報告も見られる[1]．

小腸静脈瘤に対する治療法については，存在部位や患者の状態により異なり，いまだ十分に確立されているとは言いがたいが，出血時は対症的に管理し，内視鏡的治療可能であれば，内視鏡的治療が第一選択となる．内視鏡的治療が可能でない場合は，経皮経肝的静脈瘤塞栓術（percutaneous transhepatic obliteration：PTO）や血行遮断などの外科手術が必要となる．肝機能が悪い患者では，経静脈的肝内門脈静脈シャント術（transjugular intrahepatic portosystemic shunt：TIPS）とPTOを併用する方法もある[2]．また，小腸静脈瘤は門脈大循環短絡路を静脈瘤の本体とすることが多く，排血路の同定が可能な時は，バルーン閉塞下逆行性経静脈的静脈瘤塞栓術（balloon-occluded retrograde transvenous obliteration：B-RTO）も考慮される．長期的に静脈瘤の再発を防ぐためには，短絡路の閉塞・遮断により上昇した門脈圧を下げる必要があり，β-blockerによる門脈圧の減圧も有効と考えられる．

鑑別診断のポイント

小腸静脈瘤出血は稀であるが，食道胃静脈瘤治療歴や開腹手術歴のある症例で上部下部内視鏡検査で出血源が同定できない症例では，小腸静脈瘤出血の可能性を考慮しておかなければいけない[3]．

参考文献

1) Helmy A, Al Kahtani K, Al Fadda M: Updates in the pathogenesis, diagnosis and management of ectopic varices. Hepatol Int 2: 322-334, 2008.
2) Tang SJ, Zanati S, Dubcenco E, et al: Diagnosis of small-bowel varices by capsule endoscopy. Gastrointest Endosc 60: 129-135, 2004.
3) 川中博文，小西晃造，吉田大輔・他：門脈圧亢進症に伴う小腸静脈瘤出血症例の検討．日腹部救急医会誌 27: 957-961, 2007.

イレウス 単純性イレウス（腸閉塞）
mechanical bowel obstruction

（中村信一）

●**症例1**：60代，男性．嘔吐，腹部膨満にて来院．膵体尾部術後．

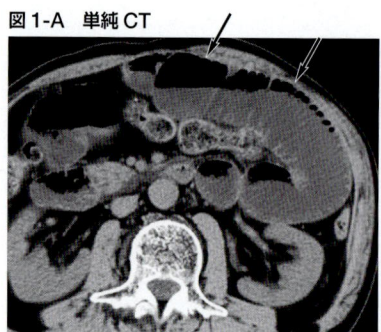

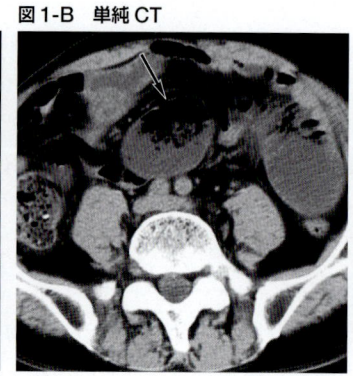

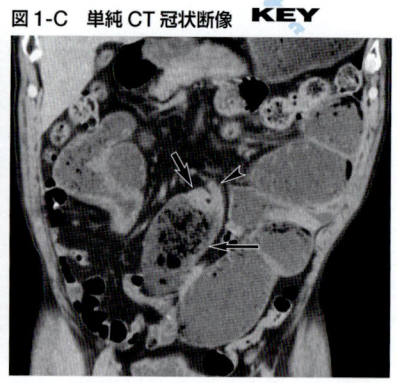

図1-A 単純CT　　　図1-B 単純CT　　　図1-C 単純CT 冠状断像

●**症例2**：70代，女性．嘔吐にて来院．数日排便なし．

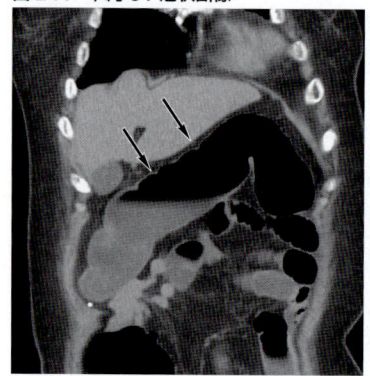

図2-A 単純CT 冠状断像　　　図2-B 単純CT　　　図2-C 単純CT 冠状断像

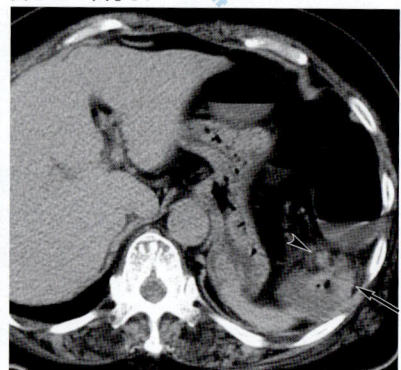

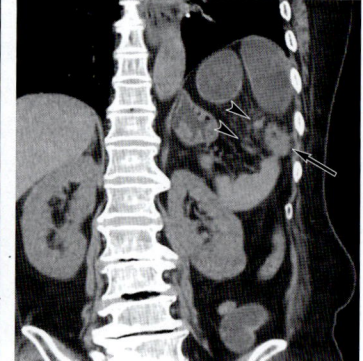

表　イレウスの分類

機械的イレウス（閉塞機転あり）
①単純性イレウス 　　内腔の閉塞，腸管の癒着，腸壁の疾患，腸管外の病変による圧迫
②絞扼性イレウス 　　腸ループの絞扼（closed loopの形成），軸捻転，腸重積，ヘルニア嵌頓（内ヘルニア，外ヘルニア），結節形成
機能的イレウス（閉塞機転なし）
①麻痺性イレウス
②痙攣性イレウス

画像の読影

【症例1】 小腸はニボー（niveau）を伴い拡張し，結腸は虚脱している．小腸イレウスの所見である（図1-A；→）．拡張腸管を追っていくと図1-Cの矢頭（▶）の部分で拡張が途切れている．拡張が途切れる部位の口側には便塊様構造が認められる（small-bowel feces sign，図1-B，C；→）．腹水や腸間膜浮腫は認めない．近傍には腸管が近接しており（図1-C；➡），癒着の存在が疑われる．

【症例2】 小腸から上行結腸・横行結腸（図2-A；→）にかけてニボーを伴い拡張し，大腸イレウスの所見である．拡張腸管を追っていくと，図2-B，Cの矢印（→）の部分で拡張が途切れている．周囲に球形の転移を疑う腫大リンパ節を伴っており（▶），腫瘍による閉塞の可能性がある．手術により，大腸癌が認められた．

単純性イレウス（腸閉塞）の一般的な知識

イレウス（腸閉塞）は，閉塞機転のある機械的イレウス，閉塞機転のない機能的イレウスに分類される．また，機械的イレウスは，血流障害を伴わない単純性イレウスと，血流障害を伴う絞扼性イレウスに分類される（表）．

単純性イレウスの原因として，内腔の閉塞（結石や異物），腸管の癒着，腸壁の疾患（腫瘍など），腸管外の病変による圧迫などが挙げられる．このうち，腸管の癒着によるものが最も多い．

単純性イレウスのCT所見としては，ニボーを伴う腸管の拡張が認められるが，追っていくと閉塞部位を境に虚脱している腸管が認められる．また，腸管に虚血を示唆する所見は認められない．腸管の拡張範囲の把握や腸管閉塞部位の同定は重要であり，冠状断，矢状断による再構成像と併せての位置把握が重要である．小腸に閉塞機転がある場合，閉塞部直前の口側小腸内に便塊様の残渣が見られることがあり（small-bowel feces sign）[1]，閉塞部位の同定に有用である．

また，外ヘルニア嵌頓（閉鎖孔ヘルニア，大腿ヘルニア，鼠径ヘルニアなど）によるイレウスを見落とさないため，骨盤底まで含めた撮影が必要である．

また，日本ではイレウスという呼称が定着しているが，欧米ではイレウス（ileus）は非物理的機序による腸管通過障害を意味しており，機能的イレウスに相当するという報告が見られる[2]．物理的な通過障害によるものは機械的イレウスに相当するが，mechanical bowel obstructionに相当するため，用語を混同しないよう，注意が必要である．

鑑別診断のポイント

機械的と機能的イレウスの鑑別として，拡張している腸管が閉塞部位を境に虚脱している腸管と区別できる場合は，機械的イレウスを疑う[3]．機械的イレウスが疑われる場合，大腸にまで拡張が及んでいる場合は，捻転でなければ腫瘍による単純性イレウスの可能性が高くなるため，内視鏡を含めた精査が必要となりうる．

また，次項（p.206）のように，イレウスが認められるときは，絞扼性イレウスであるか否かが重要である．

参考文献

1) Lazarus DE, Slywotsky C, Bennett GL, et al: Frequency and relevance of the "small-bowel feces" sign on CT in patients with small-bowel obstruction. AJR 183: 1361-1366, 2004.
2) Livingston EH, Passaro EP Jr: Postoperative ileus. Dig Dis Sci 35: 121-132, 1990.
3) Gazelle GS, Goldberg MA, Wittenberg J, et al: Efficacy of CT in distinguishing small-bowel obstruction from other causes of small-bowel dilatation. AJR 162: 43-47, 1994.

イレウス 絞扼性イレウス
strangulating obstruction

（中村信一）

●症例1：80代，男性．腹部膨満，嘔気あり，イレウスが疑われ紹介受診．

図1-A　単純CT

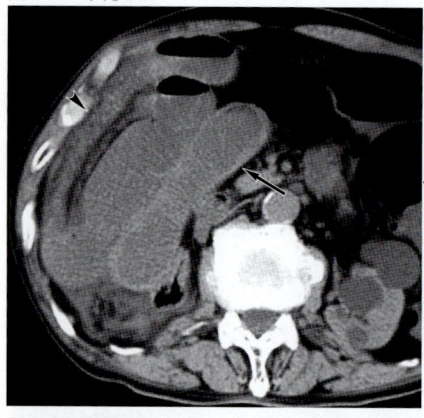

図1-B　単純CT冠状断像

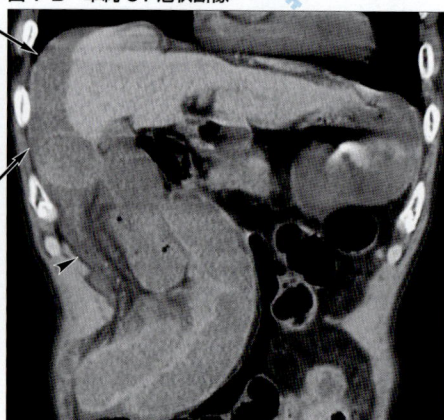

図1-C　単純CT

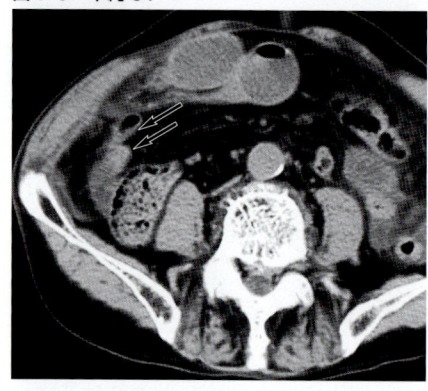

●症例2：40代，男性．腹部の全体的な痛みにて来院．

図2-A　造影CT（門脈相）

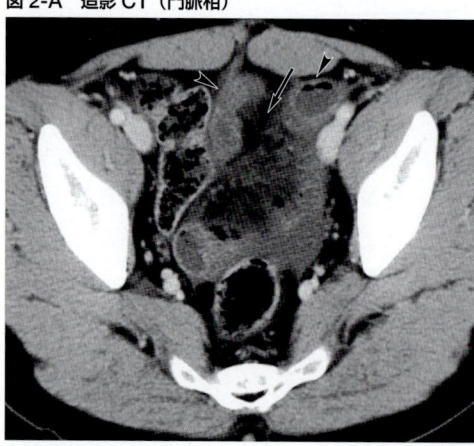

図2-B　造影CT（門脈相）冠状断像

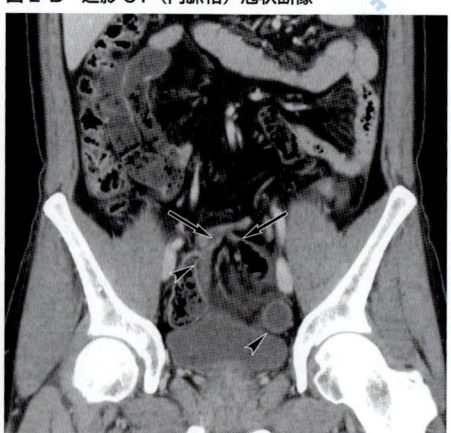

参考文献
1) Sarr MG, Bulkley GB, Zuidema GD: Preoperative recognition of intestinal strangulation obstruction: prospective evaluation of diagnostic capability. Am J Surg 145: 176-182, 1983.
2) Bizer LS, Liebling RW, Delany HM, Gliedman ML: Small bowel obstruction: the role of nonoperative treatment in simple intestinal obstruction and predictive criteria for strangulation obstruction. Surgery 89: 407-413, 1981.
3) 長田久人，渡部　渉，岡田武倫・他：MDCTによる小腸閉塞診断．断層映像研会誌 37: 9-14, 2011.

画像の読影

【症例1】 右側腹部に限局した小腸の拡張を認める（図1-A；→）．近傍に限局した腸間膜浮腫（図1-A，B；▶）および濃度の高い腹水（CT値30）が認められる（図1-B；→）．図1-Cの矢印（→）の2か所で拡張が始まり，拡張が終わっており，closed loopの形成が見られる．手術では，バンド形成が見られ，壊死腸管も見られ，イレウス解除，小腸切除が施行された．

【症例2】 下腹部に小腸の拡張が認められ，同部に限局して腸間膜の脂肪織濃度上昇が認められる（図2-A；→）．腸間膜が集中し，closed loopが形成されている（図2-B；→）．他の部位と比べて腸管壁の造影効果が弱い部分があり（図2；▶），虚血の存在が疑われる．周囲に少量の腹水が見られる．手術では回腸が索状物にて絞扼されていた．絞扼解除にて腸管色調が改善し，腸管切除は行わず経過を見ることができた．

絞扼性イレウスの一般的知識と画像所見

絞扼性イレウスは腸管や腸間膜の血流障害を伴うもので，イレウスにおける絞扼性イレウスの割合は5～42%[1]と開きがある．絞扼性イレウスは放置されると腸管壊死や腸管穿孔が起こりうる．絞扼性イレウスの死亡率は20～37%[2]と高率であり，見落とさないように注意が必要である．絞扼性イレウスは腸ループの絞扼，軸捻転，腸重積，内外ヘルニアの嵌頓，結節形成（ileosigmoid knot）などで起こりうる．closed loop obstructionでは絞扼の合併頻度が高く，留意すべき所見である．

絞扼性イレウスでは血流のうっ滞を反映し，限局性の腸間膜浮腫や腸管壁浮腫，腸間膜血管の拡張，腹水が見られる．虚血が高度になると腸管壁の増強効果不良，血性腹水が見られうる．腸管壊死を来すと，腸管壁濃染の欠損，単純CT上で高吸収の腸管壁，腸管壁浮腫，門脈腸間膜静脈内ガスが認められる[3]．

鑑別診断のポイント

腸管虚血や壊死の有無の把握が重要である．軸位断および冠状断，矢状断の再構成像を活用し，閉塞部位および範囲を同定し，closed loop obstructionの有無を確認する．腸管虚血，壊死の所見の有無を併せて総合的に絞扼の有無を診断する必要がある．腸管壁の増強効果の有無は単純CTとのCT値の比較が重要である．腸管壁気腫や門脈腸間膜静脈内ガスは，嚢腫状腸管気腫症と区別が必要であるが，絞扼性イレウスの場合，腸管壊死を示唆する所見として重要である．臨床症状や他の画像所見と併せて評価が必要である．

絞扼性イレウスの診断

特異性の高い所見
- 腸管壁内ガスおよび門脈内ガス
- 腸管壁の造影欠如
- 腸管の不整な嘴状所見（serrated beak）

絞扼が示唆される所見
- 大量の腹水
- 腸間膜血管の異常走行（SMAとSMVの逆転やwhirl sign，1か所への血管集中など）
- 腸間膜血管のびまん性拡張
- 腸間膜脂肪の浸潤像（dirty fat sign）
- 局所的な腸管の造影効果持続
- 単純CTでの腸管壁の高吸収
- ヘルニア嚢内の液体貯留（ヘルニア水）

イレウス Closed loop obstruction

(中村信一)

● 症例：80代，男性．腹部膨満，嘔吐，腹痛にて救急搬送．十二指腸潰瘍術後．（C：closed loop）

図1-A 単純CT 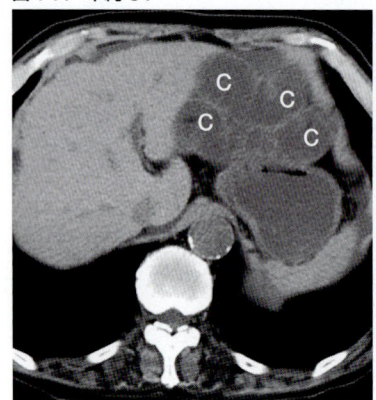
図1-B 単純CT（Aの尾側のスライス） 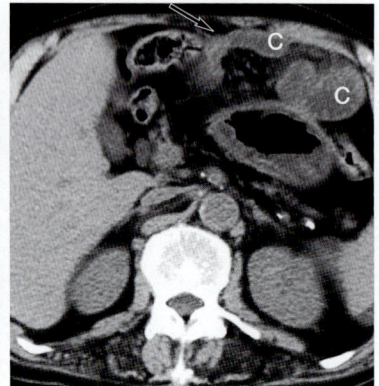
図1-C 単純CT（Bの尾側のスライス） 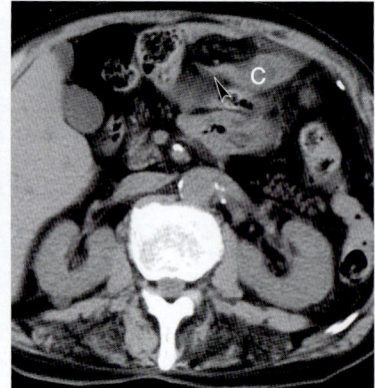
図1-D 単純CT 冠状断像 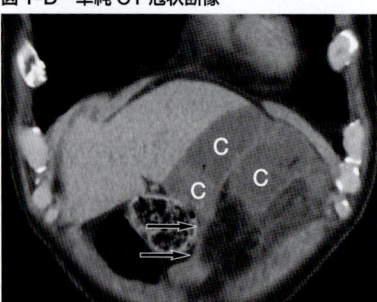
図1-E 単純CT 冠状断像（Dの背側のスライス）
図1-F 単純CT 冠状断像（Eの尾側のスライス）

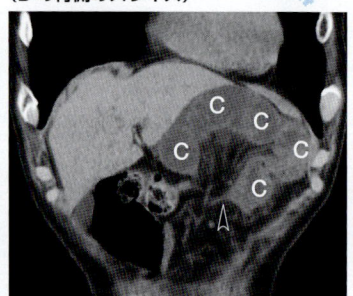

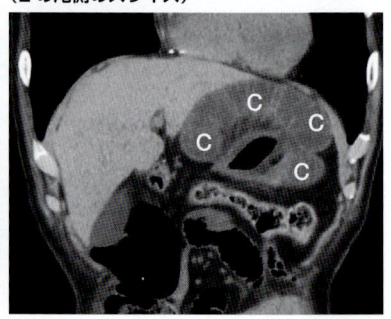

図2-A 造影CT
図2-B 模式図

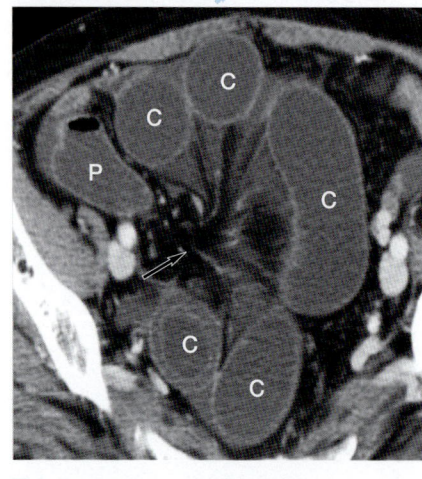

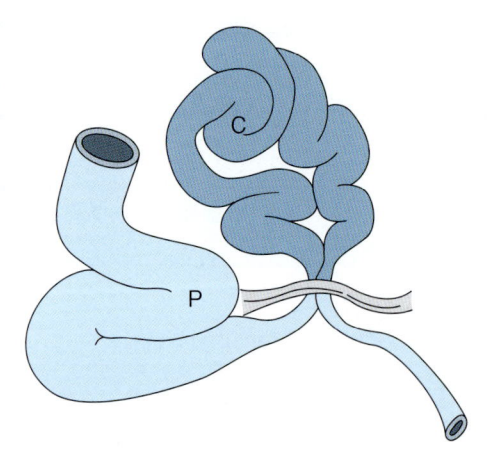

図2 closed loop obstruction
closed loop obstructionではC字状，U字状，あるいは放射状に広がった拡張腸管像や閉塞部位に向かって扇状に収束する腸間膜血管像を認める．
P：近位拡張腸管，C：closed loop，→：loopの門．

画像の読影

左上腹部に限局した小腸の拡張を認める（図1-A，F）．図1-B，Dの矢印（→）と図1-C，Eの矢頭（▶）部分で拡張が途切れており，closed loopを形成している．同部の腸間膜は浮腫状で，脾周囲には少量の腹水が見られる．手術ではバンド形成が見られ，イレウス解除で血流が改善し蠕動の回復を認めたため，腸管切除までは行っていない．

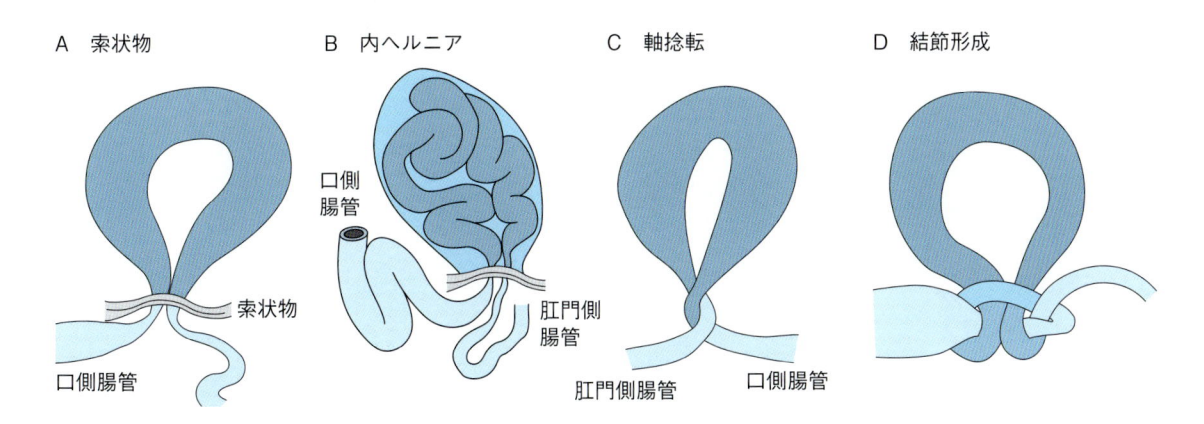

Closed loop obstruction の一般的知識と画像所見

腸管の離れた2点が1か所で閉塞し，腸管が閉鎖腔を形成する病態で，CT上closed loopを形成する腸管はU字型あるいはC字型を呈し腸間膜は放射状に広がる（図2）．腸管の収束する部位において，口径の移行する形態が先細りして見えることがあり（beak sign），また閉鎖腔を形成した腸管は閉塞部位を軸にして捻転しうるため，腸間膜血管が渦巻き状の形態（whirl sign）を呈することもある[1]．

Closed loop形成の原因には，索状物や内ヘルニア，軸捻転，結節形成などがある（図3）．closed loop obstructionでは絞扼の合併頻度が高く，イレウスの読影の際にはclosed loopの有無は重要である．

鑑別診断のポイント

癒着した腸管の狭窄部位が近接しているときは，closed loop様に見えることがあるが，腸管の拡張の範囲や連続性を見て，closed loopかを判断する．beak signやwhirl signの有無も参考にする．絞扼を来しているかは虚血・壊死を示唆する所見，また腹部症状や採血データとも併せて総合的に判断する必要があると考えられる．

図3 closed loop obstruction の原因

参考文献

1) Boudiaf M, Soyer P, Terem C, et al: CT evaluation of small bowel obstruction. RadioGraphics 21: 613-624, 2001.

イレウス 麻痺性イレウス
paralytic ileus

（中村信一）

●症例1：10代，女性．腹痛，嘔吐あり．2日後には高熱も見られ，CRP高値であり，原因精査目的でCTを施行された．

図1-A　単純CT **KEY**

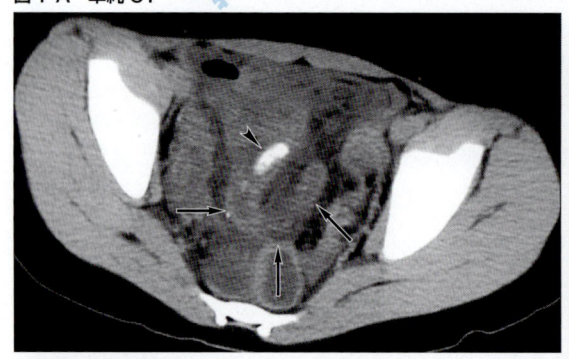

図1-B　単純CT

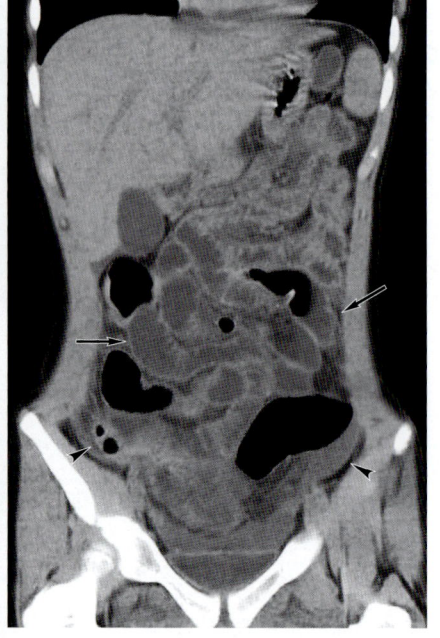

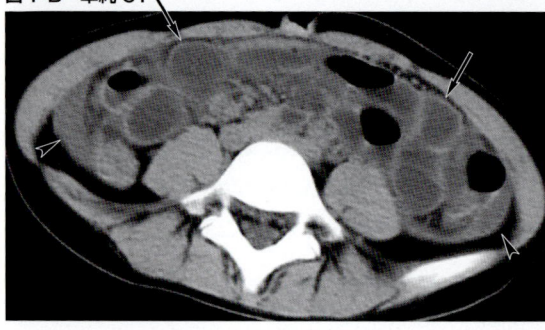

図1-C　単純CT冠状断像

●症例2：30代，女性．子宮内膜癌術後．術後2日目より発熱が持続するため，原因精査目的でCTを施行された．（→：大腸）

図2-A　単純CT

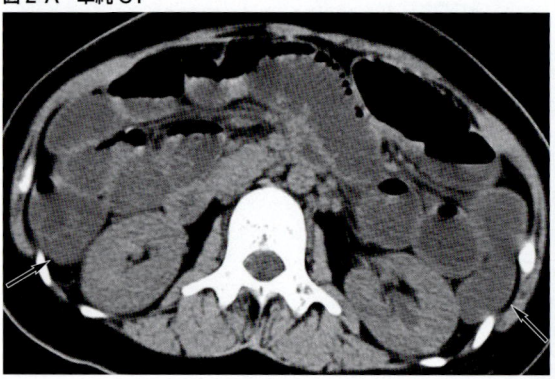

図2-B　単純CT冠状断像 **KEY**

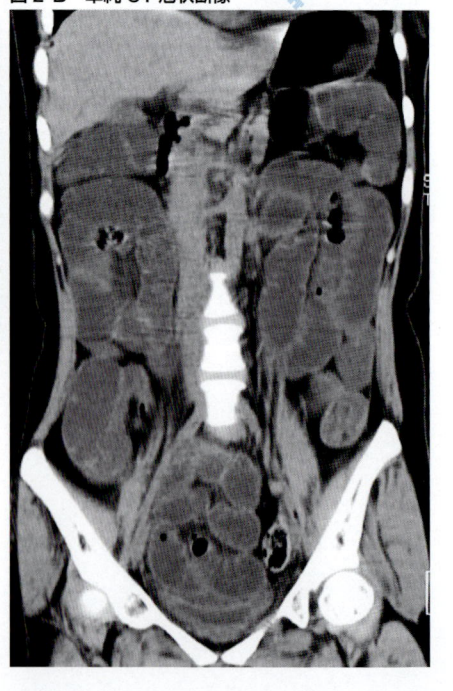

画像の読影

【症例1】 虫垂は腫大し（図1-A；→），根部には糞石が見られ（図1-A；▶），急性虫垂炎の所見である．小腸は拡張し（図1-B，C；→），閉塞機転は見られない．濃度の高い腹水（CT値30程度）が認められ（図1-B，C；▶），腹膜炎による麻痺性イレウスが疑われる．手術では虫垂切除およびドレナージを施行され，吸引にて膿性の腹水が見られた．

【症例2】 小腸および大腸は拡張しており（図2；→），閉塞機転は見られない．麻痺性イレウスが疑われる．保存的に経過観察し，軽快している．

麻痺性イレウスの一般的知識と画像所見

麻痺性イレウスは腸管の運動障害を来し，腸管内容が停滞蓄積し腸閉塞を来した状態を指す．開腹術後や脊髄損傷などの脊髄病変，電解質異常，感染性の腹膜炎，薬剤などで生じうる．また，閉塞機転のない急性大腸拡張として，Ogilvie's syndrome（急性偽性腸閉塞症）が知られている（NOTE参照）．

症状としては，腹部膨満，嘔吐，排便，排ガスの途絶などが見られる．機械的腸閉塞では腸蠕動音は亢進するとされるが，麻痺性イレウスでは腸蠕動音は低下する．

画像上，小腸および大腸は拡張し，ニボー（niveau）形成が見られるが，閉塞機転は認められない．

症例によりばらつきはあるが，術後の胃の運動障害は24～48時間，小腸は0～24時間，大腸は48～72時間程度持続するとされ[1]，術後のイレウスの読影の際には念頭に置く必要がある．

鑑別診断のポイント

術後のイレウスで，機械的腸閉塞か麻痺性イレウスかが問題となる場合があるが，閉塞機転の有無により区別する．

> **NOTE** **Ogilvie's syndrome（急性偽性腸閉塞症）**
>
> 急性非閉塞性大腸拡張で，原因は不明である．術後や重症感染，心不全，呼吸不全，腎不全などに続発する報告があるが，抗コリンエステラーゼ薬服用やオピオイド内服なども誘因となりうる．症状は著明な腹部膨満，腹痛，嘔吐など非特異的である．画像上結腸の拡張が見られるが，盲腸や上行結腸に拡張が限局する場合もある．盲腸の径が9cmを超えると破裂を考慮すべきという報告や，14cmを超えると23％で破裂するという報告もあるが，一方で12cm未満であれば破裂が稀という報告もあり[2]，議論の余地がある．いずれにせよ盲腸破裂を起こすと致死的になりうるため，拡張が目立つ場合は減圧などの処置を考慮する．

参考文献

1) Livingston EH, Passaro EP Jr: Postoperative ileus. Dig Dis Sci 35: 121-132, 1990.
2) Maloney N, Vargas HD: Acute intestinal pseudo-obstruction (Ogilvie's syndrome). Clin Colon Rectal Surg 18: 96-101, 2005.

212　3. 小腸・大腸

◆ イレウス **胆石イレウス**
◆ gallstone ileus

（荒木裕至）

●**症例1**：80代，男性．腹痛，頻回の嘔吐を主訴に受診．

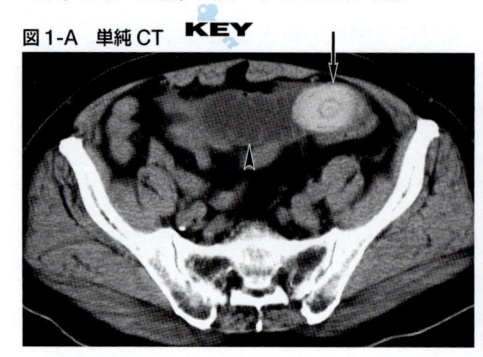

図1-A　単純CT

図1-B　単純CT冠状断像

図1-C　単純CT

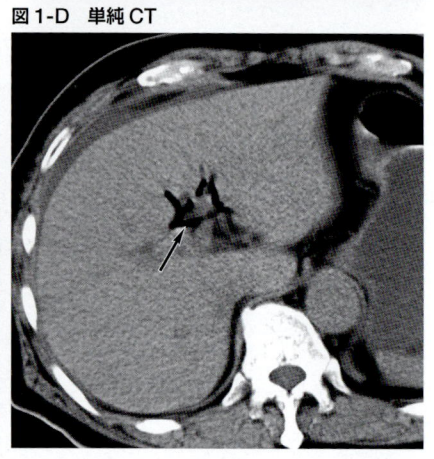

図1-D　単純CT

●**症例2**：80代，男性．嘔吐，タール便を主訴に受診．

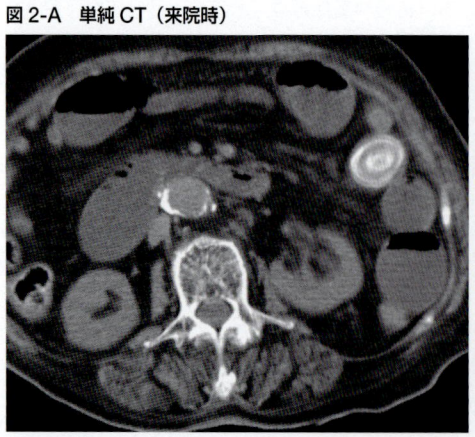

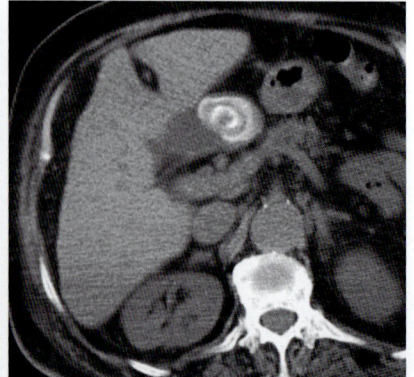

図2-A　単純CT（来院時）

図2-B　単純CT（1年前）

画像の読影

【症例1】 CT上は左下腹部の小腸内に最大径55mm大の高吸収腫瘤があり（図1-A, B；→），同部を閉塞起点とした口側の小腸の拡張を来す閉塞性イレウスの所見を呈している（図1-A, B；▶）．また胆嚢は壁肥厚を認めるも（図1-C；→），緊満や腫大は認めなかった．胆嚢内腔には少量の気腫を認め，一部で内腔と十二指腸との連続性が疑われた．また，肝内胆管から総胆管に気腫を認めた（図1-D；→）．

小腸内の落下胆石摘出によるイレウス解除術および胆嚢摘出術が施行された．胆嚢と十二指腸下行脚に瘻孔形成を認めていた．なお，摘出胆嚢には慢性胆嚢炎および胆嚢癌の合併を認めたが，十二指腸への浸潤は認めなかった．

【症例2】 CT上は左側腹部の小腸内に同心円状の石灰化を有する高吸収腫瘤を閉塞起点としたイレウスの所見であった（図2-A）．胆石イレウスの診断でイレウス解除術を施行した．なお，1年前のCTでは同一結石と思われる高吸収腫瘤は胆嚢内に認めていた（図2-B）．

胆石イレウスの一般的知識

全胆石症の0.5％，全イレウスの0.4％と報告されている[1]．発症平均年齢は胆石症よりやや高く63.7歳，男女比は1：1.56とされる．結石が腸管内に排出される経路としては内胆汁瘻を経由するものがほとんどであり，本症例のような胆嚢十二指腸瘻が72％，自然胆道が18.3％，総胆管十二指腸瘻が7.3％，その他2％と報告されている[2,3]．

腸管に落下し，閉塞を起こした胆石の大きさは30～50mmのものが多いとされているが[4]，症例1は55mm大で，比較的大型の部類であった．

胆石イレウスのCT所見は，古典的にはRiglerの3主徴（胆道気腫，機械的腸閉塞，異所性胆石）で示されている．胆石イレウスの原因となる胆石の多くは，急性胆嚢炎に起因する胆嚢十二指腸瘻を通って腸管のあらゆる場所（遠位回腸が最多）で閉塞を起こしうる．

鑑別診断のポイント

異所性胆石は石灰化が強く濃度が高いものについては，比較的診断が容易であるが，X線陰性結石の可能性もあり，一部のみ石灰化している場合は，胆石のサイズを過小評価（閉塞の原因でないと考える）する可能性もある．考え方としては，65歳以上の患者でヘルニアを伴わない小腸の限局性の拡張があった場合に胆石イレウスの可能性を念頭に置くこと，また，腸管内の石灰化胆石の存在や，脂肪を含み軟部組織濃度を呈するもの，あるいは空気を含んだ低濃度腫瘤も胆石の一部である可能性があるので留意すること，などである[5]．さらに過去のCTで胆石が指摘されており，同一結石による閉塞性イレウスの状態であれば，術前診断は容易で確定的となる．

参考文献

1) 三穂乙実，佐々木優至，松島孝雄・他：胆石イレウス．日消外会誌 9: 665-671, 1976.
2) 花田敬士，伊藤正樹，平岡政隆・他：術前診断が可能であった胆石イレウスの1例．胆道 8: 272-276, 1994.
3) 高田秀穂，高村宙二，坂口道倫・他：胆石イレウス―本邦報告121例を中心に―．消化器外科 4: 341-348, 1981.
4) 正田裕一，児島高寛，宝田 彰・他：胆石イレウスの4例．腹部救急診療の進歩 7: 861-864, 1987.
5) Gan S, Roy-Choudhury S, Agrawal S, et al: More than meets the eye: subtle but important CT findings in Bouveret's syndrome. AJR 191: 182-185, 2008.

イレウス 食餌性腸閉塞
food induced small bowel obstruction

（荒木裕至）

●**症例**：40代，男性．精神発達遅滞あり．4日前より嘔吐を繰り返す．他院で腸炎の診断であったが，症状改善せず紹介となる．

図1-A　単純CT

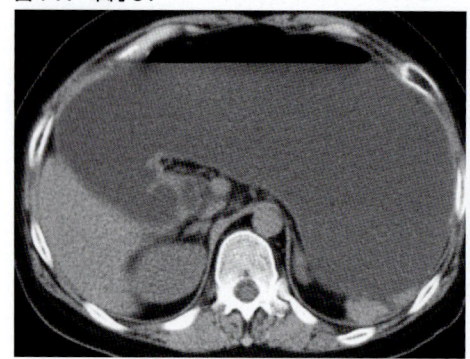

図1-B　単純CT

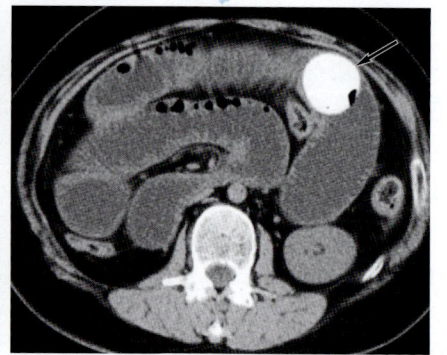

図1-C　単純CT

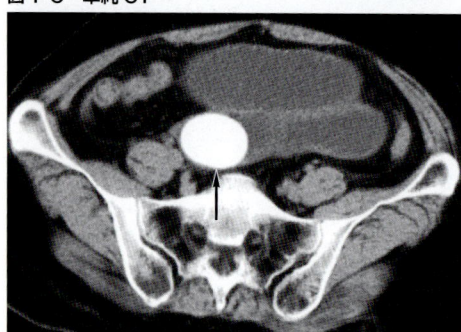

図1-D　単純CT 冠状断像

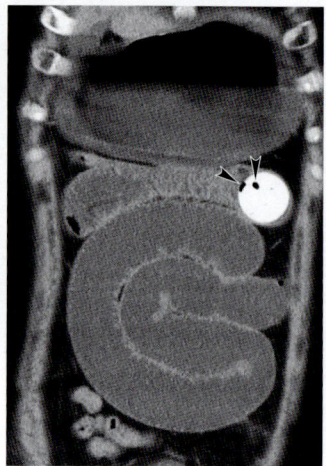

図1-E　単純CT 冠状断像

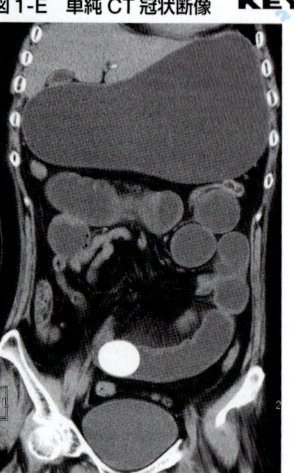

図1-F　術中所見と摘出物

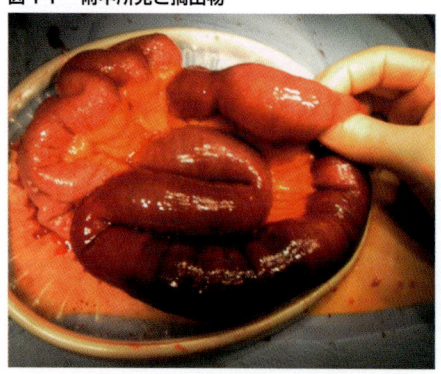

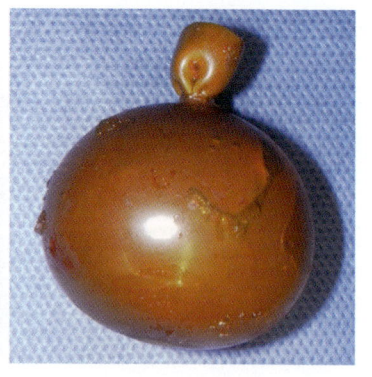

画像の読影

　CT上は胃，十二指腸および小腸に内容物貯留を伴う拡張所見があり，イレウスの所見であった．小腸内に球形の高吸収腫瘤を2か所に認め（図1-B，C；→），尾側の腫瘤が閉塞機転と思われる単純性イレウスの所見であった．なお，腫瘤辺縁には一部気泡を思わせる微小な低吸収を伴っていた（図1-D；▶）．腸間膜浮腫や腹水は認めなかった（図1-E）．

　病歴を聴取すると，6日前に包装されたままの羊羹を異食していたことが判明し，小腸内の高吸収腫瘤に相当すると思われ，腫瘤辺縁部の気泡は包装物と羊羹の間隙にある空気を反映していると考えた．小腸内腫瘤摘出術によるイレウス解除術が施行された．摘出物は病歴のごとく，包装された羊羹であった（図1-F）．

食餌性イレウスの一般的知識

　イレウスは日常診療でよく遭遇する疾患であるが，食餌性イレウスは比較的低頻度であり，文献によって異なるが全イレウスのうち0.3〜3.7%と言われている[1)〜3)]．食餌自体の原因として消化困難なもの，水分により膨化するもの，柿胃石のように消化管内で凝集し硬化するものが挙げられる．また患者側の原因として咀嚼不十分（歯牙欠損，義歯不適合，早食い，丸呑み），消化管手術後における胃酸分泌減少，消化管狭窄，通過障害などが挙げられる[4)]．

鑑別診断のポイント

　本症例のごとく，病歴が重要である．病歴と合わせ，CT上食餌した内容が合致する吸収値や形状であるかどうかを診断することや，閉塞機転となっている位置を同定することがポイントとなる．食餌性イレウスのCT像として，bubbly mass and impactionの報告があるが[5)]，本症例のような包装物あるいは食品用ラップに包まれた食物が閉塞機転となる場合でも，包装物と食物との間隙における気泡が診断に有用な可能性がある．

参考文献
1) 坂本孝作, 中野眼一, 中村卓次：腹腔鼠. 外科 39: 753-758, 1977.
2) Gayer G, Petrovitch I: CT diagnosis of a large peritoneal loose body: a case report and review of the literature: Br J Radiol 84: e83-e85, 2011.
3) 山口敏之, 橋本晋一, 小松信男・他：肝腫瘍との鑑別が困難であった腹腔内遊離体の1例. 日臨外会誌 65, 2723-2727, 2004.
4) 繁本憲文, 坂下吉弘, 高村通生・他：椎茸による食餌性イレウスの1例. 日臨外会誌 66: 2712-2715, 2005.
5) 川野洋治, 南 和徳, 福田俊夫・他：食餌性イレウス5例のCT像：Bubbly mass and impaction. 臨床放射線 51: 1081-1088, 2006.

イレウス 大腸癌による腸閉塞および閉塞性腸炎
obstructing colorectal carcinoma

（荒木裕至）

●症例1：30代，女性．1か月前より腹痛あり．腹部単純X線写真で腸閉塞疑い．

図1-A 腹部単純X線像（立位）

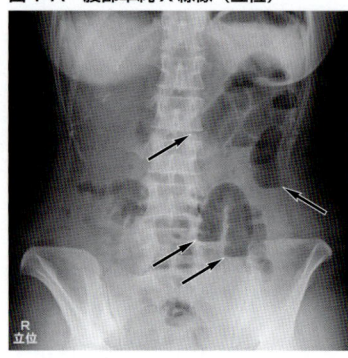

図1-B 造影CT

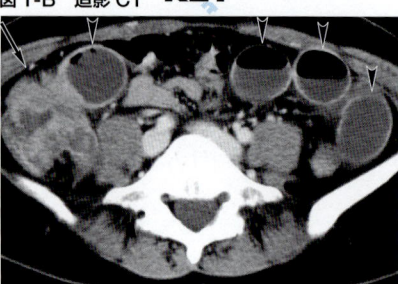

図1-C 造影CT冠状断像

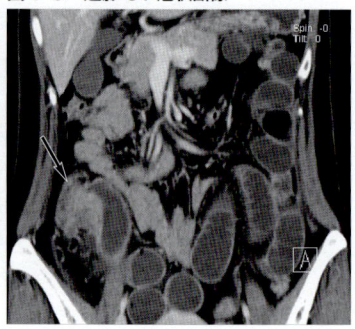

●症例2：70代，男性．数日前より嘔気，嘔吐あり．腸閉塞症状を疑い近医より紹介．

図2-A 単純CT冠状断像

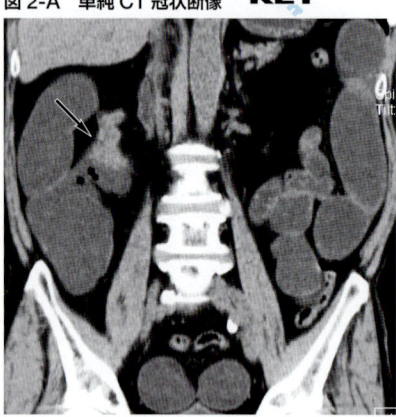

図2-B 単純CT冠状断像（3cm腹側のスライス）

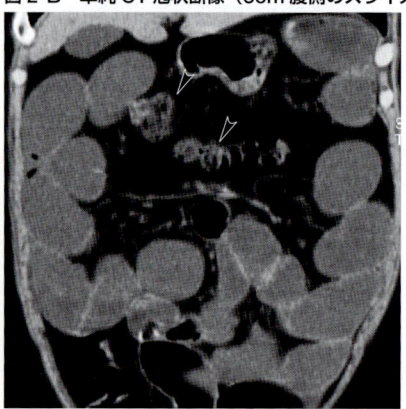

●症例3：60代，女性．腹痛，下血にて精査をしたところ，大腸癌が見つかる．

図3-A 造影CT冠状断像

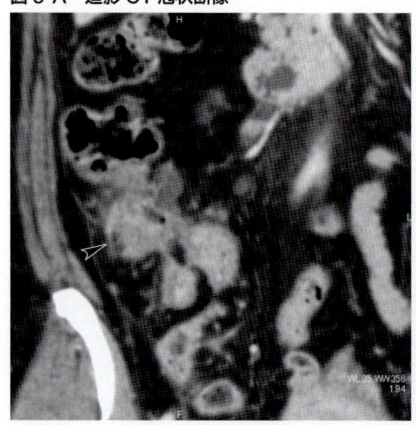

図3-B 造影CT冠状断像

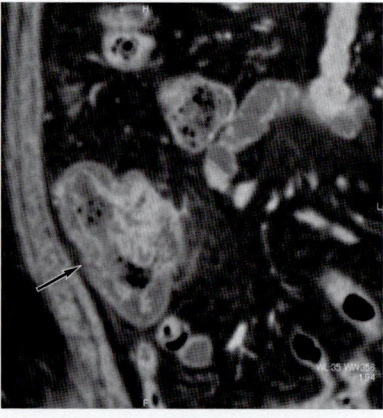

画像の読影

【症例1】 腹部単純X線写真で拡張した小腸ガス像があり，鏡面形成も認める（図1-A；→）．CT上は盲腸に造影効果を有する不整な壁肥厚があり（図1-B，C；→），同部を閉塞起点とした口側の小腸の拡張を来す閉塞性イレウスの所見を呈している（図1-B；▶）．

【症例2】 肝弯曲部に大腸癌があり（図2-A；→），同部に不整な壁肥厚と口側の上行結腸および小腸に拡張と内容物貯留を認め，腸閉塞の原因となっている．また，肛側の横行結腸には拡張は認めない（図2-B；▶）．

【症例3】 上行結腸に浸潤性の腫瘍を認める（図3-A；▶）．それより口側の大腸にもびまん性に壁肥厚を認める（図3-B；→）．手術で，腫瘍は矢頭（▶）の部分のみで，それより口側には虚血性腸炎類似の炎症所見（閉塞性腸炎）を認めた．

大腸癌による腸閉塞および閉塞性腸炎の一般的知識

一般に大腸癌腸閉塞の予後は，腸閉塞を呈しないものと比較して予後不良と言われている．その原因として進行癌が多い，低治癒切除率，高齢者が多いなどが指摘されている[1]．切除不能な遠隔転移を有する大腸癌の原発巣切除の適応は議論の多い課題であるも，本症例のような閉塞や出血など，保存的療法では制御困難な症状を緩和する目的で行われる原発巣切除あるいは人工肛門造設などによる腸管空置術については異論が少ないと思われる[2]．

一方，大腸癌やその他の疾患によって大腸の高度な通過障害，あるいは閉塞により虚血性腸炎類似の炎症が口側腸管に発生することがあり，閉塞性腸炎と呼ばれる．高齢の男性に多く，閉塞の原因は大腸癌によるものが大半である．頻度は大腸癌の約1％，大腸癌腸閉塞症例の約10％である．本症の発症には腸管内圧の上昇，腸管攣縮，細菌感染や動脈硬化などの血管障害が関連していると言われている[3]．

画像上，大腸の閉塞性病変の口側腸管が拡張し，腸管壁に肥厚を認める．肉眼的・組織学的所見は虚血性大腸炎とほぼ同様の所見を呈する．治療は原疾患と炎症腸管を一括で切除することであり，炎症や潰瘍の遺残によって術後に合併症を呈することがある．炎症腸管含めてすべて切除しえた症例においては，閉塞性大腸炎の再発は起こらない．

鑑別診断のポイント

大腸癌による腸閉塞のCTについては，腸重積や軸捻，ヘルニア陥頓などの閉塞起点が診断可能な腸閉塞のひとつであり，特に大腸においては閉塞レベル診断に苦慮することは少ない[4]．症例1は盲腸癌であるため，上行結腸から直腸まで拡張は認めていないが，症例2では肝弯曲部に大腸癌があり，同部に不整な壁肥厚と口側の上行結腸および小腸に拡張と内容物貯留を認め，肛側の横行結腸には拡張は認めない．これにより大腸癌が腸閉塞の原因となっていることが，比較的容易に診断可能である．

参考文献

1) 木戸川秀生，伊藤重彦，中谷博之・他：大腸癌イレウス症例における臨床病理学的因子と長期予後の検討．日臨外会誌 59: 2223-2229, 1998.
2) 大腸癌研究会（編）：CQ4: 切除不能な遠隔転移例における原発巣切除．大腸癌治療ガイドライン医師用2010年版．金原出版，2010.
3) 青山浩幸，丸田守人，前田耕太郎：閉塞性大腸炎の病態と診断・治療．臨床外科 54: 1567-1571, 1999.
4) 藤田信行：イレウス．画像診断 24: 582-586, 2004.

消化管異物と合併症 ボタン電池誤嚥 / 誤飲
aspiration button-type battery

（荒木裕至）

◉症例：40代，女性．基礎疾患は統合失調症．3時間前に嫌なことがあったため，電池を飲んだと自己申告．救急外来を受診．

図1-A　腹部単純X線像　**KEY**

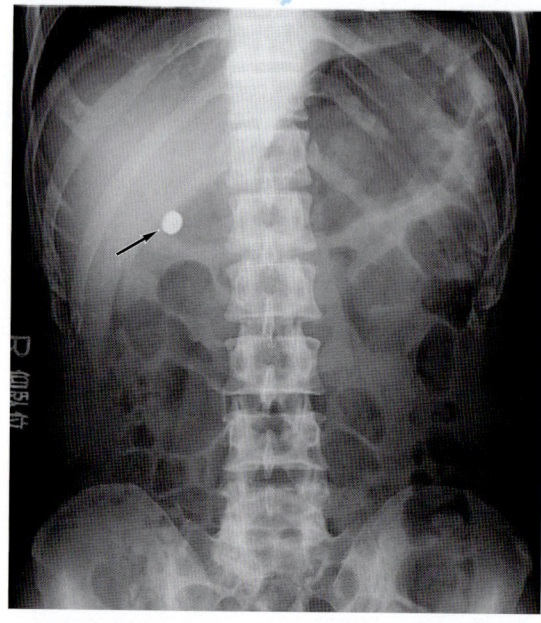

図1-B　単純CT

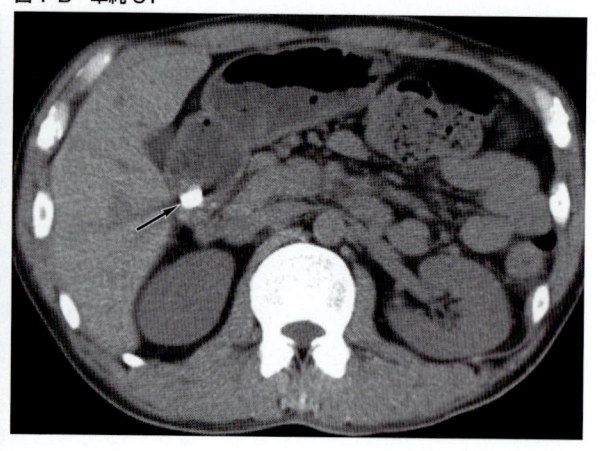

図1-C　十二指腸に停滞していたボタン電池

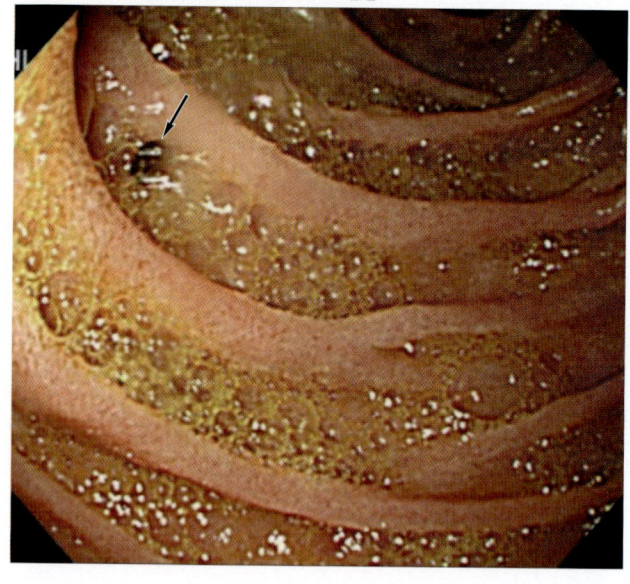

図1-D　リチウム電池

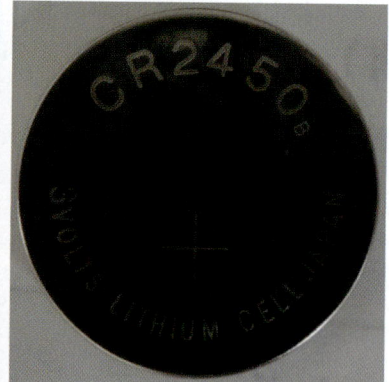

画像の読影

腹部単純X線写真で，右上腹部に類円形の高吸収を認める（図1-A；→）．単純CTでは十二指腸下行脚に高吸収構造を認めた（図1-B；→）．飲み込んだ電池であると診断し，形状からボタン電池と思われた．

内視鏡的にボタン電池除去術が施行された（図1-C；→）．CTで指摘された高吸収の構造物はボタン型のリチウム電池であった（図1-D）．

ボタン電池誤飲の一般的知識

喉頭，食道にボタン電池が停滞すると緊急度，重症度が非常に高くなる．イヌの実験によると，食道にボタン電池が4時間停滞すると食道粘膜にびらんが認められる．食道を通過して胃内に入ると，72時間以内に85.4%は便の中に自然排泄される[1)2)]とされており，緊急度，重症度は低くなる．誤飲後の経過時間，電池の残存起電力，ボタン電池の停滞部位など，いろいろな要因が障害の重症度に関与しており，臨床的な判断に窮する場合が多い．わが国では，胃内や十二指腸など内視鏡的に摘除可能なボタン電池は取り出される場合も多い．リチウム電池誤飲後の食道停滞による食道狭窄例などでは，摘出後の潰瘍性病変を遺残させた場合，食道と気管あるいは大動脈との瘻孔形成といった致命的な合併症が生ずる可能性があると言われている[3)]．

鑑別診断のポイント

ボタン電池は吸収値が高く，発見に苦慮することは少ないと思われる．食道内では放電により陰極側にNaOHを生じ，組織腐食を来すという報告がある．リチウム電池では他のボタン電池に比べ電圧が高く，食道停滞による組織障害の危険性が高いとされているため，食道にボタン電池が停滞しているのであれば，速やかに担当医への報告が必要であると思われる．

参考文献

1) Litovitz TL: Battery ingestions: product accessibility and clinical course. Pediatrics 75: 469-476, 1985.
2) 安井 達, 和泉 宏, 高木大輔・他：ボタン型アルカリ電池誤飲に関する基礎的, 臨床的検討. 日消外会誌 17: 586-594, 1984.
3) 菅原 元, 山口晃弘, 磯谷正敏・他：リチウム電池誤飲による食道狭窄のバルーン拡張術に合併した食道穿孔の1例. 日臨外会誌 61: 2626-2630, 2000.

220　3. 小腸・大腸

消化管異物と合併症　PTP 誤嚥／誤飲
aspiration press-through-package

（荒木裕至）

●**症例 1**：60 代，女性．定期薬を PTP から出して飲んだと言うが，その後，咽頭痛が出現し受診．家族が家の中を探したが，空の PTP シートが見つからなかった．

図 1-A　単純 CT **KEY**

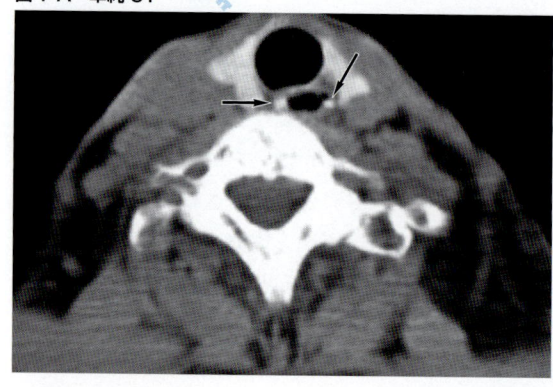

図 1-D　空の PTP（3D 再構成）

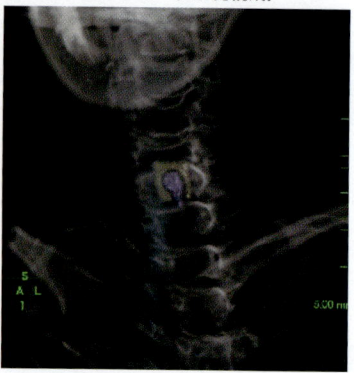

図 1-B　内視鏡的摘出術

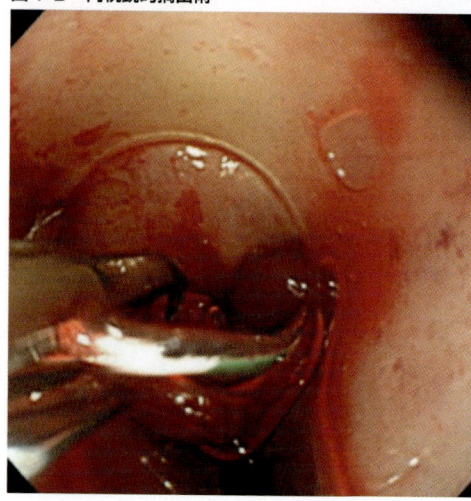

図 1-C　摘出された空の PTP

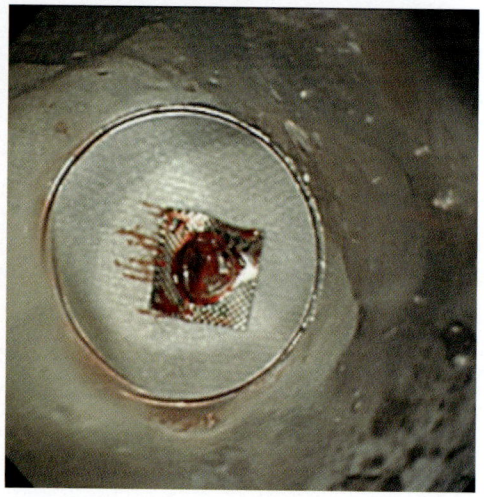

●**症例 2**：70 代，女性．夕食後内服薬をシートから出さず誤飲した疑いがあり，CT 依頼．

図 2-A　単純 CT **KEY**

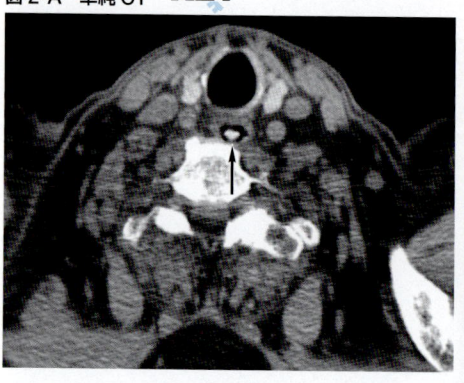

図 2-B　摘出された PTP

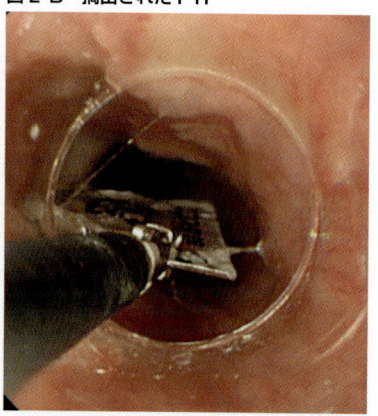

画像の読影

【症例1】 単純CTでは頸部食道に水平方向の高吸収構造を認めた(図1-A;→).中身の入っていない誤飲したPTP(press-through-package)シートと診断した.

内視鏡的にPTPシート除去術が施行された.CTで指摘された高吸収の構造物は空のPTPシートであった(図1-B,C).

【症例2】 単純CT上,頸部食道に内服薬を反映した高吸収の構造物を認める(図2-A).周囲の空気はPTPシートとの間隙にある空気と思われた.中身の入った誤飲したPTPシートと診断した.

内視鏡的にPTPシート除去術が施行された(図2-B).中身の入ったPTPシートが摘出された.

PTP誤飲の一般的知識

食道異物の種類は魚骨や硬貨,義歯,そして最近の傾向として本症例のようなPTPが多くなっている[1)2)].PTP誤飲対策として,多くの製品は2剤で一単位にする(1剤ごとに分割できない)工夫や,角を丸くするなどの対策がなされているが,自宅や入院施設などで1剤ごとに分割するため,わざわざハサミで切ったりするケースがあり,救急の現場では誤飲症例が後をたたない状況である.

鑑別診断のポイント

PTPの材質には塩化ビニル+アルミ箔,あるいはポリプロピレン+アルミ箔が用いられている.前者はCTにおける縦隔条件のウィンドウ幅/レベルでも指摘可能な場合があるが,後者は同定不能な場合がある.また,薬剤が入ったままPTPを誤飲した場合は,錠剤は比較的吸収値が高い(自験例24剤の平均CT値176H.U.)ので同定に有用だが,カプセル剤は比較的吸収値が低い(自験例20剤の平均CT値 −209H.U.)ので,肺野条件で観察することで同定可能となることも,診断する前に知っておくことが必要となる.なお,同定可能であったPTP自体を3D再構成(図1-D)することで,より具現化できたとする報告例もある[3)].

参考文献
1) 谷口史洋,松田哲朗,津田知宏・他:魚骨による食道穿孔の1例.京府医大誌 112: 259-265, 2003.
2) 中林成一郎,池田勝久,髙坂知節:食道魚骨異物の統計的観察.日気管食道会報 47: 312-317, 1996.
3) 松元恵輔,吉廣優子,中尾美也子・他:押し出し式薬剤包装(PTP)誤飲によるS状結腸穿孔性腹膜炎の1例—マルチスライスCTの3D再構成画像の有用性—.医療 61: 558-563, 2007.

消化管異物と合併症 魚骨頸部膿瘍
cervical abscess that formed secondary to fish bone penetration

（荒木裕至）

●症例1：30代，男性．海外渡航時に烏賊を食べた．帰国後から右頸部に腫脹と熱感が出現し，耳鼻咽喉科紹介となる．

図1-A　単純CT

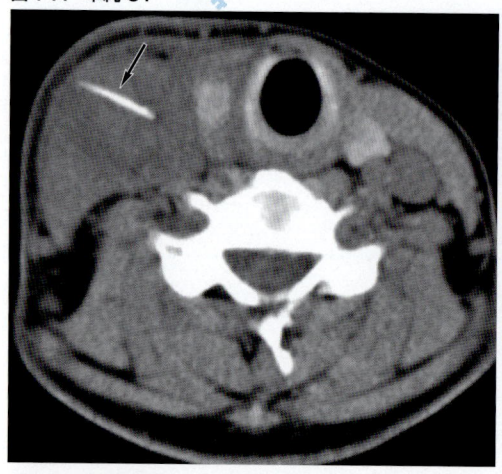

図1-B　造影CT

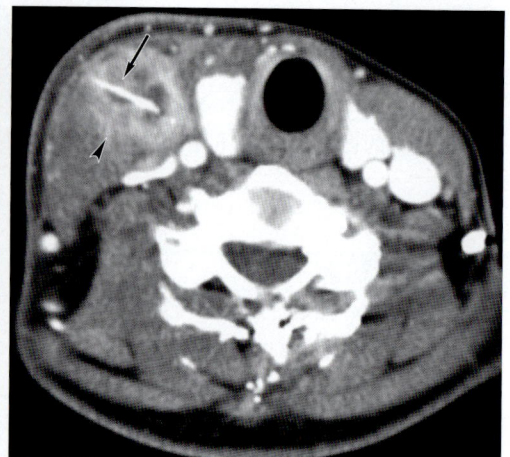

図1-C　術中写真

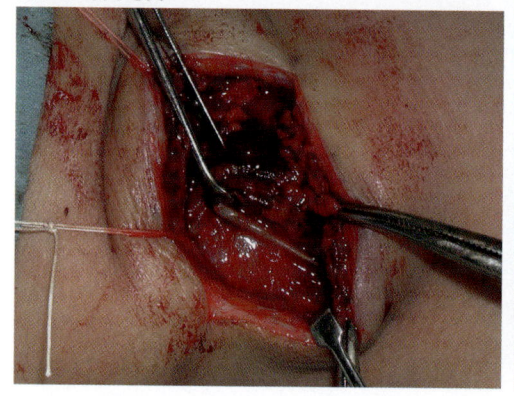

図1-D　摘出標本

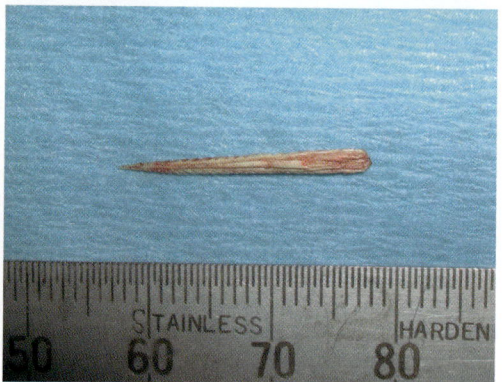

●症例2：70代，女性．高熱と頸部痛で受診．2～3日前に鯖を食餌した．

図2-A　単純CT

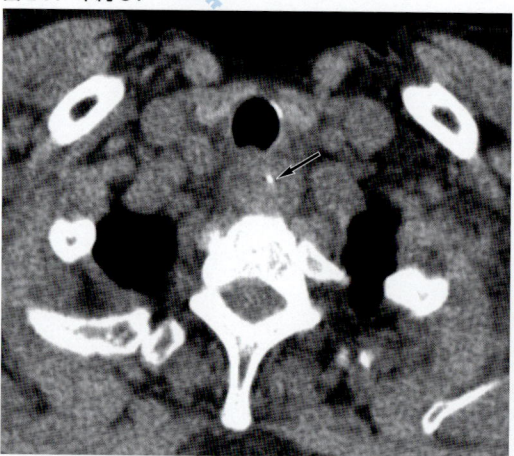

図2-B　造影CT

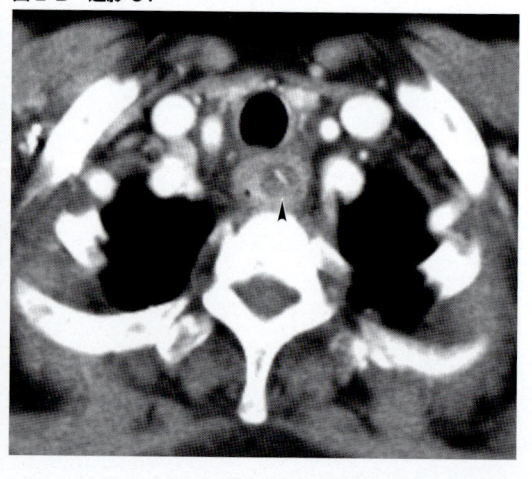

画像の読影

【症例1】　単純CTでは右側頸部に腫脹と，軟部組織に線状の高吸収を呈する構造物を認めた（図1-A；→）．造影CTではその構造物を取り巻くようにリング状の造影効果を有する腫瘤を認めた（図1-B；▶）．食餌した烏賊骨の側頸部への迷入および膿瘍形成と診断した．

魚骨除去術および頸部膿瘍ドレナージが施行された．CTで指摘された高吸収の構造物は約2cm大の烏賊骨であった（図1-C，D）．

【症例2】　単純CTでは頸部食道壁の肥厚と中心部に石灰化濃度を呈する線状構造物の断面像を認め（図2-A；→），魚骨（鯖）と診断した．造影では魚骨を核とした膿瘍形成を認めた（図2-B；▶）．

魚骨頸部膿瘍の一般的知識

食道異物の種類は本症例のような魚骨や硬貨，義歯，そして最近の傾向では，PTP（press-through-package）が多くなっている[1)2)]．症例1は側頸部への迷入および膿瘍形成を来した例であるが，本来異物の介在部位としては，症例2のように食道入口部に最も多いとされている[3)]．

鑑別診断のポイント

魚骨による膿瘍形成の診断にあたっては，魚類の摂取を含めた食餌内容の詳細な問診はもとより，CTにおいて魚骨を反映した高吸収の線状ないし弧状陰影の同定が重要である．魚骨を核として膿瘍形成を来している場合は，診断は比較的容易と思われるが，本症例のように側頸部に迷入するようなケースでは，詳細な問診が重要であることは言うまでもない．さらに食道瘻孔より縦隔洞炎を引き起こすと致死的である場合があり，迅速な診断が要求される．

参考文献
1) 谷口史洋，松田哲朗，津田知宏・他：魚骨による食道穿孔の1例．京府医大誌 112: 259-265, 2003.
2) 中林成一郎，池田勝久，髙坂知節：食道魚骨異物の統計的観察．日気管食道会報 47: 312-317, 1996.
3) 髙崎かおり，吉原俊雄，石井哲夫：頸部膿瘍と縦隔洞炎を併発した食道異物の1例．耳鼻と臨床 41: 152-156, 1995.

224　3. 小腸・大腸

消化管異物と合併症　魚骨肝膿瘍
hepatic abscess that formed secondary to fish bone penetration
（荒木裕至）

●症例：70代，女性．発熱，心窩部痛．前医の腹部超音波で肝左葉に5cm大の腫瘤を指摘された．

図1-A　造影CT

図1-B　単純CT（Aより尾側のスライス）

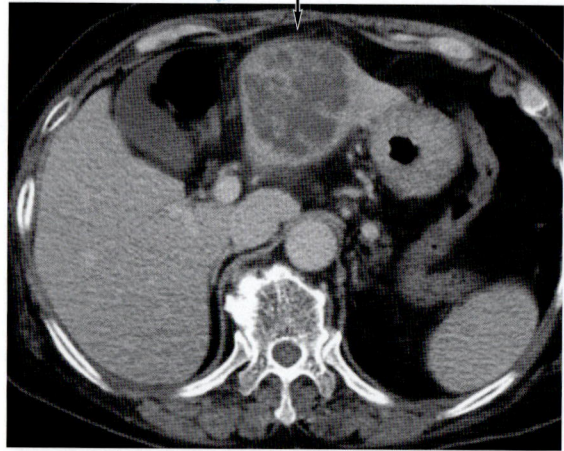

図1-C　造影CT斜冠状断再構成画像

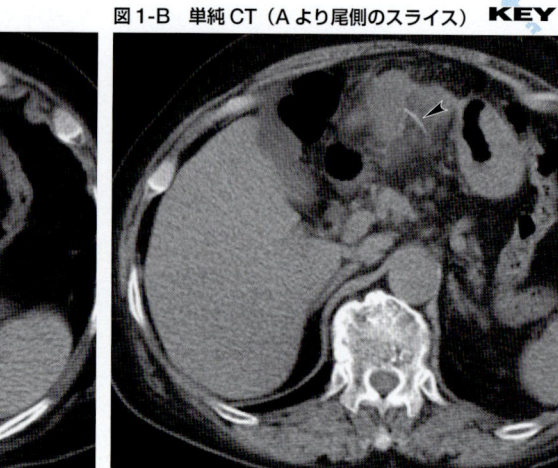

図1-D　造影CT斜矢状断再構成画像

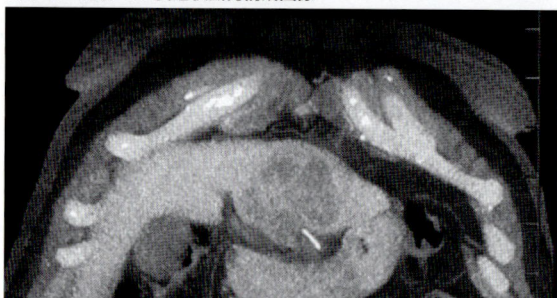

図1-E　術中写真

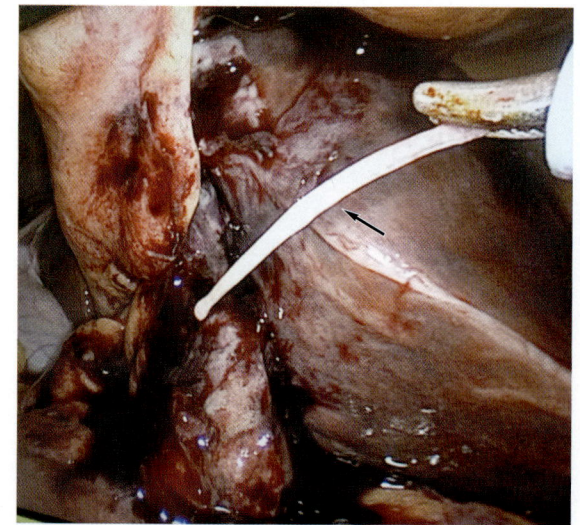

図1-F　摘出標本

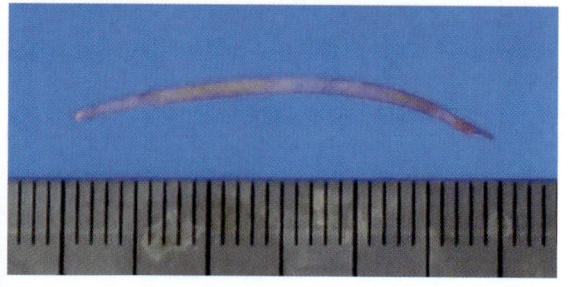

画像の読影

　　CT上は肝左葉外側区に5cm大の腫瘤を認めた（図1-A；→）．内部は不均一で，淡いリング状の造影効果を有していた．その尾側のスライスでは線状および弧状の高吸収を呈する構造物が描出されており（図1-B；▶），斜冠状断ないし斜矢状断再構成画像において腫瘤に先端が刺さった状態と考えられた（図1-C，D）．

　　腹腔鏡下魚骨除去術および肝膿瘍ドレナージが施行された（図1-E，F）．魚骨は約3cm大の鯛骨であり（→），詳細な問診で症状出現の約10日前に鯛を食べていたことが判明した．

魚骨肝膿瘍の一般的知識

　　魚骨による肝膿瘍は本人による魚骨誤飲の覚えがないことも多く，画像診断が中心となる[1]．CTによる検出が最も有用とされ，近年MDCT（multi-detector row CT）の普及により検出率が高まったとの報告がある．膿瘍の治療法としては手術が主体となり，早期の膿瘍ドレナージと異物の除去が基本となる．手術の時期に関しては経皮的なドレナージを行った後に待機的な手術を行った報告例もある[4]．

鑑別診断のポイント

　　魚骨による消化管穿孔・穿通症例の診断にあたっては，魚類の摂取を含めた食餌内容の詳細な問診はもとより，CTにおいて高吸収の線状ないし弧状陰影の同定が重要である．本症例のように横断像のみでは，肝膿瘍と魚骨の位置関係がとらえにくい場合もあるため，冠状断像や矢状断像，あるいはワークステーションを使用した任意の角度からの再構成画像が診断に有用となる場合がある．

参考文献
1) 大原利章, 青木秀樹, 中西将元 他：魚骨肝穿破による胃壁, 肝, 横隔膜下膿瘍の1例. 日臨外会誌 72: 1611-1615, 2011.
2) 葉 季久雄, 井上 聡, 渡辺靖夫 他：術前に診断しえた魚骨による回腸穿孔の1治験例―過去10年間の魚骨による消化管穿孔271例の分析―. 日消外会誌 34: 1640-1644, 2001.
3) 平出貴乗, 米山文彦, 落合秀人 他：魚骨による消化管穿孔の8例. 日臨外会誌 69: 399-404, 2008.
4) 水沼和之, 中塚博文, 藤高嗣生 他：魚骨穿通による肝膿瘍の1例. 日消外会誌 39: 1811-1815, 2006.

消化管異物と合併症 異物による穿通性腹膜炎
penetration due to foreign body

（荒木裕至）

◉**症例**：30代，女性．基礎疾患は統合失調症．9日前から腹痛あり．眉ハサミの片方を飲んだと自己申告．救急外来受診．WBC 12500．

図1-A 腹部単純X線像

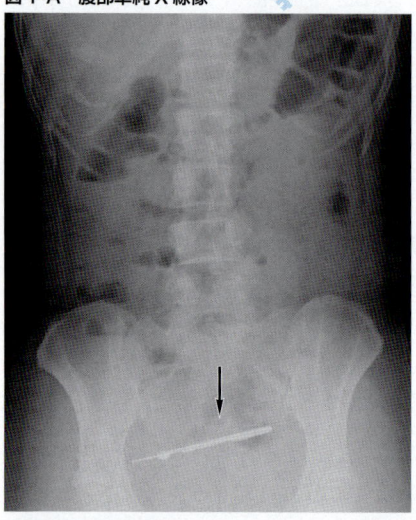

図1-B 単純CT

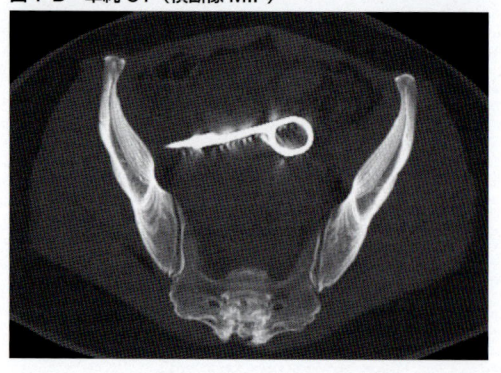

図1-C 単純CT

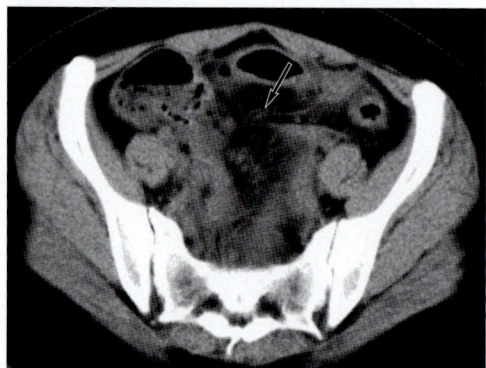

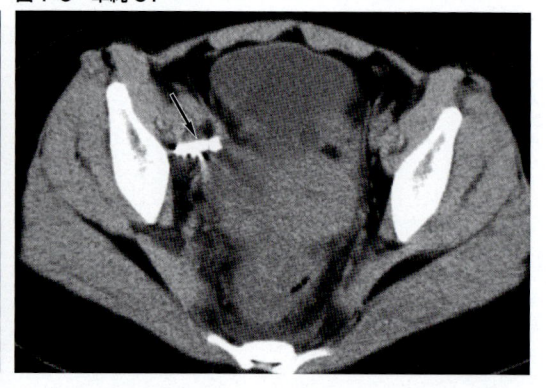

図1-D 単純CT（横断像MIP）

画像の読影

腹部単純 X 線写真で，骨盤内にハサミの一方と思われる構造物を認める（図1-A；→）．単純 CT では S 状結腸周囲に脂肪織濃度上昇を認め（図1-B；→），眉ハサミ（図1-C；→，D）穿通に伴う腹膜炎を反映した所見と思われた．明らかな遊離ガス所見は認めなかった．

緊急開腹術が施行され，異物摘出および S 状結腸修復がなされた．

穿通性腹膜炎の一般的知識

異物を誤飲した場合，90％以上は自然排出されるため，消化管穿孔などの合併症を引き起こすことは非常に稀である[1]．ただし穿通や穿孔を引き起こすものとして，本症例のような鋭利な金属性の異物や硝子，魚骨などが挙げられる．異物誤飲を起こしやすい要因として，軟口蓋を覆う義歯による感覚消失，過度に冷却または温められた飲み物や過剰なアルコールの摂取による口蓋表面の知覚鈍麻，早急な摂食による不十分な咀嚼，視覚障害，受刑者，精神疾患患者，乳幼児，高齢者などが挙げられる[2]．

鑑別診断のポイント

誤飲した異物が本症例のような金属や，魚骨など石灰化濃度を呈するものであれば，異物の同定には単純 X 線写真や CT が有用で，確定診断も可能となるが，爪楊枝のような木材加工品では，CT でも発見が容易でないことがある．ただし爪楊枝については，CT で線状の高吸収として描出され，検出率は 15％ であったとの報告もあり[3]，異物検出については詳細な読影が必要と思われる．

参考文献

1) 鈴木香峰理, 永野靖彦, 森 隆太郎・他：爪楊枝誤嚥による小腸穿通の1例．日臨外会誌 69: 1955-1959, 2008.
2) 玉手雅人, 大野耕一, 長谷龍之介・他：爪楊枝誤飲による小腸穿通の1例．日臨外会誌 73: 1115-1119, 2012.
3) Li SF, Ender K: Toothpick injury mimicking renal colic: case report and systematic review. J Emerg Med 23: 35-38, 2002.

228　3. 小腸・大腸

腸重積
intussusception

（彌永由美）

●症例1：60代，女性．胆嚢腺筋症の精査目的に造影CT施行．腹部症状なし．

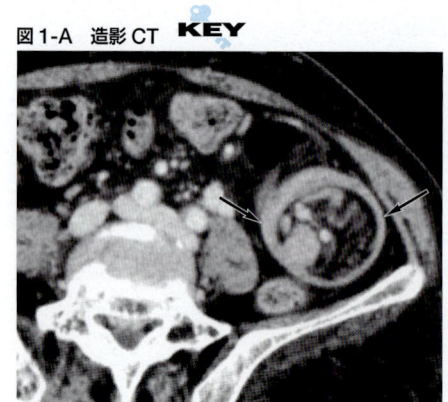

図1-A　造影CT

図1-B　造影CT

図1-C　造影CT 冠状断像

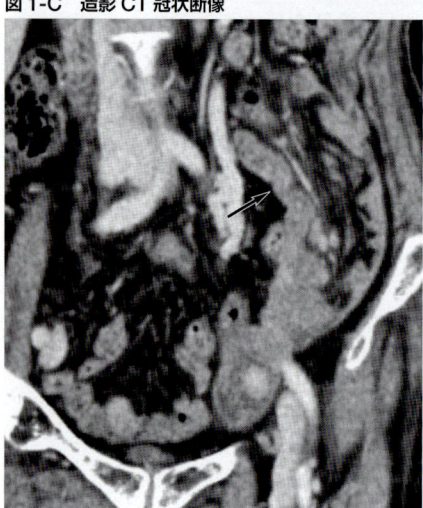

図1-D　造影CT 冠状断像

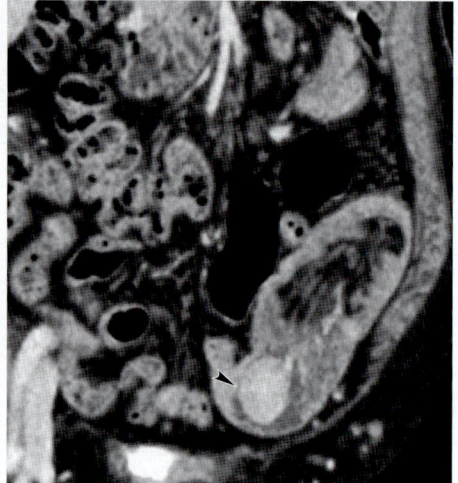

●症例2：70代，男性．右下腹部腫瘤で精査．

図2-A　造影CT

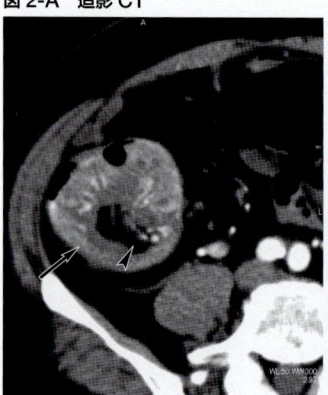

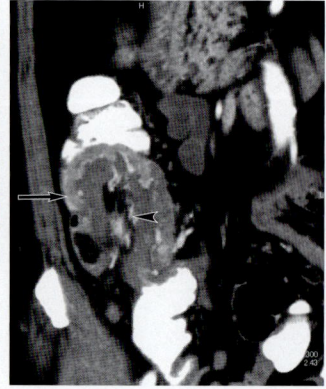

図2-B　ガストログラフィン内服後
造影CT 冠状断像

図2-C　CT colonograpy

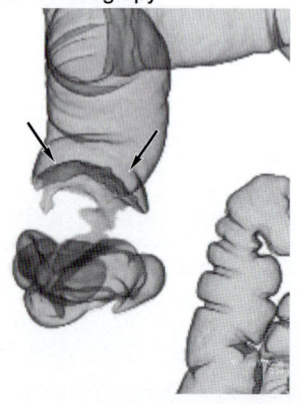

画像の読影

【症例1】 左側腹部に拡張した腸管があり，その内部には周囲に血管と脂肪組織を伴った腸管が陥入している（図1-A，C；→）．陥入した腸管の先進部には，造影効果の強い腫瘍が認められる（図1-B，D；▶）．開腹による腸重積整復，腫瘍摘出が行われた．腫瘍はGIST（gastro-intestinal stromal tumor）であった．

【症例2】 右下腹部に内部に血管構造を有する腫瘍を認め（図2-A；→），中心部は脂肪である（▶）．冠状断で腸間膜血管を伴った腸間膜（図2-B；▶）および肥厚した腸管（→）が上行結腸内に陥入していることが明らかである．CT colonographyでは先進部が欠損像として見られる蟹の爪像が見られる（図2-C；→）．

腸重積の一般的知識と画像所見

腸管が遠位もしくは近位の腸管内に折りたたむように陥入することを腸重積（intussusception）といい，陥入する腸管を陥入部（intussusceptum），陥入される遠位の腸管を陥入鞘（intussuscipiens）という．注腸造影やCT colonograpyでは先進部が欠損像として見られ，蟹の爪状の陰影欠損が認められる．超音波では周辺部に浮腫に陥った肥厚した腸管壁が低エコーに見え，中央部に腸間膜脂肪組織などが高エコーに見える結果，あたかも腎のように見える"pseudokidney sign"が特徴的である．重なった腸管壁と引きずり込まれた腸間膜の脂肪層が，重積部の長軸が断層面に平行であれば層状に，垂直であれば標的様の多重構造として，CTや超音波で描出される（図3）．確実に診断するためには，標的様構造の内部に脂肪組織と血管が巻き込まれる所見を確認する必要がある[1]．

腸重積では，蠕動に乗って先進部が遠位側に移動するために，近位側腸管が遠位側腸管の内側に引き込まれるようにして入り込むのが普通であるが，逆行性に遠位腸管が近位腸管内に入り込む場合も稀ならずあるという報告もあり，"retrograde intussusception"と呼ばれている．

成人の腸重積では，消化管腫瘍（脂肪腫やGISTなどの粘膜下腫瘍，癌，悪性リンパ腫，転移性腫瘍，良性ポリープなど）が原因となっていることが多いので，重積先端部を特に注意する必要がある．その半数は悪性腫瘍であり，開腹手術が原則である[1,2]．

成人の場合，症状は非特異的で他の急性腹症との臨床的な鑑別は困難なことが多い．

鑑別診断のポイント

単純な消化管壁の浮腫や炎症性肥厚でも標的様構造と類似所見を呈するので，慎重に診断しなければならない．また，腸重積で静脈が絞扼されると浮腫が進行し，標的様構造が不明瞭となり，さらに動脈が絞扼されると不均一な濃度で無構造となるので，注意を要する．

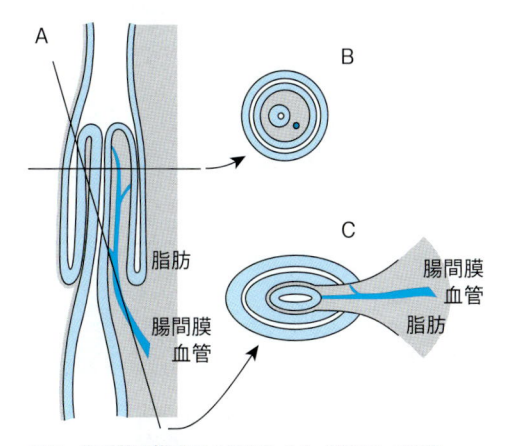

図3 腸重積の模式図 ［文献3）より一部改変して転載］
重積部の長軸が断層面に平行であれば層状に，垂直であれば標的様の多重構造として，CTや超音波で描出される．

参考文献

1) Kim YH, Blake MA, Harisinghani MG, et al: Adult intestinal intussusception: CT appearances and identification of a causative lead point. Radiographics 26: 733-744, 2006.
2) Choi SH, Han JK, Kim SH, et al: Intussusception in adults: from stomach to rectum. AJR 183: 691-698, 2004.
3) 荒木 力：Ⅳ．イレウス．ここまでわかる急性腹症のCT 第2版．メディカル・サイエンス・インターナショナル，p.153, 2009.

軸捻転 胃軸捻症
gastric volvulus

（木藤雅文）

●**症例1**：70代，男性．主訴は腹痛，嘔吐．昼食後より症状が出現．左上腹部に膨隆，圧痛を認めた．既往歴に胃軸捻症がある．

図1-A　スカウト画像

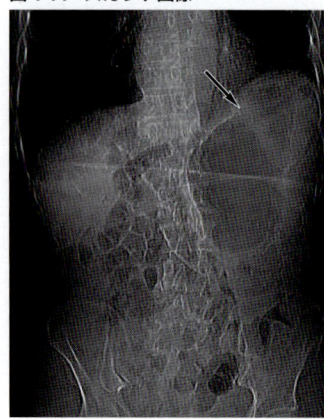

図1-B　単純CT冠状断像

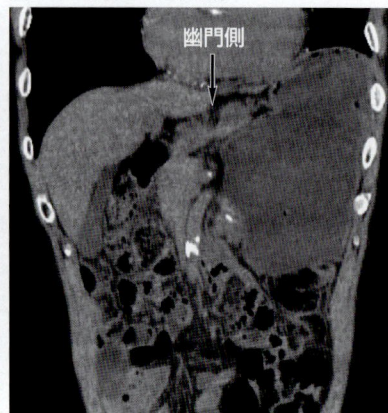

図1-C　単純CT

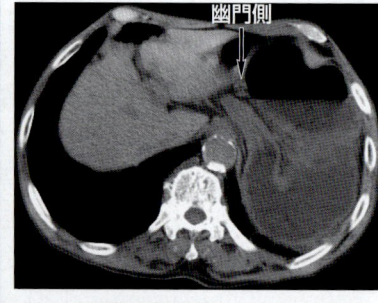

図1-D　上部消化管造影

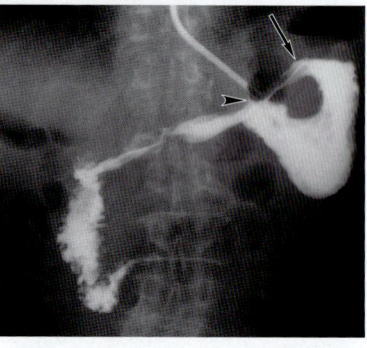

●**症例2**：50代，男性．主訴は腹痛，嘔吐．

図2-A　造影CT冠状断像

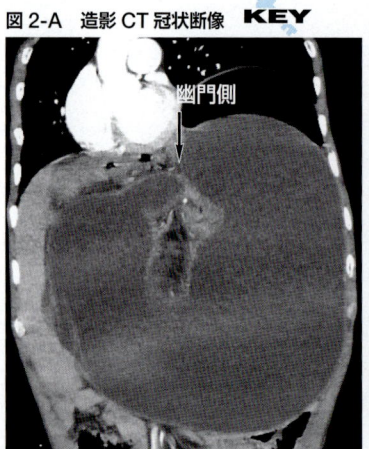

図2-B　造影CT冠状断像

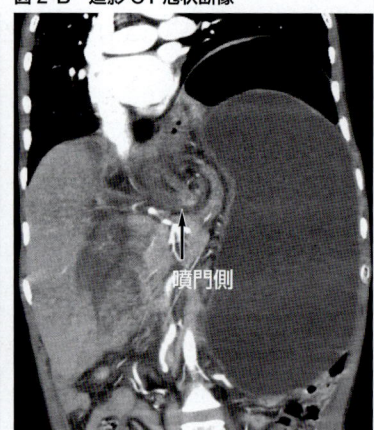

図2-C　造影CT

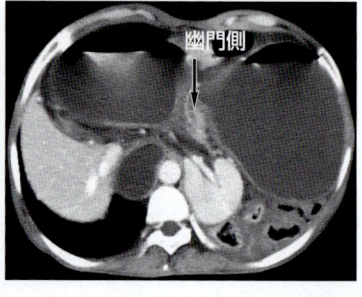

図2-D　上部消化管造影

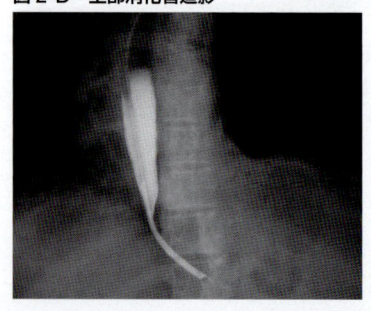

図3　胃軸捻症の類型
胃の軸捻には，細長い風船をウインナーのように捻る臓器軸性（上）と，間膜およびその中を通って臓器に出入りする血管を軸とする間膜軸性（下）がある．

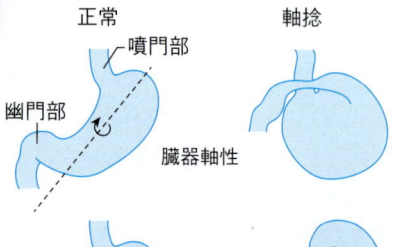

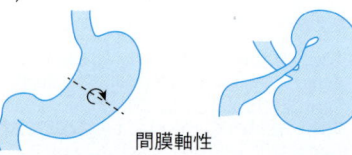

画像の読影

【症例1　間膜軸性胃軸捻症】　スカウト画像(図1-A)では，左横隔膜挙上と拡張した胃が認められる(→)．CT画像では前庭部が前上方へ偏位し，くちばし状に狭小化し噴門部と交差している(図1-B，C；→幽門側)．上部消化管造影(図1-D)では，幽門部(→)が左上方へ押し上げられ噴門部(▶)をオーバーラップしているのが理解できる．造影剤は十二指腸より遠位に到達しており，完全な通過障害は来していなかった．絶食，経鼻胃管での減圧による保存的加療で改善した．

【症例2　間膜軸性胃軸捻症】　上部消化管造影(図2-D)では捻転が高度のため，胃の造影は不可能であり，胃管挿入は困難であった．緊急手術を行ったところ，尾側から見て時計回りに左横隔膜下へ捻転した幽門部が認められた．(図2-A，C；→幽門側，図2-B；→噴門側)

胃軸捻症の一般的知識と画像所見

　胃軸捻症は，胃の全体，あるいはその一部が生理学的範囲を越えて捻転し，胃内容物の通過障害を来した形態異常をいう．年齢は40～50歳にピークがあり，約20％は1歳未満の症例で認められる．症状は，1904年にBorchardtが報告した3症状(急激な心窩部痛と上腹部膨隆・強い吐気・胃管挿入困難)があるとされている．通常，胃は噴門部，幽門部にて固定されているが，その他の部分では肝胃間膜，胃横隔膜間膜，胃結腸間膜，胃脾間膜があり，可動性がある．固定に異常がない限り180°を超える回転は来さないが，肝胃，胃結腸間膜の伸展や胃脾間膜の脆弱性，これらの先天的欠損は捻転リスクになる．一次性と二次性があり，一次性は間膜の弛緩や胃下垂，蠕動により，二次性は腫瘍など胃病変，横隔膜の麻痺やヘルニア，無脾症や遊走脾(胃脾間膜の付着部である噴門部を引っ張り下垂させる)など，周囲臓器に原因を有する．捻転は臓器軸(長軸)性と間膜軸(短軸)の2つに分けられ，捻転の2/3程度は臓器軸性とされている．臓器軸性胃軸捻症は，噴門と幽門を結ぶ胃の長軸を中心として回転し，間膜軸性胃軸捻症は，大弯中央部と肝門を結ぶ線を軸として回転する(図3)．

　画像所見は，腹部単純X線写真においては顕著に拡張した胃と横隔膜の挙上，もしくは脱出した胃の辺縁が見られる．上部消化管造影は，捻転形式の把握に有用であり，胃の偏位を評価することが可能である．CTではヘルニアの形態，造影効果や壁在気腫の有無など，絞扼の程度に関する情報が得られる[1]．

　間膜軸性胃軸捻症では横隔膜下病変が主で，幽門部が左上方へ押し上げられ胃食道接合部にオーバーラップし，拡張した胃の頭側に前庭部の空気が認められることがある．通常は180°以下の回転となる．CTにて噴門部と前庭部が一点で交差し，前庭部が前上方へ偏位していることが確かめられる．

　臓器軸性胃軸捻症は，横隔膜欠損，傍食道型の食道裂孔ヘルニアを伴うことが多く，横隔膜上に突出する捻転像を認める．大弯側が腹側から上方へ回転しながら裂孔を通って胸郭内(縦隔)に位置し，小弯側が尾側に位置する．捻転軸が複雑になり間膜軸性の要素のある混合型が10％程度に見られる．典型的には，胸郭中央下部に拡張した胃が認められる．臓器軸性胃軸捻症では，捻転部とともに裂孔部で嵌頓し，絞扼性イレウス，虚血壊死となることがある．また，横隔膜下の不完全な軽度の臓器軸性胃捻転症が認められることもある．

鑑別診断のポイント

　間膜軸性胃軸捻症では，横隔膜下の噴門部近くに，くちばし状に狭窄し交差する構造を見つけるのがポイントとなる．一方，臓器軸性胃軸捻症は，典型的には横隔膜上病変である．

---

1) Peterson CM, Anderson JS, Hara AK, et al: Volvulus of the gastrointestinal tract: appearances at multimodality imaging. RadioGraphics 29: 1281-1293, 2009.

232 3. 小腸・大腸

軸捻転 腸回転異常のCT診断
CT diagnosis of intestinal malrotation

(一色彩子)

●症例：60代，男性．慢性腎不全，胆摘後経過観察．

図1-A 単純CT 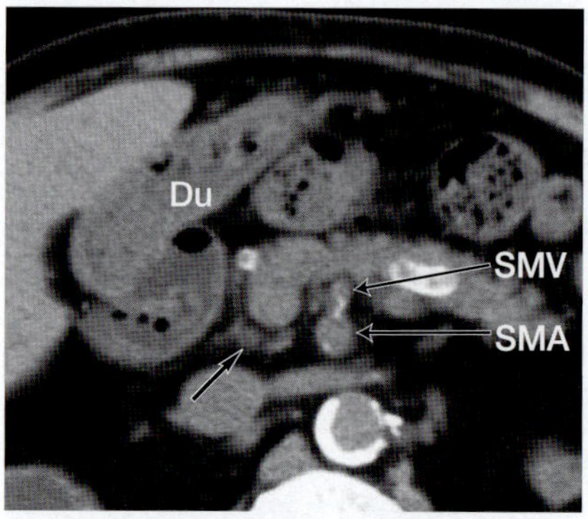
図1-B 単純CT 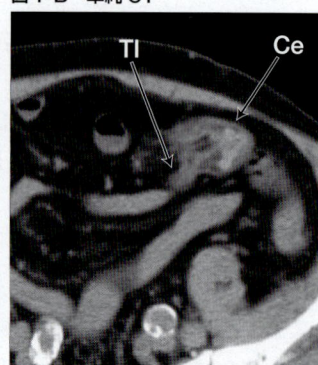
図1-C 単純CT冠状断像 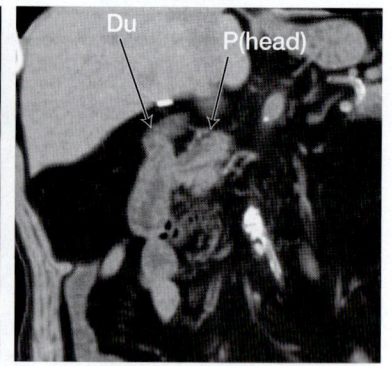
図1-D 単純CT冠状断像
図1-E 単純CT冠状断像 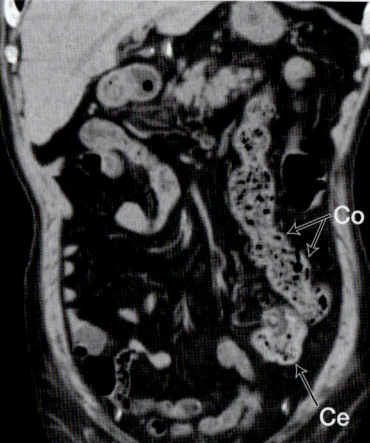
図1-F 全体像のシェーマ

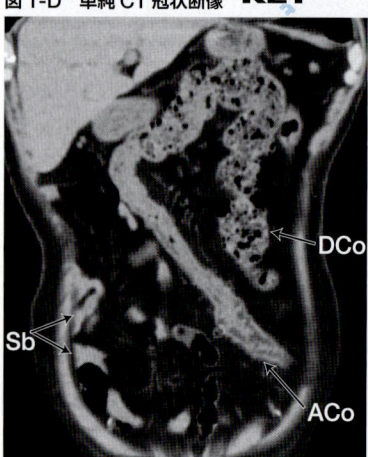

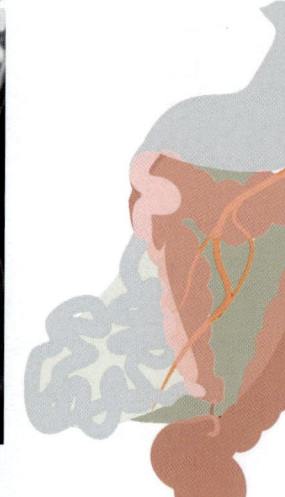

図2 生理学的ヘルニア
A 胚の発生（胎生4週） 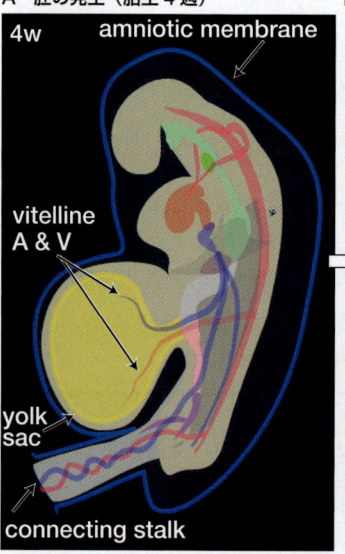
B 胚の発生（胎生5週）

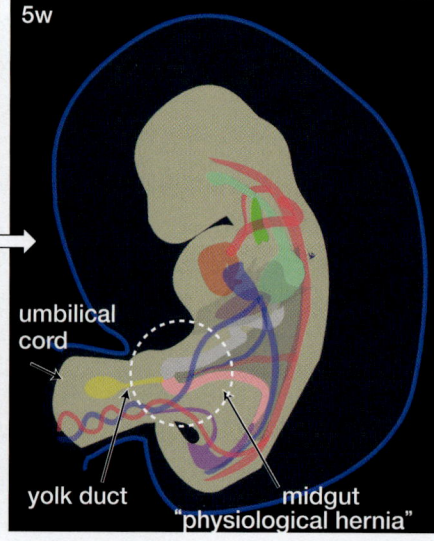

4w amniotic membrane
vitelline A & V
yolk sac
connecting stalk

5w
umbilical cord
yolk duct
midgut "physiological hernia"

Du：十二指腸
Tl：回腸末端
Ce：盲腸
P(head)：膵頭部
Sb：小腸
DCo：下行結腸
ACo：上行結腸
Co：結腸
amniotic membrane：羊膜
vitelline A & V：卵黄動静脈
connecting stalk：結合茎
umbilical cord：臍帯
midgut：中腸

画像の読影

十二指腸水平脚は形成されず，verticalに右下腹部へと走行し（図1-A，C），典型的な右側小腸・左側結腸パターンを呈する（図1-D，E）．上腸間膜静脈（superior mesenteric vein：SMV）が腹側，上腸間膜動脈（superior mesenteric artery：SMA）が背側に見られ位置が逆転している（図1-A）．盲腸（Ce）は左下腹部へ位置し（図1-B，E），膵鉤部の低形成も見られる（図1-A；→）．全体像のシェーマを示す（図1-F）．

腸回転異常の一般的知識と画像診断

1）腸回転異常の概説

中腸の「回転」は胎生期に腸管が顕著に成長しながらしかるべく配置されていく過程である．原腸は血管床により前腸，中腸，後腸に分けることができ，中腸とはSMAによって栄養される範囲であり，十二指腸遠位部から結腸近位部に相当する．同部の発生においては顕著な腸管の延長に伴うと考えられている特徴的な形態や配置の変化があり，「回転（rotation）」と「固定（fixation）」と表現されてきた．腸回転・固定異常症とは正しい回転・固定がある段階で障害された結果と考えられているが，正確な定義は困難であり，名称や分類は混沌としている．本稿では無症状から古典的な中腸捻転まで含めて中腸発生に関する異常を総括し，「腸回転異常（malrotation）」と記載しているが，名称よりもどのような位置異常があるかを，判断可能な範囲で正確に表現すること，そしてまず画像的に検出することが重要である．

2）正常の腸回転

腸回転異常の理解のために，正常腸回転のembryologyを仮説的である点も含め，ある程度把握する必要がある．

SMAの末端に一致して卵黄管（yolk duct）が位置し，いわゆる腸回転の中心軸と考えてよい（図2-B，図3-A）．卵黄管より口側は十二指腸遠位部から回腸遠位部に分化する部分であり，十二指腸空腸脚（pre-arterial part）と呼ばれる．肛門側は回腸遠位部，回盲部から結腸近位部に分化する部分であり，回盲部右半結腸脚（post-arterial part）と呼ばれる（図3-A）．したがって，回転の頂点である卵黄管付着部は盲腸よりもやや口側の回腸に存在し，これが時にMeckel憩室として遺残する部分である．胎生5週，10mm大の胚の頃，pre-arterial part

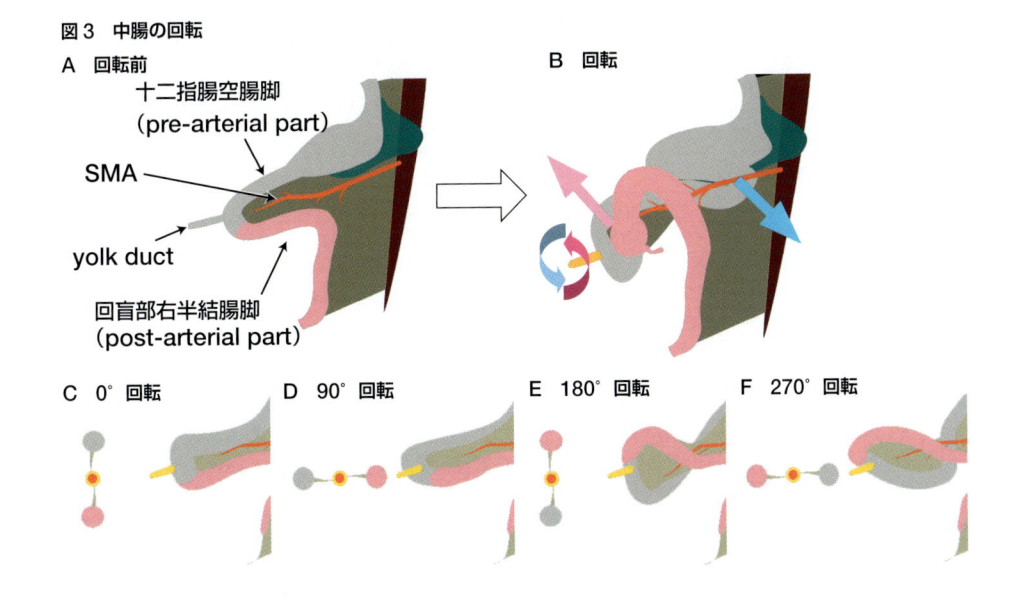

図3 中腸の回転
A 回転前
十二指腸空腸脚（pre-arterial part）
SMA
yolk duct
回盲部右半結腸脚（post-arterial part）
B 回転
C 0°回転
D 90°回転
E 180°回転
F 270°回転

の急激な延長に従って中腸は臍帯内にいったん脱出する［生理学的ヘルニア（physiological hernia），図2］．その後，胎生10週，25mm大の胚の頃には近位から順に腹腔内へ押し戻されて最終的に固定される．この過程に「ねじれ」が加わるのを「回転」と表現している（図3-B）．SMAをその回転軸として位置付けることができ，「270°の回転」とはまっすぐ前方へ引き出した消化管のループをこの軸を中心に，正面から見て反時計方向にひねっていく様子であると考えると理解しやすい（図3-C〜F）．

> **NOTE**
> 以上の経過は3段階で記述されることが一般的である．
> ①生理的臍帯ヘルニア（physiological umbilical hernia）：胎生7週，中腸は延長し，90°反時計回転しながら臍帯内へ脱出する．
> ②腹腔内への還納（return of the gut into the abdominal cavity）：胎生10週，180°反時計回転しながら近位より還納，続いて結腸は後腹膜へ固定される（ここで270°の回転が完遂される）．
> ③盲腸の固定（fixation of the cecum）：胎生11週，盲腸が下降し右下腹部へ固定される．
> 　このような段階的発生過程が真実であるか証明は難しいが，回転異常の病型分類はこれら各行程での「回転の停止」と対応させられてきたものであるため，ある程度イメージできないと分類を理解することができない．身近な素材で模式的に再現した腸回転の様子を示す（図4）．
> 　このような「腸回転」を遂行するdriving forceには諸説あり，高度に協調した全体的な動きであるのか，focal growthによる受動的な変化であるのかは判明していない．限られた空間のサイズ・形状と，部位によって勢いが異なる腸管の成長が，ダイナミックな変化を一定方向へ規定するのかもしれない．
>
> **図4　腸回転異常の再現**
> A：小腸（→，青い部分，主にpre-arterial part）と結腸（→，赤い部分，主にpost-arterial part）が並ぶ．小腸遠位部に回転の中心である卵黄管付着部をイメージする（○印）．
> B：小腸と結腸の中点付近をまっすぐ手前へ引き出す．生理的臍帯ヘルニアの過程がイメージされる．
> C：引き出されたループは，pre-arterial partの延長とともに反時計方向へ回転していく．
> D：Treitz靱帯（▶，黄色いテープ）により十二指腸空腸移行部を固定しておく．この固定によりpre-arterial part近位部を左上方へ牽引する効果があり，腸回転が進行するための要素としても考えられている．
> E：延長を続けるpre-arterial partはSMAの背側を右から左へ潜り抜けながら，前方へループを形成して突出する．post-arterial partは比較的受動的に右方へ押しやられていく．270°の回転がほぼ完了している．
> F：post-arterial partも延長し，盲腸，上行結腸が右側腹部に「下降」し固定される．
> G：延長し多数のループを形成した小腸と，その背側に結腸ができ上がり，見慣れた配置である．
> H：上行結腸，下行結腸はこれを吊り下げる間膜ごと後腹膜（床面）に固定される．間膜を模してテープを貼り付けている．横行結腸と小腸は間膜が固定されず，自由に動ける状態である．小腸間膜根部がカーテンレールのように，Treitz靱帯から回盲部に斜めに存在する構造が理解される．

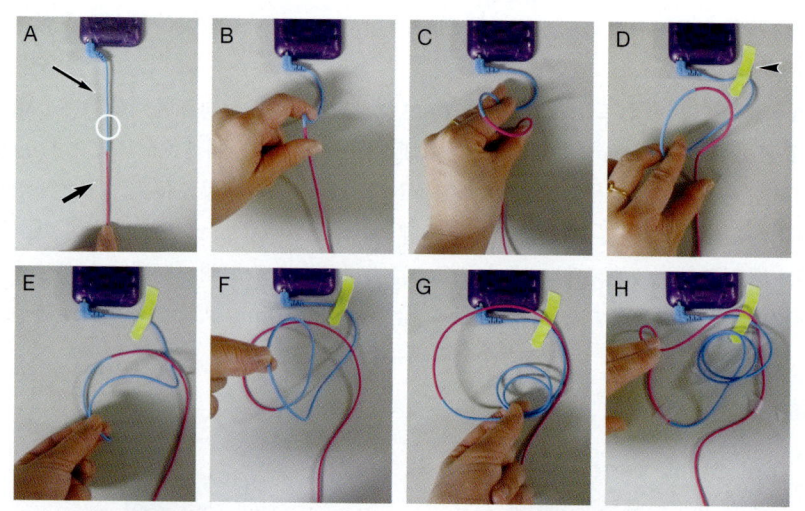

3）腸回転異常のパターン

　腸回転異常の名称と定義は，形態に注目するか，臨床像との対比を重要視するかなど，分類法によって異なり，それぞれを一致させることは難しいが，以下3パターンは比較的見解が一致しているため提示する．

①無回転（non-rotation）

　最初の90°のみで回転が停止した状態とされる．頻度は高く，十二指腸が水平脚を形成せず右側腹部を下降し，結腸は左腹部に局在するのが典型像である（図5-A）．

②不完全回転（incomplete rotation）

　両脚ともさまざまな程度で不完全に回転した状態であり，いわゆるLadd靱帯が見られるパターンも含まれる．すなわち，正中上部に位置した盲腸から異常な固定バンドが右後腹膜へ連続し，十二指腸を狭窄する病型である．このように回転が不完全で小腸間膜根も狭小であると，盲腸と十二指腸が近接して一束に括られたようになり，あたかも「バナナの房」[1]のように同部を基点に小腸間膜の捻転が起こりやすいことが理解される．典型的パターン以外でも，異常な固定による索状物がさまざまな場所に形成されうる（図5-B）．

③逆回転（reversed rotation）

　厳密な逆回転は稀であるが，還納の過程で通常とは逆に，つまり結腸が先に戻って固定され，十二指腸が前方に取り残された状態と考えられる．さまざまなパターンがあるが，SMAの腹側に十二指腸が存在するのが前提になる[2]．SMAの後方を走行する結腸と，その前方に位置する十二指腸が特徴である．しかしこういった配置は，症状の有無にかかわらず捻転を伴うその他の回転異常でも見られることに注意が必要である．厳密には，逆回転を確定するには大網が結腸に接着していないことや盲腸と上行結腸が確実に後腹膜に固定されていることを証明しなければならないが，画像上は容易ではない（図5-C）．

4）腸回転異常読影の実際：腸回転異常の存在診断

　CT画像における回転異常のサインとして，以下6項目が挙げられる．

①十二指腸水平脚の走行異常
②回盲部の位置異常
③SMA，SMVの走行異常
④膵鈎部形成不全

図5　腸回転異常のパターン

A　無回転（non-rotation）　　B　不完全回転（incomplete rotation）　　C　逆回転（reversed rotation）

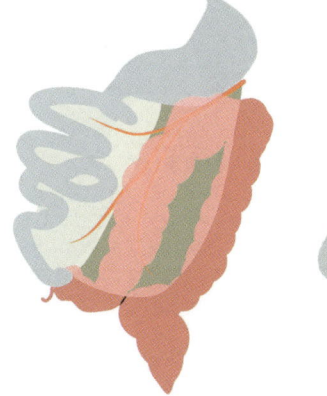

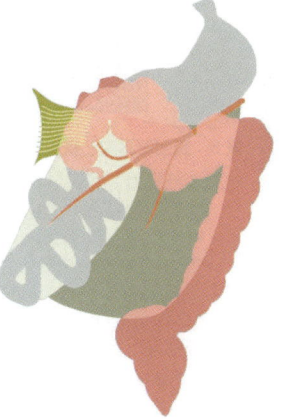

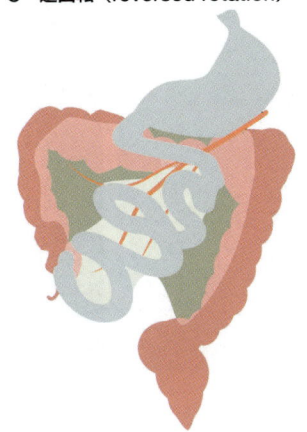

236   3. 小腸・大腸

図6-A〜D　単純CT

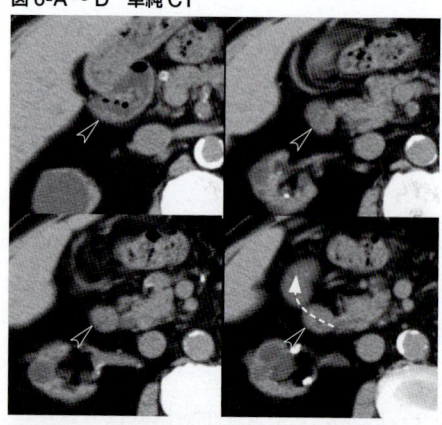

図6-E　全体像のシェーマ

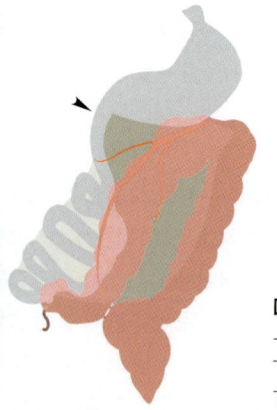

図6　vertical pattern
十二指腸（▶）の水平脚はまったく形成されず，下行脚からそのまま垂直に右側腹部へと走行する（点線矢印➡）．

図7-A〜D　単純CT

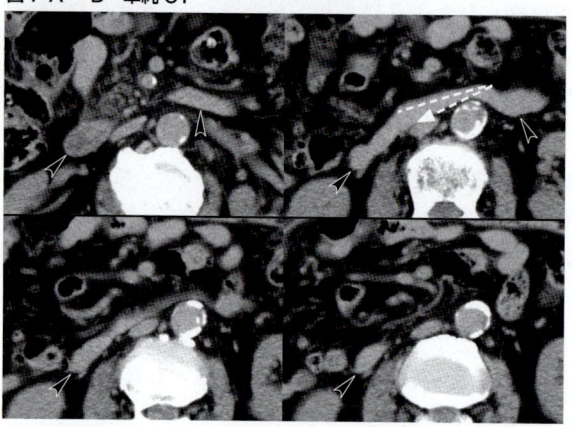

図7-E　全体像のシェーマ

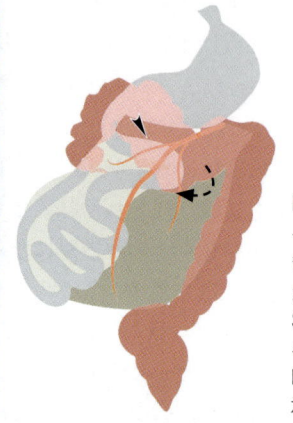

図7　U-turn pattern
十二指腸（▶）は一見SMAの背側を通り抜けるかに見えるが，さらに尾側へ追跡するとSMAと大動脈の間でターンするように右側へ戻り（点線矢印➡），そのまま右側腹部へ走行する．

✳︎参考症例：80代，女性．腹痛．上行結腸癌に伴う右側小腸/左側結腸パターン．

図8-A　単純CT

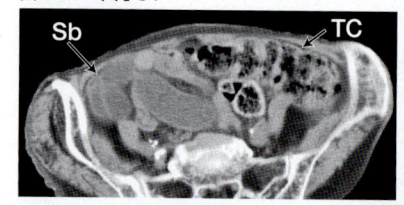

図8-B　単純CT

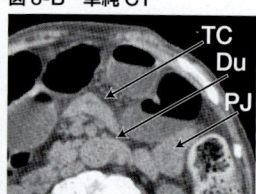

図8-C　単純CT冠状断像

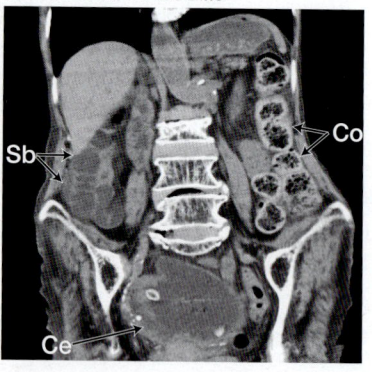

図8-D　単純CT冠状断像

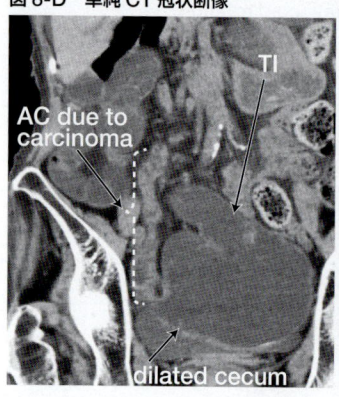

図8-E　全体像のシェーマ

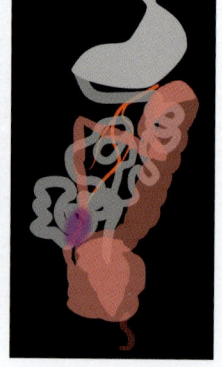

図8　腸回転異常と錯覚する症例
右側に結腸ガスが見られず小腸（Sb）が集簇しているようであり，左側には拡張した結腸ガスが見られている（A，C）．回転異常に伴う右小腸（Sb）・左結腸（Co）パターンに酷似するが，十二指腸（Du）の走行は正常であり，SMA腹側を横切る虚脱腸管は横行結腸（TC）である（B）．詳細に観察すると上行結腸癌（AC due to carcinoma）が認められ，これによる上行結腸〜横行結腸にかけての顕著な虚脱と，口側である盲腸・小腸の拡張（dilated cecum），さらに便秘による下行結腸の便塊貯留が重なった結果であった．全体像のシェーマを示す（E）．
PJ：近位空腸，Ce：盲腸，TI：回腸末端．

⑤右側小腸，左側結腸の分布
⑥横行結腸の走行異常（SMA 背側）

　腸回転異常を背景として，次項（p.238）で示すような中腸捻転を合併すれば，いわゆる whirl sign も CT サインとしてここに加えられる．

　なかでも本質的かつ単独で確定的なのは十二指腸と盲腸の位置異常であることを理解したい．腸回転が pre-arterial part と post-arterial part それぞれに起こることを踏まえれば，この 2 脚の位置関係からほぼすべて説明ができることがわかる．前者を代表する構造は十二指腸，後者は盲腸と考えると，最低限これらの位置異常を確認すれば，腸回転異常が指摘できることになる．

　したがって，SMA 背側を横切り Treitz 靭帯に牽引されきちんと左側へ抜ける十二指腸水平脚が存在することと，右側腹部あたりに固定された盲腸〜上行結腸が存在すること，最低限この 2 点を見ればよい．特に前者は重要で，水平脚が形成されず，そのまま垂直に尾側へ走行していれば，すでに pre-arterial part の回転異常を指摘できる（vertical pattern，図 6）．SMA 背側を通り抜けそうに見える十二指腸水平脚が，ターンして右方へ戻ってしまうパターンもある（U-turn pattern，図 7）．これらのサインに気づいたら post-arterial part も回転異常を伴っている可能性が出てくるため，必ず尾側に目をやり，結腸の走行が正常であるかを確認するとよい．

　膵鉤部形成不全や SMA，SMV 位置の逆転は回転異常に高確率に見られるが，それのみでは非特異的である．

鑑別診断のポイント

　本質的には十二指腸と盲腸に注目して腸回転異常を検出することができるが，いくつかの術後変化が類似した所見を呈する．膵頭十二指腸切除後で十二指腸水平脚が存在しない場合，上行結腸切除後（機械吻合を用いていない場合，吻合部がわかりづらく一見盲腸の位置異常に見える），精巣腫瘍に伴う傍大動脈リンパ節郭清後（後腹膜を開放しており結腸が授動されている場合）などが挙げられるが，既往や術創の有無から比較的容易に除外できる．

　一見すると右小腸・左結腸パターンを示すが，上行結腸癌に伴うガス像の分布パターン変化からそのように錯覚する症例を提示する（図 8）．本例でも十二指腸の走行，つまり pre-arterial part の回転を確かめると正常であり，腸回転異常ではないのではないかと疑問を持って細部を見直せば正診することができる．正確な病態理解の有用性が示される症例である．

> **NOTE**
> ・十二指腸水平脚が SMA と大動脈の間を通り抜け，戻ってこないことを確認する．
> ・回盲部と虫垂の存在をもとに，盲腸を右下腹部に確実に同定する．
> 以上 2 点が特に重要である．

参考文献
1) 中條 俊：腸回転異常．石田正統（編）；小児外科学，2 版．診断と治療社，p.156-161, 1979.
2) Amir-Jahed AK: Classification of reversed intestinal rotation. Surgery 64: 1071-1074, 1968.

238   3. 小腸・大腸

軸捻転 腸回転異常に関連する代表的な病態（有症状例）
typical conditions associated to intestinal malrotation

(一色彩子)

●症例1：1歳，男児．緑色嘔吐．超音波検査にて腸炎，リンパ腫が疑われ，腹部CTにての精査．

図1-A 単純CT　　図1-B 単純CT冠状断再構成像 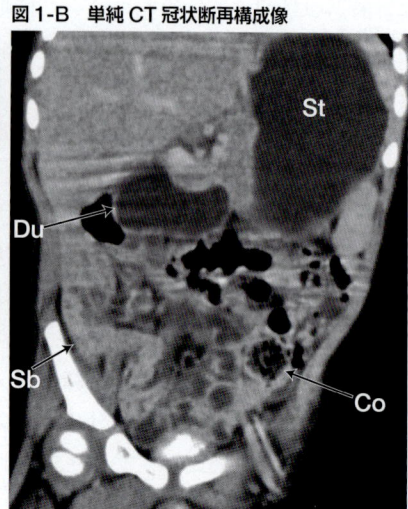　　図1-C 全体像のシェーマ

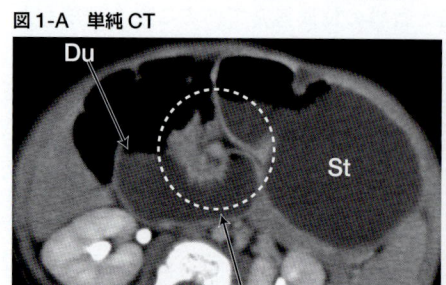

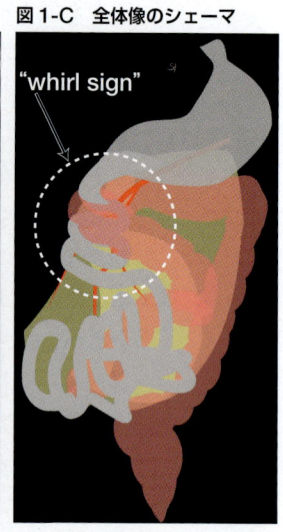

Du, St, "whirl sign", Sb, Co

●症例2：70代，女性，腹背部痛で来院．左背部痛と尿路感染徴候があったため，尿管結石を疑いCTが施行された．

図2-A 単純CT — uncinate process of pancreas (hypoplasti), Du
図2-B 単純CT — Du, SMV, SMA
図2-C 単純CT — Du
図2-D 単純CT — Ce
図2-E 単純CT
図2-F 単純CT冠状断像（Eより数日後）— Ce
図2-G 全体像のシェーマ

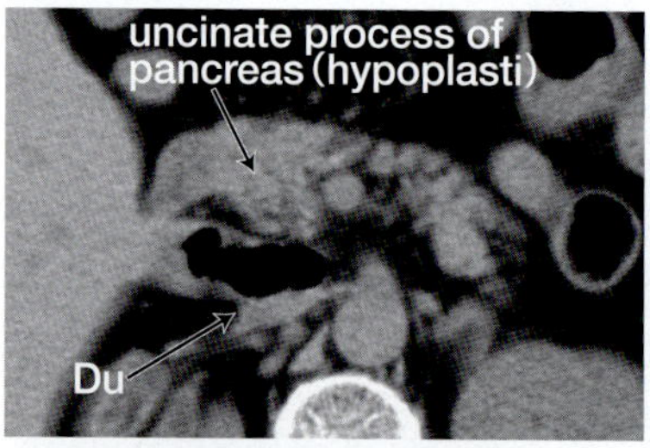

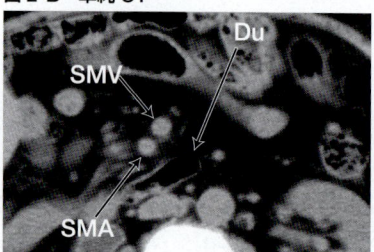

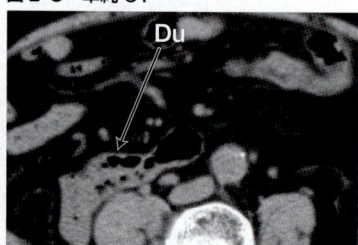

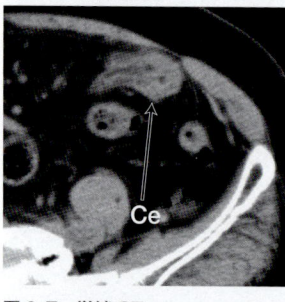

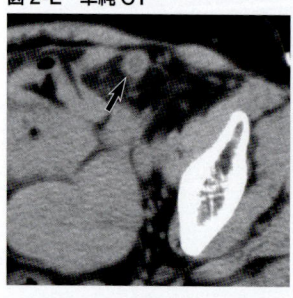

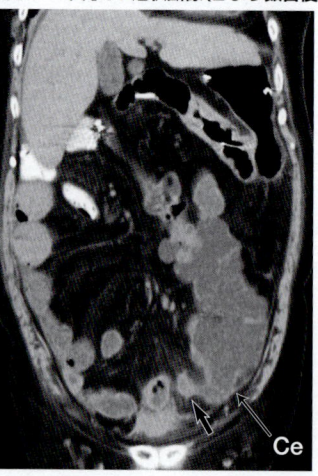

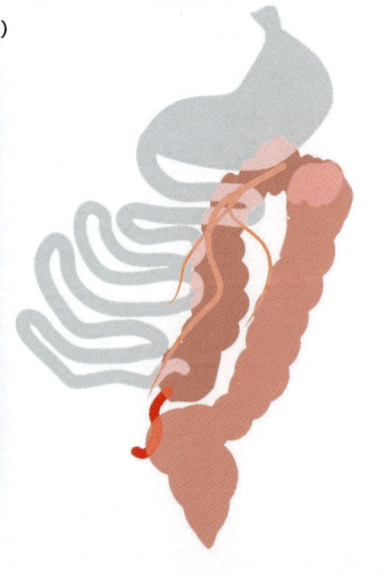

画像の読影

【症例1】 胃(St)，十二指腸(Du)の拡張と典型的な whirl sign が見られている(図1-A)．冠状断再構成像を見ると右側小腸(Sb)・左側結腸(Co)の無回転パターンを呈している(図1-B)．non-rotation に伴う中腸捻転であり，手術にて時計方向への捻転が確認された．全体像のシェーマを示す(図1-C)．

【症例2】 十二指腸を追っていくと U-turn pattern を呈していることに気づく(図2-A～C)．これをきっかけに疑って盲腸(Ce)の位置を確認すると，左下腹部に同定され(図2-D)，さらに連続して腫大した虫垂が確認される(図2-E；→)．数日経過後の冠状断像では盲腸に液状便が貯留し拡張しており(図2-F；→)，状況を把握しやすくなっているが，初回に確実に指摘するべきであった．全体像のシェーマを示す(図2-G)．

腸回転異常に関連する病態の一般的知識と画像診断

小児期の腸回転異常症，中腸捻転の診断は消化管造影，超音波検査が gold standard であり，被曝も考慮すれば一般には CT は第一選択とはならないが，症例1は非典型的な発症経過であり臨床的に疑われておらず，やむなく精査のため施行されている．上腸間膜動静脈(superior mesenteric artery / vein：SMA，SMV)を中心として腸管が回転している状態を示す whirl sign は中腸捻転の古典的な CT サインである[1]．同様の状態は超音波検査における whirlpool sign，上部消化管造影検査における barber pole sign として見られる．

成人期においては中腸捻転ではなく無症状偶然発見例がほとんどであるが，特に虫垂炎では圧痛点が異なるために発見が遅れることがあり，また画像上も虫垂の位置を確認しづらく，回転異常を意識して読影することは重要である．

鑑別診断のポイント

中腸捻転と十二指腸狭窄との鑑別として，胃の膨満に比し十二指腸の拡張が軽度である点が挙げられ，単純 X 線写真においていわゆる double bubble sign は不明瞭，もしくは胃の拡張がより目立つ．また結腸側の通過障害が軽度であるため，初期は腹部膨満所見を欠くことも特徴である[2]．進行すると結腸の通過障害の増悪に伴い，腸管壊死を反映した広汎なガス像が出現しうる[3,4]．

成人有症状例ではさまざまな急性腹症が鑑別疾患となる．臨床所見や依頼内容には混乱があることが予想されるので，前述のようにまず十二指腸の走行に注目し，腸回転異常がある可能性を即座に察知できるように習慣づけられれば，付随する病変を検出しやすくなる．

参考文献

1) Fisher JK: Computed tomographic diagnosis of volvulus in intestinal malrotation. Radiology 140: 145-146, 1981.
2) 金森 豊, 中条 俊夫：腸管の回転異常と固定異常．臨消内科 5: 629-637, 1990.
3) 中條 俊：腸回転異常．石田正統(編)；小児外科学，2版．診断と治療社，p.156-161, 1979.
4) 長島金二：腸回転異常．小児内科 29(増刊)：80-82, 1997.

240　3. 小腸・大腸

軸捻転　S状結腸捻転
sigmoid volvulus

（木藤雅文）

●症例1：50代，女性．主訴は腹痛．既往歴にS状結腸捻転症．

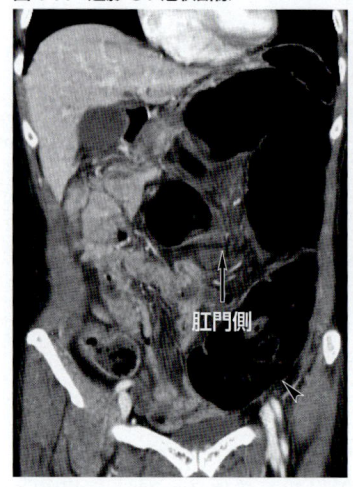

図1-A　造影CT冠状断像　　図1-B　造影CT　　図1-C　スカウト画像

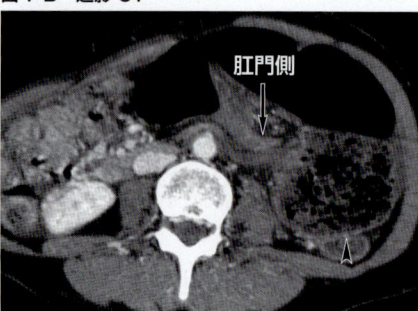

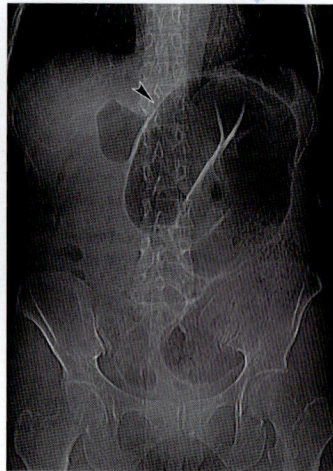

●症例2：70代，男性．主訴は腹痛，嘔気．

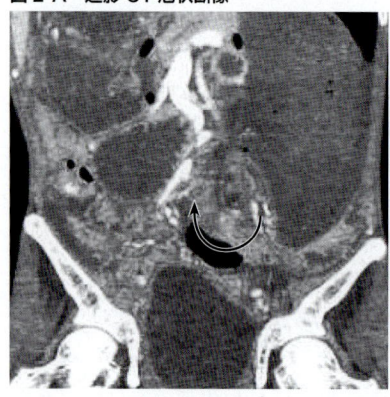

図2-A　造影CT冠状断像　　図2-B　造影CT　　図2-C　スカウト画像

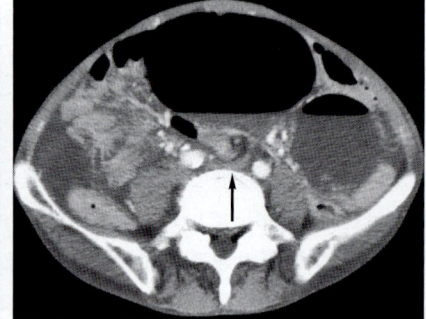

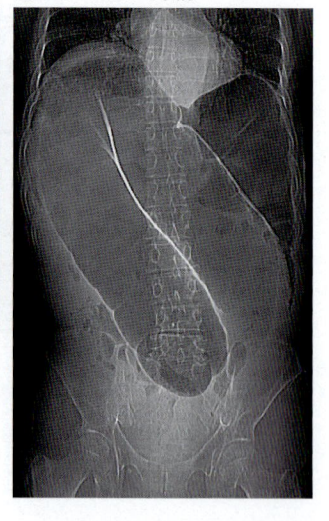

参考文献
1) Hirao K, Kikawada M, Hanyu H, Iwamoto T: Sigmoid volvulus showing "a whirl sign" on CT. Intern Med 45: 331-332, 2006.
2) Timpone VM, Lattin GE Jr, Lewis RB, et al: Abdominal twists and turns: part I, gastrointestinal tract torsions with pathologic correlation. AJR 197: 86-96, 2011.
3) Chen PH, Chuang CH: Images in clinical medicine. Sigmoid volvulus. N Engl J Med 361: 1009, 2009.

画像の読影

【症例1】 S状結腸は closed loop を形成して，著明な拡張を認める（図1；▶）．典型的な coffee bean sign を呈する間膜軸性S状結腸捻転症の症例（図1-C）である．内視鏡的な整復が行われた．

【症例2】 S状結腸ループの脚が形成する X-marks-the-spot sign（1か所で交差した2つのS状結腸狭窄部）と周囲間膜のねじれによる whirl sign が指摘できる（図2-A，B；→）．反時計軸方向へ回転した間膜軸性S状結腸捻転症の症例であった（図2-C）．

S状結腸捻転の一般的知識と画像所見

突然の疝痛発作および腹部膨満で発症する．高齢，長期臥床や向精神薬治療中の患者に多く，小児期では Hirschsprung 病や鎖肛，腸回転異常や精神発達遅滞に伴うことが多いと報告されている．また，先天的なS状結腸過長症に伴った若年者の捻転も報告がある．慢性的な腹痛の経過をとり，下剤や排便で軽快することから診断に至らない例もあり，注意が必要と思われる．早期には，注腸造影や大腸内視鏡の挿入により軸捻が解除されることが多く，絞扼により血行障害を伴う場合には，外科的処置の適応となる．内視鏡整復後の再発率は高いと報告されている．

S状結腸捻転は結腸捻転のうち最も高頻度であり，消化管閉塞の8～9％，結腸捻転のうちで60～80％を占めると報告されている．S状結腸は比較的長い三角形の間膜を有し，その長さに比し根部が短い構造をしているため，S状結腸はねじれやすいと考えられている．時計軸方向，反時計軸方向いずれも起こるが，多くは反時計回りである．

S状結腸の軸捻症には，間膜軸性，臓器軸性がある[2]．多くは間膜軸性の捻転であり，より重篤化しやすく，急性腹症として臨床的に重要である．臓器軸性で捻転するとS状結腸の遠位側が1か所閉塞することによって，口側腸管が拡張する．一方，間膜軸性で捻転するとS状結腸の2か所が閉塞するので，closed loop obstruction の形となる．間膜軸性捻転では，単純X線写真にて拡張したS状結腸ループを示す coffee bean sign を呈する．臓器軸性捻転では閉塞は1か所であり，消化管造影もしくは CT でなければ指摘は困難である．S状結腸間膜根部は左総腸骨動脈分岐部と左尿管に近接して存在し，IMA（inferior mesenteric artery：下腸間膜動脈）から分岐するS状結腸動脈が走行することがメルクマールになる．

鑑別診断のポイント

CT の読影においては，他の消化管に比して変形拡張したS状結腸，その拡張の程度，近位結腸の拡張，直腸の虚脱，whirl sign[1]，S状結腸の狭窄部の数，X-marks-the-spot sign，split-wall sign（間膜脂肪織によって二分されたS状結腸壁で臓器軸性捻転を示唆する），S状結腸の造影効果，腸管壁内ガス，腸間膜の浮腫に着目する必要がある．拡張したループに空気が入っていれば，S状結腸軸捻症の全体像は腹部単純X線写真やスカウト画像で coffee bean sign として把握できる．しかし，このような典型像を示すのはS状結腸軸捻症の30～40％にすぎず，盲腸軸捻症や他の closed loop obstruction でも似た像を呈することがある．CT にて，全体的な位置関係，流入部の近位腸管と流出部の遠位腸管の狭窄の確認を行うことが重要である[3]．

242　3. 小腸・大腸

軸捻転　盲腸捻転
cecal volvulus

(木藤雅文)

● 症例 1：60 代，女性．主訴は下腹部痛．

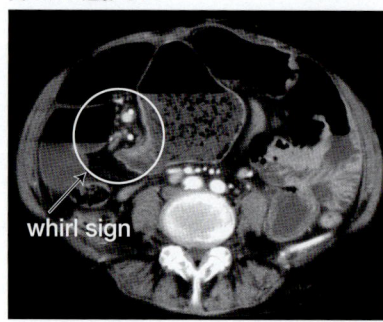

図 1-A　造影 CT　　　　図 1-B　造影 CT 冠状断像　　　　図 1-C　造影 CT 冠状断像

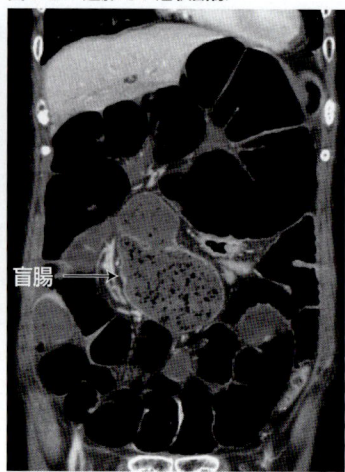

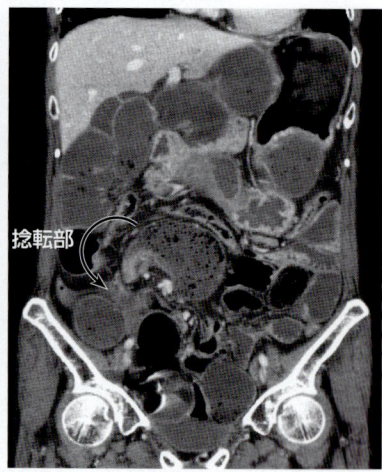

whirl sign　　　盲腸　　　捻転部

● 症例 2：70 代，男性．主訴は便秘．

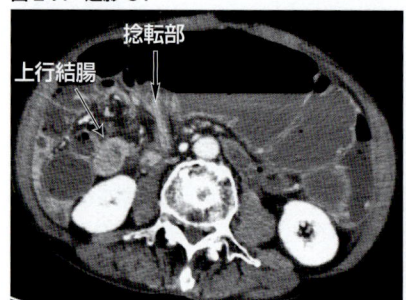

図 2-A　造影 CT　　　　図 2-B　造影 CT 冠状断像　　　　図 2-C　スカウト像

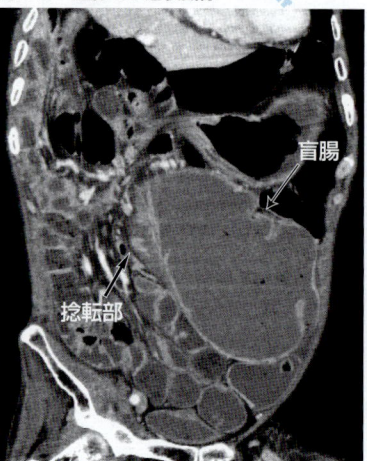

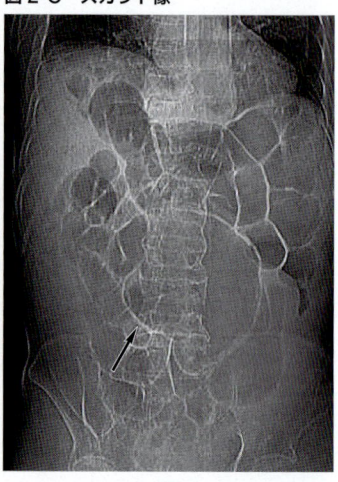

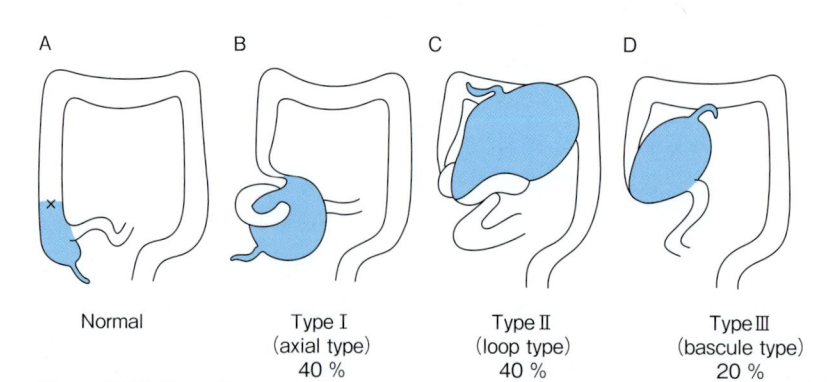

上行結腸　捻転部　　　盲腸　捻転部

A　Normal　　B　Type I (axial type) 40 %　　C　Type II (loop type) 40 %　　D　Type III (bascule type) 20 %

図 3　盲腸捻転の分類　[文献 5) より一部改変して転載]

画像の読影

【症例1】 正常な上行結腸との間に whirl sign を認め（図1-A），狭小化した上行結腸〜盲腸の捻転部を見ていると考えられる（図1）．回腸の巻き込みは指摘できない．axial type の盲腸捻転が疑われた．

【症例2】 スカウト像にて腹部正中に位置するガス像が見られる（図2-C；→）．断層像にて盲腸の前上方偏位は見られるが，whirl sign，ねじれの構造は認められない．bascule type と考えられた（図2-A，B）．

盲腸捻転の一般的知識と画像所見

盲腸捻転は，1837年に初めて Rokitansky によって報告されており，盲腸固定不全に伴う臓器軸性の軸捻で，結腸捻転ではS状結腸に次いで2番目に多い．結腸捻転の25％程度，消化管閉塞全体の1％程度の発生率とされる．発症原因は後腹膜への盲腸固定不全，総腸間膜症，腸回転異常，胃腸下垂，腸間膜異常過長，腸間膜付着部の狭小などの一次的な要因に加え，盲腸内容の停滞や充満，術後の癒着や索状物による支点作用，植物性繊維の多食，過激な運動，妊娠，卵巣腫瘍，臥床など二次的な要因も関わっていると考えられる[2)〜4)]．主な症状は嘔気，嘔吐，腹部膨満である．

単純X線写真上，典型的には拡張した盲腸（コンマ状の大腸ガス像），盲腸右側の小腸ループや回盲弁が認められる．注腸造影X線検査所見で盲腸は造影されず，閉塞部位の肛門側に bird's beak sign が見られる．腹部CTでは，拡張した異所性盲腸や特徴的な whirl sign が認められる[1)]．上腸間膜動静脈から分岐する回結腸動静脈の走行は，回結腸間膜のメルクマールであり，これが捻転部に関与すれば確信度が高まる．回盲弁と盲腸の内後側壁から連続する虫垂を同定することが，盲腸捻転の診断に役立つ．スカウト像での遠位結腸虚脱を見た場合，感度は非常に高く（91％），スカウト像での古典的な単純X線写真サインの評価も有用である．

鑑別診断のポイント

axial type（I型），loop type（II型），bascule type（III型）の3型に分かれ，それぞれのタイプで盲腸の位置が異なる（図3）．I型，II型，III型の頻度はおおよそ40％，40％，20％である．axial type は臓器軸性の捻転であり，CTでは whirl sign を伴い，通常，拡張腸管は右下腹部に指摘される．loop type はこれに加えて頭側への反転が加わり，回腸が巻き込まれており，虚血は高度である．whirl sign を伴い，拡張腸管が腹部中央から時に左上腹部に位置する．bascule type は，盲腸が bascule（遮断機）のように前上方・正中方向へ，上行結腸の前面へと折れ曲がった状態である．捻転はないので whirl sign は見られず beak sign もない．一般に症状は軽く腸管壊死の頻度も低いが，時間が経つと壊死を来すこともあるため要注意である．

参考文献

1) Moore CJ, Corl FM, Fishman EK: CT of cecal volvulus: unraveling the image. AJR 177: 95-98, 2001.
2) Andersson A, Bergdahl L, Linden W: Volvulus of the cecum. Ann Surg 181: 876-880, 1975.
3) 冨田眞人，亀山哲章，三橋宏章・他：腹腔鏡下にて診断，治療した盲腸捻転の1例．日臨外会誌 72: 1474-1478, 2011.
4) Perrer RS, Kunberger LE: Cecal volvulus. Am J Roentgenol 171: 860, 1998.
5) 荒木　力：ここまでわかる急性腹症のCT 第2版．メディカル・サイエンス・インターナショナル，p.175-178, 2009.

244　3. 小腸・大腸

軸捻転 大網捻転症
torsion of the greater omentum
（木藤雅文）

●**症例**：40代，男性．主訴は左下腹部痛．既往歴に左鼠径ヘルニア．手術理学所見は，左腹部に自発痛，圧痛あり．Blumberg's sign あり．左鼠径部膨隆あり．

図1-A　単純CT

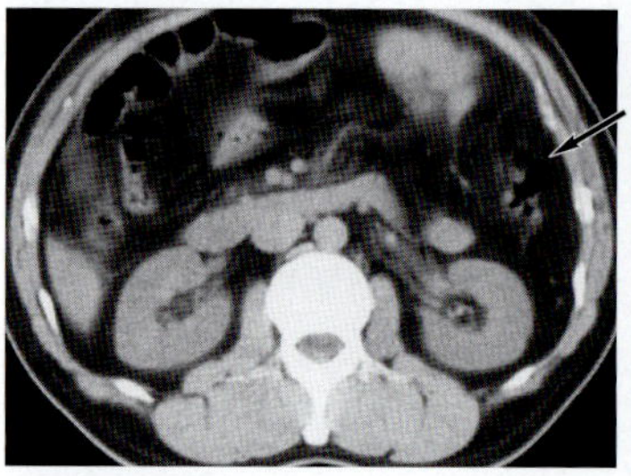

図1-B　単純CT

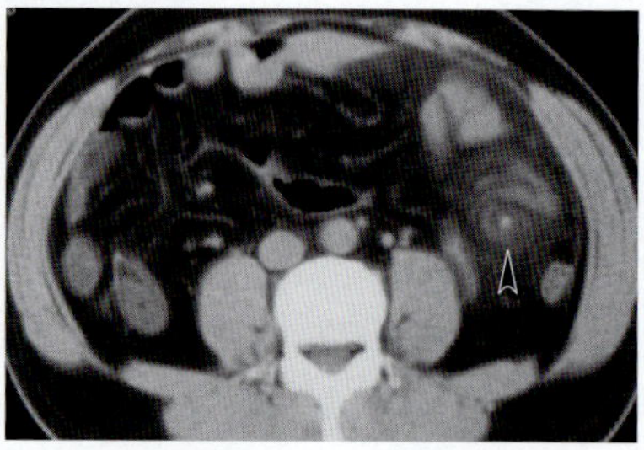

図1-C　造影CT

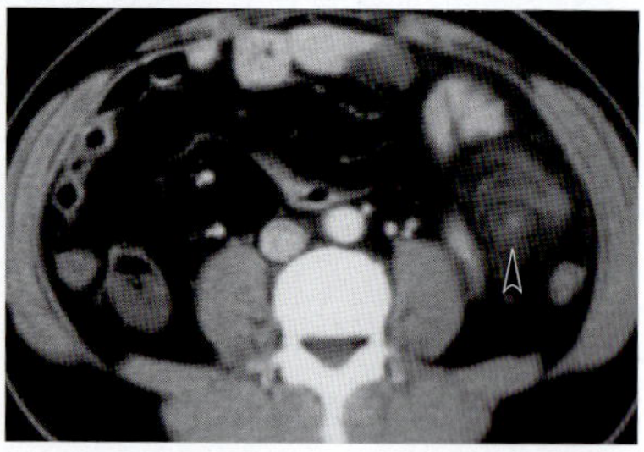

図1-D　造影CT

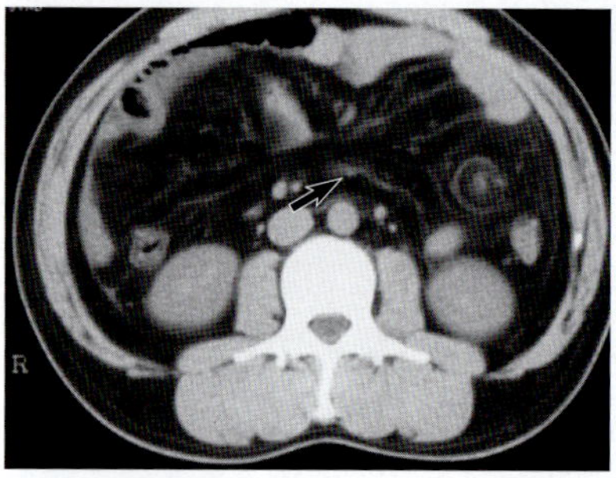

図1-E　造影CT

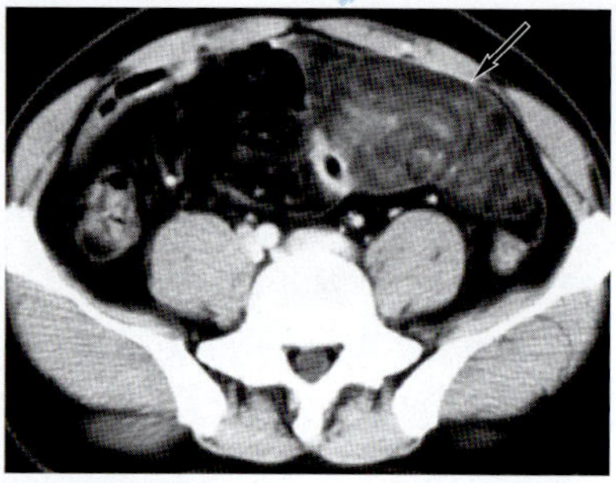

図1-F　造影CT

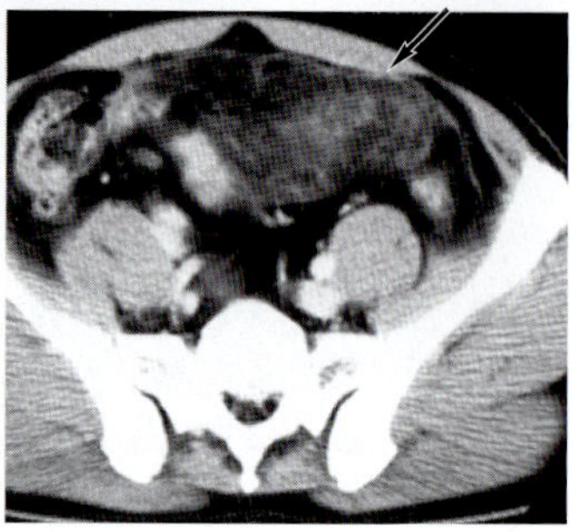

図1-G　造影CT

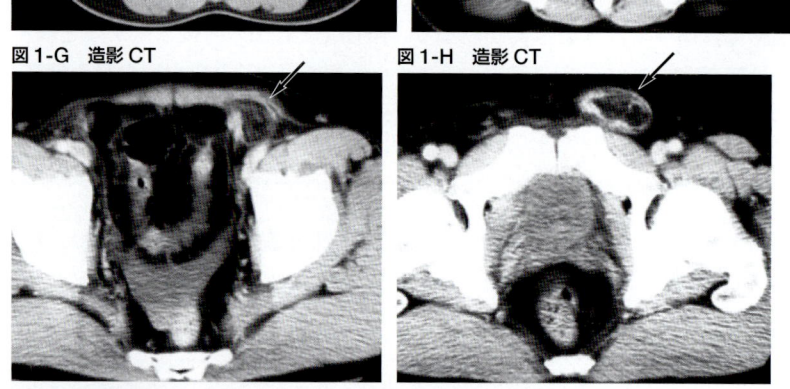

図1-H　造影CT

図1-I　術中写真

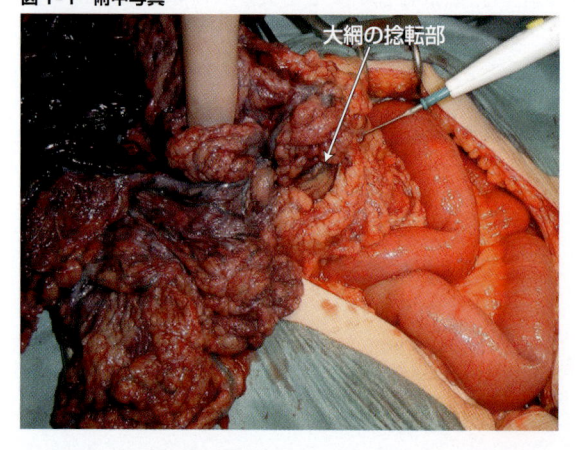

大網の捻転部

画像の読影

腹部左側に，脂肪濃度を含む同心円状の高吸収域とその周囲の毛羽立ちを認めた．また，腫瘤の頭側へ連続する腸間膜血管と思われる点状の高吸収域を認め，上端は横行結腸に向かっている（図1-A；→）．造影CTでは，中心の血管構造の造影効果ははっきりしなかった（図1-Bは単純CT，図1-Cは造影CT；▶）．SMA（superior mesenteric artery：上腸間膜動脈）の分枝は，同心円状構造へは向かっていない（図1-D；→）．脂肪織の濃度上昇は左鼠径管内に連続している（図1-E～H；→）．手術の結果，左鼠径ヘルニア（再発）に続発した大網捻転症であった（図1-I）．術中写真では大網の壊死を認めた．

大網捻転症の一般的知識と画像所見

大網は，合わさった2枚の腹膜が胃の大弯から小腸の前に下垂し折れ返って横行結腸に付いたものであり，可動性に富む．大網捻転症は大網が捻転を起こし，大網の血行障害と腹膜の炎症により腹痛を来す比較的稀な疾患であり，1899年にEitelらにより初めて報告された．本邦報告例は約100例程度と言われている．大網捻転症は腹腔内に何らかの原因（鼠径ヘルニア，内ヘルニア，炎症による癒着，腫瘍，凝固亢進状態など）がある続発性大網捻転症と，原因が認められない特発性大網捻転症に分類される．さらに，捻転により大網が壊死に至る完全型と捻転と，自然軽快を繰り返す不完全型に分類される．

特発性大網捻転症は30～40代男性に好発する．主訴は，回盲部痛を含めた右下腹部痛が最も多い．これは，右側大網が左側大網よりも大きく可動性に富むためと考えられる．大網の解剖学的変異，肥満，大網血管の異常などを素地とし，外傷，下剤服用などによる腸蠕動亢進，急激な体位の変化，過食，咳やくしゃみなどにより誘発されると考えられている．

虫垂炎に似た症状で受診するが，腹膜刺激症状に比べ発熱は38℃以下，白血球値は15,000/mm^{3}以下，疼痛がMcBurney点よりもやや頭側であることが多い点で異なっている．捻転部大網の出血，溶血によると考えられるビリルビン値の軽度上昇を認めることがある．通常は嘔気・嘔吐などの消化器症状に乏しいと言われている．

CTでは，大網捻転部は実質臓器に比べ低吸収で，腸間膜よりやや高吸収な"fat density mass"として描出され，その内部にhigh-low混在した渦巻き状の層状構造が認められる[1]．この内部の層状構造は捻転により生じた脂肪組織内うっ血，出血，結合織増生，細胞浸潤および壊死などの部分が，さまざまな濃度を呈することによると考えられている．造影CTでは血管の捻転の様子がよくわかる場合がある．捻転回数は0.5～30回（平均4.5回），捻転方向は時計軸82.1%，反時計軸17.9%であり，右側の大網が前方の間隙へ回転することが多いため，時計回りになると考えられている．

鑑別診断のポイント

大網に生じる脂肪性の腫瘤として，脂肪腫，脂肪肉腫，血管筋脂肪腫，奇形腫，腹膜偽粘液腫，大網の部分的な梗塞，腸間膜脂肪織炎を鑑別する必要がある[2]．通常はこれらの疾患は捻転所見を伴わず，中心の血管構造や臨床所見から鑑別が可能な場合もある．通常，大網捻転症では中心の血管構造が横行結腸から胃の方向へ連続し，上腸間膜動静脈本幹とその分枝は巻き込まれないとされている．

参考文献

1) Kerem M, Bedirli A, Mentes BB, et al: Torsion of the greater omentum: preoperative computed tomographic diagnosis and therapeutic laparoscopy. JSLS 9: 494-496, 2005.
2) Tandon AA, Lim KS: Torsion of the greater omentum: a rare preoperative diagnosis. Indian J Radiol Imaging 20: 294-296, 2010.

246　3. 小腸・大腸

消化管穿孔　特発性食道破裂
idiopathic esophageal perforation (Boerhaave's syndrome)　　　　　　　　　　　　　　　　（中島康也）

●症例：60代，男性．飲酒後に嘔吐し，その直後から腹痛が出現した．

図1-A　造影CT

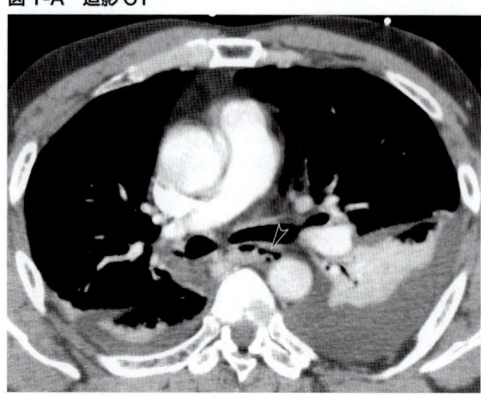

図1-D　造影CT（Aの肺野条件）

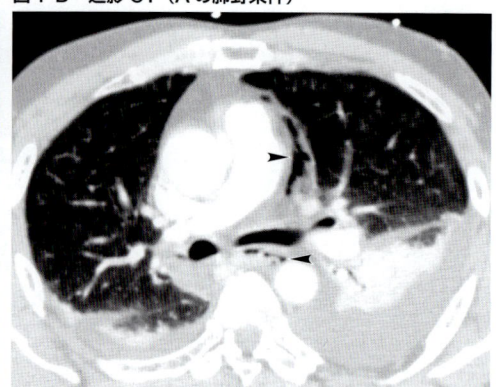

図1-B　造影CT　KEY

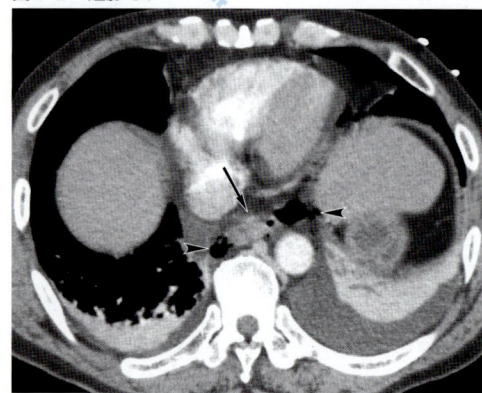

図1-E　造影CT（Bの肺野条件）　KEY

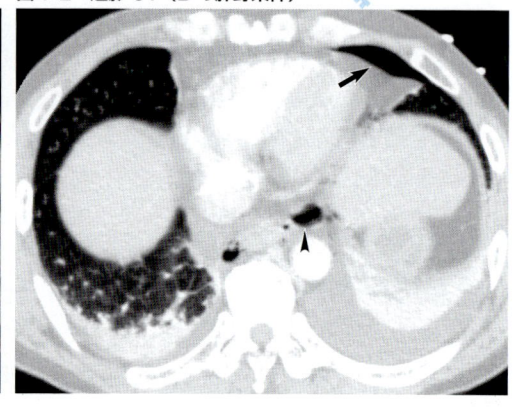

図1-C　造影CT，MPR冠状断像

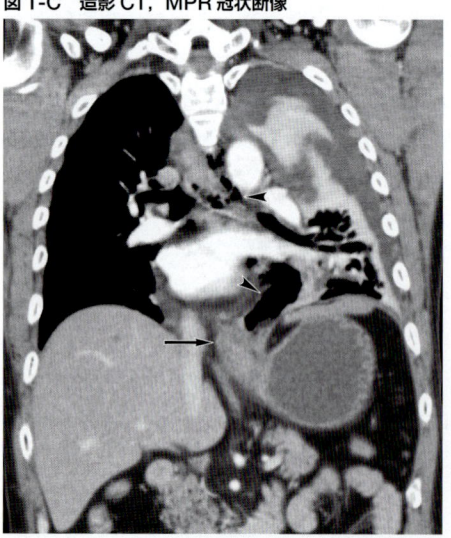

図1-F　造影CT，MPR冠状断像（Cの肺野条件）

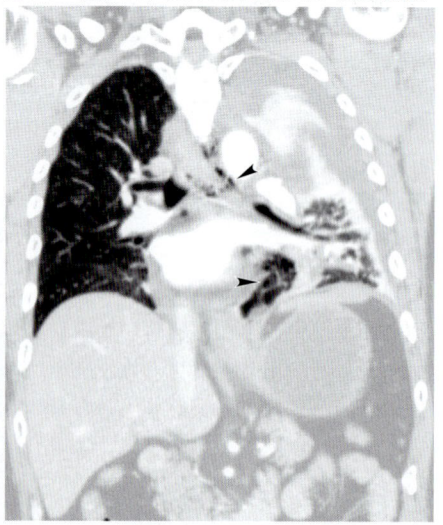

画像の読影

下部食道に壁肥厚を認め（図1-B，C；→），縦隔気腫（図1；▶）や左気胸（図1-E；→），胸水貯留を伴っている．特発性食道破裂の診断で緊急手術が施行された．術中に下部食道左側に胸腔と交通する3cm程度の穿孔部が確認され，縫合処置された．術後経過良好である．

特発性食道破裂の一般的知識と画像所見

特発性食道破裂は，1724年オランダのBoerhaaveにより最初に報告されたことから，Boerhaave症候群とも呼ばれる．比較的稀な疾患で，30〜50代の男性に多く発症する．飲酒後の嘔吐に伴って発症することが多く，食道内圧の急激な上昇が原因と考えられている．本症の好発部位は横隔膜直上の下部食道左側壁である．これは同領域に輪状筋櫛状欠損があり，周囲の支持組織を欠いているという解剖学的特徴が要因である．

診断はまず発症機転と症状から本症を疑うことが必要となる．嘔気，嘔吐を契機とした胸背部痛，上腹部痛，吐血という現病歴の聴取と，鑑別疾患としての本疾患の認識が早期診断に不可欠である．本症が疑われた場合，胸部単純X線写真やCT，食道造影といった画像検査が行われる．食道造影は誤嚥などで状態をさらに悪化させる恐れもあり，注意が必要である．近年はMDCTの普及で診断精度が高まっており，CTで確定診断できることが望ましい．本症を疑うCT所見としては，「食道壁肥厚」，「壁の断裂像」，「食道周囲脂肪織の濃度上昇」，「食道周囲や縦隔に広がる液・ガス貯留像」，「胸水」，「気胸」が挙げられる．

穿孔形式により，胸腔内穿破型と縦隔内限局型に分けられる．前者は縦隔胸膜が損傷し胸腔内と交通した状態で，気胸ならびに膿胸合併により重篤化しやすく，緊急手術が必要である．一方，後者は縦隔胸膜が保たれている状態で，反応性胸水はあっても気胸は見られず，保存的治療も可能である．

鑑別診断のポイント

臨床的に鑑別すべき疾患として，急性胃腸炎や胃十二指腸潰瘍，急性膵炎，心筋梗塞，大動脈解離などが挙がるが，発症機転と症状から本疾患を疑って早急にCTを施行し，上述した画像所見を確認することが重要である．

参考文献

1) 千野　修，幕内博康，島田英雄・他：特発性食道破裂．臨牀消化器内科 23: 825-832, 2008.
2) Wu CH, Chen CM, Chen CC, et al: Esophagography after pneumomediastinum without CT findings of esophageal perforation: is it necessary? AJR 201: 977-984, 2013.

消化管穿孔 上部消化管穿孔
upper gastrointestinal perforation

（中島康也）

●症例：60代，男性．心窩部から右肩にかけての痛みで来院，腹部は板状硬を呈する．

図1-A　胸部単純X線立位正面像

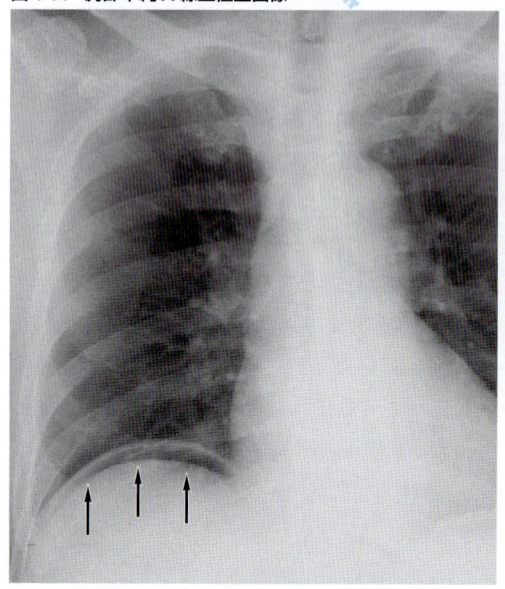

図1-B　造影CT

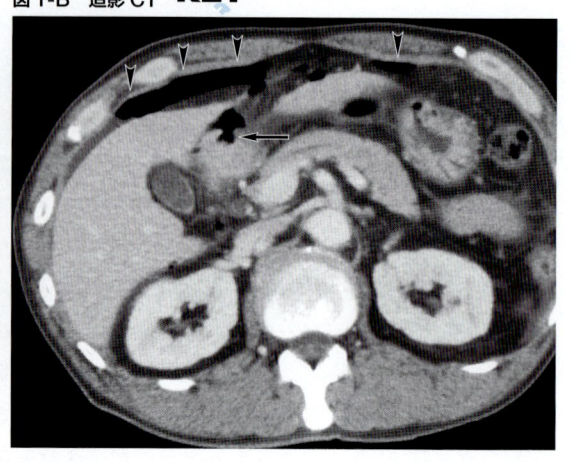

図1-C　造影CT，MPR矢状断像

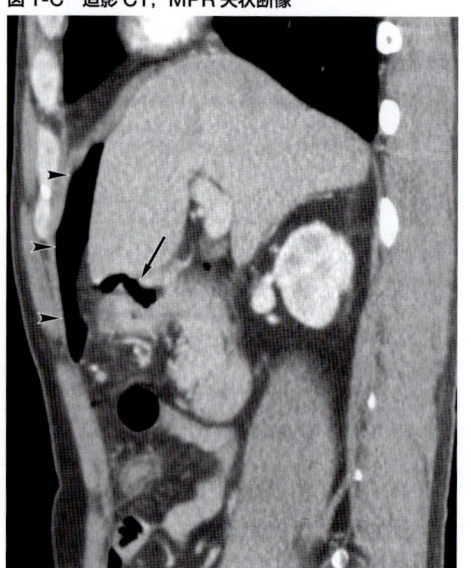

NOTE　穿孔部位別にみる遊離ガスの量と分布

穿孔部位	量	分布
胃十二指腸	多量	胃・肝周囲
十二指腸下行脚〜水平脚	さまざま	前傍腎腔
小腸	微量	腸間膜，前方腹膜
虫垂	微量もしくはない	虫垂周囲
大腸	さまざま	骨盤，腸間膜，後腹膜

画像の読影

胸部単純X線立位正面写真にて，右横隔膜下に腸管外ガスが描出されている（図1-A；→）．CTでは，腸管外ガス（図1-B，C；▶）とともに十二指腸球部の壁肥厚と前壁の断裂像が描出され（図1-B，C；→），穿孔部と判断できる．手術で十二指腸潰瘍による前壁穿孔を確認し，縫合閉鎖が行われた．

上部消化管穿孔の一般的知識と画像所見

消化管穿孔は急性腹症として発症する頻度が高く，その原因は多彩である．穿孔は穿通（被覆穿孔）と開放性穿孔に分けられるが，前者は腸管壁が穿破する際に周囲組織によって速やかに被覆されることで腹腔内と交通しない状態である．通常，緊急手術となることが多いが，H_2ブロッカーやプロトンポンプ阻害薬により消化性潰瘍に対する治療が改善しており，全身状態良好，重篤な合併症がない，腹膜炎が軽微もしくは上腹部に限局している，発症早期である，といった条件を満たせば保存的療法が選択されることもある．

病歴や理学所見で穿孔が疑われた場合，単純X線写真もしくはCTのいずれかで腸管外ガスを同定することで確定診断がなされる．また，治療方針を決定する上では，穿孔部位の同定や原因，合併症の有無などの診断も要求される．近年はMDCTの出現で，空間および時間分解能が向上し，短時間で詳細かつ広範囲の撮像が可能となっている．加えて，薄いスライス厚での撮像によって得られたデータを用いて，冠状断や矢状断といったMPR像を作成でき，任意の方向からの診断を可能としている．このことは，消化管穿孔の画像診断においても重要な役割を担っていると言える．

上部消化管穿孔におけるCT所見としては，まず肝表や胃周囲に沿って多量の腸管外ガスを見ることが多い．また，潰瘍に伴う壁肥厚あるいは断裂像が描出されることがあり，これに隣接する遊離ガスの存在や周囲脂肪織の濃度上昇，液体貯留像を併せて穿孔部位と推測される．また遊離ガスはおおむね横行結腸間膜より頭側に分布するが，肝鎌状間膜や肝円索周囲の遊離ガスは胃もしくは十二指腸球部，小網内の遊離ガスは胃もしくは十二指腸球部後壁の穿孔を疑わせる所見である．一方，前傍腎腔にガスが広がる場合は，十二指腸下行脚から水平脚の穿孔を疑うとされる．

鑑別診断のポイント

術後（開腹あるいは腹腔鏡手術，腹腔穿刺）や外傷，経腟性（卵管通気法，子宮破裂，性交など），胸部からの迷入（縦隔気腫，気胸，陽圧換気），腸管囊状気腫症，特発性，といった病態でも腸管外ガスを認めることがある．症状や病歴で鑑別できるが，CTにて腸管外ガスの量と分布を確認し，下部消化管穿孔（NOTE参照）にある所見を拾い上げ，穿孔部位まで示したい．

参考文献

1) Hainaux B, Agneessens E, Bertinotti R, et al: Accuracy of MDCT in predicting site of gastrointestinal tract perforation. AJR 187: 1179-1183, 2006.
2) Oguro S, Funabiki T, Hosoda K, et al: 64-Slice multidetector computed tomography evaluation of gastrointestinal tract perforation site: detectability of direct findings in upper and lower GI tract. Eur Radiol 20: 1396-1403, 2010.

250　3. 小腸・大腸

消化管穿孔　下部消化管穿孔
lower gastrointestinal perforation

（中島康也）

●症例1：60代，女性．昨日から下腹部痛が続き，本日，下血出現したため来院．

図1-A　造影CT **KEY**

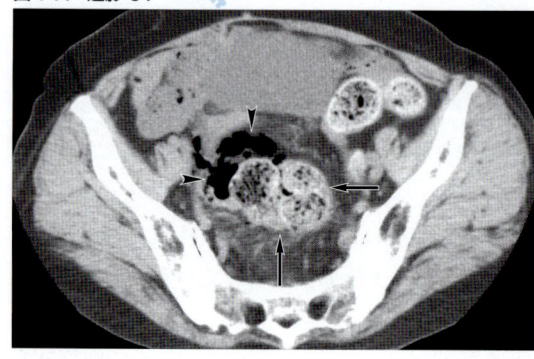

図1-B　造影CT，MPR冠状断像

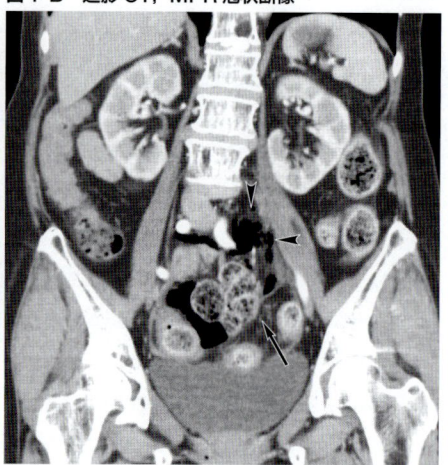

●症例2：90代，女性．数日前から嘔吐と下痢，腹痛が続く．身体所見で腹部に圧痛と筋性防御あり．WBC 13,810，CRP 26.55．

図2-A　単純CT

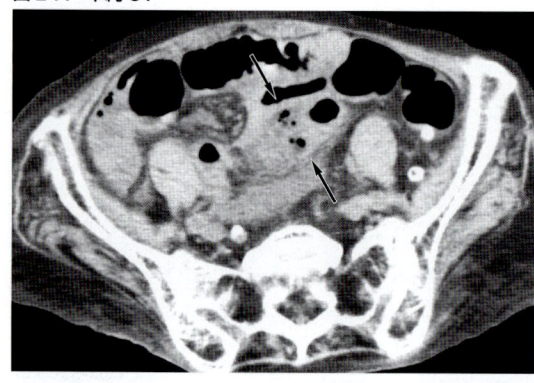

図2-B　単純CT，MPR冠状断像

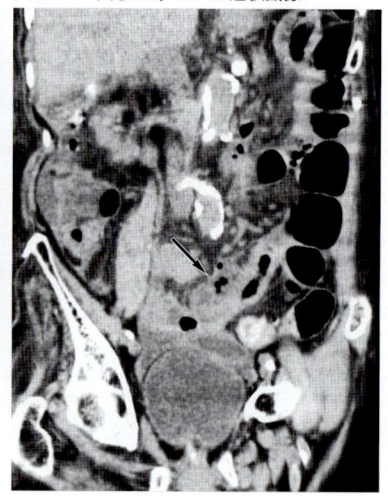

> **NOTE**
> ### 穿孔部位を示すCT所見
> ・腸管壁の断裂
> ・腸管外ガスの集簇
> ・限局性の腸管壁肥厚
> ・腹腔内遊離ガスの分布
> ・腸管周囲脂肪織の濃度上昇
> ・腸管外液体貯留や膿瘍形成
>
> 　　これらの所見を組み合わせることで穿孔部位を診断することになるが，MDCTによる穿孔部位の正診率は高く，非常に高い診断能を有している．特に「腸管壁の断裂」，「腸管外ガスの集簇」，「限局性の腸管壁肥厚」の3項目が重要な所見と言える．

画像の読影

【症例1】 造影CTにて，骨盤内に腸管外へ脱出した便塊（図1 dirty mass sign；→）と腸管外ガス（▻）を認める．提示した画像以外でも憩室や腫瘍性病変は描出されない．

手術にて直腸〜S状結腸部の宿便性穿孔が確認された．

【症例2】 単純CTにて遠位回腸に壁肥厚が見られ，腸管外には脂肪織の濃度上昇や液貯留像とともに微小ガス像の集簇を認める（図2；→）．

手術にて同部位の穿孔を確認し，小腸切除が行われた．病理学的には炎症所見のみであった．

下部消化管穿孔の一般的知識と画像所見

【小腸穿孔】

さまざまな原因で生じうるが，小腸穿孔の頻度は他の領域に比べて低い．多くの症例で腸管外ガスも非常に少ない量であり，CTでの遊離ガスの検出は50％程度と言われている．この微量な遊離ガスは，前方腹膜や腸間膜に沿うように分布し，限局性の壁肥厚や周囲脂肪織の濃度上昇，液体貯留像といった間接所見を併せて穿孔部位を推測する．なお，理学所見およびCTにても穿孔の有無を判断しかねる場合は，しばらく時間をおいてCTを再検することで診断できることもある．

【大腸穿孔】

憩室や悪性腫瘍に伴う穿孔の他，原因不明の特発性穿孔も12〜27％に見られる．高齢者のS状結腸に発症しやすく，組織学的に穿孔部位に炎症がほとんどない．腸間膜対側が穿孔することで重症化しやすく，予後不良と言われている．また，宿便性穿孔もS状結腸から直腸に好発するが，これは硬便による腸管壁の圧迫から壊死・潰瘍を生じ，穿孔を引き起こす．

大腸穿孔により生じた腸管外ガスは，穿孔部位により腹腔内もしくは後腹膜腔に分布する．腸閉塞もしくは内視鏡に関連した穿孔ではしばしば多量の遊離ガスが生じるが，憩室炎や腸閉塞のない悪性腫瘍の穿孔での遊離ガスは少ない傾向である．この遊離ガスは穿孔部位に隣接し集簇することが多いため，CTにてこの所見を見つけ出すことが穿孔部位を特定する手掛りとなる．また，遊離ガス以外で大腸穿孔を示唆するCT所見としては，腸管周囲脂肪織の濃度上昇や膿瘍形成，腸管外糞便の存在が挙げられる．腹腔内に漏出した便塊によって汚いair bubbleを認め，dirty mass signと呼ばれる．

鑑別診断のポイント

特に小腸穿孔では腸管外ガスが少量であることが多く，臨床所見と併せて慎重に読影するが，しばらく時間をおいてCTを再検すると有用なこともある．腸管外ガスの集簇像は穿孔部位を示す重要な所見である．

参考文献

1) 前田耕太郎，升森宏次，小出欣和・他：大腸穿孔．臨牀消化器内科 27: 948-953, 2012.
2) Imuta M, Awai K, Nakayama Y, et al: Multidetector CT findings suggesting a perforation site in the gastrointestinal tract: analysis in surgically confirmed 155 patients. Radiat Med 25: 113-118, 2007.

消化管穿孔 腹膜気腫（気腹）
pneumoperitoneum

（彌永由美）

●**症例1**：60代，男性．心窩部痛を主訴に受診．

図1-A　造影CT

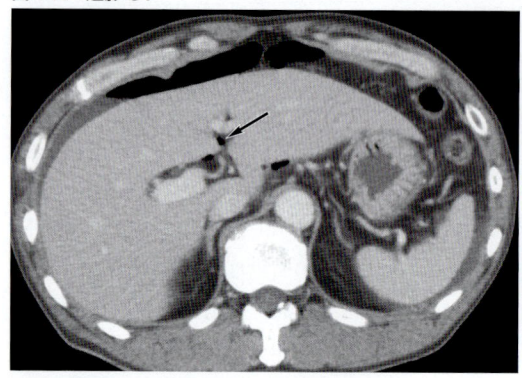

図1-B　造影CT

図1-C　造影CT冠状断像

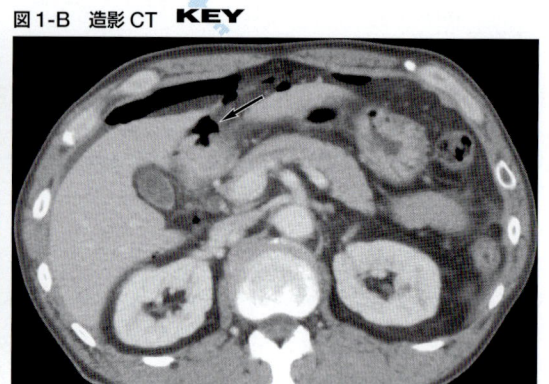

☀**参考症例**：50代，男性．十二指腸腫瘍のEMR後の穿孔．

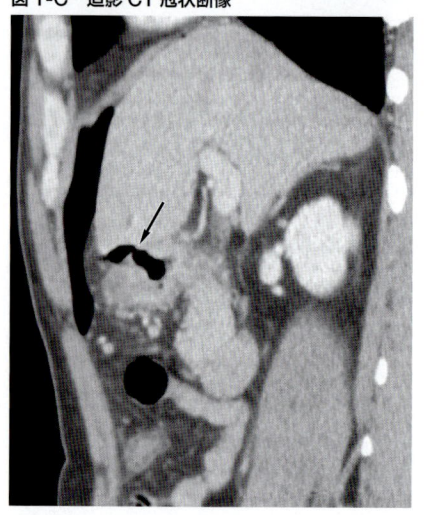

後腹膜（前腎傍腔）に限局したairを認める（→）．

●**症例2**：70代，男性．パーキンソン病で神経内科でフォローしていた．急に嘔吐，腹痛があり，増悪したため受診．

図2-A　CTのスカウト像

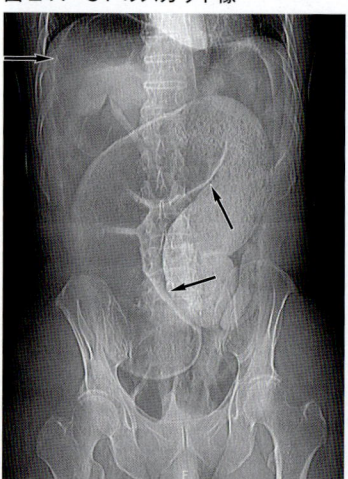

図2-B　単純CT

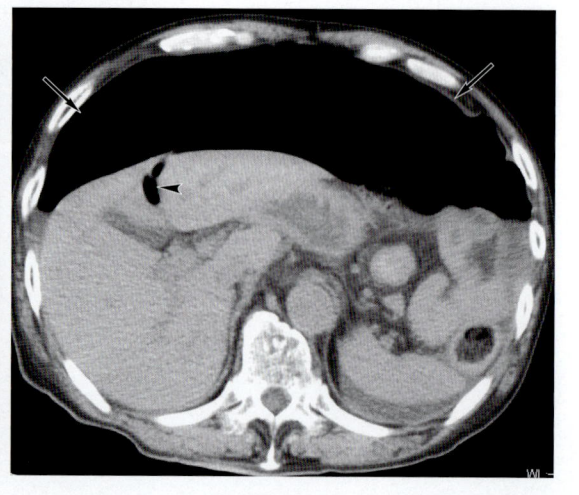

画像の読影

【症例1】 肝鎌状間膜の背側の肝円索裂にガス像を認め（図1-A；→），他にも肝表など腹膜腔に遊離ガスが多数見られ，腹水もある．十二指腸球部に浮腫状の壁肥厚を認め，前壁には欠損像があり（図1-B, C；→），この部位から壁外へ連続するガス像も見られる．開腹術にて十二指腸球部前壁の潰瘍穿孔が確認された．

【症例2】 S状結腸は著明に拡張し，腸管外のガス像によって腸管壁や肝臓の辺縁が描出されている（図2-A；→，Rigler's sign，NOTE参照）．腹腔の前方に大量のガス像を認める（図2-B；→）．肝鎌状靱帯にもトラップされた遊離ガスを認める（図2-B；▶）．S状結腸軸捻に伴う腸管穿孔および気腹と診断され，緊急手術が施行された．

腹膜気腫の一般的知識と画像所見

腹部において消化管内腔以外にガス像を認めれば異常であり，これには腹膜気腫（気腹；pneumoperitoneum），腹膜外気腫（extraperitoneal emphysema），腸管壁気腫（pneumatosis intestinalis, intramural gas），門脈内ガス（portal venous gas），胆管内ガス（pneumobilia）がある．

腹膜気腫の原因としては，消化管穿孔，術後（開腹術，腹腔鏡下手術），経腟性，外傷，腸管気腫症，縦隔気腫，肺気腫，特発性などが挙げられる．よって，無症状の場合もあるが，最も重要なのが消化管穿孔の徴候であり，腹部単純X線写真でもさまざまなサインが知られている．しかし，単純X線写真による腹部異常ガス像の正診率は必ずしも満足できるものではなく，大腸穿孔ではその描出率は30％程度に留まる．一方，CTでは少量でもガスが鮮明に描出され，さらに腹膜腔に液体があればgas-fluid levelとして認められるため，正診率は高い．CTで観察する際には適切なウィンドウ幅・ウィンドウレベルに設定し，腹膜腔の解剖を熟知している必要がある[1]．腸管の穿孔が十二指腸や直腸で起こった場合は後腹膜腔に限局したairを認める（図3）．

鑑別診断のポイント

腹部前面の横隔膜近くでは，肺の空気と紛らわしいことがあるので注意が必要である．ガスは基本的に仰臥位で最も高い位置である前腹壁直下に集まるが，腹膜腔ガスが途中でトラップされる部位としては，肝鎌状間膜の背側の肝円索裂，網嚢内側上陥凹，胆嚢周囲などがある．また，大腸穿孔の場合の遊離ガスは局所に被包される傾向がある．

NOTE　臥位の腹部単純写真による消化管穿孔のサイン

[Rigler's sign（double wall sign）]　腸管内外のガスで縁取られた腸壁
[triangle sign]　腸管の漿膜と側腹線条により鋭角を示すガス
[air dome sign]　肝前面から腹部正中部にかけて見られる明るい領域
[Morison窩のガス]　肝右葉下面，右腎上極外側のガス
[網嚢腔のガス]　胃小弯に沿うガス
[falx sign]　ガスで縁取られた鎌状間膜
[外側臍襞の描出（inverted V sign）]　骨盤腔左右側から臍に向かう薄い索状影

参考文献

1) Hainaux B, Agneessens E, Bertinotti R, et al: Accuracy of MDCT in predicting site of gastrointestinal tract perforation. AJR 187: 1179-1183, 2006.

254 3. 小腸・大腸

消化管穿孔 腸管気腫症
pneumatosis intestinalis

(彌永由美)

●症例1：80代，女性．間質性肺炎で加療中．腹部膨満感が出現．

図1-A 造影CT

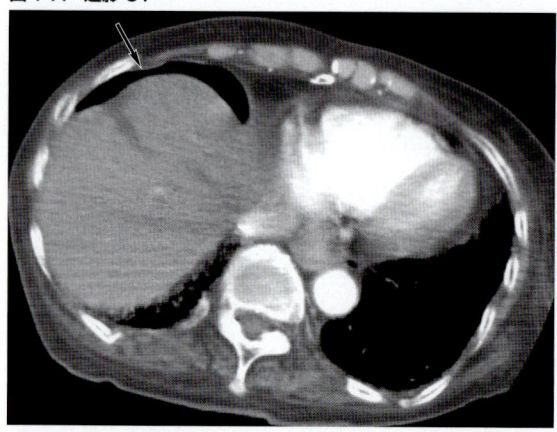

図1-B 造影CT

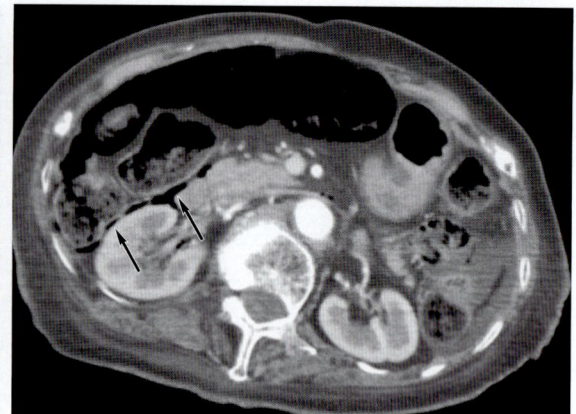

図1-C 造影CT

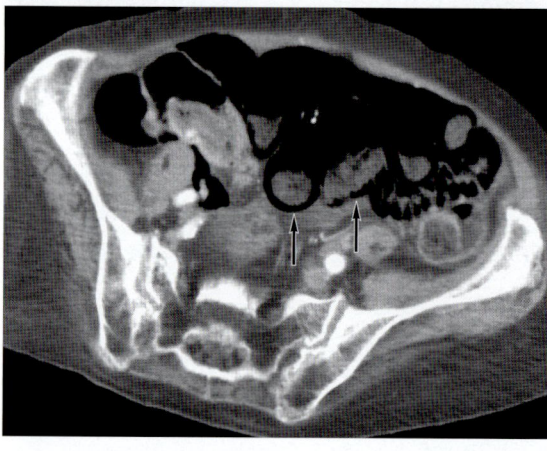

図1-D 造影CT **KEY**

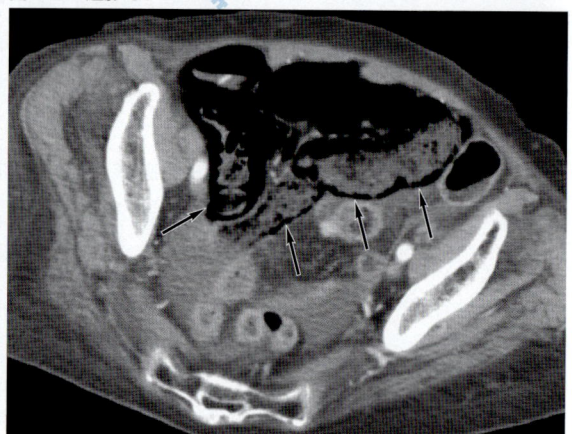

●症例2：60代，男性．3日前よりの腹痛と頻回の水様性下痢を認め，腹部膨満を主訴に来院した．糖尿病に罹患．

図2-A 腹部単純X線像

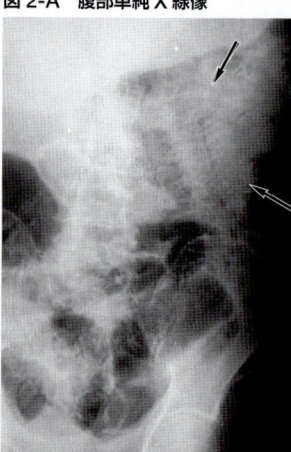

図2-B CT（肺野条件）

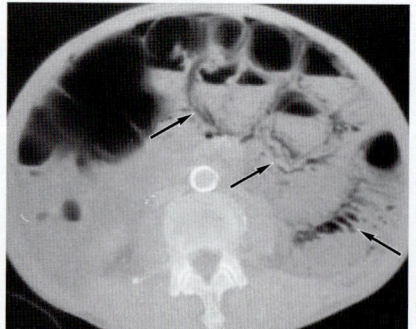

図2-C 単純CT

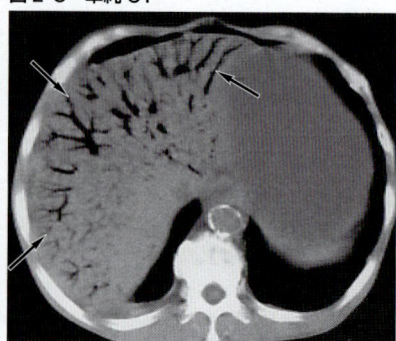

画像の読影

【症例1】 小腸が拡張し，壁に沿ってガスを認める（図1-C，D；→）．肝表や右腎周囲には遊離ガスも見られる（図1-A，B；→）．門脈や上腸間膜静脈にガスはなく，上腸間膜動脈や上腸間膜静脈は正常に造影されている．腹部膨満感以外に腹部症状に乏しく，保存的に経過観察し，症状および画像所見は改善した．

【症例2】 腹部単純X線写真では左上腹部の小腸にKerckring襞に沿った透亮像を認める（図2-A；→）．CTでは腸管壁内に多発性に直線状の気腫を認める（図2-B；→）．肝臓の門脈内にも樹枝状のairを認める（門脈気腫，図2-C；→）．緊急手術で腸管壊死（気腫性壊死性腸炎）が確認され，腸管切除が行われた．

腸管気腫症の一般的知識と画像所見

腸管気腫症は，腸管ガスが腸管壁の粘膜下あるいは漿膜下に侵入する病態である．内腔ガスから分離してその外周に，あるいは内腔に貯留した液体や便の周囲に描出されるのが特徴である．

腸管気腫症には，原因不明のprimary（15%）と，さまざまな原因で二次的に発生するsecondary（85%）の2種類ある．primaryである腸管壁嚢状気腫症（pneumatosis cystoides intestinalis）は一般的に無症状で，随伴する病変もなく偶然発見され，臨床的に特に問題にはならない．secondaryはさまざまな原因で二次的に発生するもので，原因としては腸管粘膜を損傷する状態（腸管虚血，腸閉塞，外傷，腸炎，潰瘍，悪性腫瘍，膠原病，化学療法や大量のステロイド投与時）に内圧上昇が加わった場合に起こりうる．最も重要な病態は腸管虚血による壊死性腸炎で，壊死して破綻した腸管粘膜を通して内腔のガスが腸管壁内へ入り込み，さらに腸管壁の静脈から門脈に流入すれば，門脈内ガスが見られることもある．腸管壊死が広範なほど予後不良で，門脈ガスを合併する場合も予後不良である[1)2)]．

腸管気腫の画像所見として腹部単純X線写真やCTでは特発性のものは局所的にブドウの房状（図1），腸管壊死に伴うものではKerckling襞に沿った直線上のガス像（図2）を認めることが多い．

鑑別診断のポイント

腸管破裂に伴うfree airとの鑑別が重要である．適切なウィンドウ幅・ウィンドウレベルに設定して慎重に観察することが大事である．また，腸管壊死などが原因の場合は迅速な処置が必要であり，腸管気腫症や門脈ガスを見た時は，他のCT所見や臨床所見と併せてその原因を突き詰める必要がある．

参考文献

1) Ho LM, Paulson EK, Thompson WM: Pneumatosis intestinalis in the adult: benign to life-threatening causes. AJR 188: 1604-1613, 2007.
2) Wiesner W, Mortelé KJ, Glickman JN, et al: Pneumatosis intestinalis and portomesenteric venous gas in intestinal ischemia: correlation of CT findings with severity of ischemia and clinical outcome. AJR 177: 1319-1323, 2001.

256　3. 小腸・大腸

消化管穿孔　Chilaiditi 症候群（結腸嵌入症）
Chilaiditi syndrome

（山下康行）

●症例：60代，男性．検診で横隔膜挙上を指摘され，精査目的で来院となる．自覚症状は特にない．

図1-A　胸部単純X線像

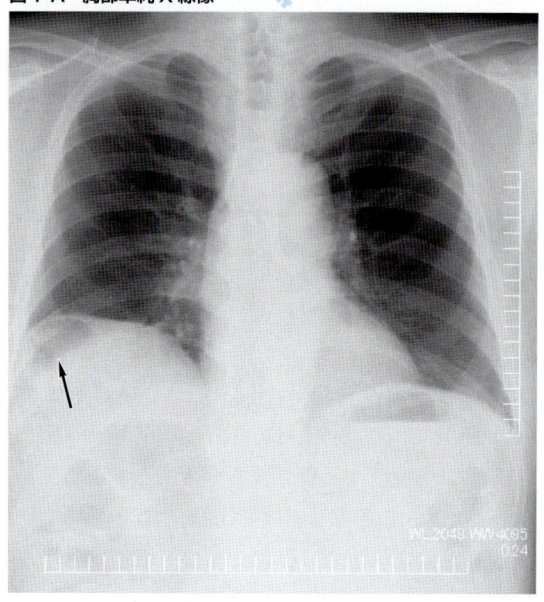

図1-B　腹部単純CT

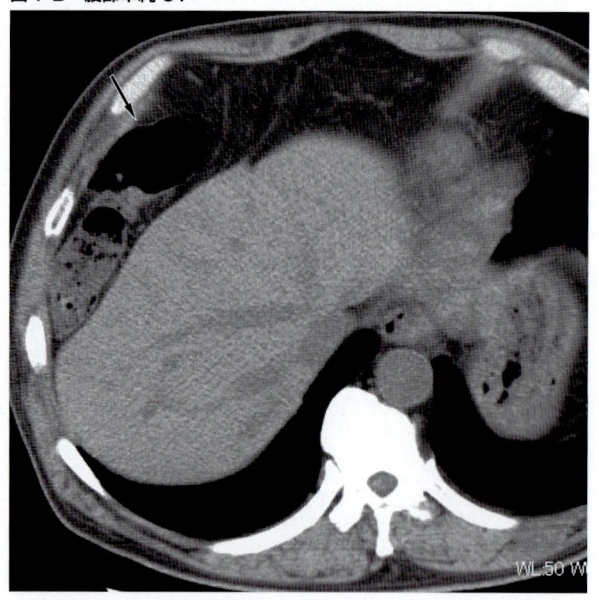

画像の読影

胸部単純X線写真で右の横隔膜は挙上し，横隔膜下に多量の消化管ガス像が見られる（図1-A；→）．CTでは，このガス像が肝前面から肝と横隔膜の間に嵌入した結腸由来であることがわかる（図1-B；→）．

Chilaiditi症候群の一般的知識と画像所見

右横隔膜と肝との間（perihepatic space）に結腸が嵌入した病態で，無症状のことが多い．1910年に，オーストリアの放射線科医 Dr. Chilaiditi が本症のX線像を報告した．全人口の0.025〜0.28％で見られると言われ，男女とも高齢になるほど増加する[1)2)]．肝硬変で右葉が萎縮した場合や，先天的な肝右葉の低形成などで本症候群を呈することがある[3)]．精神障害者では頻度が高いとも言われている．腹満感や便通異常などの消化管症状，あるいは呼吸促進や心悸亢進といった呼吸循環器症状を呈しうるが，重大な臨床的意義を持つことは稀で，CTなどでは肝前面から横隔膜下に消化管が見られることは少なからず経験する．特に症状がなければ，Chilaiditi症候群などと病名をつけるほどのことはないであろう．小腸嵌入の場合は絞扼の可能性があり，結腸嵌入でも有症状であれば手術適応となることもある．特に小児では，ガスで拡張した結腸が肝の前面から横隔膜下だけでなく，脾と横隔膜の間にも嵌入することが稀ではない．

鑑別診断のポイント

横隔膜下膿瘍や横隔膜ヘルニア，腹腔内遊離ガス，気腹などと紛らわしいこともあるが，基本的には胸部単純X線写真のみで診断可能である．診断困難な場合，CTで診断は確実である[4)]．

NOTE **perihepatic space に見られるさまざまな病変[2)]**
- 空気： 気腹や free air，Chilaiditi 症候群
- 脂肪： 奇形腫の破裂，脂肪腫や肉腫，偽脂肪腫（pseudolipoma of the Glisson capsule），juxtacaval fat，omental infarct，intrahepatic omental packing
- 液体貯留： 膿瘍（細菌，結核，放線菌，エキノコックスなど），Fitz-Hugh-Curtis 症候群
- 腫瘤： 癌性腹膜炎，腹膜偽粘液腫（pseudomyxoma peritonei）など

参考文献

1) Vessal K, Borhanmanesh F: Hepatodiaphragmatic interposition of the intestine (Chilaiditi's syndrome). Clin Radiol 27: 113-116, 1976.
2) Kim S, Kim TU, Lee JW, et al: The perihepatic space: comprehensive anatomy and CT features of pathologic conditions. RadioGraphics 27: 129-143, 2007.
3) Gore RM, Ghahremani GG, Joseph AE, et al: Acquired malposition of the colon and gallbladder in patients with cirrhosis: CT findings and clinical implications. Radiology 171: 739-742, 1989.
4) Fitzgerald JF, Tronconi R, Morris LD, Nowicki MJ: Clinical quiz: Chilaiditi's sign. J Pediatr Gastroenterol Nutr 30: 425, 471, 2000.

消化管憩室 食道憩室
esophageal diverticulum

(柏木 寧, 山村定弘)

●症例1：70代，男性．食道癌を指摘され精査を行った．

図1-A 単純CT　　図1-B 食道造影

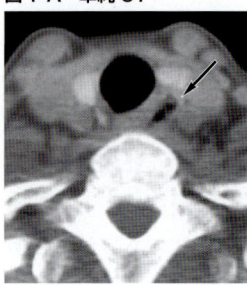

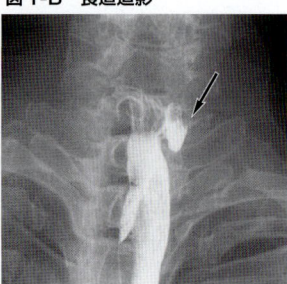

●症例2：70代，女性．口渇感を主訴に上部消化管内視鏡検査が施行され，食道憩室内に表在型食道癌を指摘された．

図2-A 食道造影　　図2-B 食道内視鏡

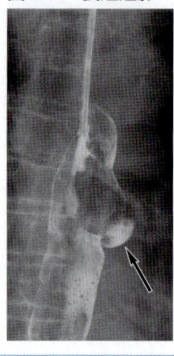

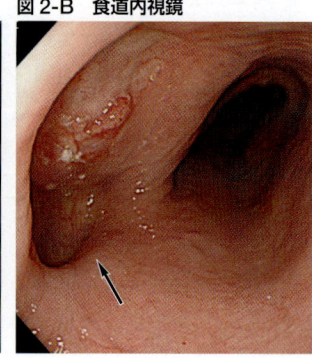

画像の読影

【症例1　Zenker憩室】　単純CTで頸部食道左側近傍にairを認める（図1-A；→）．食道造影検査では，頸部食道左側壁に径17mmの憩室を認めた（図1-B；→）．

【症例2　中部食道憩室（食道癌の合併あり）】　食道造影検査で胸部中部食道左側に憩室を認める（図2-A；→）．食道内視鏡検査で，切歯より26cmの食道左側に憩室を認める（図2-B；→）．この憩室内に粗糙粘膜を認め，ヨード染色にて長径10mm大の不染域を認めた．

食道憩室の一般的知識と画像所見

　　食道憩室は，食道壁が外膜側に囊状に突出した状態を指す．全消化管憩室の中では発生頻度が最も低く，稀な疾患である．食道憩室には，咽頭食道憩室（Zenker憩室），中部食道憩室（Rokitansky憩室），横隔膜上憩室がある．咽頭食道憩室は，咽頭食道後壁の下咽頭収縮筋斜走部と輪状咽頭筋横走部の間隙（Killian三角部）や，輪状咽頭筋と食道縦走筋の間隙（Laimer三角部）などの解剖学的脆弱部に，圧出性に生じる憩室である．中部食道憩室は食道憩室の約80%を占め，最も多い．気管支分岐部のリンパ節が瘢痕化することにより牽引されてできた後天性真性憩室である．横隔膜上憩室は，食道下部括約筋収縮異常や運動亢進によって食道下縁10cm以内にできた後天性圧出性憩室である[1]．

　　一般的に食道憩室は無症状の場合が多く，偶発的に発見される症例も多い．咽頭食道憩室では食道入口部付近に憩室があるため，他の食道憩室に比較して有症状の場合が多いとされる．嚥下障害が主であり，随伴症状として，未消化物の逆流，咽頭の閉塞感，咳嗽，嚥下時異常音，誤嚥性肺炎などがある．

　　CT検査では，食道近傍に内部に空気や食物の貯留を認める場合は本疾患を疑うが，確定診断は食道造影検査や上部消化管内視鏡で憩室を直接確認することで行われる．食道造影検査は憩室の位置や大きさを確認する点で有用である．また，食道憩室は癌の発生との関連が指摘されており[2]，内視鏡検査は，癌および憩室炎，潰瘍形成などの合併症の診断に有用である．

鑑別診断のポイント

　　造影X線検査や内視鏡検査での確認で確定診断される．内視鏡検査では，開口部が小さい場合には診断に困難な場合がある．一方で，造影X線検査は憩室の存在診断に有用である．

参考文献

1) Thomas ML, Anthony AA, Fosh BG, et al: Oesophageal diverticula. Br J Surg 88: 629-642, 2001.
2) Herbella FA, Dubecz A, Patti MG: Esophageal diverticula and cancer. Dis Esophagus 25: 153-158, 2012.

胃の非腫瘍性病変 胃憩室
gastric diverticulum

（柏木 寧，山村定弘）

●症例1：60代，男性．食道癌を指摘され精査を行った．

図1-A 胃造影　図1-B 造影CT 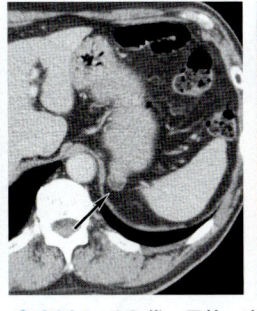　図1-C 胃内視鏡

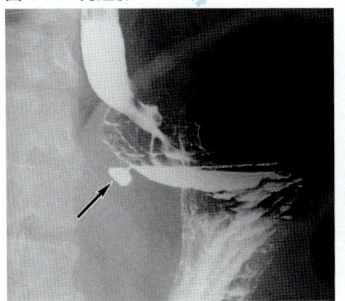

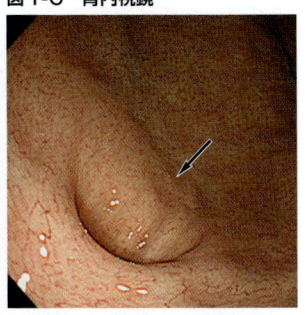

●症例2：60代，男性．痔瘻癌にて加療中．

図2-A 造影CT　図2-B 造影CT 冠状断像

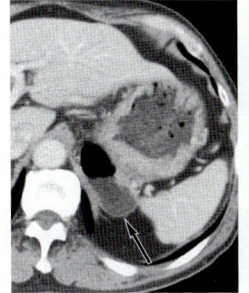

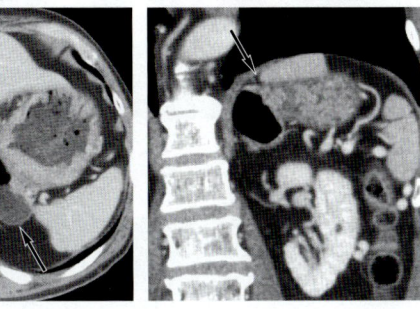

画像の読影

【症例1　胃憩室】 胃造影検査で，胃穹隆部にバリウムの貯留，いわゆるタッシェ（Tasche）を認める（図1-A；→）．造影CTにて胃背側に，内部に液体貯留を伴う円形の構造物を認める（図1-B；→）．胃内視鏡検査では反転して撮像，胃穹隆部に憩室を認める（図1-C；→）．

【症例2　胃憩室】 造影CTにて胃の背側に，液面形成像を伴う円形構造物を認める（図2-A；→）．冠状断像では胃壁との連続が確認でき，胃憩室と診断できる（図2-B；→）．

胃憩室の一般的知識と画像所見

胃憩室は，男女差はなく中年に多く見られる．比較的稀な疾患で，全剖検例の0.1〜2.6%と報告されている．中年で見られる場合は仮性憩室が多い．一方で先天性の場合は，真性憩室が多い．多くは単発で見つかるが多発の報告もある．サイズは1〜3cm大が主であり，好発部位は食道胃接合部，胃小弯側や後壁である．症状としては食欲不振，嘔吐，腹痛があるが，無症状のことが多い．潰瘍，穿孔や悪性腫瘍などの合併症は稀とされる[1]．

診断には，上部消化管造影検査，内視鏡検査，CT検査が用いられる．CT検査では，薄い壁を有した嚢胞性病変様の所見を呈する．理由ははっきりとしていないが，胃憩室は後腹膜腔に存在する場合があり，その場合はCTで左副腎腫瘍と間違えることがあるので，注意が必要である[2]．

鑑別診断のポイント

左副腎腫瘍など，左側後腹膜に発生する腫瘍との鑑別がポイントになる．背臥位で撮像したCT検査にて，左副腎近傍にガス像や液面を伴った像を認めることで，胃憩室の診断がつく場合がある．MPR像にて，胃壁との連続性を確認できれば確定診断となる．

参考文献
1) Schwartz AN, Goiney RC, Graney DO: Gastric diverticulum simulating an adrenal mass: CT appearance and embryogenesis. AJR 146: 553-554, 1986.
2) Kodera R, Otsuka F, Inagaki K, et al: Gastric diverticulum simulating left adrenal incidentaloma in a hypertensive patient. Endocr J 54: 969-974, 2007.

消化管憩室 十二指腸乳頭部憩室
juxtapapillary duodenal diverticula

（上谷浩之）

◉症例1：70代，男性．心窩部痛，発熱を主訴に受診．

図1-A　造影CT

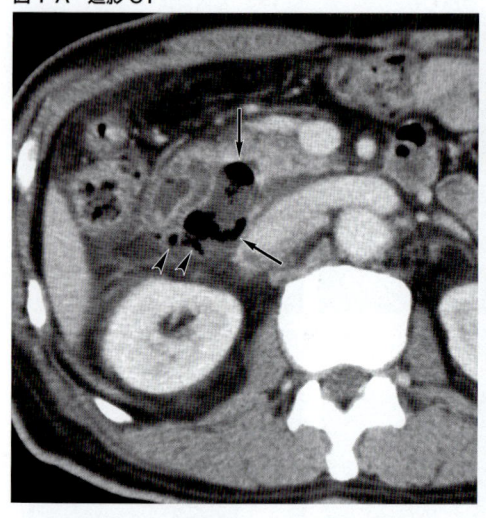

図1-B　造影CT

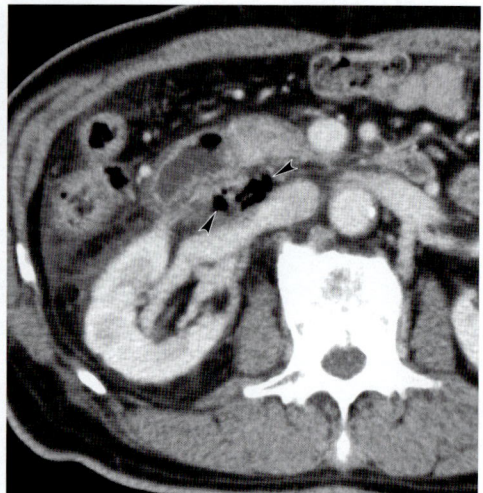

◉症例2：80代，女性．吐血・下血を主訴に受診．

図2-A　造影CT（早期相）

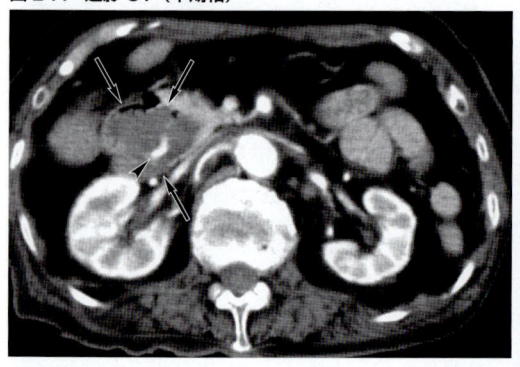

図2-B　造影CT冠状断像（早期相）

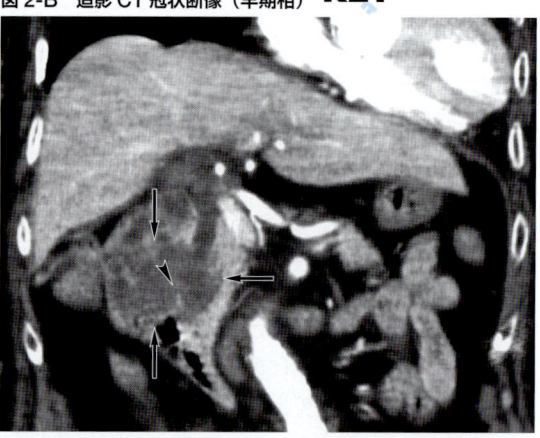

図2-C　下膵十二指腸動脈造影

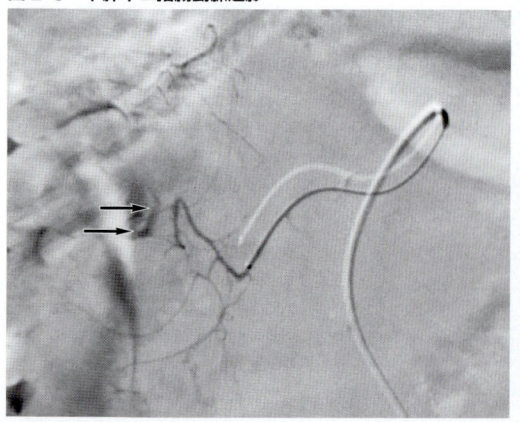

図2-D　下膵十二指腸動脈造影（治療後）

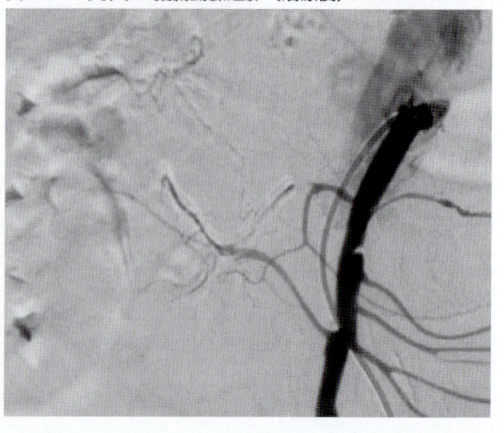

画像の読影

【症例1】 CTで十二指腸下行脚の乳頭部近傍に，内部にairや液体が貯留する囊胞性病変を認めた（図1-A；→）．十二指腸下行脚～水平脚背側の後腹膜腔にfree airや脂肪織濃度上昇を認め（図1；▻），十二指腸傍乳頭部憩室穿孔と診断した．保存的加療で軽快した．

【症例2】 CTで十二指腸下行脚の乳頭部近傍に，内部にairや液体が貯留する囊胞性病変を認めた（図2-A，B；→）．造影早期相では囊胞内に造影剤の血管外漏出を認め（図2-A，B；▻），憩室出血と診断し，緊急血管塞栓術を施行した．下膵十二指腸動脈からの造影で，造影剤の血管外漏出を認め（図2-C；→），N-buthyl-2-cyanoacrylate（NBCA）による塞栓術を施行した（図2-D）．

十二指腸乳頭部憩室の一般的知識と画像所見

　十二指腸憩室の多くは固有筋層を欠く仮性憩室で，後天的に生じる．発生部位は十二指腸下行部の傍乳頭部が多いが（約70％），水平部，上行部にも生じる．十二指腸乳頭部近傍のものは傍乳頭部憩室とも呼ばれる．その頻度は報告によってかなりばらつきがあるが，0.5～10.8％とされている．

　大部分は無症状で経過し，上部消化管内視鏡検査やCT時に偶然発見されるが，憩室の大きさが直径10mmを超えると合併症の頻度が高くなる．合併症としては憩室炎や出血，穿孔を来すことがあり，その場合は治療適応となる．また，傍乳頭部憩室の存在により，胆石症や胆管炎，膵炎などの膵胆道系合併症を誘発することがあり，Lemmel症候群と総称される．傍乳頭部憩室が膵胆道系に影響を及ぼす機序としては，憩室による機械的圧迫や乳頭炎，括約筋機能不全による逆流，さらに逆流による上向感染などの関与などが報告されているが，明らかな結論は得られていない．

　傍乳頭部憩室は消化管透視や内視鏡，CTなどで描出される．基本的には平滑で，球形の管腔外突出を認める．憩室内にはairや残渣，液面形成を伴うことがある．憩室内にairが存在している場合には診断は容易であるが，液体成分のみ存在している場合は，膵頭部の囊胞性病変との鑑別が困難となる．

鑑別診断のポイント

【膵頭部仮性囊胞】　膵頭部に仮性囊胞を形成した場合，画像上の鑑別が困難となることがあるが，急性膵炎の既往や炎症の有無などで鑑別を行う必要がある．

【膵囊胞性腫瘍】　傍乳頭部憩室では内部にairや消化管透視で造影剤を伴うことが鑑別点となる．

【十二指腸潰瘍穿孔】　十二指腸周囲脂肪織濃度上昇やfree airを伴うことが鑑別点となる．

参考文献

1) Federle MP: Duodenal diverticulum. Diagnostic imaging: abdomen. Amirsys, Salt Lake City, p.8-9, 2005.
2) Ames JT, Federle MP, Pealer KM: Perforated duodenal diverticulum: clinical and imaging findings in eight patients. Abdom Imaging 34: 135-139, 2009.

消化管憩室 Meckel 憩室
Meckel diverticulum

(上谷浩之)

●症例1:6歳,男児.嘔吐,下血を主訴に受診,来院時 Hb 7.0.

図1 99mTc シンチグラフィ **KEY**

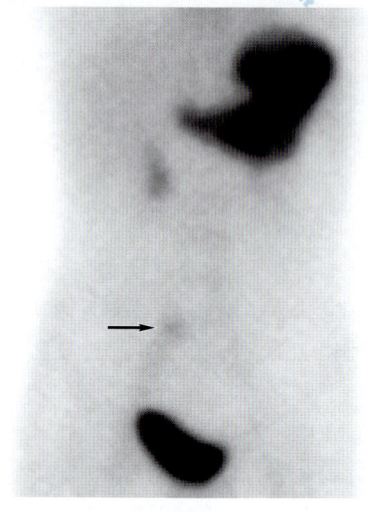

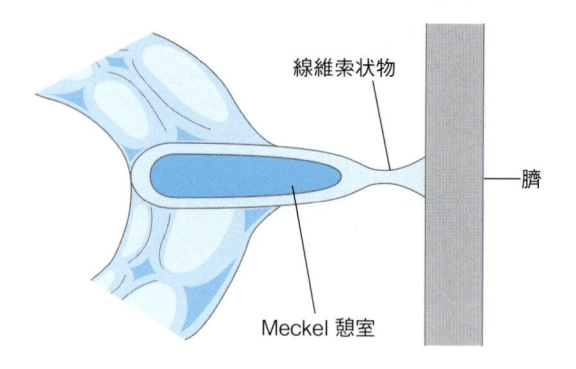

図3 Meckel 憩室と臍との関係

●症例2:5歳,男児.嘔吐,腹痛を主訴に受診.

図2-A 造影CT冠状断像

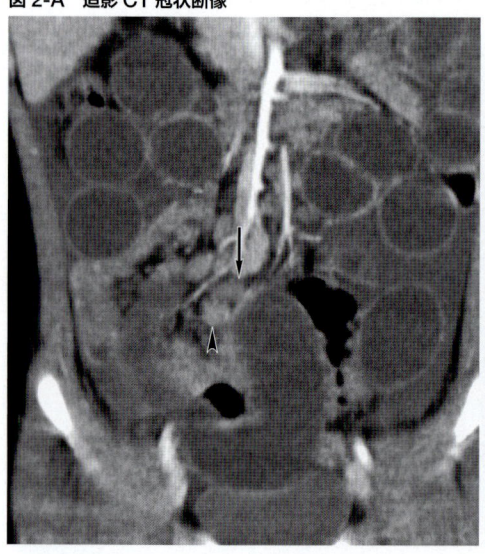

図2-B 造影CT冠状断像

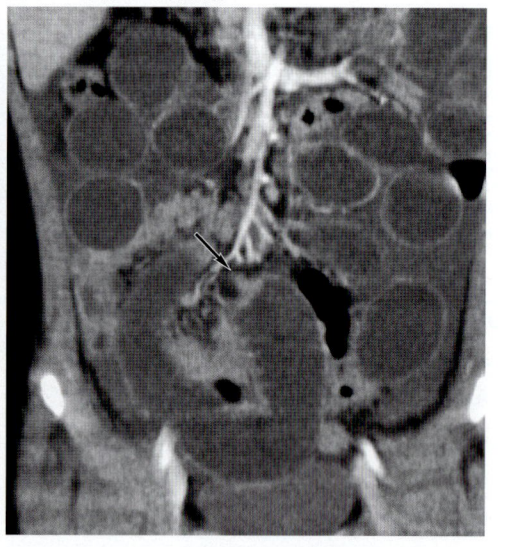

> **NOTE** **2の法則**
> 全人口の約2%,Bauhin 弁より約2フィート(feet)の回腸遠位部,長径2インチ(inch),男性は女性より2倍合併症あり,2つの異所性粘膜(異所性胃粘膜,異所性膵粘膜),2歳までに発症することが多い.

参考文献
1) Lee NK, Kim S, Jeon TY, et al: Complications of congenital and developmental abnormalities of the gastrointestinal tract in adolescents and adults: evaluation with multimodality imaging. RadioGraphics 30: 1489-1507, 2010.
2) Elsayes KM, Menias CO, Harvin HJ, Francis IR: Imaging manifestations of Meckel's diverticulum. AJR 189: 81-88, 2007.

画像の読影

【症例1】 ^{99m}Tc シンチグラフィで右下腹部に高集積を認めた（図1；→）．腹腔鏡下手術で Bauhin 弁から 30cm 程度の遠位回腸で腸間膜付着部の対側に Meckel 憩室を認め切除した．おおむね小腸粘膜に覆われるが，先端に異所性胃粘膜を有していた．

【症例2】 造影 CT で腸閉塞を認め，回腸に閉塞機転を認めた（図2；→）．閉塞機転の回腸から尾側に連続する構造を認め，Meckel 憩室が疑われた（図2-A；▶）が，CT のみでは断定は困難であった．緊急手術が行われ，Meckel 憩室先端にバンドを認め，閉塞起点となっていた．病理では異所性胃粘膜と膵組織を有していた．

Meckel 憩室の一般的知識と画像所見

ヒトでは胎生 5〜6 週に卵黄管が閉塞し消失するが，腸管側に憩室として残存したものが Meckel 憩室であり，小腸壁の全層を有する真性憩室である．消化管の先天奇形では最多で，全剖検例の約 2％に存在する．Bauhin 弁より約 50〜100cm 以内の回腸遠位部で腸間膜と反対側に位置する（図3）．

Meckel 憩室の発生頻度に性差はないが，合併症により症候性となるのは男性に多い．大部分の Meckel 憩室は無症候であるが，約 4〜40％の患者が以下のような合併症を発症し症候性となる．小児では消化性潰瘍，出血の頻度が高く，成人では腸閉塞や憩室炎が多い．稀だが，カルチノイド，平滑筋腫／肉腫，消化管間質腫瘍（gastrointestinal stromal tumor：GIST），脂肪腫などが Meckel 憩室から発生する．腸閉塞の原因としては，Meckel 憩室の内翻（腸重積となることもある），臍に固着した卵黄管を軸とする捻転，憩室周囲のバンドによる絞扼，腸石（Meckel 憩室の約 10％）などがあり，稀に Meckel 憩室が鼠径ヘルニアへ脱出・嵌頓する Litter ヘルニアを合併することもある．

Meckel 憩室は 60％程度に異所性粘膜を有している（胃粘膜が 62％で，膵粘膜が 6％，両者の混在が 5％程度）．下血を主訴とする例の多くは異所性胃粘膜を有しており，その場合は診断に Meckel シンチグラフィが有用である．Meckel シンチグラフィは，^{99m}Tc パーテクネが胃粘膜の壁細胞に集積することを利用している．特に小児では感度 85％，特異度 95％，正診率 85％程度と高い診断能を有する．異所性胃粘膜は異常集積として描出され，右下腹部に多い．SPECT/CT が有用との報告もある．ただし，異所性胃粘膜を有していなければ集積を認めず，成人での感度は 60％程度である．

一方，異所性胃粘膜がわずか，または有しない症例では陽性とならず，その場合は CT や消化管造影などで，上述の部位に回腸との連続する盲端に終わる管腔構造を同定する必要がある．しかし，合併症が起こっていなければ，正常の小腸ループと類似する所見のため，同定は困難である．CT enterography が Meckel 憩室の同定に有用との報告がある．内翻した Meckel 憩室による腸重積の場合は，重積の先進部に腸間膜由来の脂肪濃度を検出できることがある．

鑑別診断のポイント

Meckel シンチグラフィ上の鑑別診断は重複腸管（duplication）である．集積部位が通常と異なる場合は，重複腸管も考慮する必要がある．また，小腸出血や開腹歴のない腸閉塞の鑑別診断として，Meckel 憩室は常に念頭に置くべき疾患である．

消化管憩室 結腸憩室炎
colonic diverticulitis

(中島康也)

●症例1：40代，男性．右側腹部痛．WBC 12900，CRP 0.40．

図1-A 造影CT **KEY**

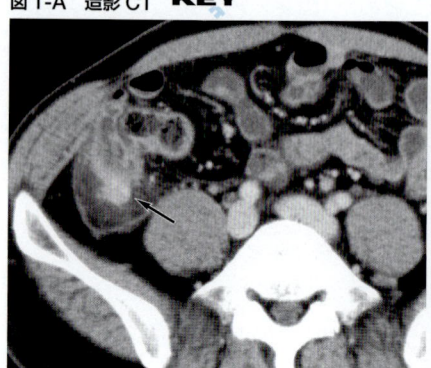

図1-B 造影CT，MPR矢状断像

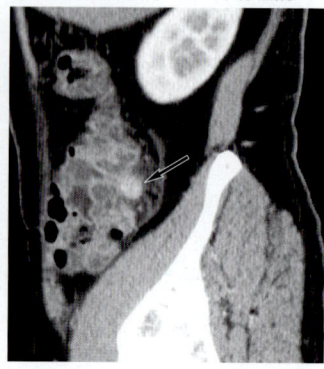

●症例2：60代，男性．発熱と左下腹部痛が続く．WBC 10530，CRP 10．

図2-A 造影CT **KEY**

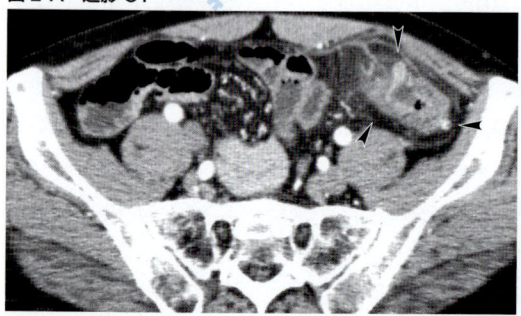

図2-C 造影CT，MPR矢状断像

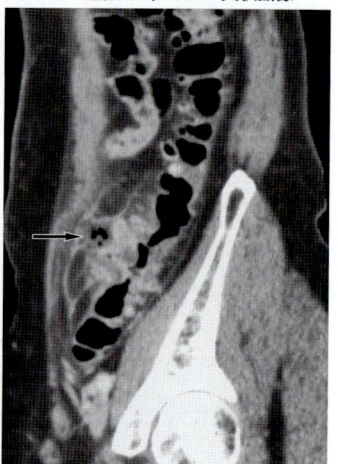

図2-B 造影CT

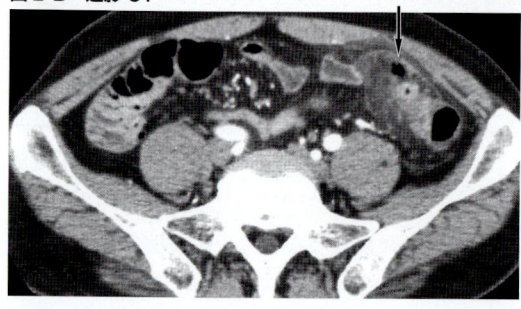

●症例3：60代，男性．S状結腸憩室炎およびS状結腸膀胱瘻．

図3-A T2強調像

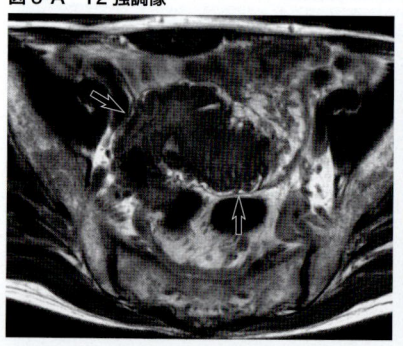

図3-B T2強調矢状断像

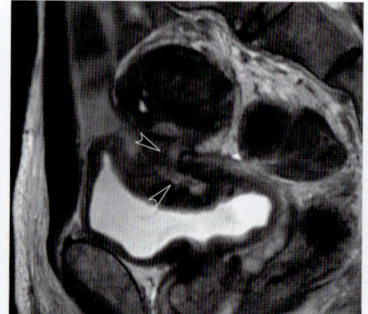

図3-C 造影CT，MPR矢状断像

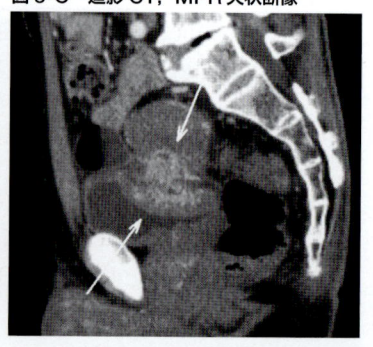

画像の読影

【症例1】 上行結腸壁が浮腫状に肥厚し，周囲脂肪織の濃度上昇や筋膜の肥厚を伴っている（図1）．壁外に突出する憩室が造影効果を伴って描出されている（→）．内科的治療で軽快した．

【症例2】 S状結腸壁は憩室を伴って浮腫状肥厚を来し（図2-A；▶），周囲脂肪織の濃度上昇も目立つ．別のスライスでは少量の腸管外ガスも見られる（図2-B，C；→）．入院での内科的治療が奏効し，軽快退院となった．

【症例3】 S状結腸には憩室が多発し，著明な壁肥厚を認める（図3-A；→）．矢状断像では膀胱との間に瘻孔を認める（図3-B；▶）．CTでもS状結腸と膀胱の間に肉芽および瘻孔形成が見られる（図3-C；⇨）．

結腸憩室炎の一般的知識と画像所見

　大腸粘膜が筋層を貫いて外部に突出し，囊状となった状態を憩室という．欧米では90％がS状結腸に発生するのに対し，わが国では70％が右側結腸に発生する．憩室症の頻度は年齢とともに増加し，15～25％が憩室炎，5～15％が憩室出血を発症すると言われている．憩室炎は，入口部が糞石や食物残渣，炎症などで閉塞することで憩室内圧が上昇し，微小穿孔により周囲組織に炎症を起こした状態である．腹痛や嘔気，嘔吐，下痢といった非特異的な症状を呈するため，単純X線写真や超音波，大腸造影検査，CTといった画像診断が必要となる．

　S状結腸と膀胱の間で瘻孔を作り，糞尿を認めることもある（図3）．この中でもCTの診断精度が突出しており，膿瘍形成などの重症度評価や治療方針決定，経過観察にも有用である．

　通常は安静，抗生剤投与などの内科的治療で改善するが，治療抵抗性である，再発を繰り返す，穿孔，腹膜炎，狭窄などを起こすような場合は外科的治療が必要となる．

NOTE　憩室炎を疑うCT所見

　憩室炎を疑うCT所見を示す．このうち，「壁肥厚」，「周囲脂肪織の毛羽立ち」，「憩室を同定できる」の3項目が重要な所見と考えられる．

- **主要所見**
  大腸壁肥厚
  周囲脂肪織の毛羽立ち
  大腸憩室の存在

- **副所見**
  腹部筋膜の肥厚
  憩室の炎症
  大腸外のガス像／膿瘍形成

鑑別診断のポイント

　大腸癌との鑑別が問題となるが，病変の範囲が広く，憩室を有し，壁の層状構造が保たれていることが，憩室炎を示唆する所見である．その他，Crohn病などの炎症性腸疾患や感染性腸炎，腹膜垂炎なども鑑別に挙がるが，臨床症状や病変の分布，憩室の有無を確認することが重要である．

参考文献

1) Parks TG: Natural history of diverticular disease of the colon. Clin Gastroenterol 4: 53-69, 1975.
2) Kircher MF, Rhea JT, Kihiczak D, Novelline RA: Frequency, sensitivity, and specificity of individual signs of diverticulitis on thin-section helical CT with colonic contrast material: experience with 312 cases. AJR 178: 1313-1318, 2002.

266　3. 小腸・大腸

消化管憩室 消化管重複症
duplication cyst

（上谷浩之）

●**症例1**：8か月，女児．頻回の嘔吐，血便を主訴に受診．腸重積に対し，整復後，超音波検査で異常を指摘される．

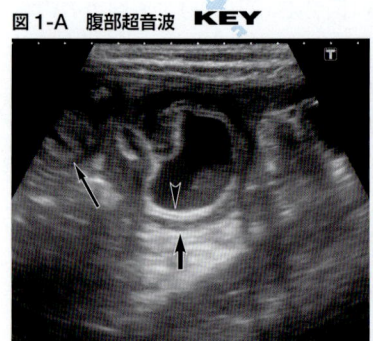

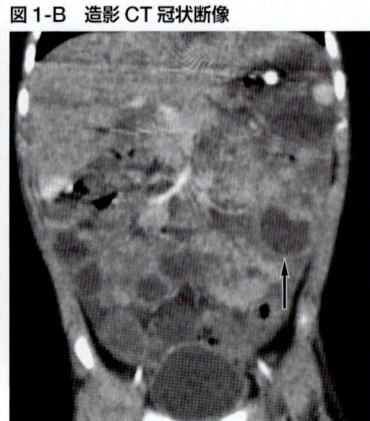

図1-A　腹部超音波

図1-B　造影CT冠状断像

図1-C　造影CT

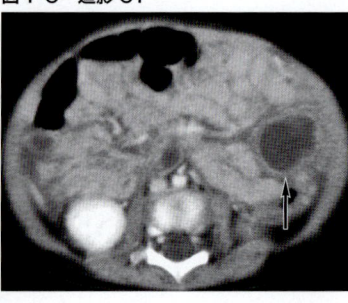

図1-D　^{99m}Tc シンチグラフィ

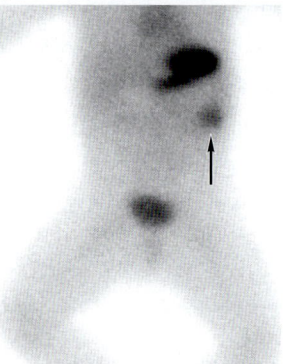

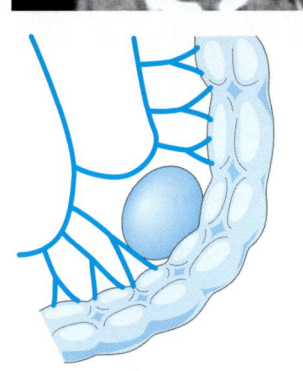

図3　消化管重複症と腸との関係

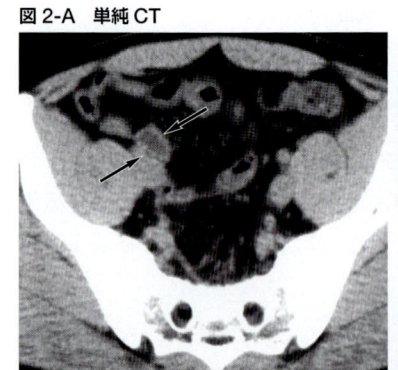

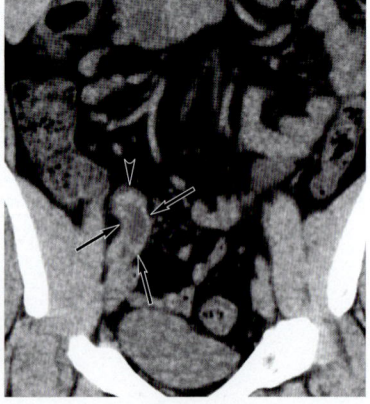

図4　消化管重複症の発生部位
（78人の患者より）
［文献3］より一部改変して転載］

●**症例2**：20代，男性．心窩部痛を主訴に他院でCTを施行．異常を指摘され，紹介受診．

図2-A　単純CT

図2-B　単純CT冠状断像

参考文献

1) Lee NK, Kim S, Jeon TY, et al: Complications of congenital and developmental abnormalities of the gastrointestinal tract in adolescents and adults: evaluation with multimodality imaging. RadioGraphics 30: 1489-1507, 2010.
2) Donnelly LF: Gastrointestinal duplication cysts. Diagnostic imaging: pediatrics. Amirsys, Salt Lake City, p.158-161, 2005.
3) Bower RJ, Sieber WK, Kiesewetter WB: Alimentary tract duplications in children. Ann Surg 188: 669-674, 1978.

画像の読影

【症例1】 腹部超音波検査で肥厚した腸管（図1-A；→）に接する径26mmの嚢胞性病変を認めた．壁は内層が高エコー（図1-A；▶），外層が低エコー（図1-A；→）で内部にdebris様のエコーを呈していた．CTでもやや壁の厚い嚢胞性病変を認めたが（図1-B，C；→），腸管の一部なのか，腸管外に位置する病変なのかは評価困難であった．^{99m}Tcシンチグラフィで左上腹部に高集積を認めた（図1-D；→）．

手術にて結腸脾弯曲部と連続する腫瘤性病変と脂肪織様組織（膵臓）の癒着を認め，楔状切除にて摘出した．病理では重複腸管の粘膜は胃粘膜よりなり，その深層部には異所性の膵組織を認めた．

【症例2】 CTではBauhin弁から10cm程度の遠位回腸（図2-B；▶）に接し，盲端に終わる単房性の嚢胞性病変を認めた（図2-A，B；→）．回盲部切除が施行され，病理では嚢胞内壁には胃粘膜を認め，小腸重複症と診断された．回腸粘膜との連続性は認めなかった．

消化管重複症の一般的知識と画像所見

消化管の発生過程の異常によって生じるとされる．一般に腸間膜側に存在し，血管を共有することが多い（図3）．口腔から肛門まであらゆる消化管に隣接した部位に球形または管状の重複構造が生じうるとされるが，最も多いのは回腸末端である（図4）．壁には平滑筋が存在し，内面には消化管上皮が存在する．内腔に存在する消化管上皮には必ずしも隣接する消化管と同一なものではなく，特に異所性の胃粘膜，膵組織の存在が臨床上重要である．隣接する消化管とは交通は見られないことが多いが，交通していることもある．

腹部腫瘤や消化管圧迫症状で発見されることが多く，胃粘膜の含有に起因して出血，穿孔を生じると急激な腹痛を来す．他に重複腸管を先進部とした腸重積やイレウスなどの合併症がある．症候性の場合は2歳までに診断されることが多い．

超音波では円形，あるいは管状の消化管に隣接する嚢胞性腫瘤として描出され，典型的には単房性で，壁は内側に粘膜に相当する高エコー，外側に筋層に相当する低エコーの2層構造を有する．内部は無エコーな場合と出血や感染などを伴っていればdebris様のエコーが見られたり隔壁構造が見られたりする場合がある．CTは発生部位の同定と他疾患の除外，合併症の検索に有用である．造影検査は消化管の圧排の程度，存在部位，消化管との交通の有無の評価などに有用である．消化管出血を来す症例では^{99m}Tcシンチグラフィで重複腸管内の異所性胃粘膜の存在を確認できることがある．

鑑別診断のポイント

消化管重複症（duplication cyst）は超音波でその嚢胞成分の描出ができ，消化管に隣接し，上記の特徴的な壁の2層構造が得られれば，その可能性が高くなる．一般には各部位での嚢胞性腫瘍の鑑別診断となる．

【Meckel憩室】 小腸重複症とは鑑別が難しいことが多い．両者とも異所性胃粘膜を有することがあるので，^{99m}Tcシンチグラフィで高集積を呈することがある．Meckel憩室は回腸末端から100cm以内の腸間膜と反対側に存在するため，腸間膜側にあれば否定的である．

【腸間膜嚢胞】 消化管と筋層を共有しないため，壁が薄く，多房性のことが多い．

【卵巣嚢胞性腫瘍】 回腸重複症では鑑別となりうる．

【リンパ管腫】 単房性あるいは多房性で鑑別は難しい．

腹部ヘルニア総論

(山下康行)

　腹腔で見られるヘルニアは腹腔内の臓器が腹膜を被ったまま腹腔外に脱出するもので，腸管が嵌頓して腸閉塞を来し，絞扼性イレウスとなることがある．鼠径部に見られることが多く，外鼠径ヘルニア，内鼠径ヘルニアのほか，大腿ヘルニア，閉鎖孔ヘルニアなどが見られる．また腹壁から脱出するものは腹壁ヘルニア，横隔膜から胸腔に脱出するものは横隔膜ヘルニアと呼ばれる．

　一方，腹膜臓器が腹腔内の陥凹部（腹膜筒）や腸間膜などの欠損部（異常裂孔）に入り込むものを内ヘルニアと呼ぶ．

鼠径部に見られるヘルニア

　外鼠径ヘルニア，内鼠径ヘルニア，大腿ヘルニア，閉鎖孔ヘルニアなどが多い（表，図1，2）．膀胱上窩ヘルニアはきわめて稀である．

1）外鼠径（間接）ヘルニア

　恥骨筋の前から恥骨の前方にヘルニア嚢を認める．精巣が下降する男児に多く，乳幼児に好発する．下腹壁動脈に対して外側（外側鼠径窩）から外鼠径輪→鼠径管→陰嚢や大陰唇に脱出する．下腹壁動脈に対して外側に見られる．

2）内鼠径（直接）ヘルニア

　同じく恥骨の前方にヘルニア嚢を認めるが，高齢男性に多い．内側鼠径窩→内鼠径輪→皮下へ脱出するもので，下腹壁動脈に対して内側に見られる．

3）膀胱上窩ヘルニア

　膀胱上窩から脱出するもので，外鼠径輪を通過する外膀胱上窩ヘルニアと通過しない内膀胱上窩ヘルニアがある（p.272「鼠径ヘルニア」参照）．

4）大腿ヘルニア

　大腿輪・大腿管・伏在裂孔を通って腹腔臓器が皮下に脱出するもので，中年以降の女性（特に経産婦）に多い．発生頻度は鼠径ヘルニアの1/25～1/50であるが，嵌頓，絞扼を来す確率が高い．

　ヘルニア嚢は大腿上部前面の皮下（恥骨筋より前面）にある．恥骨上枝直上の断面で大腿管に陥入し，大腿静脈および大伏在静脈と常に隣接している（内側に向かない）．

5）閉鎖孔ヘルニア

　閉鎖管を経て小腸・結腸・大網・卵巣などが骨盤外へ逸脱するもので，高齢の経産婦に多い嵌頓することが多いが，身体所見からはまず診断できない（CTの意義が高い）．

表 鼠径部に見られるヘルニアの鑑別

	好発者	位置関係	血管との関係
外鼠径ヘルニア	男児	鼠径靱帯の前	下腹壁動脈に対して外側
内鼠径ヘルニア	高齢男性	鼠径靱帯の前	下腹壁動脈に対して内側
膀胱上窩ヘルニア	高齢男性	鼠径靱帯の前	臍動脈索の内側
大腿ヘルニア	高齢女性（経産婦）	鼠径靱帯の後，恥骨筋の前方	大腿静脈に流入する大伏在静脈のすぐ内側
閉鎖孔ヘルニア	高齢女性（経産婦）	恥骨筋と外閉鎖筋の間	―

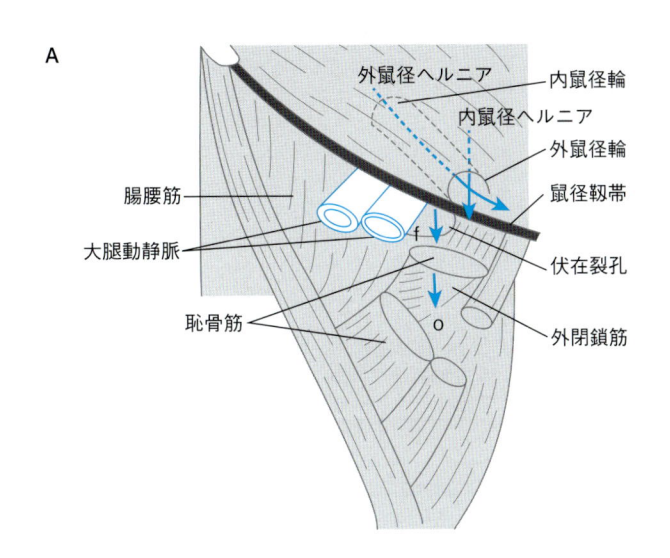

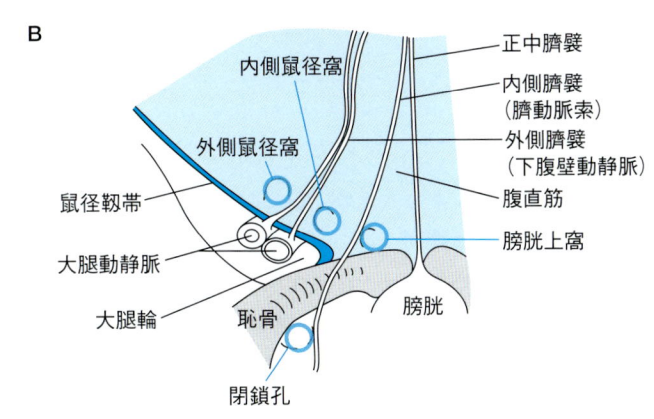

図1 鼠径部のヘルニア ［文献1）より一部改変して転載］
A：外鼠径ヘルニアと内鼠径ヘルニアは鼠径靱帯の前を通り，外鼠径輪より脱出する．外鼠径ヘルニアは下腹壁動静脈（内直筋の背側を走行）の外側，内鼠径ヘルニアは内側に同定される．大腿ヘルニア（f）は鼠径靱帯の後ろ大腿静脈，内伏在静脈の内側に沿って大腿管内を走行する．閉鎖孔ヘルニア（o）は閉鎖管内（恥骨筋と外閉鎖筋の間）に同定される．
B：右鼠径部を内側から見た図．外側鼠径窩，内側鼠径窩，膀胱上窩，大腿輪，閉鎖孔の位置関係を示す．

図2-A 内鼠径ヘルニア（両側性）　　図2-B 外鼠径ヘルニア 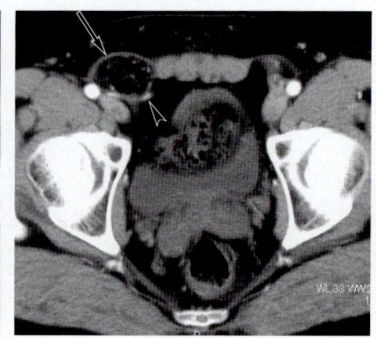　　図2-C 閉鎖孔ヘルニア（80代，男性）

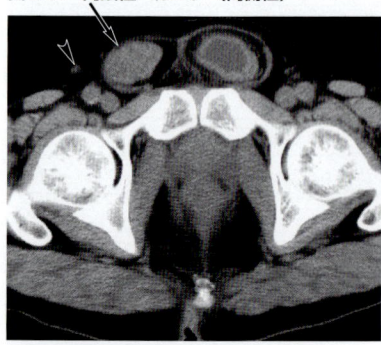

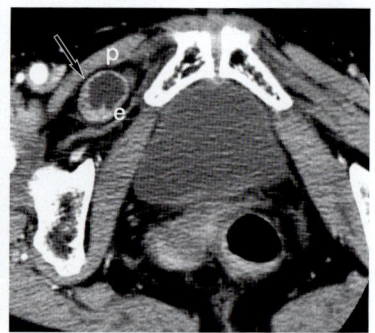

図2-D 大腿ヘルニア（80代，女性）

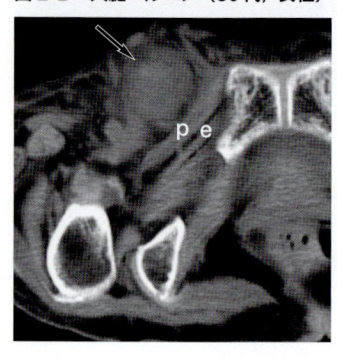

図2　鼠径部に見られるヘルニア
A〜D：右鼠径部に腸管の脱出を認める（→）．内および外鼠径ヘルニアではヘルニア囊は恥骨結節の上内側に見られる．内鼠径ヘルニア（図2-A）では下腹壁動静脈（▶）は外側，外鼠径ヘルニア（図2-B）では内側に同定される．一方，大腿ヘルニア（図2-D）ではヘルニア囊は恥骨結節の下外側に見られ，恥骨筋（p）の前方である．閉鎖孔ヘルニア（図2-C）では恥骨筋（p）と外閉鎖筋（e）の間に見られる．

腹壁ヘルニア

正中腹壁ヘルニア（白線ヘルニアおよび臍ヘルニア），側副壁ヘルニア（半月状線ヘルニア），腹壁瘢痕ヘルニアなどがある．正中腹壁ヘルニアは臍上部に肝鎌状間膜の脂肪層が脱出することが多い．

内ヘルニア

腸閉塞手術例の1%以下ときわめて稀である．腹膜窩ヘルニア（傍十二指腸ヘルニア，傍盲腸ヘルニア，S状結腸間膜窩ヘルニアなど），網囊孔ヘルニア，異常裂孔ヘルニア（横行結腸間膜，経小腸間膜，大網裂孔，子宮広間膜裂孔ヘルニア）がある（図3）．腹膜窩ヘルニア壁側腹膜を伸展して進入するのでヘルニア囊を有し，限局しているが，異常裂孔ヘルニアには，ヘルニア囊は見られない．網囊孔ヘルニアはヘルニア囊はないが，限局している．

傍十二指腸ヘルニア（53%）が最も多く，傍十二指腸窩には左側（Landzert窩）と右側（Waldeyer窩）があり，左側が75%，右側が25%である．左傍十二指腸ヘルニアでは左上腹部に拡張した小腸ループを認め，これによって下腸間膜静脈が腹外側に圧排される．右傍十二指腸ヘルニアでは陥入した小腸ループを右前腎傍腔に認め，これによって上腸間膜静脈が腹側に圧排される．

図3　代表的な内ヘルニアの種類[2) 3)]

a：左傍十二指腸ヘルニア
b：右傍十二指腸ヘルニア
c：網嚢孔ヘルニア
d：横行結腸間膜ヘルニア
e：S状結腸間膜ヘルニア
f：傍盲腸ヘルニア
g：経小腸間膜ヘルニア
h：骨盤内構造物を経由したヘルニア

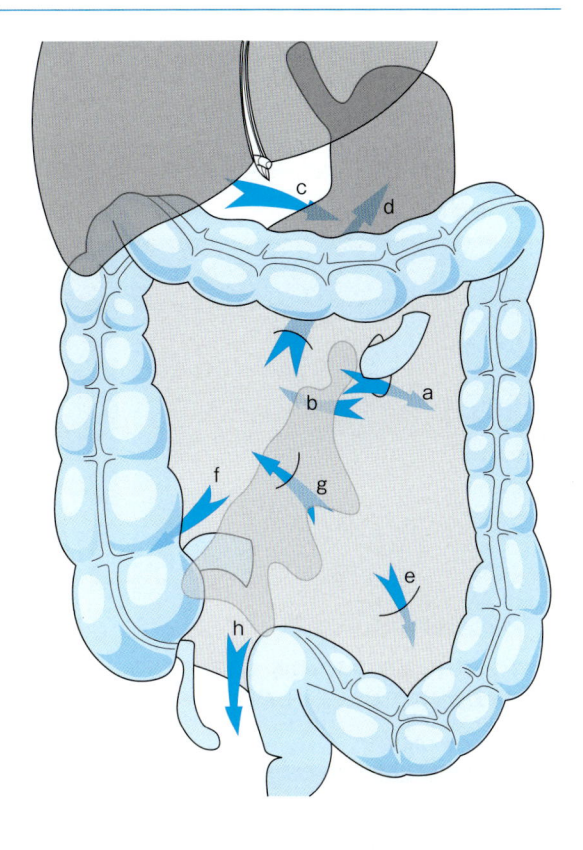

> **NOTE**　**特殊なヘルニア**
>
> **【Richter型ヘルニア】**
> 腸管壁の一部（通常は腸間膜非付着側）のみが嵌頓を起こす稀な病態で，ヘルニアが嵌頓していても触知しづらく，画像上もとらえにくいので，診断が難しいことが多い．
>
> **【Littréヘルニア】**
> ヘルニア内容がメッケル憩室．きわめて稀である．

参考文献

1) 荒木 力：II. ヘルニア．ここまでわかる急性腹症のCT, 第2版．メディカルサイエンスインターナショナル, p.12-58, 2009.
2) Martin LC, Merkle EM, Thompson WM: Review of internal hernias: radiographic and clinical findings. AJR Am J Roentgenol 186: 703-717, 2006.
3) Meyers MA: Intraperitoneal spread of malignancies. In: Meyers MA, ed; Dynamic radiology of the abdomen. 5th ed. Springer-Verlag, New York, p.131-263, 2000.

外ヘルニア 鼠径ヘルニア
inguinal hernia

（根岸孝典）

●症例1：20代，男性．左鼠径部の膨隆と痛みがあり受診．徒手整復困難．圧痛が強い．

図1-A 単純CT **KEY**

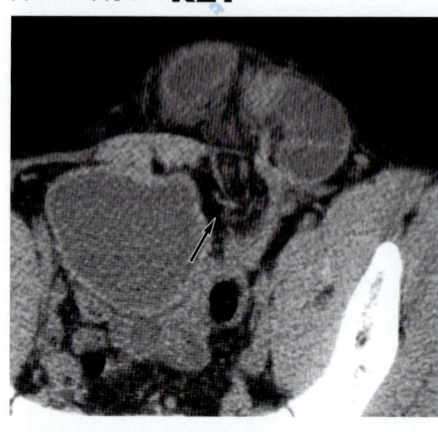

図1-B 単純CT（Aより尾側のスライス）

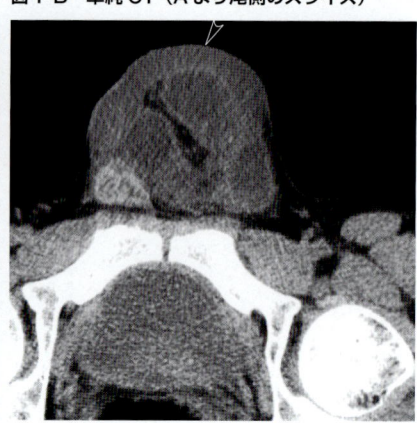

●症例2：70代，女性．急激な腹痛．右下腹部に硬結を触れるが，肥満のため鼠径靱帯ははっきりしない．徒手整復は困難．

図2 単純CT **KEY**

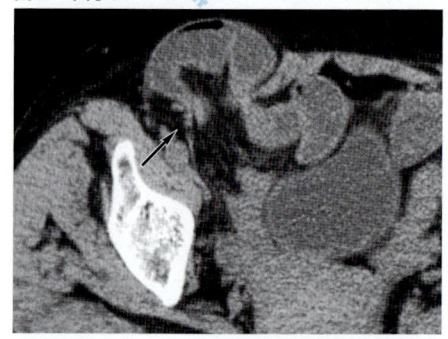

●症例3：70代，男性．両側鼠径部膨隆．

図3-A 単純CT

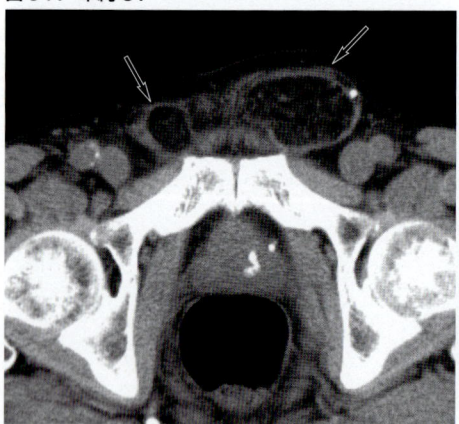

図3-B 単純CT 冠状断像 **KEY**

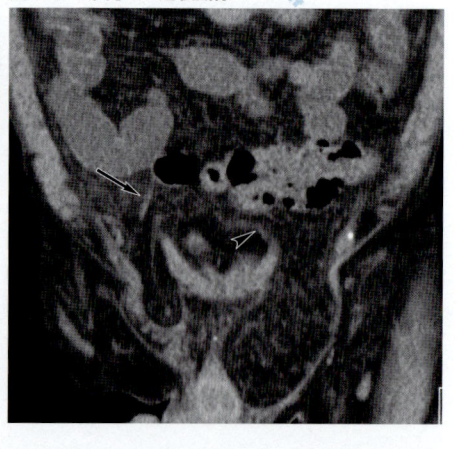

参考文献
1) Burkhardt JH, Arshanskiy Y, Munson JL, Scholz FJ: Diagnosis of inguinal region hernias with axial CT: the lateral crescent sign and other key findings. Radiographics 31: E1-E12, 2011.
2) Sasaya T, Yamaguchi A, Isogai M, et al: Supravesical hernia: CT diagnosis. Abdom Imaging 26: 89-91, 2001.

画像の読影

【症例1】 下腹壁動静脈（図1-A；→）の外側から小腸の脱出が認められる．鼠径部より尾側のスライスでは，脱出した小腸は陰嚢内まで伸展し，周囲には液体が貯留している（ヘルニア水，図1-B；▶）．外側鼠径ヘルニア，小腸の絞扼の診断で，小腸部分切除とヘルニア根治術施行．

【症例2】 下腹壁動静脈（図2；→）の内側から小腸の脱出が認められ，口側腸管は拡張している．内側鼠径ヘルニア嵌頓．小腸壊死はなく，ヘルニア根治術施行．

【症例3】 両側鼠径部に脂肪組織の脱出が認められる（図3-A；→）．右側は臍動脈索の内側から脂肪組織の脱出が見られ，外膀胱上窩ヘルニアである（図3-B；→）．一方，左側は臍動脈索の外側から脂肪組織の脱出が見られ，内鼠径ヘルニアであることがわかる（図3-B；▶）．

鼠径ヘルニアの一般的知識

下腹前壁を腹腔内から見ると，外側から正中に向かい，外側臍襞，内側臍襞，正中臍襞という3本の襞が存在する．外側臍襞は下腹壁動静脈，内側臍襞は臍動脈索，正中臍襞は正中臍索（尿膜管の遺残）を内包する．これらの襞により区分された潜在的なくぼみを，外側から外側鼠径窩，内側鼠径窩，膀胱上窩と呼ぶ．鼠径ヘルニアの中でヘルニア門を外側鼠径窩とするのが外側（間接）鼠径ヘルニア，内側鼠径窩とするのが内側（直接）鼠径ヘルニア，膀胱上窩とするのが膀胱上窩ヘルニアであり（p.269参照），好発年齢や脱出しやすい臓器，嵌頓する頻度など異なる特徴を有する．

1) 外側（間接）鼠径ヘルニア

脱出経路は，外側鼠径窩→内鼠径輪→鼠径管→外鼠径輪である．先天的要因が強いため乳児期に多く，次に若年男子に多い．ヘルニア内容は小腸，卵巣，大網などである．鼠径ヘルニア全体で嵌頓例は5％程度とされるが，その多くがこの外側鼠径ヘルニアである．

2) 内側鼠径ヘルニア

脱出経路は，内側鼠径窩→外鼠径輪である．原因は前腹壁の脆弱化であり，年配男性に多い．ヘルニア内容は小腸や大腸，膀胱などである．ヘルニア門は大きく嵌頓例は少ない．

3) 膀胱上窩ヘルニア

膀胱上窩から脱出する．外鼠径輪を通過しない場合は内膀胱上窩ヘルニアと呼ばれ，嵌頓例が多い．前方に伸展し外鼠径輪を通過した場合は外膀胱上窩ヘルニアと呼ばれ，皮下膨隆を認める．中高年男性に多いとされるが，膀胱上窩ヘルニア自体が非常に稀である．

治療は，大腿からアプローチする手術と腹腔鏡下手術がある．大腿からのアプローチでは内側鼠径ヘルニアと膀胱上窩ヘルニアの鑑別が難しい場合があったが，腹腔鏡下手術では前腹壁を腹腔内から観察できることから，鑑別は容易である．最近では腹腔鏡下手術の割合が増加し，膀胱上窩ヘルニアと診断される手術症例が増えてきている[2]．

鑑別診断のポイント

鼠径ヘルニアのCT診断では，まず下腹壁動静脈を同定する．外側臍襞は下腹壁動静脈が通る襞であることから，下腹壁動静脈の外側（外側鼠径窩）から臓器が脱出する場合は外側鼠径ヘルニアであり，下腹壁動静脈の内側から臓器が脱出する場合は，内側鼠径ヘルニアか膀胱上窩ヘルニアとなる．内側鼠径ヘルニアと外膀胱上窩ヘルニアは，いずれもヘルニア内容が外鼠径輪から皮下に脱出することや，痩せている患者などでは内側臍襞（臍動脈索）の同定が困難な場合があることから鑑別が難しいことがあるが，内膀胱上窩ヘルニアでは，ヘルニア嚢が膀胱を圧迫するように膀胱頭側に位置するため，診断は比較的容易である．その他，鼠径部に見られるヘルニアの鑑別については，「ヘルニア総論」のNOTE（p.268）を参照のこと．

274 3. 小腸・大腸

外ヘルニア 大腿ヘルニア
femoral hernia

（根岸孝典）

◉**症例**：70代，女性．右鼠径部痛が出現．その後，嘔吐を繰り返す．

図1-A 単純CT

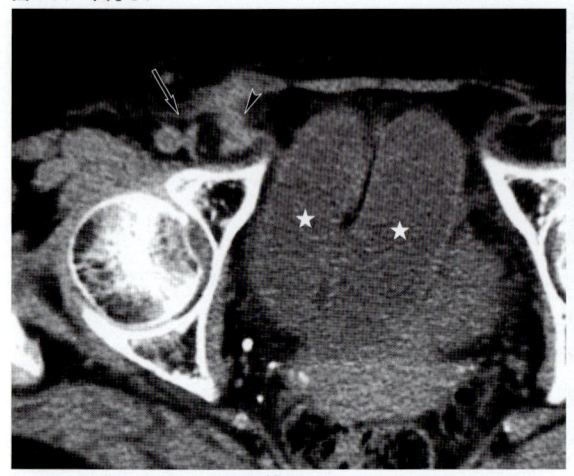

図1-B 単純CT

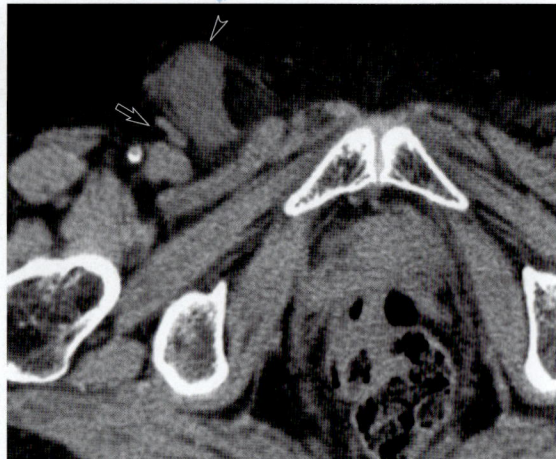

図1-C 単純CT 冠状断像

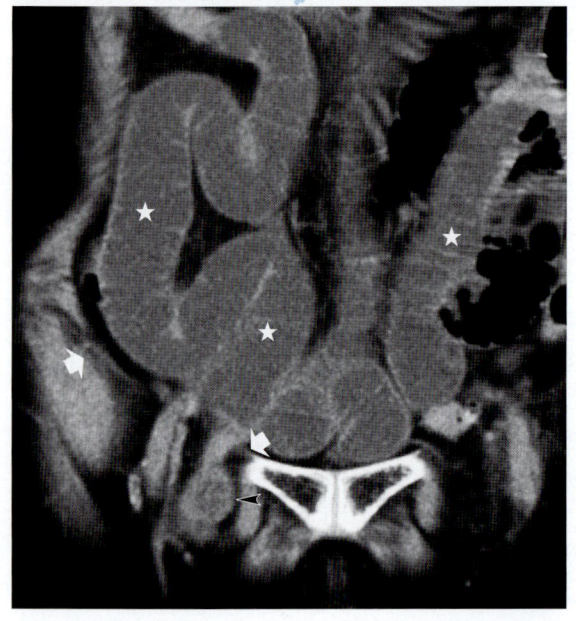

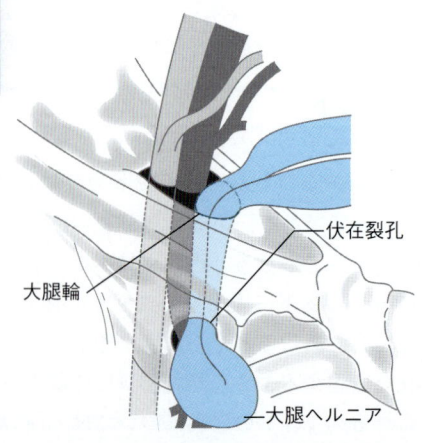

図2　大腿ヘルニアの出口
大腿ヘルニアは鼠径靱帯の後ろ大腿静脈，内伏在静脈の内側に沿って大腿管内を走行し，伏在裂孔から脱出する．

伏在裂孔
大腿輪
大腿ヘルニア

画像の読影

脱出腸管（図1；▶）が大腿静脈（図1-A；→）と大伏在静脈（図1-B；➡）を圧迫しながら，その内側を通過している．冠状断では鼠径靱帯の一部（図1-C；⇨）が描出されており，鼠径靱帯の尾側から腸管が脱出していることがわかる．口側の小腸はイレウスを来している（図1-A, C；★）．小腸部分切除とヘルニア根治術施行．

大腿ヘルニアの一般的知識と画像所見

大腿ヘルニアは腹部臓器が大腿管へ脱出するヘルニアであり，しばしば大腿管から伏在裂孔を通過し，皮膚膨隆を形成する（図2）．出産や加齢による筋膜組織の脆弱化が主要因と言われており，高齢女性に多い．ヘルニア内容は腸管が最多であり，この他，大網や卵巣，膀胱なども脱出しうる．嵌頓例が50～85％と多く，腸管が脱出する場合ではRichter型ヘルニアの頻度が比較的高く，注意が必要である．

大腿管とは外腸骨静脈のすぐ内側に位置する1.5～2cmほどの鞘状の管であり，通常はリンパ管や脂肪組織を内包している．大腿管の頭側を大腿輪と言い，大腿輪は下腹壁動静脈の内側に位置している．大腿ヘルニアはこの大腿輪をヘルニア門とするため，同じく下腹壁動静脈の内側がヘルニア門（内側鼠径窩）となる内側鼠径ヘルニアとの鑑別が重要となる（p.272参照）．

臨床的には，鼠径靱帯と皮膚膨隆との位置関係（鼠径靱帯の頭側か尾側か）で鑑別されるが，肥満患者では鑑別が難しい場合がある．画像診断においては，再構成画像が利用可能な場合は冠状断で鼠径靱帯が描出される場合が多く，鑑別に有用である．

また，大腿ヘルニアでは脱出臓器が大腿静脈と大伏在静脈に併走し，これらを圧迫するように認められる．一方，内側鼠径ヘルニアでは，大腿静脈を圧迫しうるが，大伏在静脈を圧迫することはなく，また，ヘルニア囊は恥骨結節の方向へ伸展するため鑑別することができる[1)2)]．

鑑別診断のポイント

前腹壁を腹腔内から見ると，腸骨恥骨靱帯の頭側に内側鼠径窩が位置し，尾側に大腿輪が位置している．腸骨恥骨靱帯は横筋筋膜下縁が肥厚したもので，鼠径靱帯に平行に位置している靱帯であることから，ヘルニアが鼠径靱帯の頭側であれば内側鼠径ヘルニア，尾側であれば大腿ヘルニアと考えればよい．その他，鼠径部に見られるヘルニアの鑑別については，「ヘルニア総論」（p.268）を参照のこと．

参考文献

1) Suzuki S, Furui S, Okinaga K, et al: Differentiation of femoral versus inguinal hernia: CT findings. AJR 189: W78-W83, 2007.
2) Burkhardt JH, Arshanskiy Y, Munson JL, Scholz FJ: Diagnosis of inguinal region hernias with axial CT: the lateral crescent sign and other key findings. RadioGraphics 31: E1-E12, 2011.

外ヘルニア 閉鎖孔ヘルニア
obturator hernia

(根岸孝典)

●症例：80代，女性．食事中に右大腿部痛が出現し，その後，腹部膨満，嘔吐あり．

図1-A 単純CT **KEY**

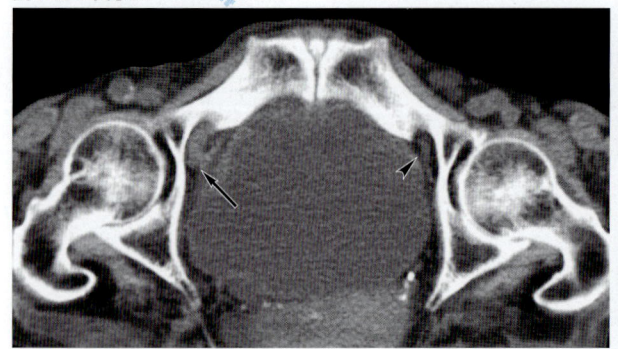

図1-B 単純CT

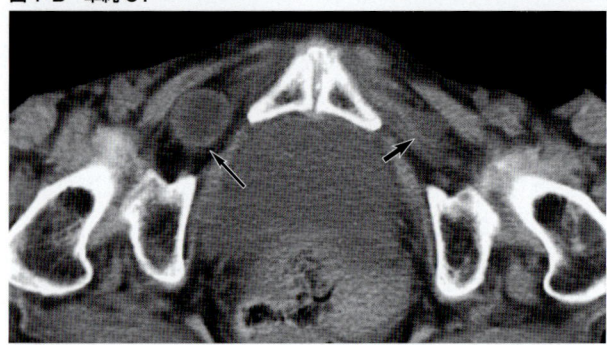

図1-C 単純CT 冠状断像

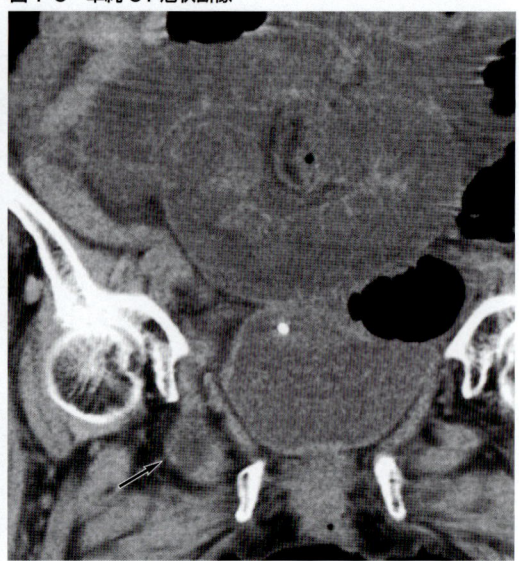

NOTE 鼠径ヘルニアの位置

図2 鼠径ヘルニアの位置
[文献3) より一部改変して転載]

Ⅰ：外鼠径ヘルニア
Ⅱ：内鼠径ヘルニア
Ⅲ：膀胱上窩ヘルニア
Ⅳ：大腿ヘルニア
Ⅴ：閉鎖孔ヘルニア

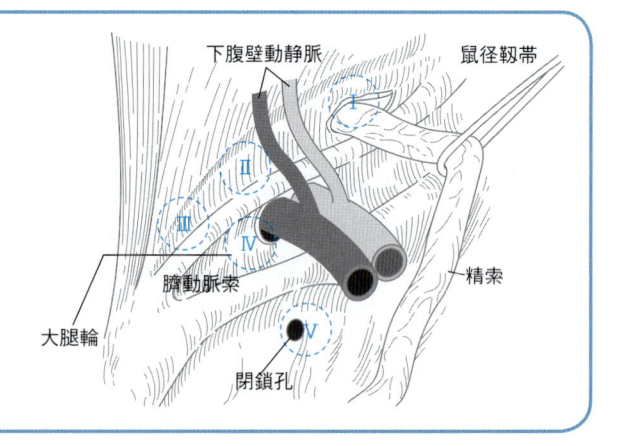

画像の読影

右側の閉鎖管に軟部影が認められる（図1-A；→）．左側では脂肪織内に閉鎖動静脈が点状に描出されている（図1-A；▻）．右側に嵌頓した小腸が認められる（図1-B；→）．左側には少量の水腫が見られる（図1-B；➡）．冠状断では，閉鎖管から脱出する小腸が明瞭に描出されている（図1-C；→）．また，口側の小腸がイレウスを呈しているのがわかる．

閉鎖孔ヘルニアの一般的知識と画像所見

閉鎖孔ヘルニアは腹壁ヘルニアの中では比較的稀であり，高齢女性，特に痩せ形の多産婦に多い（表）．鼠径ヘルニアのように皮下に腫瘤として認められるのは10％程度と少なく，視触診からは診断できないことが多い．また，臨床症状も腹痛や嘔気など非特異的であることが多く，閉鎖孔ヘルニアに特徴的な症状であるHowship-Romberg徴候は，30％程度に見られるのみである[1,2]．そのため，閉鎖孔ヘルニアの診断における画像診断の役割は非常に大きい．

脱出経路は骨盤深部に位置する閉鎖管である（図2）．閉鎖管とは，閉鎖孔を覆う閉鎖膜（内側に内閉鎖筋，外側に外閉鎖筋が位置する）の前上方の欠損部のことであり，通常，閉鎖神経や閉鎖動静脈が通過する．閉鎖膜が強靭で，閉鎖管が小さいことから，閉鎖孔ヘルニアは嵌頓を起こしやすい．ヘルニア内容は，ほとんどが回盲弁から100cm以内の小腸であり，その他，大腸，大網，卵管，卵巣，子宮，膀胱などの報告がある．ヘルニア嚢は外閉鎖筋と恥骨筋の間に見られることが多く，外閉鎖筋の筋束間などに見られることもある．

手術では嵌頓腸管の処置の他，原則としてヘルニア門の閉鎖処置も行われる．閉鎖処置は閉鎖膜の縫合閉鎖，腹膜操作による閉鎖，人工膜材による閉鎖などの方法がある．開腹手術の際は患側のみでなく対側の閉鎖孔も観察し，必要であれば閉鎖処置が行われる．最近では腹腔鏡下手術が選択されることも多くなっている．

鑑別診断のポイント

CT診断において鑑別に迷うことは少ないと思われるが，小腸のRichter型ヘルニアには注意しなければならない．また，閉鎖管に貯留した腹水が，あたかも閉鎖孔ヘルニアのヘルニア内容（腸管内の液体など）に見える場合があるため，注意深い読影が必要である．その他，鼠径部に見られるヘルニアの鑑別については，「ヘルニア総論」（p.268）を参照のこと．

> **NOTE** **Howship-Romberg徴候**
> 閉鎖管は，閉鎖動静脈の他に閉鎖神経も通過する．閉鎖孔ヘルニアでは，この閉鎖神経がヘルニア内容で圧迫されることによって大腿内側や股関節に痛みやしびれを認める場合があり，閉鎖孔ヘルニアに特徴的な症状とされる．

参考文献

1) Skandalakis LJ, Skandalakis PN, Colborn GL, Skandalakis JE: Obturator hernia: embryology, anatomy, surgery. Hernia 4: 121-128, 2000.
2) Nasir BS, Zendejas B, Ali SM, et al: Obturator hernia: the Mayo Clinic experience. Hernia 16: 315-319, 2012.
3) 坂本昌義, 大谷五良：その他の手術：大腿ヘルニア・閉鎖孔ヘルニア手術．消化器外科 14: 1307-1315, 1991.

外ヘルニア 腹壁ヘルニア（正中腹壁，側腹壁，腹壁瘢痕）
abdominal hernia (median abdominal hernia, lateral ventral hernia, abdominal incisional hernia)

（根岸孝典）

●症例1：40代，男性．臍周囲に軽度の圧痛あり．

図1-A 単純CT

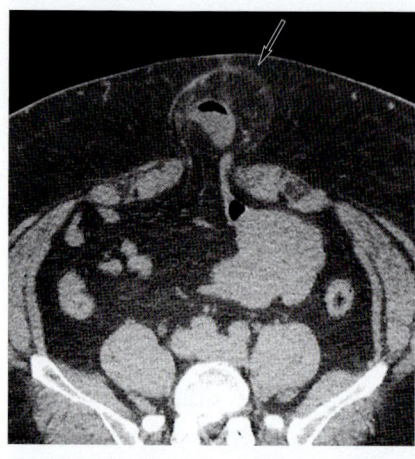

図1-B 単純CT 矢状断像　KEY

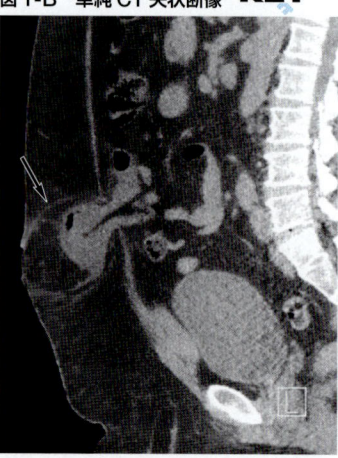

●症例2：60代，女性．症状なし．他疾患で施行されたCTにて偶然ヘルニアが発見された．

図2-A 単純CT

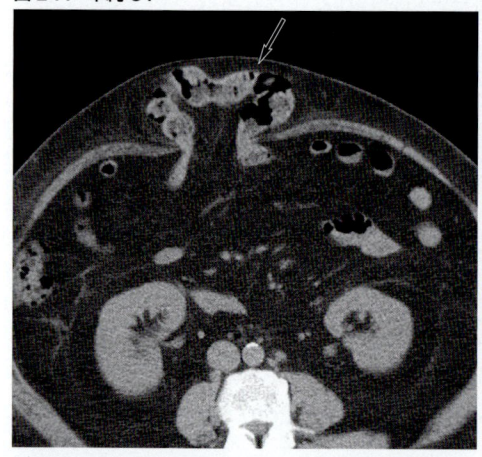

図2-B 単純CT 矢状断像　KEY

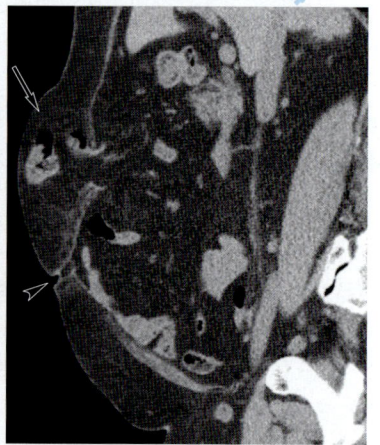

●症例3：60代，女性．便秘あり．左下腹部の膨隆．

図3 単純CT　KEY

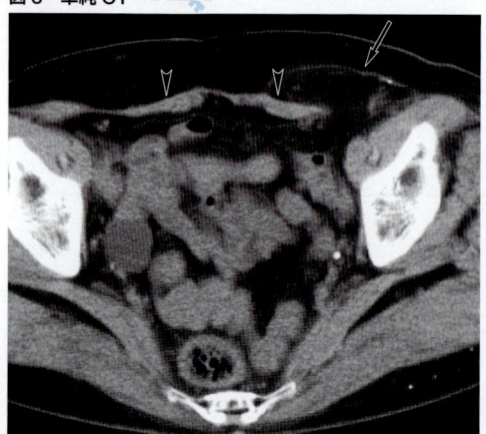

●症例4：70代，女性．小学生時に虫垂炎手術歴あり．右下腹部に膨隆が出現．

図4 単純CT　KEY

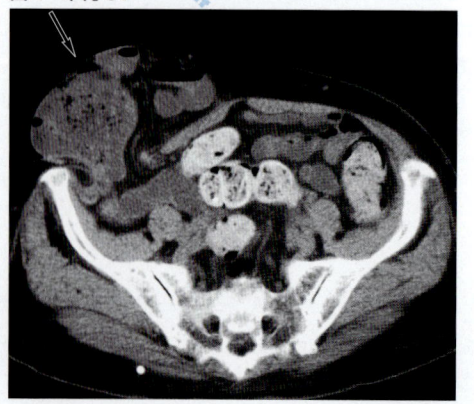

画像の読影

【症例1】 臍部に小腸の脱出（図1；→）が認められる．臍ヘルニアである．ヘルニア根治術施行．

【症例2】 腹部正中に横行結腸の脱出が認められる（図2；→）．矢状断で見ると臍部（図2-B；▶）の頭側からヘルニアが認められる．白線ヘルニアである．経過観察．

【症例3】 左側半月状線の外側から大網が脱出している（図3；→）．側腹壁ヘルニアである．前方アプローチによるヘルニア根治術施行．▶：腹直筋．

【症例4】 右下腹部より回腸と盲腸の一部が脱出している（図4；→）．イレウスはなし．腹壁瘢痕ヘルニアの診断．徒手整復は困難．便秘はあるが，腹痛，嘔吐などなく，経過観察．

腹壁ヘルニアの一般的知識

腹壁ヘルニアは，発生部位により正中腹壁ヘルニアと側腹壁ヘルニアに大別され，この他，腹壁瘢痕ヘルニアが含まれる．いずれも嵌頓は稀であるが，臨床症状を呈する場合には手術が検討される[1)2)]．

1) 正中腹壁ヘルニア

臍ヘルニアと白線ヘルニアがこれに含まれる．白線とは，正中腹壁に存在する左右の腹直筋鞘をつなぐラインのことである（図5）．白線は臍の裏にある臍輪で欠損しており，臍輪が先天的あるいは後天的に開いていると臍ヘルニアが起こる．臍ヘルニアは新生児では普通に見られ，後天的には肥満女性に起こりやすい．白線ヘルニアは臍から6cmほど頭側の範囲が好発部位である．同部が先天的に脆弱であることや，肥満などによる脂肪増生に伴う間隙の形成や腹圧の持続などが原因とされる．

2) 側腹壁ヘルニア

半月状線ヘルニアや spieghel ヘルニアと呼ばれる．半月状線とは腹直筋の外側のラインのことであり，腹直筋鞘後葉の欠損部となる弓状線より尾側が半月状線の脆弱部となっており，ここにヘルニアが好発する．性差はなく40〜70代に多い．

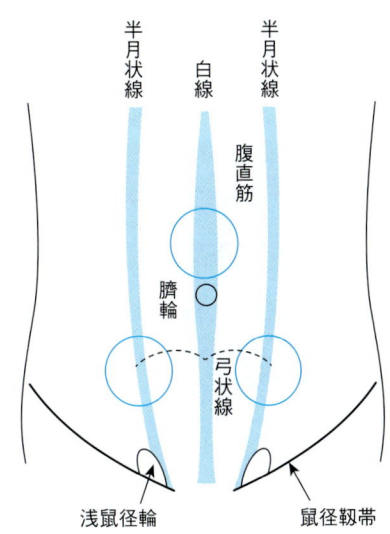

図5　腹壁の構造と正中および側腹壁ヘルニアの好発部位
［文献3）より一部改変して転載］

3) 腹壁瘢痕ヘルニア

外傷後や開腹手術後の腹膜が癒合せず開いたままである場合に生じるヘルニアである．手術創部の感染，加齢による腹筋の脆弱化，妊娠や腹水，肥満などによる腹圧上昇が原因となる．近年，腹腔鏡挿入部の Richter 型ヘルニアが報告されており，注意を要する[3)]．

鑑別診断のポイント

脱出部と腹直筋の位置関係から，診断は容易である．

参考文献

1) Harrison LA, Keesling CA, Martin NL, et al: Abdominal wall hernias: review of herniography and correlation with cross-sectional imaging. Radiographics 15: 315-332, 1995.
2) Miller PA, Mezwa DG, Feczko PJ, et al: Imaging of abdominal hernias. Radiographics 15: 333-347, 1995.
3) 荒木 力：Ⅱ．ヘルニア．ここまでわかる急性腹症のCT，第2版．メディカルサイエンスインターナショナル，p.12-58, 2009.

280　3. 小腸・大腸

内ヘルニア　傍十二指腸ヘルニア（左傍十二指腸ヘルニア）
paraduodenal hernia (left paraduodenal hernia)

（本郷哲央・森　宣）

●症例：50代，女性．急激に生じた嘔気，嘔吐を主訴に受診．

図1-A　腹部造影CT

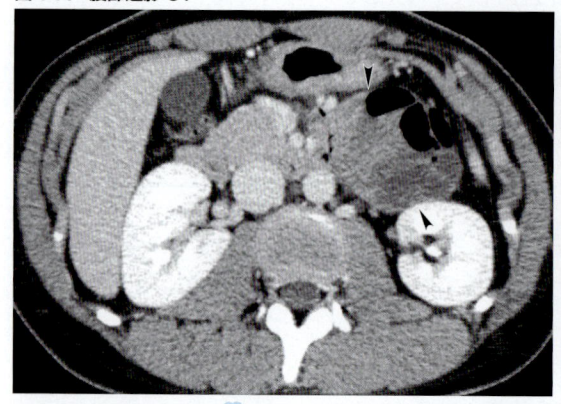

図1-B　腹部造影CT

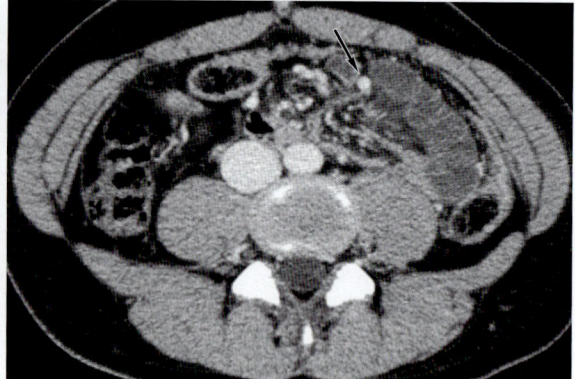

図1-C　腹部造影CT

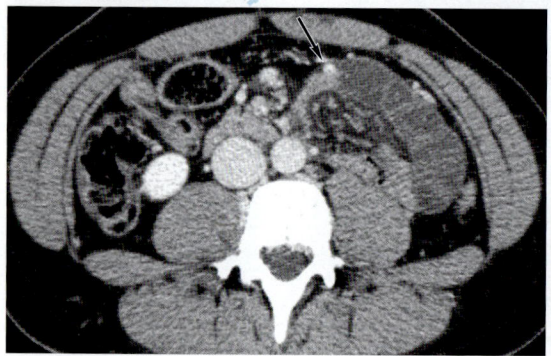

図1-D　腹部造影CT 冠状断再構成像

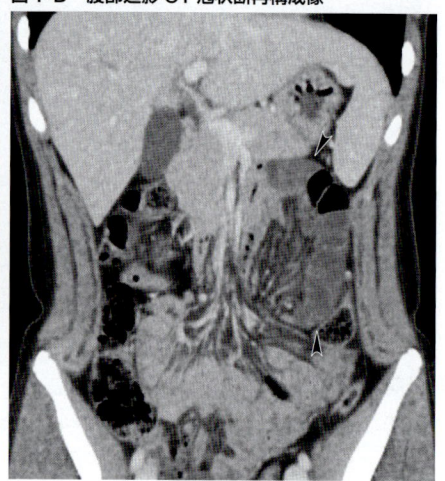

参考症例：Sac-like clustering（左傍十二指腸ヘルニア）

図2　腹部造影CT 冠状断再構成像

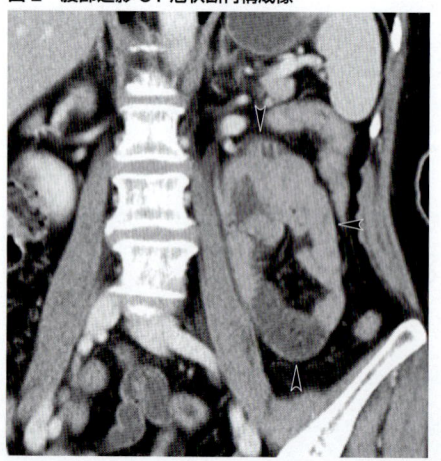

閉鎖腔内に向かって内ヘルニアが起こると脱出した腸管の形態が類円形を示す（▶）．

画像の読影

造影CT（図1-A）にて左腎前方には集簇した小腸ループを認め，同ループはsac-like clustering を呈する（図1-A, D；▶）．上記の小腸の腸間膜脂肪織の濃度上昇が認められ小腸ループの両端が閉塞している"closed loop"も確認できる．絞扼性イレウスが疑われる．集簇した小腸ループの腹側を腹側に偏位した下腸間膜静脈が走行している（図1-B, C；→）．

左傍十二指腸ヘルニアの一般的知識

内ヘルニアのうち頻度が最も高い．正常の中腸回転を終えた後に上行結腸や下行結腸間膜の後腹膜への固着が発生する段階において，十二指腸空腸移行部左側に横行結腸間膜左側の立ち上がりと下行結腸間膜起始部の合流部で下腸間膜静脈の背側に結合織が疎な部分が存在する．小腸ループがその部分へ入り込むと傍十二指腸窩（fossa of Landzert）と称されるくぼみから左傍十二指腸ヘルニアの囊が形成される．傍十二指腸窩の自由縁は下腸間膜静脈が走行している．

鑑別診断のポイント

傍十二指腸ヘルニアなど脱出した腸管が閉鎖腔に存在するものは，拡張した陥入腸管が囊状構造に包まれるため，その形態が類円形を示すこと（sac-like clustering）が特徴であるとされている（図2）．本疾患では脱出した小腸が左腎の前方，下行結腸内側，背側でsac-like clusteringを形成する．

このsac-like clusteringを示す小腸ループの腹側を下腸間膜静脈が走行していることが特異的指標となる．絞扼の有無や捻転にも注目する必要がある．

鑑別疾患としてバンドや癒着によるイレウス，小腸軸捻転，腸炎などが挙げられる．

> **NOTE**
> ### Sac-like clustering
> 傍十二指腸ヘルニアなど脱出した腸管が閉鎖腔に存在するものは，拡張した陥入腸管が囊状構造に包まれるためその形態が類円形を示すこと（sac-like appearance）が特徴であるとされている（図2）．
>
> ### 右傍十二指腸ヘルニア
> 傍十二指腸ヘルニアのうち約1/4を占めるとされる[1]．右傍十二指腸ヘルニアの原因は前述の左傍十二指腸ヘルニアと異なり胎生期の不完全な中腸回転に起因すると考えられている．胎生期にはumbilical sacへ進入した中腸（prearterial segment）および腹腔内に残った中腸の一部（postarterial segment）が同期して反時計回転をするが，prearterial segmentが回転することなく，腹腔内のコンポーネント（postarterial segement）のみが回転してしまうと，腹腔内へ戻った際には右側へ残存したままの小腸の腹側をpostarterial segmentである回盲部から上行結腸が下降してきてしまう．そのまま上行結腸が後腹膜へ固着すると前述の腸管を捕捉しヘルニア囊が形成されると推察されている[2]．ヘルニア囊は上行結腸間膜や横行結腸間膜右側半分の背側に存在する．CTでは右前腎腔，上行結腸背側に集簇した小腸ループが認められ，sac-like appearanceを呈する．ヘルニア門腹側の自由縁には上腸間膜動静脈および回結腸動静脈が走行し，ヘルニア囊が上行結腸間膜背側に存在することを反映し，右結腸静脈がヘルニア囊の腹側を偏位して走行する[3]．

参考文献

1) Bartlett MK, Wang C, Williams WH: The surgical management of paraduodenal hernia. Ann Surg 168: 249-254, 1968.
2) Willwerth BM, Zollinger RM Jr, Izant RJ Jr: Congenital mesocolic (paraduodenal) hernia. Embryologic basis of repair. Am J Surg 128: 358-361, 1974.
3) Okino Y, Kiyosue H, Mori H, et al: Root of the small-bowel mesentery: correlative anatomy and CT features of pathologic conditions. Radiographics 21: 1475-1490, 2001.

内ヘルニア　盲腸周囲ヘルニア
pericecal hernia

（本郷哲央・森　宣）

●症例：50代，女性．腹痛，嘔吐を主訴に受診．

図1-A　腹部単純CT **KEY**

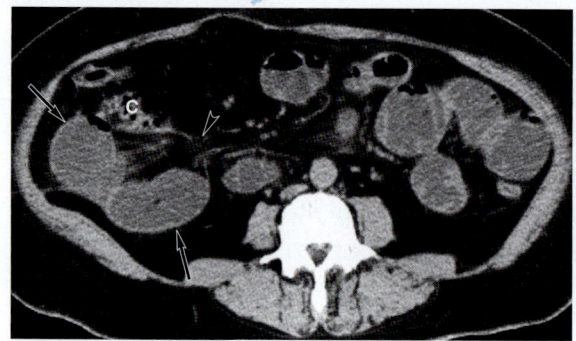

図1-B　腹部単純CT

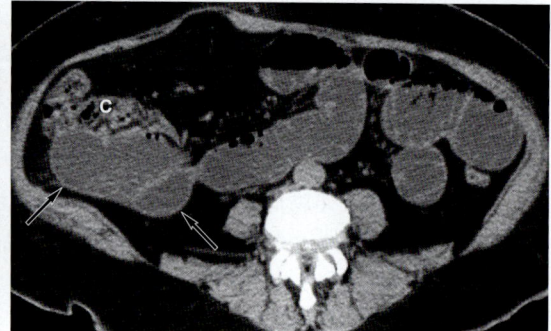

図1-C　腹部単純CT冠状断像

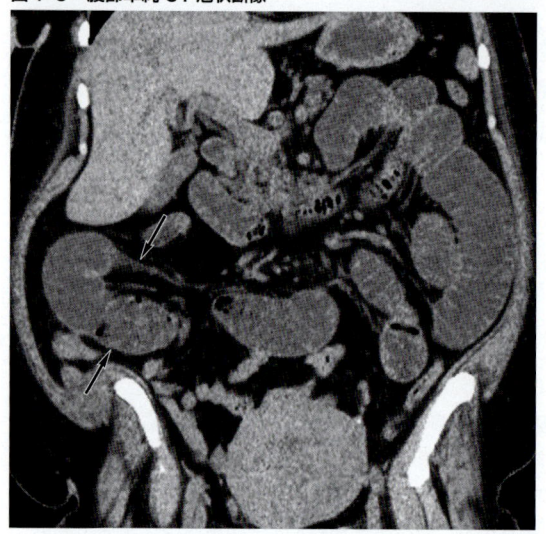

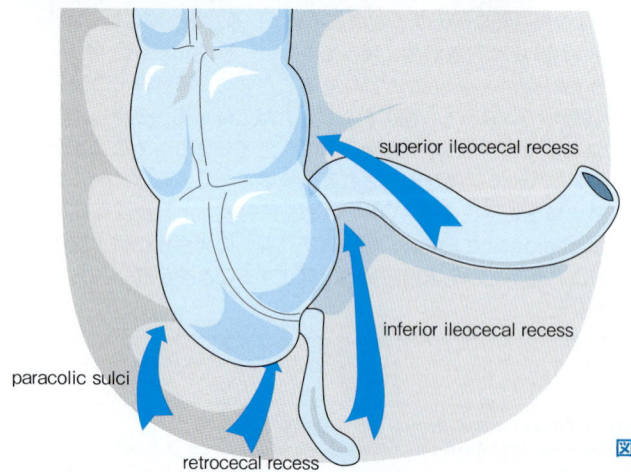

図2　傍盲腸ヘルニアのsubtype

画像の読影

　腹部単純CTで空腸は広範に液状便にて拡張している（図1-A，B）．盲腸背側にはC字型を示す小腸ループ認められ（図1-A〜C；→），両端が閉塞しclosed loopを示している．closed loopを示す腸管ループは盲腸（c）背側に存在し，盲腸は腹側へ偏位している．冠状断（図1-C）ではclosed loopを示す腸管はsac-like clusteringを示している．腸管ループの腸間膜は一点に集簇した部位があり（図1-A；▶），同部がヘルニア門と推察できる．ヘルニア門は盲腸の下端背側に存在し，retrocecal recessからの内ヘルニアであると推察できる．

　手術にて盲腸周囲ヘルニア，retrocecal recessが確認された．

盲腸周囲ヘルニアの一般的知識

　内ヘルニアのうち，13％を占めるとされる．胎生約5か月目に正常な中腸の回転後右腸骨窩に回盲部腸管が移動した後同部の腸間膜の後腹膜への癒合が起こる．癒合の程度や様式によりrecessやfossaが形成される．そのヘルニア門の部位により，superior ileocecal recess, inferior ileocecal recess, retrocecal recess, paracolic sulciの4種類がある（図2）．ほとんどがintramesenteric typeの内ヘルニアであることからsac-like clusteringを示す集簇腸管が盲腸の背側に認められ，盲腸は腹側へ偏位する[1]．

鑑別診断のポイント

　Pericecal herniaはヘルニア門の部位やヘルニア嚢の大きさでCT画像が大きく変化する．鑑別診断として常に考慮されるものが，虫垂や憩室炎に由来する癒着性バンド（小腸間膜や大網と連続する）に伴う内ヘルニアである．その場合，閉鎖されたヘルニア嚢を有することは稀で，嵌入する腸管はsaccular clusteringを示さない．上行結腸や盲腸が嵌入腸管の腹側へ偏位することは需要だが，固着不良による移動性盲腸を伴っている場合，類似の所見を呈するので，留意が必要である．

　ヘルニア嚢が大きいと右傍十二指腸ヘルニアとの鑑別が必要になる．ヘルニア門の場所を特定する必要がある．

　嵌入した腸管ループが小さいと，虫垂のmucoceleなどとの鑑別を要する．

参考文献

1) Fu CY, Chang WC, Lu HE, et al: Pericecal hernia of the inferior ileocecal recess: CT findings. Abdom Imaging 32: 81-83, 2007.

内ヘルニア　S状結腸間膜ヘルニア
intramesosigmoid hernia

（本郷哲央・森　宣）

●**症例**：70代，男性．腹痛，嘔吐を主訴に受診．

図 1-A　腹部造影 CT

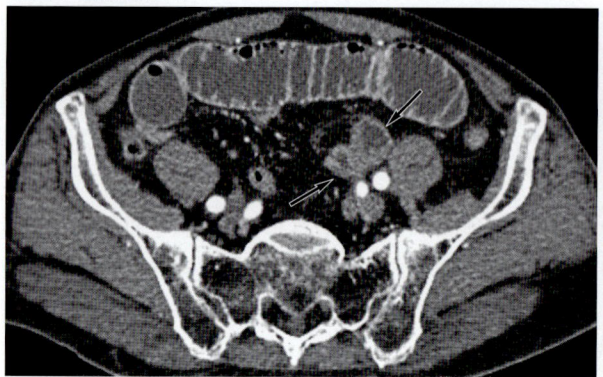

図 1-B　腹部造影 CT 冠状断再構成像

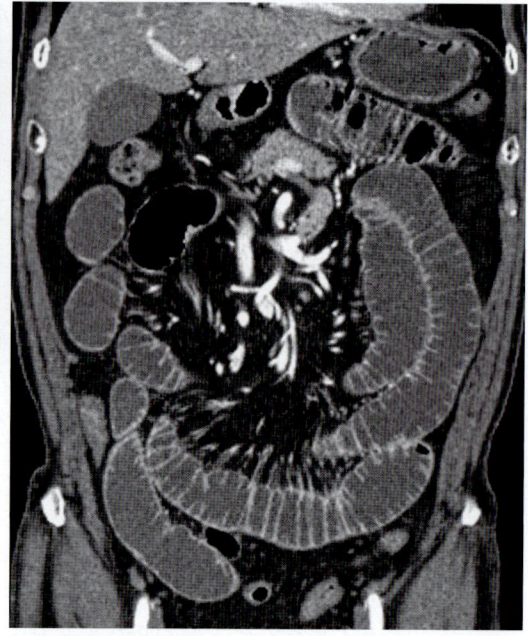

図 1-C　腹部造影 CT 冠状断再構成像

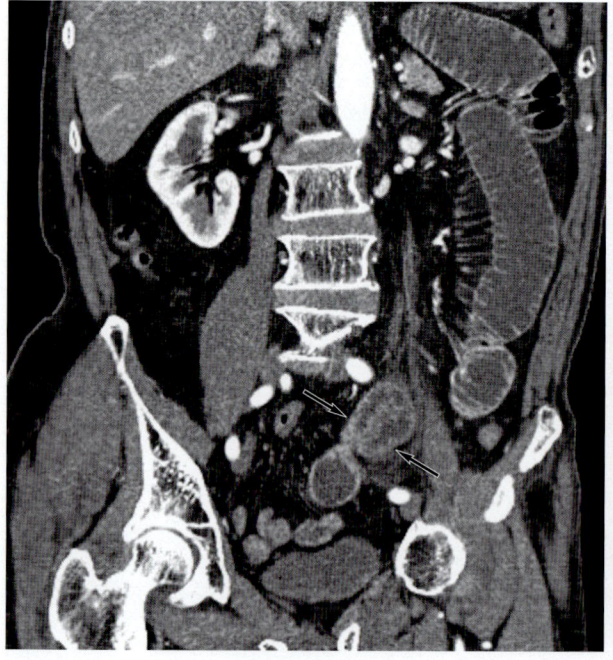

図 1-D　腹部造影 CT 矢状断再構成像

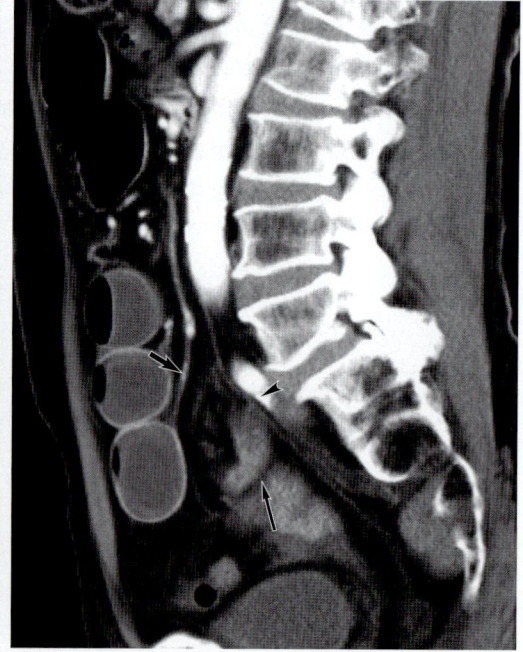

画像の読影

腹部造影CT(図1-A～C)で空腸および回腸は広範に液状便で拡張している。骨盤左側には小さなC字型を示す小腸ループが認められ(図1-A, C, D；→)、両端が閉塞しclosed loopを示している。closed loopを示す小腸ループは類円形の形態を示しいわゆるsac like clusteringを示している。閉鎖腔内への内ヘルニアが示唆される。closed loopを示すループはS状結腸静脈(図1-D；→)および上直腸動脈(図1-D；▶)に囲まれたスペース内に存在する。手術にてS状結腸間膜ヘルニア(intramesosigmoid hernia)が確認された。

S状結腸間膜ヘルニアの一般的知識

S状結腸間膜ヘルニアは内ヘルニアの6％を占めると報告されている[1]。元来解剖学的に存在するintersigmoid fossaを由来とするもの、S状結腸間膜の部分的な裂孔から発生するもの(transmesosigmoid hernia)、およびS状結腸間膜の一葉のみ腹膜が欠損し、S状結腸間膜内にヘルニア嚢を持つもの(intramesosigmoid hernia)に分類される[2,3]。S状結腸間膜ヘルニアは小腸の集簇像がS状結腸の後背側または本症例のようにS状結腸間膜内(S状結腸・上直腸動静脈の走行する脂肪織内)に認められれば診断は容易である。

鑑別診断のポイント

比較的長く走行が複雑なS状結腸を有する場合やtransmesenteric typeでは必ずしもこのような位置関係にはならない。S状結腸・上直腸動静脈およびその分枝とヘルニア門の位置関係の把握が鑑別には役立つが、困難な場合でもヘルニア門周囲の脂肪織の連続を確認し、S状結腸間膜脂肪や脈管との連続を確認することが重要である。これらの点に着目すればバンド(索状物)によるイレウスや大網ヘルニアとの鑑別も可能になる。

参考文献

1) Martin LC, Merkle EM, Thompson WM: Review of internal hernias: radiographic and clinical findings. AJR Am J Roentgenol 186: 703-717, 2006.
2) Benson JR, Killen DA: Internal Hernias Involving the sigmoid mesocolon. Ann Surg 159: 382-384, 1964.
3) Ghahramani GG: Abdominal and pelvic hernias. In: Gore RM, Levine MS, ed; Textbook of gastrointestinal radiology. Saunders, Philadelphia, 1994.

286　3. 小腸・大腸

内ヘルニア　網嚢孔ヘルニア
hernia through foramen of Winslow

（本郷哲央・森　宣）

●症例：70代，男性．腹痛，嘔吐を主訴に受診．

図1-A　腹部造影CT KEY

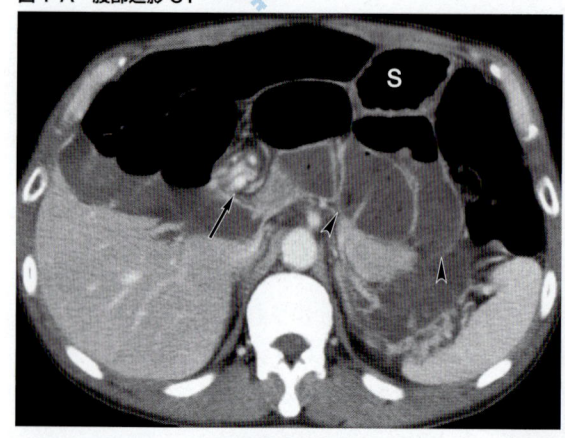

図1-B　腹部造影CT

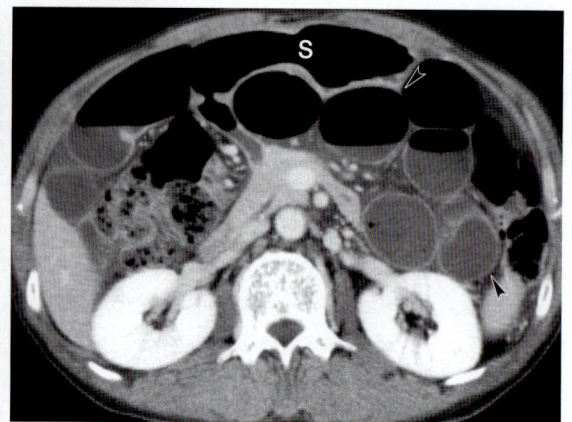

図1-C　腹部造影CT 矢状断再構成像

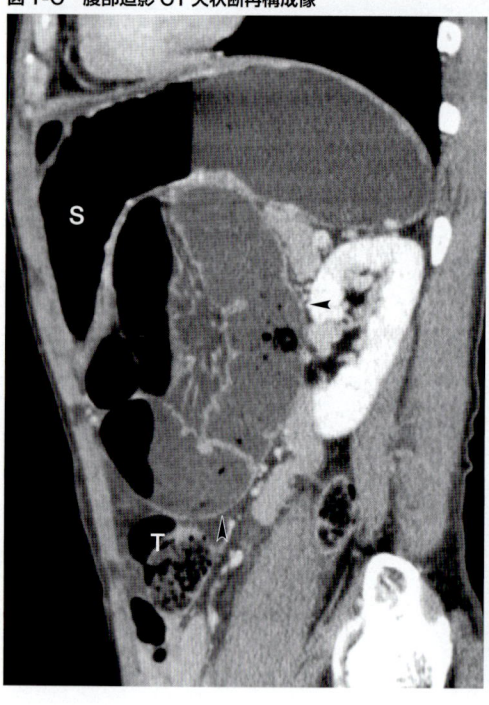

図1-D　腹部造影CT 冠状断再構成像

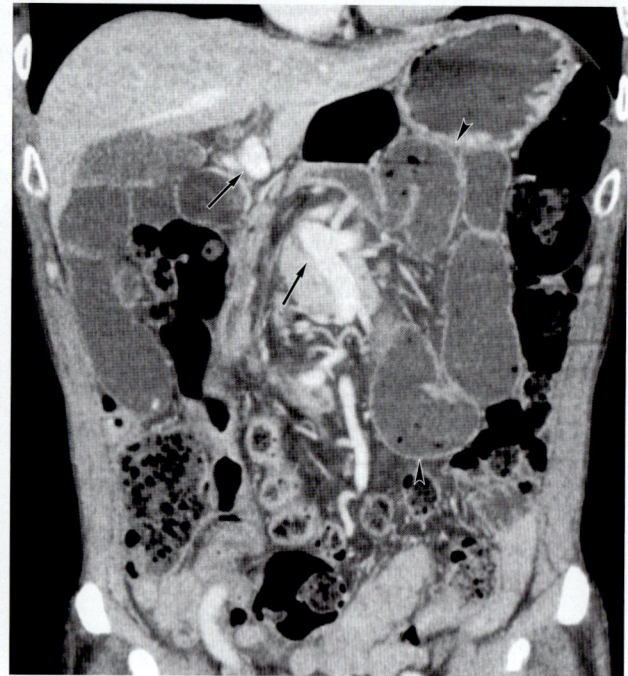

画像の読影

腹部造影CT（図1-A, B）および矢状断再構成像（図1-C）では，膵臓腹側に拡張した小腸ループが認められる（▶）．拡張した小腸ループは，胃（S）背側および横行結腸（T）の頭側に認められる．拡張したループは胃と膵の間に存在し，網嚢腔に存在することがわかる．上記ループはclosed loopを示し，その腸間膜は門脈（図1-A, D；→）の背側に向かって集簇しており，ヘルニア門は門脈背側に存在していることが認識できる．

画像所見から網嚢孔ヘルニアが疑われ，手術にて網嚢孔ヘルニアが確認された．

網嚢孔ヘルニアの一般的知識と画像所見

網嚢孔（Winslow孔）は網嚢と腹腔をつなぐスリット状の構造で，下大静脈の腹側，門脈の背側に位置する．網嚢は腹側では胃，小網，胃結腸間膜に，背側は膵前面の腹腔後壁により囲まれている．この網嚢孔を介して腹腔内臓器が小網内に陥入する病態を網嚢孔ヘルニアと呼ぶ．内容は小腸が最も多いが，回盲部や結腸，胆嚢が陥入することもある[1)2)]．

CT所見は集簇した腸管ループが胃背側に存在する[3)]．そのため，横行結腸間膜ヘルニア（横行結腸間膜に存在する異常裂孔を介して小網内に腸管が陥入する，図2；d）や一部の大網ヘルニアと所見が類似するが，陥入腸管の腸間膜が門脈背側に集簇する点が鑑別点になる．

鑑別診断のポイント

横行結腸間膜ヘルニアの一部や大網ヘルニアの一部も網嚢内にclosed loopを形成する．そのため，ヘルニア門の同定が鑑別には重要である．

参考文献

1) Ghahramani GG: Abdominal and pelvic hernias. *In*: Gore RM, Levine MS, ed; Textbook of gastrointestinal radiology. Saunders, Philadelphia, 1994.
2) Rich PB, Burke L, Cairns BA: Hernia of right colon and cecum through the foramen of Winslow and lesser omentum. J Am Coll Surg 194: 230, 2002.
3) Martin LC, Merkle EM, Thompson WM: Review of internal hernias: radiographic and clinical findings. AJR Am J Roentgenol 186: 703-717, 2006.
4) Meyers MA: Intraperitoneal spread of malignancies. *In*: Meyers MA, ed; Dynamic radiology of the abdomen. 5th ed. Springer-Verlag, New York, NY, 131-263, 2000.

内ヘルニア 医原性経腸間膜ヘルニア
hernia through meso-jejunal mesenteric defect

(本郷哲央・森 宣)

●症例1：50代，幽門部胃切除後，男性．腹痛，嘔気，嘔吐を主訴に受診．

図1-A 腹部造影CT

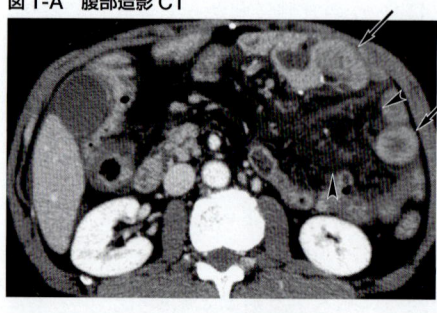

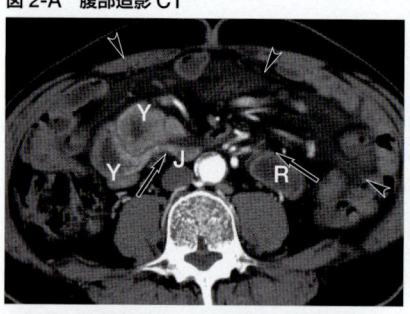

図1-B 腹部造影CT

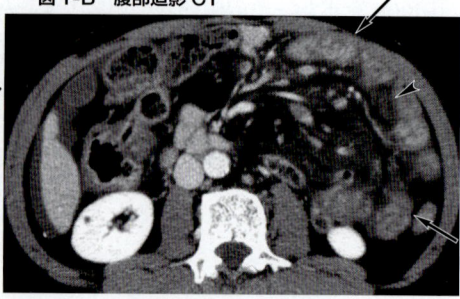

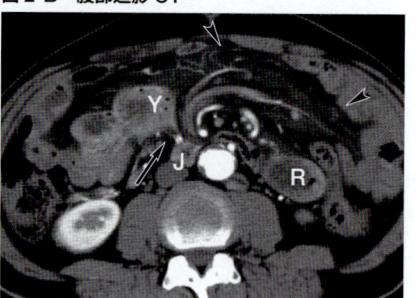

図1-C 腹部造影CT 冠状断再構成像

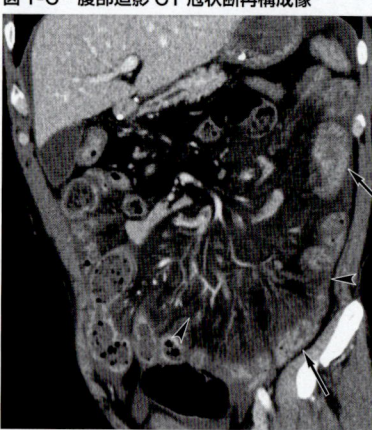

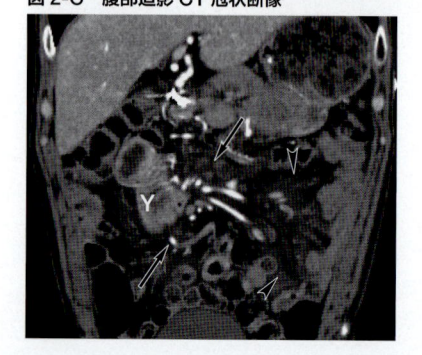

図1-D 腹部造影CT 矢状断再構成像

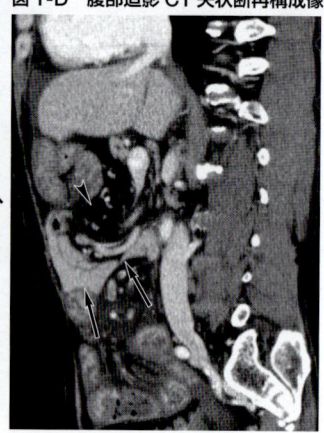

●症例2：60代，男性．背部痛，上腹部痛．十二指腸潰瘍に対して幽門側胃切除術後（横行結腸後ルートによるRoux-en-Y術後）．
[熊本済生会病院症例]

図2-A 腹部造影CT

図2-B 腹部造影CT

図2-C 腹部造影CT 冠状断像

画像の読影

【症例1】 腹部造影CT（図1-A～C）で空腸および回腸の襞肥厚（→）および腸間膜の脂肪織濃度上昇（▶）が認められる．上記小腸は両端が閉塞している closed loop を示しており，内ヘルニアを起こしている．矢状断像（図1-D）にて closed loop を示す腸間膜の集簇部位（ヘルニア門）には渦巻状の所見があり，捻転を合併している（▶）．その周囲には Treitz 靱帯直後の空腸が巻き付くように走行しているのがわかる（→）．手術にて Roux-en-Y 後の meso-jejunal mesenteric defect からの内ヘルニアが確認された．

【症例2】 腹部造影CTで回腸腸間膜の腫大と脂肪織濃度上昇が認められる（図2；▶）．腸間膜は扇状に集簇し，同部をヘルニア門（→）とする内ヘルニアによる絞扼性イレウスが疑われる．Y脚は Treitz 靱帯から右側へ折り返して走行し（J），ヘルニア門から嵌入しループを形成している（Y）．前症例に見られたようなY脚がヘルニア門を取り囲む走行は見られない．回腸およびY脚の一部が嵌入した内ヘルニアが疑われ，手術で Petersen hernia と確認された（図3；b）．結腸後再建された Roux 脚（図2-A，B；R）はヘルニア門左側を走行する．

医原性経腸間膜ヘルニアの一般的知識

医原性経腸間膜ヘルニアの中では Roux-en-Y 術後の内ヘルニアの報告が多い．Roux-en-Y 術後の解剖には複数の潜在的なヘルニア門がある．空腸端側吻合部に形成される裂隙（meso-jejunal mesenteric window，図3；a），挙上した Roux limb の背側に形成された空間（Petersen's defect）に腸管が嵌入するもの（Petersen ヘルニア，図3；b），また横行結腸間膜内を経由して Roux limb を挙上再建されている場合（retrocolic Roux limb）は，その際形成された欠損孔を原因とする内ヘルニアが発生することがある（図3；c）．

鑑別診断のポイント

Roux-Y 再建術後の画像解剖はきわめて複雑で，脈管をランドマークとした特異的診断は困難である．本症例のように高頻度に whirl sign や closed loop や腸間膜の吸収値上昇などを認めるが，これらは絞扼性イレウスを示すだけ非特異的所見である．そのため，横行結腸やY limb などCTにて追跡が容易な腸管を目印にすることが重要である．meso-jejunal mesenteric defect を介した内ヘルニアの場合は，腸間膜の集簇部位周囲に十二指腸から連続する近位空腸（Y limb）が巻き付くように走行することが多くの場合で認められる．このような所見が見られた場合は特異的診断が可能である[1]．また，Petersen's defect を経由した内ヘルニアの場合は変形した横行結腸や Roux limb がヘルニア門周囲を取り巻くように走行していることを確認することが鑑別には有用である．

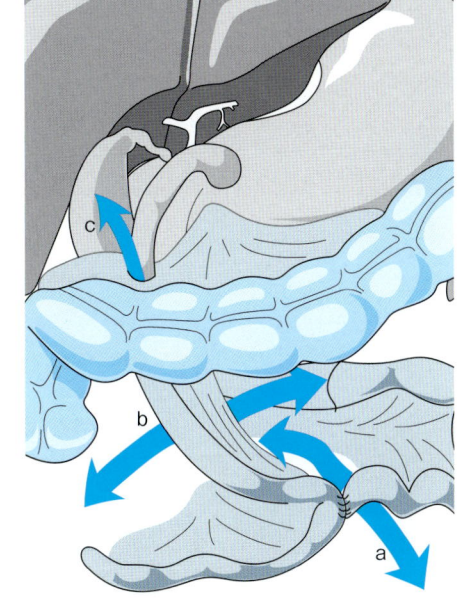

図3　Roux-en-Y 術後に発生しうるヘルニア

参考文献

1) Hongo N, Mori H, Matsumoto S, et al: Internal hernias after abdominal surgeries: MDCT features. Abdom Imaging 36: 349-362, 2011.

290　3. 小腸・大腸

内ヘルニア　子宮広間膜ヘルニア
hernia of the broad ligament of the uterus

（林田英里）

◉症例：40代後半，女性．腹痛，嘔吐，排便停止を主訴に来院．

図1-A　造影CT

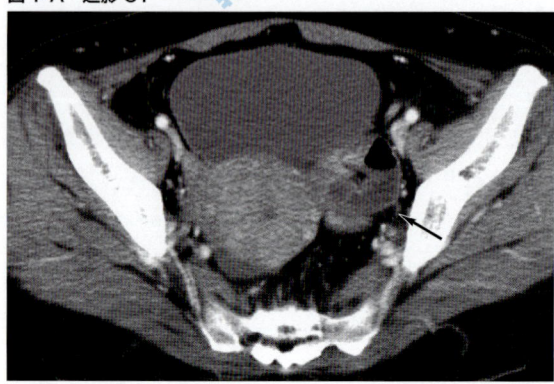

図1-B　造影CT冠状断像

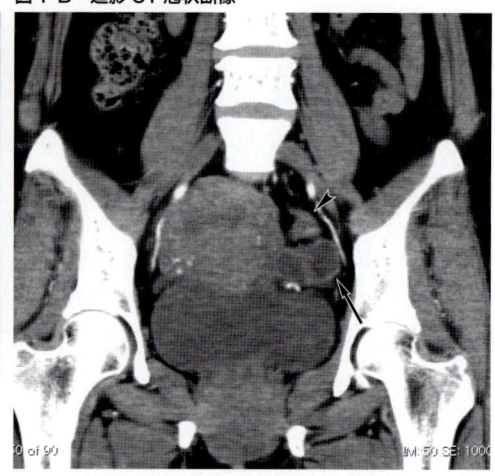

図1-C　腹腔鏡

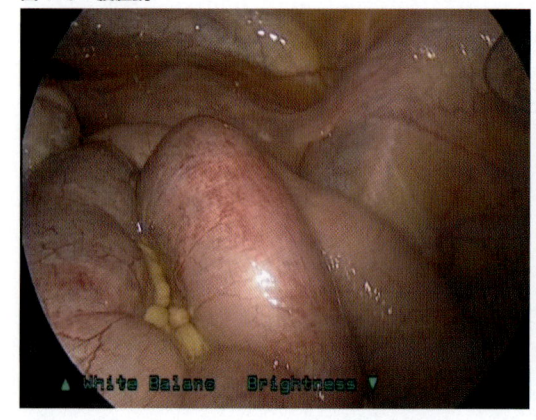

図1-D　腹腔鏡

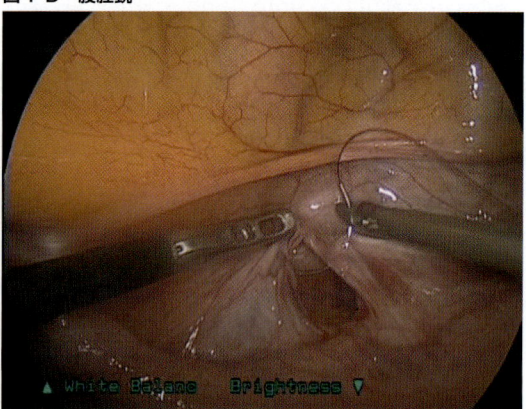

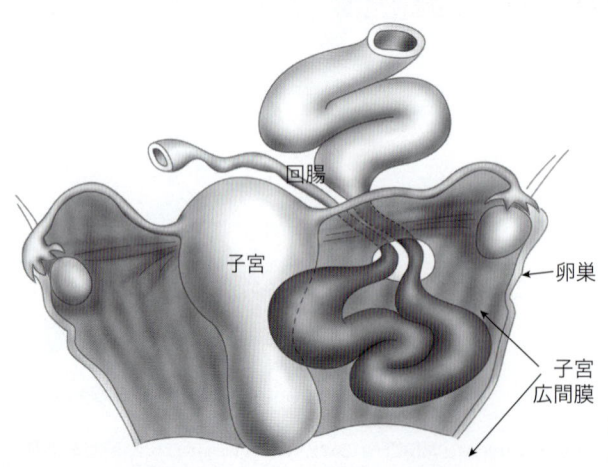

図2　子宮広間膜ヘルニアのシェーマ
［文献4）より転載，公立甲賀病院放射線科　坂本　力先生のご厚意による］

画像の読影

子宮体部左側に拡張してループ（図1-A, B；→）を形成する小腸が見られる．子宮は右側へ偏位している．近傍には虚脱した肛門側小腸が見られる（図1-B；▶）．腹腔鏡下に観察すると，左子宮広間膜の異常裂孔を腹側より背側へ陥入し，嵌頓する約6cmの回腸のループ構造が確認された．嵌頓した回腸にはうっ血性の発赤が見られるが，壊死はなかった（図1-C）．異常裂孔に小切開を加えヘルニアを解除し，再発予防のため欠損孔は結紮閉鎖された（図1-D）．

子宮広間膜ヘルニアの一般的知識と画像所見

内ヘルニアはイレウス全体の1％以下とされ，子宮広間膜裂孔ヘルニアは異常裂孔ヘルニアに属する．内ヘルニアの0.016％，異常裂孔ヘルニアの1〜4％と比較的稀な疾患である．子宮広間膜の欠損による異常裂孔がヘルニア門となる（図2）．子宮広間膜の前葉および後葉を貫通するfenestra typeと，前葉または後葉のいずれかの間隙のみを貫くpouch typeに分類されるが，その大部分は両葉を貫通するfenestra typeである．

異常裂孔の成因として，①先天性異常，②妊娠，分娩，手術，重労働などの外力，③加齢に伴う広間膜の弾力性の低下，④骨盤内の炎症後の癒着性変化，が考えられている[1]．

鑑別診断のポイント

本症の画像診断は腹部CTが有用であり，特徴的な所見として，①Douglas窩内に存在する，嵌頓した小腸ループ像，②小腸ループによる子宮・S状結腸・直腸の偏位・圧排像，③怒張した腸間膜血管の患側への集中像，が挙げられる[2]．近年のMDCTとmulti-planar reformatting（MPR）のような再構成技術の進歩により，術前診断能は向上している[3]．

参考文献

1) Hunt AB: Fenestrate and pouches in the broad ligament as an actual and potential cause of strangulated intraabdominal hernia. Surg Gynecol Obstet 58 : 906-913, 1934.
2) Suzuki M, Takashima T, Funaki H, et al: Radiologic imaging of herniation of the small bowel through a defect in the broad ligament. Gastrointest Radiol 11: 102-104, 1986.
3) Kosaka N, Uematsu H, Kimura H, et al: Utility of multi-detector CT for preoperative diagnosis of internal hernia through a defect in the broad ligament. Eur Radiol 17: 1130-1133, 2007.
4) 坂本 力，早川克己，中島康雄，水沼仁孝・編著：マルチスライスCTによる腹部救急疾患の画像診断．学研メディカル秀潤社，p.66, 2007.

消化管外傷 十二指腸壁内血腫
intramural hematoma of duodenum

（伊藤加奈子）

◉症例：80代，男性．交通事故による骨盤骨折で入院中，嘔吐，胃拡張が見られた．

図1-A 単純CT **KEY**

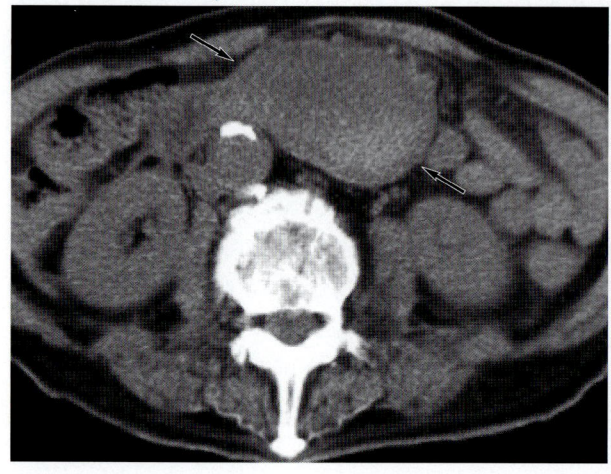

図1-B 透視 **KEY**

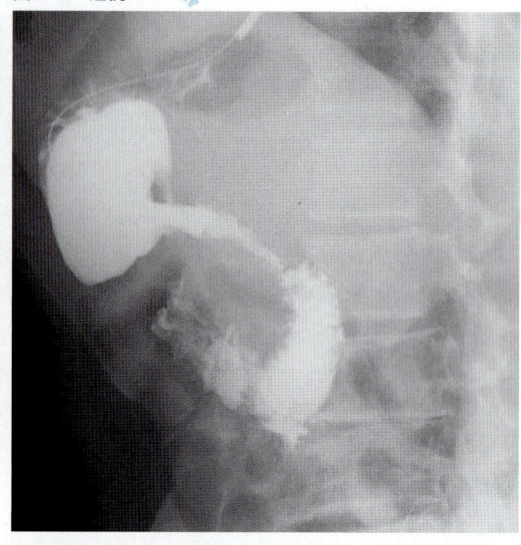

図1-C 単純CT（約3週間後）

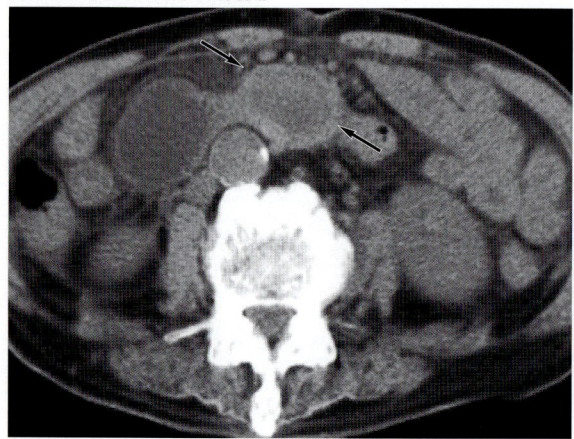

図1-D 造影CT（約3週間後）

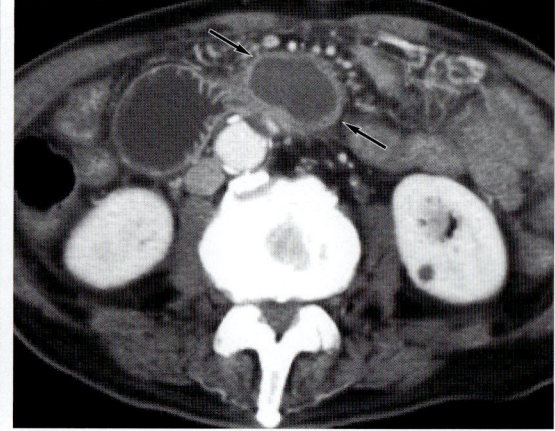

画像の読影

CTにて十二指腸水平部に一致して淡い高吸収の軟部影が見られ（図1-A；→），十二指腸壁内血腫と考えられた．消化管透視では水平部に一致して狭窄が見られた（図1-B）．約3週間後のCTにて血腫は縮小していた（図1-C, D；→）．

十二指腸壁内血腫の一般的な知識と画像所見

十二指腸壁内血腫は稀な病態であるが，最近では報告例が増加傾向にある．

70～80％は外傷性で，非外傷性の凝固障害，急性膵炎やアルコール中毒，動脈瘤からの出血や内視鏡検査に伴う医原性のものがあるが，原因不明のことも多い．

小児に好発し，18歳以下が80％を占める．自転車のハンドル外傷や遊戯，運動中の転倒などの鈍的外傷後の症例に多い[1]．小児に多い理由としては，成人に比較し肋骨弓が開大していることや，腹壁の筋肉が未発達なためと考えられる[1]．受傷後無症状期間を経て数時間～数日後の症状発現が多いため，小児では受傷機転がはっきりしないことも多い．

成因としては十二指腸が後腹膜に固定され，可動性に乏しく損傷を受けやすいこと，脊椎に挟まれての圧挫傷，腸管内圧が上昇しやすいこと，壁内血管が発達していることなどが考えられている．

臨床症状は主に受傷後数時間～数日経過後の腹痛，嘔気，嘔吐症状であり，主に血腫による消化管の通過障害の症状と考えられている．

診断には腹部外傷の既往，出血素因などの病歴や凝固系異常の有無を検索することが重要である．画像診断では，以前は上部消化管造影による coiled spring appearance と表現される粘膜の圧排像が特徴的[1]とされていたが，近年では腹痛などのスクリーニングや外傷精査の腹部CTで診断されることがほとんどである．超音波検査やMRIでも診断可能であるが，検査の手軽さや空間分解能の高さからCTが選択されることが多い．また，CTでは他臓器損傷のスクリーニングや腹腔内遊離ガスの検出の点においても有用である．

十二指腸壁内血腫のCT所見は十二指腸に一致した低～高吸収の軟部影であり，造影CTでは造影効果が見られない．この他，付随所見として通過障害を反映した胃の拡張などが見られる場合もある．

内視鏡では粘膜面に異常のない内腔の狭窄が観察される．

治療としては出血の持続，腹部合併症などがなければ基本的に保存的に治療される．

鑑別診断のポイント

鑑別には粘膜下腫瘍が挙がる．外傷や出血傾向の有無など病歴を確認することや造影CTや造影MRIでの増強効果の有無，縮小傾向の有無が重要となる．

参考文献

1) Sidhu MK, Weinberger E, Healey P: Intramural duodenal hematoma after blunt abdominal trauma. AJR 170: 38, 1998.

消化管外傷 外傷性腸間膜損傷
traumatic mesenteric injury

（伊藤加奈子）

●症例1：50代，男性．バイク転倒事故．ショックバイタル．

図1-A　単純CT **KEY**

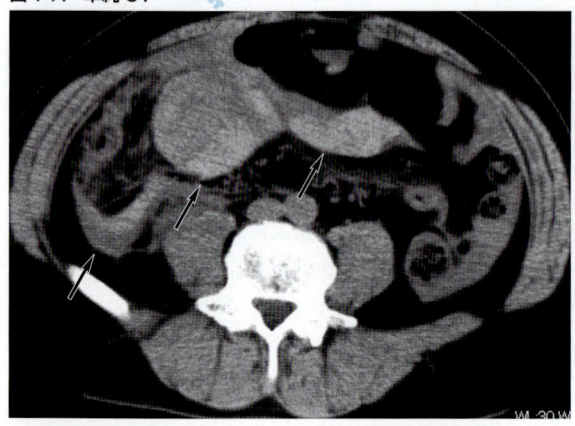

図1-B　造影CT **KEY**

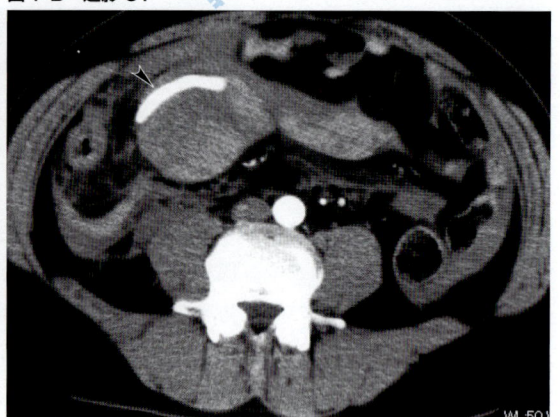

図1-C　3D CTA

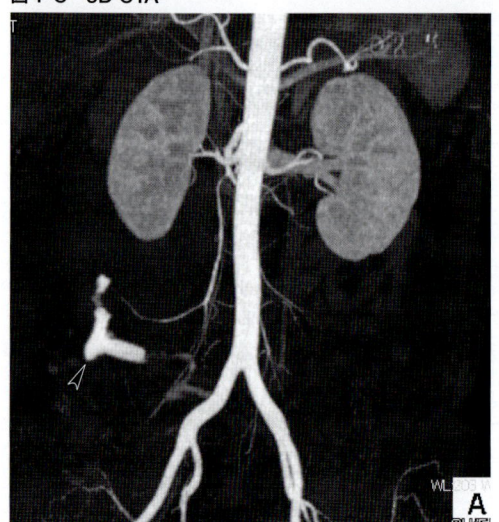

●症例2：60代，男性．交通外傷．

図2-A　単純CT

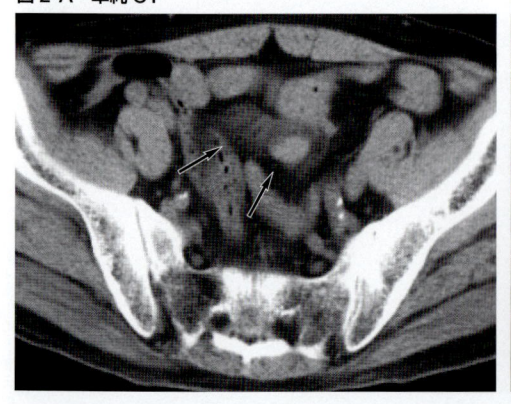

図2-B　単純CT

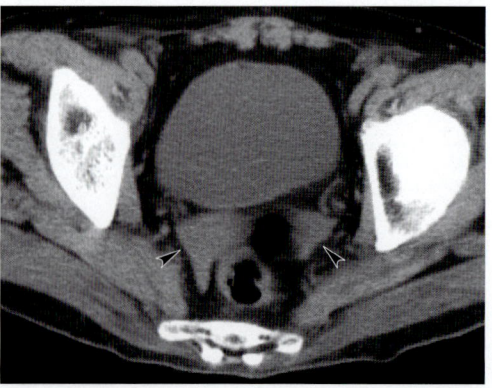

画像の読影

【症例1】 CTにて右側腹部に腸間膜血腫や血性腹水が見られる（図1-A；→）．造影CTでは造影剤の血管外漏出（図1-B，C；►）があり，腸間膜損傷による出血が疑われ，緊急手術となる．上行結腸間膜損傷による血腫，出血が見られた．

【症例2】 CTにて骨盤部に腸間膜血腫と腸間膜脂肪織濃度上昇（図2-A；→），少量の血性腹水（図2-B；►）が見られる．造影CTでは明らかな造影剤の血管外漏出はなく，腸管損傷を疑う所見も見られず，経過観察となった．翌日のCTでは腸間膜血腫や血性腹水の減少が見られた．

外傷性腸間膜損傷の一般的な知識

外傷性腸間膜損傷は大量出血，腸管の虚血，壊死，穿孔を起こし，致死的損傷となりうる．腸管損傷との合併損傷が多く，注意が必要である．日本外傷学会の分類では腸間膜内の血管に注目して分類されている（図3）．

腸間膜損傷のCT所見としては腸間膜の脂肪織濃度上昇や血腫，造影剤の血管外漏出が見られる．腸間膜脂肪織濃度上昇に腸管壁の肥厚を伴えば，より腸管損傷合併を疑う[1]．ただし，腸間膜単独損傷でも腸間膜動静脈損傷による腸管壁の浮腫が見られることがある．

治療方針は腸管損傷合併があれば手術である．腸間膜単独損傷であれば，保存的に見られる症例もあるが，腸間膜血腫に造影剤の血管外漏出が見られる場合は腸間膜血管損傷による大量出血の可能性があり，手術の適応となる．

図3 日本外傷学会の間膜・小網・大網損傷分類

I型　非血管損傷　non-vascular injury
II型　血管損傷　vascular injury　　a：間膜内血腫　intramesenteric hematoma
　　　　　　　　　　　　　　　　　b：遊離腹腔内出血　extramesenteric bleeding

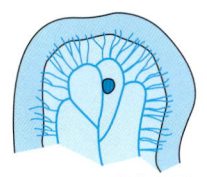

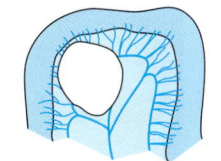

IIa型　間膜内血腫　　　IIb型　遊離腹腔内出血

［文献3）より一部改変して転載］

鑑別診断のポイント

腸管外ガスがなく腸管合併損傷がない場合，腸間膜腫瘍や腸間膜脂肪織炎が鑑別に挙がる．消退傾向の有無が重要となる．

参考文献

1) Brody JM, Leighton DB, Murphy BL, et al: CT of blunt trauma bowel and mesenteric injury: typical findings and pitfalls in diagnosis. RadioGraphics 20: 1525-1536, 2000.
2) Yu J, Fulcher AS, Turner MA, et al: Blunt bowel and mesenteric injury: MDCT diagnosis. Abdom Imaging 36: 50-61, 2011.
3) 日本外傷学会臓器損傷分類委員会：間膜・小網・大網損傷分類2008（日本外傷学会）．日外傷会誌 2008; 2: 267.

消化管外傷 外傷性腸管損傷
traumatic bowel injury

（伊藤加奈子）

●症例1：10代後半，男性．交通外傷後の腹痛．

図1-A 単純CT **KEY**

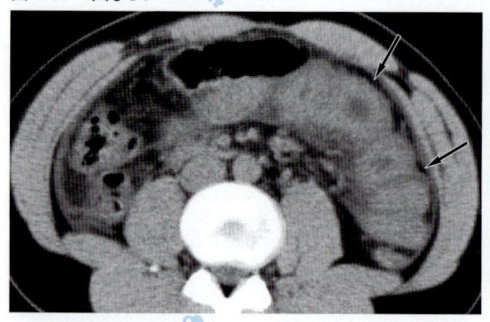

図1-B 単純CT **KEY**

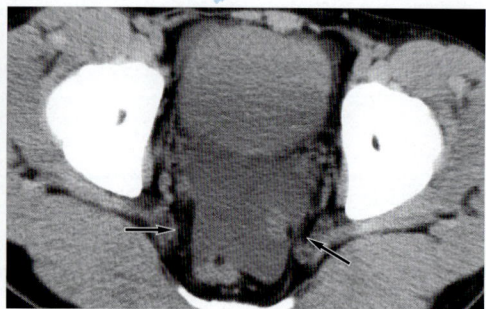

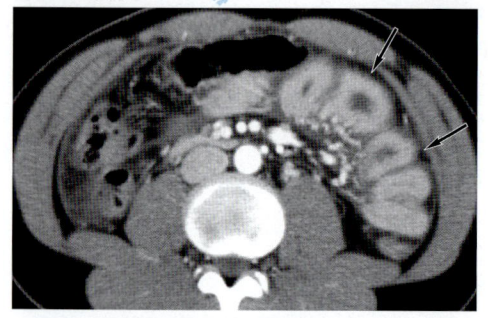

図1-C 単純CT **KEY**

●症例2：50代，女性．転落外傷．

図2-A 単純CT

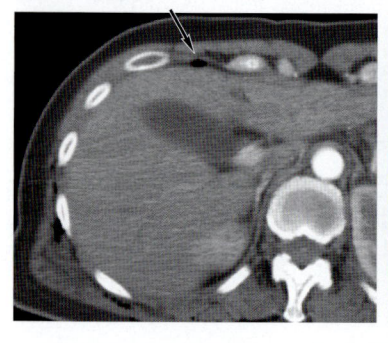

図2-B 単純CT

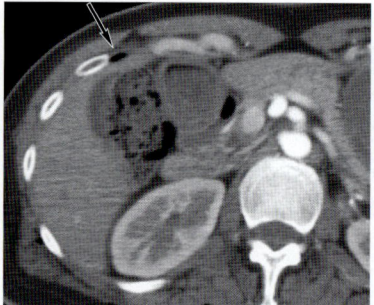

図2-C 胸部単純CT

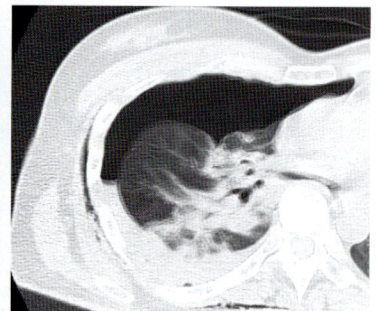

図3 日本外傷学会の消化管損傷分類

Ⅰ型	非全層性損傷	non-transmural injury	a：漿膜・漿膜筋層裂傷	serosal or seromuscular tear
			b：壁内血腫	intramural hematoma
Ⅱ型	全層性損傷	transmural injury	a：穿孔	perforation
			b：離断	transection

Ⅰa型 漿膜・漿膜筋層裂傷　Ⅰb型 壁内血腫　Ⅱa型 穿孔　Ⅱb型 離断

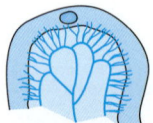

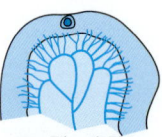

［文献3）より一部改変して転載］

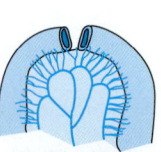

画像の読影

【症例1】 朝5時に交通外傷に遭い，CT施行するも特に異常なく帰宅．腹痛が持続するため再来院．14時30分のCTにて中等量の腹水の出現，左側腹部の小腸浮腫状壁肥厚，造影効果亢進が見られた（図1；→）．遊離ガスははっきりしなかったが，腹痛強く，試験開腹となる．Treitz靱帯から30cmに小腸穿孔が見られた．

【症例2】 CTにて多発肋骨骨折，血気胸（図2-C）あり，肝表にもガス像（図2-A, B；→）が散見された．精神発達遅滞，不穏があり，正確な臨床所見がとれず，腸管損傷を否定できないため，腹腔鏡精査となる．明らかな腸管損傷は見られず，気胸から迷入したガス像と考えられた．

外傷性腸管損傷の一般的な知識と画像所見

外傷性の腸管損傷には鈍的外傷と鋭的損傷が見られる．多くは交通事故による鈍的外傷で，シートベルト着用の際に起こりやすい．部位別では小腸が最も多く，十二指腸，大腸，胃が続く．日本外傷学会臓器損傷分類の消化管損傷分類2008では，腸管損傷は漿膜筋層までの損傷に留まる非全層性損傷と全層性損傷に大きく2つに分けられている（図3）．

外傷性腸管損傷は診断が遅れると穿孔による腹膜炎，敗血症，出血を起こし，致命的な損傷となりうるが，早期には診断が難しい症例がある．腸液が漏れ腹膜刺激症状出現までに時間がかかる例や，部分的な腸管血管遮断の場合，壊死を起こし穿孔までの時間がかかる例など，臨床症状の出現が遅れる場合や意識レベルの低下，小児，認知症症例，多臓器損傷がある場合，臨床所見が正確にとれない症例があるためである．CTでも腸管外ガスが見られず診断が困難な例がある．そのため，腸管損傷は臨床所見，CT所見を併せて，慎重に診断する必要がある．

腸管損傷のCT所見は腸管穿孔の直接的所見の腸管外ガス，腸管断裂，その他，間接所見である腹水や後腹膜液貯留，浮腫状腸管壁肥厚や腸管壁の造影効果亢進，合併腸間膜損傷による腸間膜脂肪織濃度上昇などが見られる．腸管外ガスは特徴的所見ではあるが，感度は44～55%との報告もあり[1]，腸管外ガスがなくとも腸管損傷は否定できない．腸管壁肥厚や腹水/後腹膜液貯留は腸管外ガスより感度が高い．他実質臓器損傷のない症例で腹水（特に血性）がある場合には，腸管損傷を念頭に置く必要がある．また，CT上，腸管損傷部位の特定は難しいことも多いが，後腹膜腔の血腫は損傷部周囲に限局しやすい[1,2]．十二指腸，上行結腸，下行結腸周囲に後腹膜血腫が見られる場合，同部位腸管損傷を念頭に置く．

腸管外ガスは必ずしも腸管損傷を表す所見ではない．陽圧換気や圧外傷などによる気胸，縦隔気腫から空気が後腹膜～腹腔内に迷入することがある．膀胱損傷（バルーンカテーテル留置）の症例，腹腔内洗浄でも腸管外遊離ガスが見られることがある[1]．

鑑別診断のポイント

外傷の既往に腹痛，腸管外ガスを伴えば診断は容易であるが，腸管外ガスを伴わない場合，他の原因の腹膜炎や腸炎などが鑑別になることがある．また，腸管外ガスが前述のように必ずしも腸管損傷を表す所見ではないので，臨床症状や胸部，膀胱など他臓器損傷の有無も併せて診断する必要がある．

参考文献

1) Brody JM, Leighton DB, Murphy BL, et al: CT of blunt trauma bowel and mesenteric injury: typical findings and pitfalls in diagnosis. RadioGraphics 20: 1525-1536, 2000.
2) Yu J, Fulcher AS, Turner MA, et al: Blunt bowel and mesenteric injury: MDCT diagnosis. Abdom Imaging 36: 50-61, 2011.
3) 日本外傷学会臓器損傷分類委員会：消化管損傷分類2008（日本外傷学会）．日外傷会誌 2008; 2: 266.

消化管出血 CTおよびRIによる評価
GI bleeding; evaluation with CT or RI

（中村信一）

●症例1：80代，男性．下血にて来院．［天草地域医療センター放射線科　中浦　猛先生のご厚意による］

図1-A　単純CT

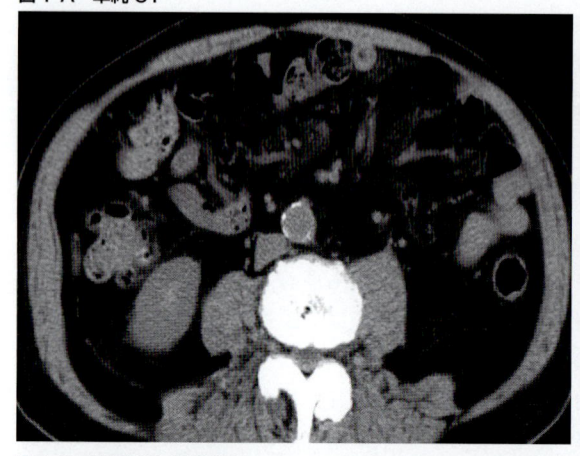

図1-B　造影CT（動脈相）**KEY**

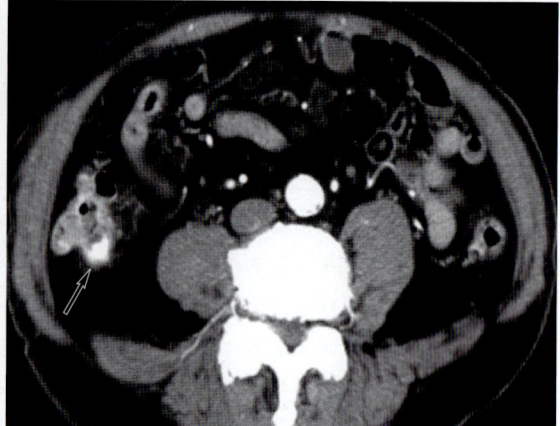

図1-C　造影CT（門脈相）

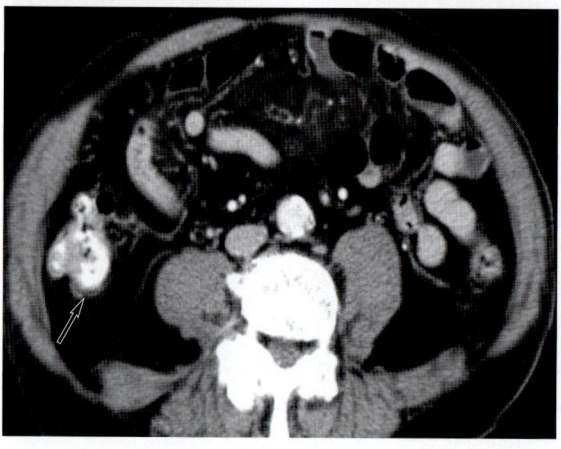

図1-D　造影CT（平衡相）

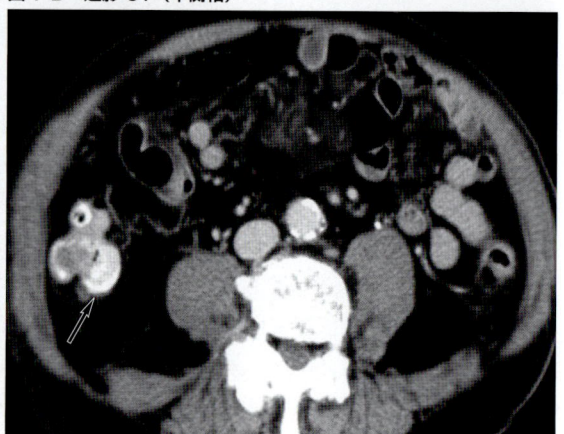

●症例2：80歳，女性．消化管出血．

図2-A　^{99m}Tc-ピロリン酸出血シンチプラナー画像

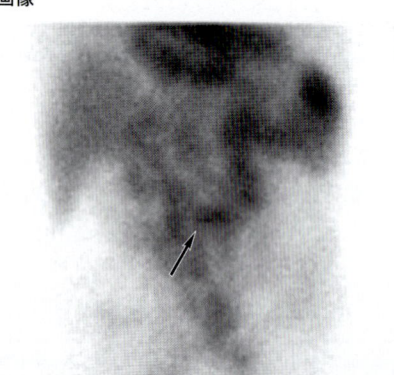

図2-B　CT-SPECT融合画像 **KEY**

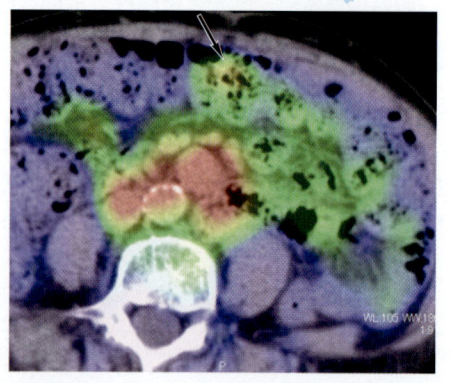

画像の読影

【症例1】 単純CT（図1-A）では，上行結腸内腔に高吸収域は認めないが，造影CTの動脈相にて上行結腸内腔に血管外漏出像が見られる（図1-B；→）．経時的に増加しており（図1-C，D；→），近傍に憩室が見られることから憩室からの出血が疑われた．

【症例2】 下血で内視鏡を施行したが，出血源が不明であったため，出血シンチグラフィを施行した．横行結腸に点状の異常集積を認める（図2；→）．

消化管出血の一般的知識と画像所見

消化管出血の原因としては，消化性潰瘍，吻合部潰瘍，腫瘍，出血，炎症性腸疾患，静脈瘤，血管奇形などがある．胆道出血，膵管出血，大動脈瘤の消化管への穿破なども稀な病態ではあるが考慮する必要がある[1]．膵管出血では，hemosuccus pancreaticus という病態も知られている（NOTE参照）．

症状としては吐血や下血が見られ，出血が多量であれば血圧低下が見られる．

動脈性の出血では，造影CTにて造影剤の血管外漏出像や仮性動脈瘤が認められ，出血源の同定に役立つ場合がある．ブタのモデルでは，0.5ml/min の出血があれば造影CTにて活動性動脈性出血を同定可能とする報告もあるが[2]，間歇的な出血の場合は撮影時に出血が止まっていれば同定が困難なことも留意する必要がある．

少量の出血であったり，間歇的である場合にはCTや血管造影で出血部位を診断するのは困難である．^{99m}Tc-RBC，^{99m}Tc-HAS などの核種は長時間血管内に留まるため，消化管へのRIの血管外漏出（つまり消化管出血）を検出することが可能である．経時的撮像をすることで微量だが長時間出血しているような例では高い感度で出血部位が同定可能で，0.05ml/min 程度の少量の出血を検出することができると言われている．

検査時間は長時間となるが，核医学が可能な施設にて他の検査法で出血源がわからない場合は試みる価値があると思われる．

鑑別診断のポイント

消化管内の糞石などの高吸収域がCT上出血と紛らわしい場合があるが，単純CTと比較することで出血との鑑別が可能となる．

NOTE

hemosuccus pancreaticus

膵管への出血が消化管へ流出した病態で，膵周囲の真性動脈瘤／仮性動脈瘤の破裂や膵仮性嚢胞内への出血が膵管に穿破することにより生じる．慢性膵炎の合併症のひとつとして知られているが，外傷や梅毒感染，血管病変によっても起こりうる[3]．

参考文献

1) Graça BM, Freire PA, Brito JB, et al: Gastroenterologic and radiologic approach to obscure gastrointestinal bleeding: how, why, and when? RadioGraphics 30: 235-252, 2010.
2) Kuhle WG, Sheiman RG: Detection of active colonic hemorrhage with use of helical CT: findings in a swine model. Radiology 228: 743-752, 2003.
3) Koren M, Kinova S, Bedeova J, et al: Hemosuccus pancreaticus. Bratisl Lek Listy 109: 37-41, 2008.

消化管出血 原因不明の消化管出血
GI bleeding; unknown cause

（吉田守克）

●症例1：60代，女性．タール便を認め，上部および下部消化管内視鏡にて原因が特定できなかったため，出血シンチグラフィを施行．

図1-A 出血シンチグラフィ（24時間後）

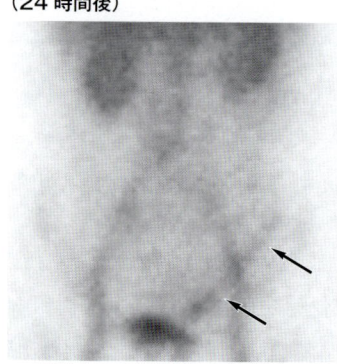

図1-B SPECT/CT融合冠状断像

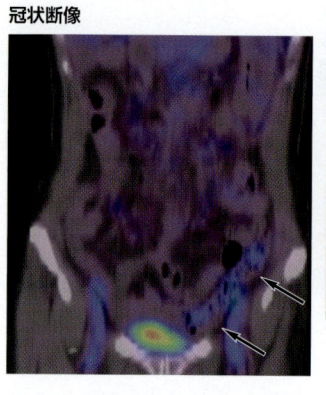

図1-C SPECT/CT融合画像

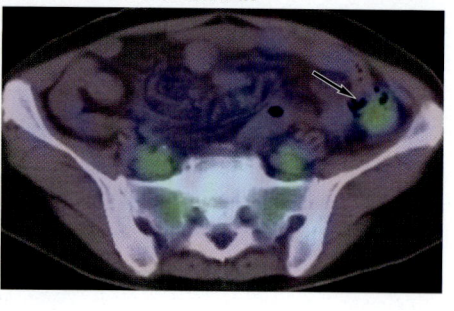

●症例2：70代，男性．黒色便を認めたため，下部消化管内視鏡を施行．全大腸に凝血塊が認められたが，出血源は同定できなかった．小腸出血の可能性もあるため，出血シンチグラフィを施行．

図2-A 出血シンチグラフィ（10分後）

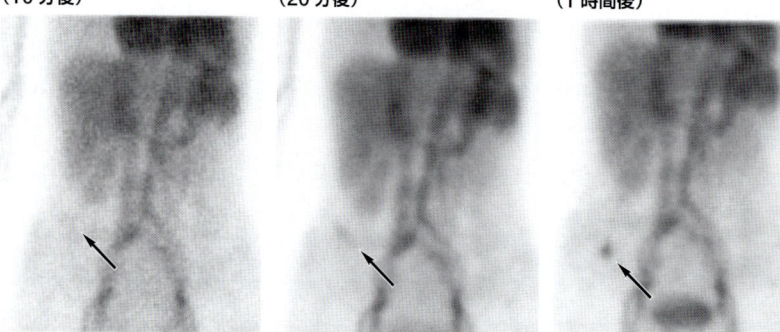

図2-B 出血シンチグラフィ（20分後）

図2-C 出血シンチグラフィ（1時間後）

図2-D SPECT/CT融合画像（20分後）

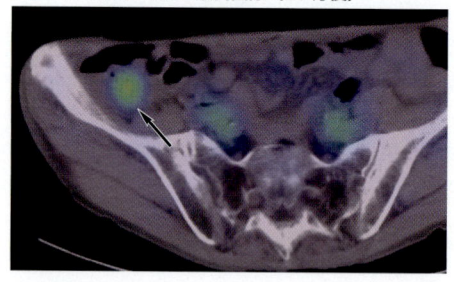

●症例3：50代，男性．黒色便，貧血の進行が認められたため，下部消化管内視鏡を施行．出血源が同定できなかったため，出血シンチグラフィを施行．

図3-A 出血シンチグラフィ（1時間後）

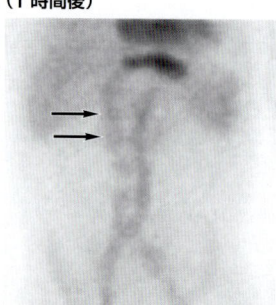

図3-B 出血シンチグラフィ（24時間後）

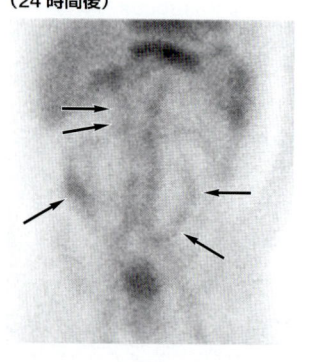

参考文献
1) Alavi A: Detection of gastrointestinal bleeding with ^{99m}Tc-sulfur colloid. Semin Nucl Med 12: 126-138, 1982.
2) Alavi A, Dann RW, Baum S, Biery DN: Scintigraphic detection of acute gastrointestinal bleeding. Radiology 124: 753-756, 1997.

画像の読影

【症例1】 RI 投与後1時間の画像では異常集積は認められないが（非掲載），24時間の画像では左下腹部に線状の異常集積が認められ，消化管内の血腫と考えられた（図1-A；→）．SPECT 画像と CT 画像との融合画像では，S 状結腸の内腔に異常集積が認められ，出血源と考えられた（図1-B, C；→）．内視鏡にて同部位からの出血であることが確認された．

【症例2】 RI 投与後10分にて右下腹部に線状の集積が認められ（図2-A；→），20分，1時間ではより明瞭化している（図2-B, C；→）．消化管内の血腫が疑われた．RI 投与後20分の時点での SPECT 画像と CT 画像との融合画像では，回盲部に一致した集積が認められ，出血源と考えられた（図2-D；→）．内視鏡にて同部位からの出血であることが確認された．

【症例3】 RI 投与後1時間にて，十二指腸に軽度の集積が認められた（図3-A；→）．24時間後の画像では十二指腸の集積が明瞭化し（図3-B；→），小腸や結腸に新たな異常集積が認められた．十二指腸からの出血が疑われ，上部消化管内視鏡を施行．十二指腸潰瘍が認められ，同部位からの出血であることが確認された．

消化管出血シンチグラフィの一般的知識と画像所見

消化管出血シンチグラフィには，^{99m}Tc-HAS-D，^{99m}Tc-アルブミン，^{99m}Tc-ピロリン酸など血液プール系の描出に有用な製剤が用いられる．HAS-D はキット製剤ではないため待機的な検査で用いるが，他の2剤は院内で標識可能であるため，緊急検査でも対応可能である．また，CT で用いられるヨード系造影剤と異なり，腎機能の制約は受けないため，透析や高度腎機能低下例などでも通常通りに検査可能である．撮影は，RI 投与後30分〜1時間連続撮影を行い，状況に応じて2時間，6時間，24時間後に追加撮影を行う．そのため，できるだけ余裕を持った検査スケジュールを計画する必要がある．

出血量に対する出血シンチグラフィの検出感度は，0.05〜0.2 ml/分（血管造影の検出感度は 0.5〜1 ml/分以上）と高いため[1,2]，静脈性出血や染み出すような出血も評価可能である．また，出血量が少ない場合や間欠的出血においては，薬剤投与後24時間程度まで検査を行うことで，出血部位が明瞭化する場合もある．このように，IVR，内視鏡，手術などによる治療前検査として高い意義を有する．

読影のポイント

消化管出血に対する検出感度は非常に高く，異常が認められない場合には，撮影を行った範囲では止血が得られていると判断可能である．消化管出血の診断は，使用する薬剤によって生理的集積部位（NOTE 参照）が若干異なるが，いずれの薬剤も消化管への生理的集積は認められないため，消化管の分布・形態と一致した集積を消化管出血と診断する．その他，時間経過とともに形態や濃度が変化する場合も，消化管出血を疑う根拠となる．出血源の同定については，消化管内の血腫が蠕動によって肛門側へ移動することを利用し，最も口側の異常集積部位が，出血源であると考える．

消化管出血の有無については，planar 画像でも十分に評価が可能であるが，出血源の同定に際しては，planar 画像では困難な場合も多い．そのような場合では，SPECT/CT 画像融合画像が有用である．SPECT/CT 融合画像では，CT 画像をレファレンスとして，異常集積部位の評価が可能であるため，出血源の同定が planar 画像に対して容易である．

> **NOTE　生理的集積部位**
> 腎，尿路の集積，大動脈などの血液プール，炎症性疾患のように血流増加を示す病変が挙げられる．ピロリン酸やアルブミンでは，胃より分泌された遊離 ^{99m}Tc が認められることがある．

消化管出血 IVR による治療
GI bleeding; interventional radiology (IVR)

(中村信一)

●**症例1**：肝門部胆管癌に対して放射線治療後，ステント留置後．吐下血が見られたため来院．Hb が 4 台に低下．十二指腸潰瘍から噴出性の出血が見られたが，内視鏡的に止血困難であり塞栓術を施行．

図1-A　DA　腹腔動脈造影　KEY

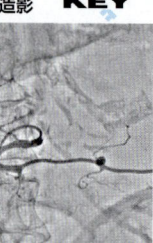

図1-B　DA　胃十二指腸動脈造影

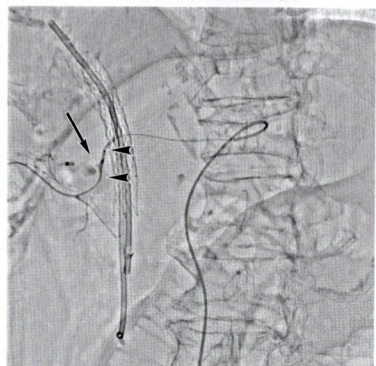

図1-C　DA　腹腔動脈造影

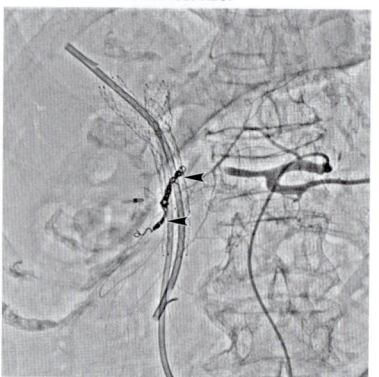

●**症例2**：下血にて来院．上下部内視鏡にて明らかな出血点は指摘できず，出血シンチグラフィで回腸に出血が疑われた（図2-A；→）．下血が持続するため塞栓術依頼あり．

図2-A　出血シンチグラフィ（CT fusion像）　図2-B　DSA　上腸間膜動脈造影　KEY　図2-C　DSA　回腸枝造影

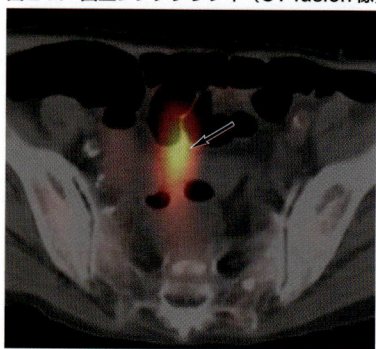

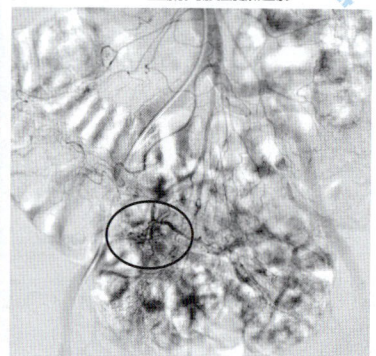

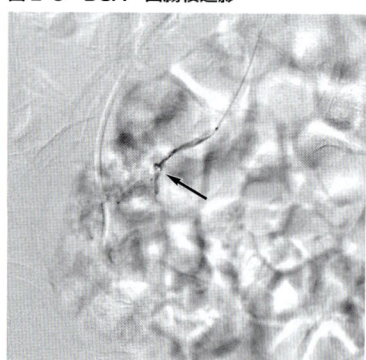

参考文献
1) 中村健治：消化管出血（腫瘍・潰瘍・門脈系）．IVR 23: 141-152, 2008.
2) Frodsham A, Berkmen T, Ananian C, Fung A: Initial experience using N-butyl cyanoacrylate for embolization of lower gastrointestinal hemorrhage. J Vasc Interv Radiol 20: 1312-1319, 2009.
3) Graça BM, Freire PA, Brito JB, et al: Gastroenterologic and radiologic approach to obscure gastrointestinal bleeding: how, why, and when? RadioGraphics 30: 235-252, 2010.
4) Nakasone Y, Ikeda O, Yamashita Y, et al: Shock index correlates with extravasation on angiographs of gastrointestinal hemorrhage: a logistics regression analysis. Cardiovasc Intervent Radiol 30: 861-865, 2007.

画像の読影

【症例1】 DA(digital angiography)では，胃十二指腸動脈(図1；►)より分岐する前上膵十二指腸動脈近位部から血管外漏出像(図1-A，B；→)が認められた(出血点には内視鏡的にクリッピングが施行されている)．胃十二指腸動脈をIDC(interlocking detachable coil)にて塞栓した．塞栓後のDAでは血管外漏出像の消失を確認し，手技を終了した．

【症例2】 上腸間膜動脈より分岐する回腸枝より造影剤のpooling像が認められ，血管形成異常(angiodysplasia)と考えられた(図2-B；○の部分)．出血シンチグラフィ(図2-A)にて出血が疑われた部位(→)と一致していると考えられ，同部をIDCを用いて塞栓した(図2-C；→)．

消化管出血（IVR治療）の一般的知識と画像所見

消化管出血の治療は，最近は内視鏡的止血術が上部・下部消化管出血ともに第一選択とされるようになってきているが，大量の吐・下血のためバイタルサインが不安定な例，内視鏡的止血の困難例，外科手術のハイリスク例，保存的治療によりバイタルサインは比較的安定しているものの進行的貧血のある例などはIVRが治療法として考慮されうる[1]．

ゼラチンスポンジによる塞栓は腸管壊死を来しやすく，マイクロコイルによる超選択的塞栓術が選択されるが，止血が困難な場合，N-butyl-2-cyanoacrylate(NBCA)を使用する報告も散見される[2]．上部消化管では多重血管支配であり，不完全な塞栓とならないよう関与する血管をすべて同定することが必要である．下部消化管においては吻合枝が少なく腸管虚血のリスクが高く，出血点のできるだけ近くで塞栓を行うことが重要である．

血管造影上は0.5ml/minの動脈性出血があれば描出が可能とされている[3]．治療前のshock indexは血管造影の血管外漏出像の描出と関連するという報告もあり[4]，shock indexが高値である症例では，治療方針のplanningのための血管造影も選択肢のひとつとなりうる．

鑑別診断のポイント

血管造影にて血管外漏出像および仮性動脈瘤が認められる場合は，活動性の動脈性出血に対する治療が考慮される．

NOTE **大腸血管形成異常（angiodysplasia）**

下部消化管出血の原因として，1960年にMargulisらが血管造影によって描出されるarteriovenous malformationとして報告した疾患概念である．その後，1979年にはその病態がBoleyらによってvascular ectasiaであることが明らかにされている．

60歳以上の右側結腸を中心に全大腸，小腸に見られる5mm以下の小血管病変で，しばしば多発し，組織学的には粘膜および粘膜下層の静脈，小細血管，毛細血管の拡張である．

出血のない間歇期の内視鏡検査の特徴は，小病変では平坦な発赤斑としてとらえられ，近接すると拡張，蛇行した血管が集合したvascular spider様所見を呈する．内視鏡で出血源が診断できない場合には，出血シンチグラフィが有用である．

急性大量下血においては診断および治療を目的とした血管造影が有用である．造影剤の血管外漏出，動脈相における不整な拡張，蛇行した小血管の集簇，vascular tuft，流出静脈の早期濃染および拡張などが見られ，これらが証明されれば塞栓術の適応となる．

消化管手術合併症 術後出血，縫合不全
postoperative hemorrhage, anastomotic leakage

（渡辺　慎）

●症例1：70代，男性．胃GIST（gastrointestinal stromal tumor）再発に対する腫瘍切除および脾摘後，術後翌日．
［文献4）より転載］

図1-A　単純CT

図1-B　造影CT KEY

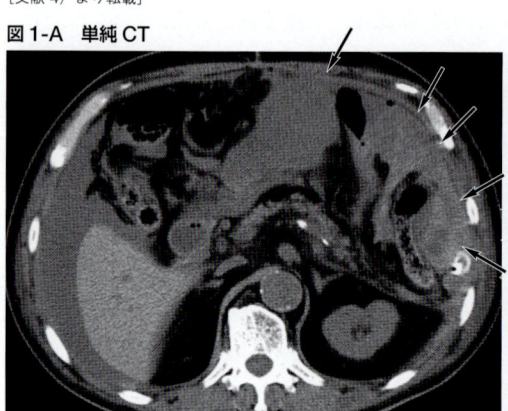

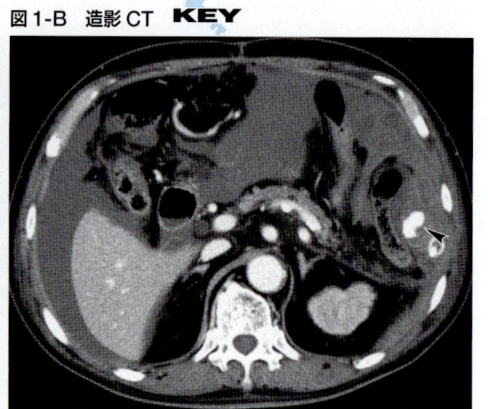

図1-C　脾動脈造影

図1-D　脾動脈造影（コイル塞栓術後）

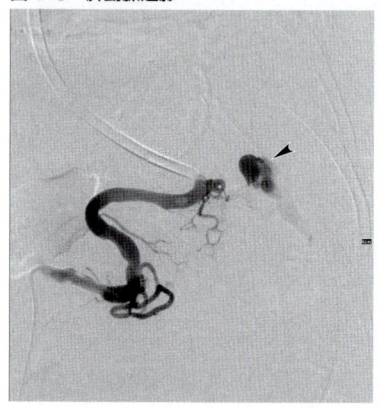

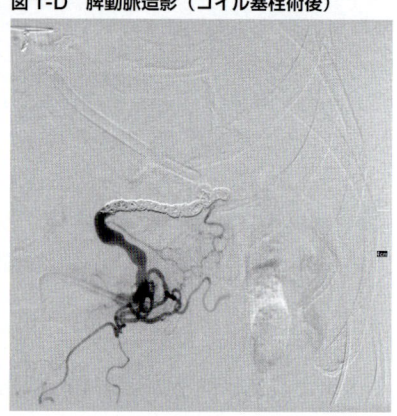

●症例2：60代，男性．横行結腸癌術後17日．［文献4）より転載］

図2-A　造影CT

図2-B　造影CT KEY

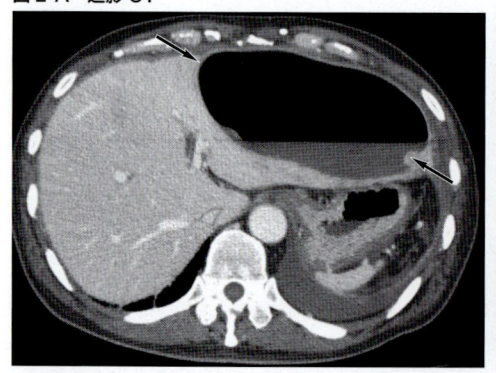

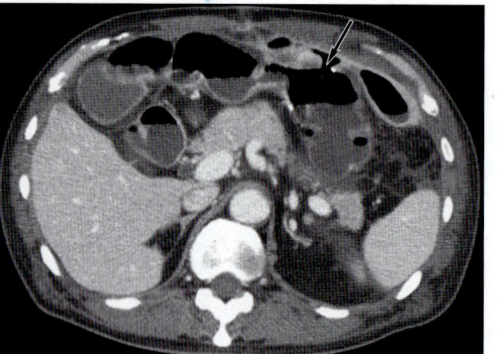

参考文献
1) Lee JKT, Sagel SS, Stanley RJ, Heiken JP (eds); Computed body tomography with MRI correlation, 3rd ed. Lippincott-Raven, Philadelphia, 1998.
2) Daams F, Wu Z, Lahaye MJ, et al: Prediction and diagnosis of colorectal anastomotic leakage: a systematic review of literature. World J Gastrointest Surg 6: 14-26, 2014.
3) Power N, Atri M, Ryan S, et al: CT assessment of anastomotic bowel leak. Clin Radiol 62: 37-42, 2007.
4) 渡辺 慎，桐生 茂，大友 邦：術後合併症．画像診断31：706-714, 2011.

画像の読影

【症例1】 単純CTで左上腹部に吸収値の不均一な液体が貯留し，血腫と考えられる（図1-A；→）．造影CTでは造影剤の血管外漏出像を認める（図1-B；▶）．術後出血と診断され，血管撮影およびコイル塞栓術が施行された．脾動脈造影では，脾動脈末梢側に造影剤の血管外漏出像を認める（図1-C；▶）．コイル塞栓術後の脾動脈造影（図1-D）では血管外漏出像は消失している．

【症例2】 造影CTで肝左葉外側区および胃の前方に多量の気体および液体が貯留している（図2-A；→）．吻合部近傍では横行結腸壁の途絶を認める（図2-B；→）．縫合不全と診断され，再手術が行われた．

術後出血の一般的知識と画像所見

術後出血は当日から翌日にかけての早期に認められる場合と，術後後期に生じる場合がある．前者では術中の止血操作が不完全な時に腹腔内出血や消化管出血として発症し，後者では膵液瘻や腹腔内膿瘍に伴った感染が動脈へ波及し仮性動脈瘤を形成することで腹腔内出血を生じる．循環動態に影響する程度の出血で保存的治療が困難な場合は，再手術やIVR（interventional radiology）による止血が行われる．

画像所見としては，活動性の出血が造影CTや血管撮影で造影剤の血管外漏出像として認められる．血腫は単純CTで通常20〜90HU程度のやや高いCT値を示す液体成分として確認できるが，出血直後の超急性期では血管内の血液と同程度の吸収値を示すことがある点や，時間の経過に伴って水と同程度に吸収値が低下する点には注意が必要である[1]．特に造影CTのみを施行した場合，既定の表示条件によっては血性の液体貯留がわかりにくい場合もあるため，ウィンドウレベル・ウィンドウ幅を適宜調節して読影するとよい．

縫合不全の一般的知識と画像所見

縫合不全の定義は施設や文献により一定しないが，吻合部からの消化管内容の管腔外漏出を単純に指すわけではなく，通常は発熱，ドレーンからの膿汁排出や菌血症などの臨床所見から判定される病態である．画像診断上の所見があっても，無症状の場合はsubclinical leakとして分類され，縫合不全には含めない．

画像診断法としては，水溶性造影剤を用いた消化管造影が最も適している．縫合不全を示唆する臨床症状がある症例に施行すると93%の正診率という報告がある一方で，無症状例に施行すると術後5日目以降であっても治療不要なradiological leakが高率に認められるという報告も複数あり[2]，術後のルーチン検査として行うべきではないと考えられる．CT検査に関しては，少量の気体や液体は術後経過が順調でも消化管腔外に一過性に貯留するため，これらが検出されても臨床的意義は乏しい．ただし，術後経過に見合わない量の液体や気体を含む貯留物が吻合部近傍に存在する場合，著明な気腹症や腹水貯留を認める場合や，気腹症が経時的に増悪する場合には縫合不全が強く疑われる[3]．

鑑別診断のポイント

術後早期に血圧低下，頻脈，乏尿などのショック症状やドレーンからの血性排液を認めれば術後出血として特徴的なので，単純CTおよび動脈相を含む造影CTを施行し，血腫および出血源を同定する．縫合不全を示唆する症状は特異性に乏しいため，手術部位に直接関連しない合併症，例えば肺炎などの呼吸器合併症や尿路感染症などの検索も行う．

消化管手術合併症 術後膿瘍
postoperative abscess

(渡辺 慎)

●症例1：40代，女性．胃癌に対する胃全摘，脾摘および膵尾部合併切除後 11 日．［文献 5）より転載］

図1-A　造影 CT **KEY**

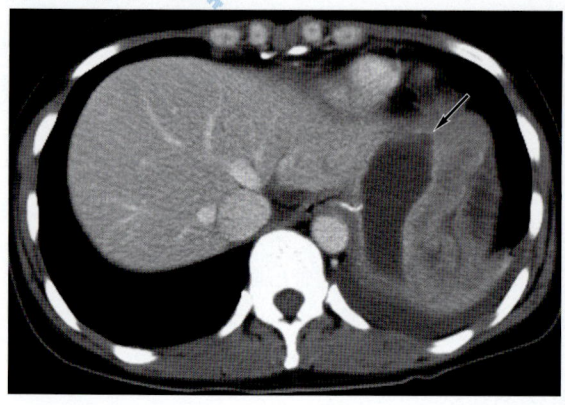

図1-B　造影 CT 冠状断再構成像

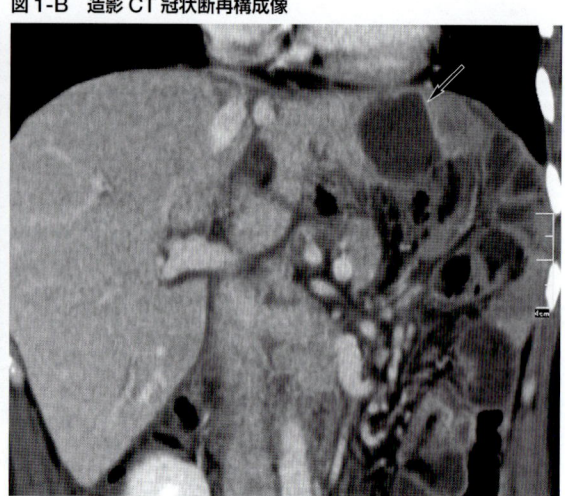

●症例2：70代，男性．直腸癌に対する Miles 術後 25 日．［文献 5）より転載］

図2-A　造影 CT **KEY**

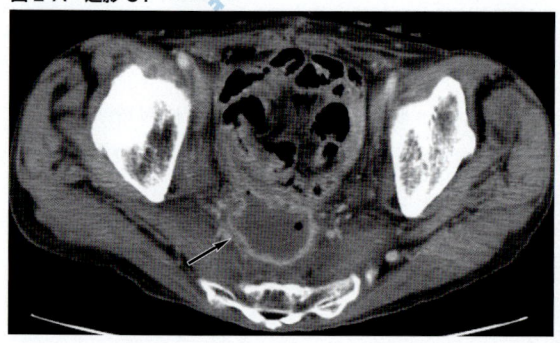

図2-B　造影 CT 冠状断再構成像

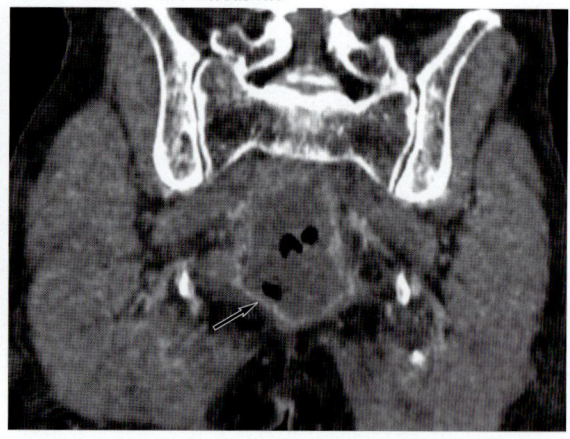

画像の読影

【症例1】 造影CTおよび冠状断再構成像で左横隔膜下に液体貯留を認め，辺縁に増強効果を伴っている（図1；→）．

【症例2】 造影CTおよび冠状断再構成像で仙骨前方の死腔に低吸収域を認め，辺縁に増強効果，内部には気泡を伴っている（図2；→）．

いずれも膿瘍と診断され，ドレナージが施行された．

術後膿瘍の一般的知識と画像所見

術後膿瘍の成因としては，前項の縫合不全（p.304），次項の膵液瘻（p.308）の他，手術部位感染，汚染された体液の貯留，留置したドレーンからの逆行性感染などがある[1]．手術部位感染の頻度は胃より大腸で高い．縫合不全の頻度は食道空腸吻合で1％程度，幽門側胃切除あるいは幽門側胃亜全摘後のBillroth I法吻合は1～2％程度とやや高い一方，胃空腸吻合（Billroth II法あるいはRoux-en-Y法）は0.1％未満で低い[2]．結腸手術では低頻度とされるが，上部直腸で1％，中下部直腸で5～10％，肛門管吻合では15～20％という集計があり[3]，大腸肛門領域では下部ほど発生頻度が高い傾向には留意する．

好発部位は手術対象により異なるが，胃切除の場合は左横隔膜下，胃癌のリンパ節郭清が行われている場合は膵周囲，直腸切除では直腸膀胱窩など，基本的には手術部位での頻度が高い．局所以外では，液体が重力に依存して分布しやすいMorison窩や傍結腸溝にも注意する．

術後膿瘍の重篤な合併症として腹腔内出血が挙げられる．血管壁が膿瘍にさらされて破綻することで発症し，癒着や炎症性変化で組織が脆弱になっているため，動脈性出血の場合は手術よりIVR（interventional radiology）による止血が第一選択となる．

画像診断法としてはCTや超音波検査が用いられる．CT検査は，膿瘍の存在・部位を診断するためだけでなく，周囲の臓器との位置関係を確認し，ドレナージの必要性や経路を評価する目的で行われる．CT所見としては，好中球が限局性に浸潤している初期の段階では全体が軟部組織に近い吸収値の腫瘤として存在するが，成熟して融解壊死が生じるとともに辺縁に結合組織が増生すると，造影CTでは辺縁が増強される低吸収域領域として認められるようになる[4]．縫合不十分な消化管内腔との交通，留置されたドレーンを介する体外との交通や起炎菌の産生ガスなどにより内部に気泡が混在することもある．

鑑別診断のポイント

術後膿瘍に合致する臨床症状として，手術部位の疼痛，腫脹，熱感，発赤などの局所所見，倦怠感，食欲低下，発熱遷延などの全身所見や，白血球増加，炎症反応持続などの血液所見が挙げられる．緊急CT検査で局所所見に対応する膿瘍ないしは創感染を認めた場合は症状の原因として一元的に解釈したくなるが，全身所見や血液所見は非特異的であり，他部位の感染・炎症でも起こりうる．膿瘍の有無に関わらず，手術部位と直接関連しない，肺炎，無気肺などの呼吸器合併症や，尿路感染症などがないかも確認する．

参考文献

1) 寺島雅典，谷澤　豊，藁谷　暢・他：縫合不全と腹腔内膿瘍（上部消化管）．外科治療 102: 739-746, 2010.
2) 阪　眞，笹子三津留：胃癌手術後合併症の種類と頻度．荒井邦佳（編）；胃外科の要点と盲点 第2版．文光堂，p.160-162, 2009.
3) 高橋慶一，松本　寛，山口達郎・他：下部消化管手術における縫合不全と腹腔内膿瘍．外科治療 102: 747-752, 2010.
4) Lee JKT, Sagel SS, Stanley RJ, Heiken JP (eds); Computed body tomography with MRI correlation, 3rd ed. Lippincott-Raven, Philadelphia, 1998.
5) 渡辺　慎，桐生　茂，大友　邦：術後合併症．画像診断 31：706-714, 2011.

消化管手術合併症　術後膵炎・膵液瘻，術後胆嚢炎
postoperative pancreatitis / pancreatic fistula, postoperative cholecystitis

（渡辺　慎）

● 症例1：50代，男性．胃癌に対する胃全摘および脾摘後5日．［Bは文献5）より転載］

図1-A 造影CT

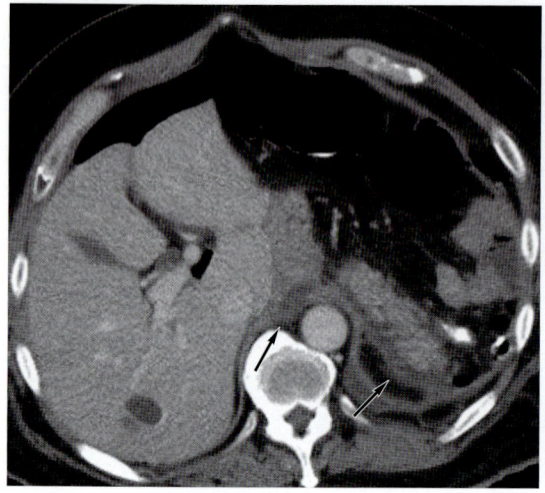

図1-B 造影CT

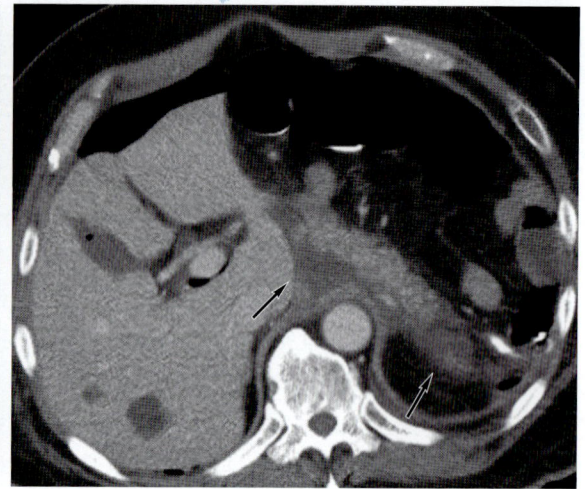

● 症例2：60代，女性．直腸癌に対する低位前方切除術および両側付属器切除術後17日．

図2-A 造影CT

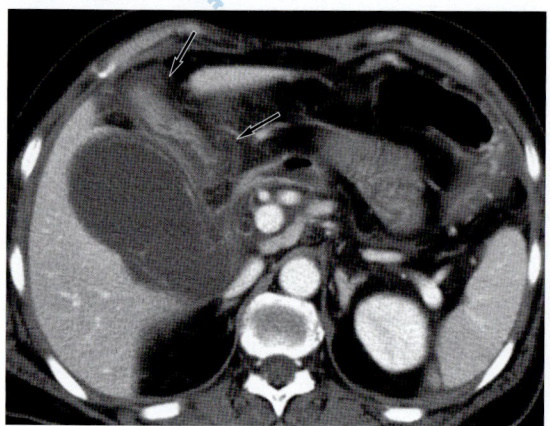

図2-B 造影CT

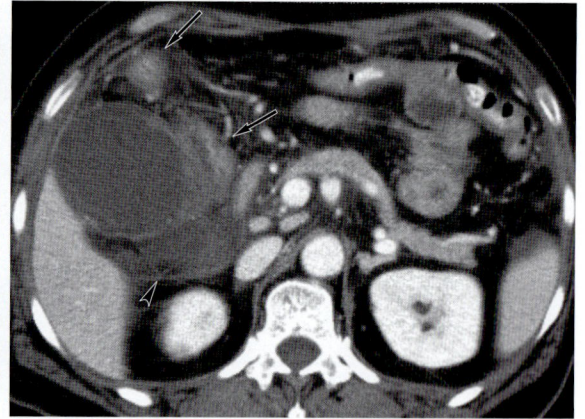

参考文献

1) Bassi C, Dervenis C, Butturini G, et al: Postoperative pancreatic fistula: an international study group (ISGPF) definition. Surgery 138: 8-13, 2005.
2) 阪　眞，笹子三津留：胃癌手術後合併症の種類と頻度．荒井邦佳（編）；胃外科の要点と盲点 第2版．文光堂，p.160-162, 2009.
3) 宮下　薫：術後胆炎．荒井邦佳（編）；胃外科の要点と盲点 第2版．文光堂，p.188-190, 2009.
4) 急性胆道炎の診療ガイドライン作成出版委員会（編）；科学的根拠に基づく急性胆管炎・胆嚢炎の診療ガイドライン．医学図書出版，2005.
5) 渡辺　慎，桐生　茂，大友　邦：術後合併症．画像診断 31：706-714, 2011.

画像の読影

【症例1】 造影CTで膵実質は軽度腫大し，周囲には液体貯留を認める（図1；→）．術後膵炎と診断された．

【症例2】 造影CTで胆嚢は腫大し，壁は浮腫状に肥厚している．周囲の脂肪織は混濁し，前方の結腸肝弯曲部にも炎症が波及している（図2；→）．後方には液体貯留も見られる（図2-B；▶）．術後胆嚢炎と診断され，抗生剤治療により炎症が改善した後で胆嚢摘出術が施行された．

術後膵炎・膵液瘻の一般的知識と画像所見

膵に切除や隣接する臓器の手術などで侵襲が加わると，術後合併症として膵実質の急性炎症や，損傷部から膵液が持続的に周囲に漏出する膵液瘻が出現することがある．胃癌手術での膵実質の損傷は，膵合併切除術では膵断端が主体であるが，膵を温存する手術でもリンパ節郭清や授動などに伴い膵体尾部の広い範囲で生じる可能性がある．膵液瘻の臨床的定義は，膵癌では術後3日以降にドレーン排液中のアミラーゼ値が血清アミラーゼ値の3倍以上を示す場合[1]とされているが，胃癌術後についての統一基準はなく，ドレーン排液の量・性状や持続日数なども含めて総合的に評価されることが多い．膵液瘻の発生率は術式によって異なるが，胃癌の手術合併症としては頻度が高い．幽門側胃切除では2%程度であるが，胃全摘および脾摘では10%程度，胃全摘および膵体尾部合併切除では40%程度という集計[2]もあり，膵侵襲の高さに応じて頻度が上昇すると考えられる．ドレナージが不良な場合は，感染して膿瘍を形成したり，蛋白分解酵素を含む膵液の作用による縫合不全，仮性動脈瘤や出血などの重篤な合併症を2次的に併発することがある．

CT所見としては，術後膵炎では通常の急性膵炎と同様に膵の腫大，膵実質の不均一な吸収値や周囲の脂肪織混濁を認め，膵液瘻などによる液体貯留，膿瘍や出血を合併していればそれぞれに応じた所見を伴う．

術後胆嚢炎の一般的知識と画像所見

術後胆嚢炎は侵襲の高度な手術後に発症することがあり，無石胆嚢炎の割合が高い．頻度は比較的稀であるが，適切な処置が遅れると致死的である．特に胃切除を含む上腹部手術では，上腹部痛，発熱などは通常の術後経過や他の合併症と紛らわしく，早期診断が困難なことが多い．胃癌術後では，肝十二指腸間膜に沿ったリンパ節の郭清や，小網切除時に迷走神経肝枝が切断されて起こる胆嚢の収縮能低下，絶食による胆汁うっ滞，血行障害，細菌感染などが関与して起こると考えられているため，年齢，切除範囲や郭清領域上リスクの高い症例では，胃切除に併せて予防的胆嚢摘出術が行われる[3]．

画像診断法は超音波検査やCTが有用で，胆嚢腫大，壁肥厚像，胆嚢周囲の浸出液，漿膜下浮腫などが診断に役立つとされるが，特異度は有石胆嚢炎に比して低い[4]．

鑑別診断のポイント

術後膵炎・膵液瘻に関しては，膵に隣接する臓器の手術合併症として珍しくない点に注意する．膵実質に加齢による萎縮や脂肪浸潤を伴う場合，術後CTのみでは腫大などの変化が不明瞭なこともあるため，術前CTとの比較が有用である．術後胆嚢炎の頻度は稀ではあるが，侵襲が大きい場合は胆嚢から離れた部位の手術でも起こりうる点に留意する．

310　3. 小腸・大腸

消化管手術合併症 吻合部狭窄
anastomotic stenosis
（渡辺　慎）

● **症例1**：50代，男性．早期胃癌に対する胃部分切除後20日．［文献4）より転載］

図1-A　上部消化管造影

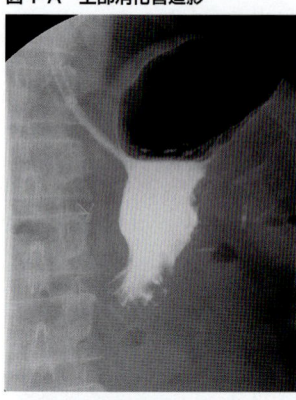

図1-B　造影CT

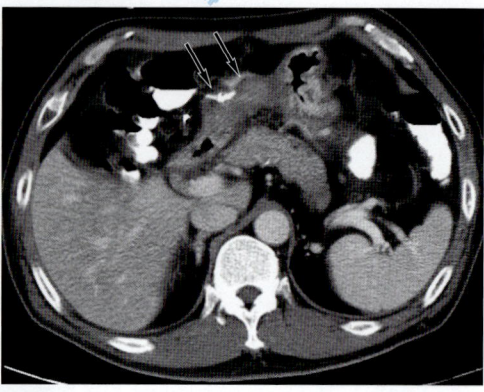

図1-C　上部消化管造影（ステント留置後）

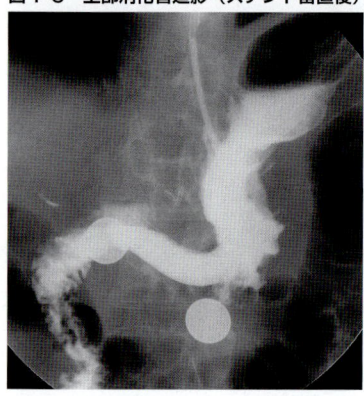

● **症例2**：70代，女性．横行結腸癌術後20日．［文献4）より転載］

図2-A　造影CT

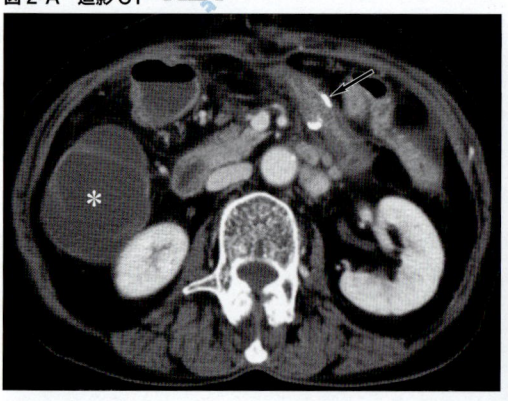

図2-B　造影CT 斜冠状断再構成像

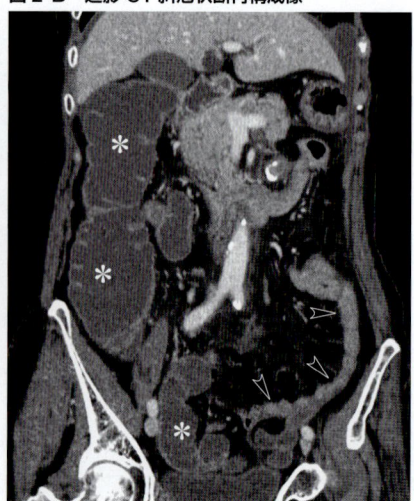

画像の読影

【症例1】 上部消化管造影（図1-A）では，吻合部以遠への経口造影剤流出が不良である．造影CTでは吻合部付近での壁肥厚，増強効果の低下を認め，内腔は不明瞭化している（図1-B；→）．縫合不全，膿瘍などの他の合併症を疑わせる所見は認められず，吻合部狭窄と診断され，狭窄部には一時的にステントが留置された．ステント留置後の上部消化管造影（図1-C）では，造影剤の良好な流出を認める．

【症例2】 造影CTでは，吻合部結腸の狭窄（図2-A；→）と近位結腸の拡張（図2-A；＊）を認める．造影CT斜冠状断再構成像では，吻合部近位結腸から回腸の拡張（図2-B；＊）と，遠位結腸の虚脱（図2-B；►）を認める．吻合部狭窄と診断され，保存的に軽快した．

吻合部狭窄の一般的知識と画像所見

　　吻合部狭窄の多くは一過性で，保存療法のみで改善が期待できるが，拡張療法ないしは手術を必要とする場合もある．症状としては，上部消化管の術後では胸やけ，摂食時のつかえ感，嘔気，嘔吐，大腸では頻便，腹部膨満感や腹痛などがある．ただしこれらの症状には特異性が乏しく，主訴のみで麻痺性イレウスやRoux停滞症候群（NOTE参照）などとの区別は難しい．

　　術後早期の吻合部には，創傷治癒機転から組織の含水量増加に伴って浮腫が見られるが，術後1週間が最も著明で，1か月以内ではまだ残存し，3か月後になってようやく消失するとされる[1]．多くの場合は可逆的で，浮腫の消退とともに狭窄も消失するが，この過程が炎症や血腫などで修飾されると，非可逆的な吻合部狭窄につながることがある．縫合不全の二次的な合併症として発症することもあり，初期には吻合部の浮腫，血腫，膿瘍形成による通過障害，晩期では肉芽による創傷治癒，瘢痕性収縮による狭窄を来しうる[2]．胃では一般に，幽門輪に近い病変や十二指腸浸潤を伴う病変で，またBillroth II 法よりBillroth I 法で吻合部狭窄を来しやすいとされている．自動吻合器を使用した直腸前方切除術では10〜30％程度に合併するとされている[3]．

　　画像診断法としては通常は消化管造影で評価されるが，嘔気などの症状や腸閉塞の疑いなどにより経口造影剤の使用が難しい場合はCTも有用である．ただし吻合部には術後経過によらず潜在的に一過性の浮腫性変化はあり，物理的な狭小化と症状が必ずしも一致しない例も少なくないと予想される．

鑑別診断のポイント

　　病的意義のある吻合部狭窄の有無や治療の必要性については，画像所見のみで判定するというより，縫合不全や膿瘍などの他の合併症がないことを確認したうえで，発症時期，臨床経過や症状が吻合部狭窄として説明可能か，他の情報と併せて評価する程度の対応が現実的と考えられる．

> **NOTE**
> **Roux停滞症候群（Roux stasis syndrome）**
> 　胃癌に対する幽門側胃切除およびRoux-en-Y法再建1〜2週間後程度の早期に，吻合部狭窄などの器質的通過障害によらず腹痛，嘔気，嘔吐などの症状を来す病態である．保存的治療のみで改善する．本来は十二指腸に存在する小腸運動ペースメーカーが手術操作のためRoux脚へ異所性に出現することと，小腸の逆行性蠕動・残胃の食物停滞が成因と考えられている．本邦での発症率は10〜15％程度とされる．

参考文献

1) 野村栄治：吻合部狭窄．荒井邦佳（編）；胃外科の要点と盲点 第2版．文光堂，p.182-186, 2009.
2) 櫻井克宣，六車一哉，久保尚士・他：縫合不全，吻合部通過障害．外科治療 104: 750-755, 2011.
3) 篠原徹雄，前川隆文，三上公治・他：直腸前方切除後の吻合部狭窄の検討．日本大腸肛門病会誌 62: 27-31, 2009.
4) 渡辺 慎，桐生 茂，大友 邦：術後合併症．画像診断 31: 706-714, 2011.

消化管手術合併症 輸入脚症候群
afferent loop syndrome

（渡辺 慎）

●**症例**：70代，男性．胃癌に対する幽門側胃切除およびRoux-en-Y法再建後14年．腹痛，嘔気にて受診した．嘔吐はない．血液データでは血清アミラーゼ値が上昇していた．

図1-A　造影CT（SMA：上腸間膜動脈，Ao：大動脈）

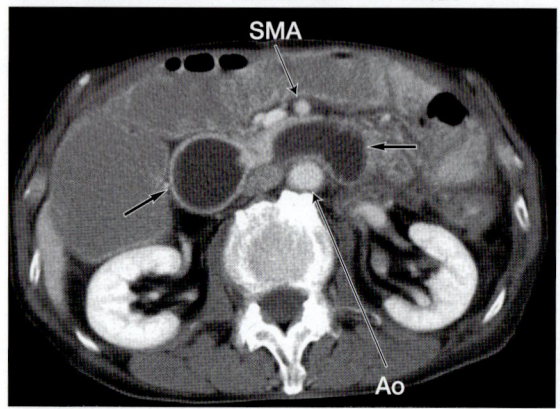

図1-B　造影CT（SMA：上腸間膜動脈，Ao：大動脈）

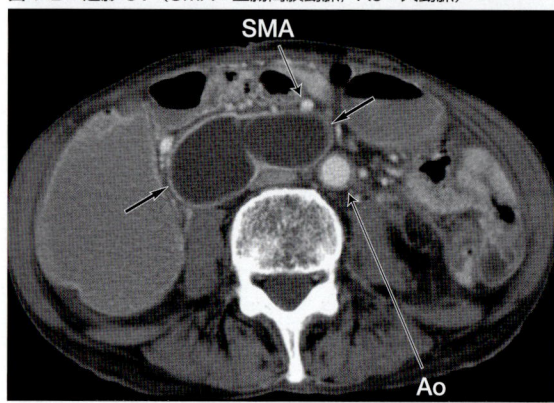

図1-C　造影CT冠状断再構成像

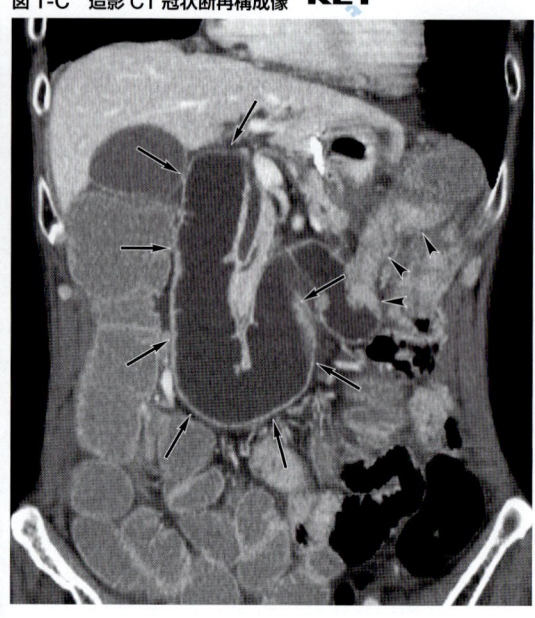

図1-D　造影CT

図1-E　造影CT冠状断再構成像

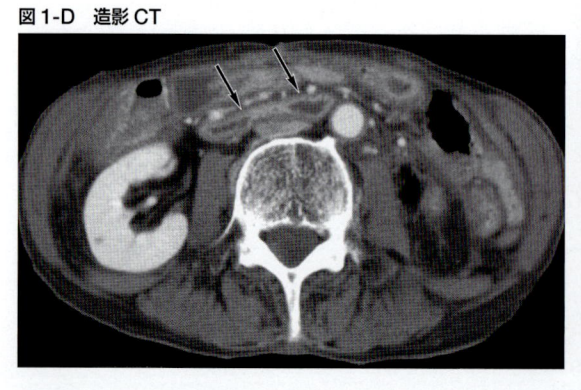

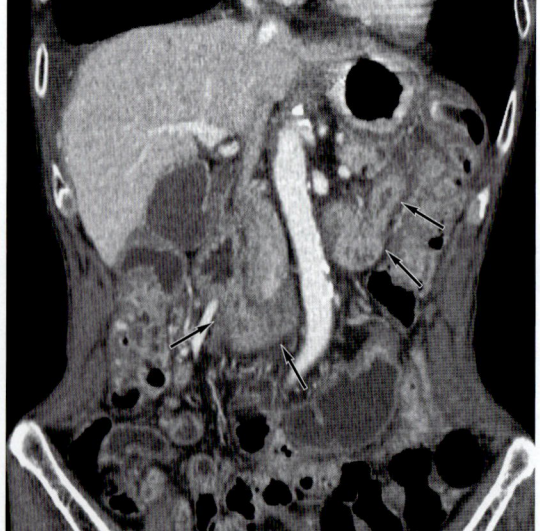

画像の読影

造影CTでは，壁の厚い嚢胞状構造が上腸間膜動脈（SMA：superior mesenteric artery）と大動脈（Ao：aorta）の間に認められ，内腔を低吸収の液体が占めている（図1-A，B；→）．造影CT冠状断再構成像では，嚢胞状構造は膵頭部の左右から下方にかけて連続するU字状の形態を示し，右上部では盲端となっている（図1-C；→）．拡張した十二指腸と考えられる．内腔は総胆管の胆汁に近い吸収値を示す．上行部から上部空腸には壁肥厚および内腔狭窄を認める（図1-C；▶）．（慢性）輸入脚症候群と診断された．

内視鏡検査などと併せて残胃癌の播種と考えられ，化学療法施行後に再びCT検査が行われた．化学療法後の造影CTおよび冠状断再構成像では，輸入脚の拡張，壁肥厚はいずれも改善している（図1-D，E；→）．

輸入脚症候群の一般的知識と画像所見

輸入脚症候群は，胃切除後のBillroth Ⅱ法再建やRoux-en-Y法再建例に発生することがある，比較的稀な合併症のひとつである．再建で形成された輸入脚に通過障害が生じて内腔に胆汁や腸液が貯留し，内圧が上昇することで発症する．通過障害を来す原因は癒着・捻転・屈曲・吻合部狭窄・腸重積・絞扼・内ヘルニア・腫瘍・腸間膜脂肪織炎など多岐にわたるとされている．閉塞のタイプとしては，主として周術期に輸入脚の完全閉塞から上腹部激痛，上腹部腫瘤，無胆汁性嘔吐，黄疸，高アミラーゼ血症などを呈し急激な経過をたどる急性型と，不完全で一時的な閉塞により食後1時間以内に上腹部痛，食物残渣を混じない多量の胆汁性嘔吐を呈する慢性型とに大別される[1]．完全閉塞で発症した場合は，早期診断と緊急処置が行われないと，胆汁や膵液の貯留で内圧が上昇した輸入脚が十二指腸断端部で縫合不全を来し，穿孔，壊死から重篤な腹膜炎に至り致命的となる場合がある．不完全閉塞では上記の症状を繰り返すという特徴はあるが，重篤化することは少ない．本症例のように上腹部痛はあっても嘔吐を欠く場合もあり，臨床症状だけからは吻合部狭窄，逆流性胃炎や腸閉塞などとの鑑別は難しい．頻度は胃切除症例中0.23％で，急性型についてはBillroth Ⅱ法再建の1.0％，Roux-en-Y法再建の0.68％との報告がある[2]．

画像診断法は超音波検査やCTが有用で，急性輸入脚症候群については上腸間膜動静脈の背側にU字状の嚢胞状構造が描出されれば診断上有用とされている[3]．典型的には輸入脚となっている十二指腸が拡張して膵頭部を左右から挟むように存在し，足方でつながり全体としてU字状の形態を示す．さらにこの嚢胞腔の解剖学的な局在・形態や，その内腔のKerckring襞に気づけば診断は比較的容易とされている．

鑑別診断のポイント

腹痛，嘔気，嘔吐などの臨床症状には特異性が乏しいため，手術歴の確認と画像所見が診断の決め手になる．受診歴がある場合は手術記録を参照して術式を把握しておく．拡張した輸入脚の局在・形態がCT横断像だけではわかりにくい場合は，本例のように冠状断再構成像を作成すると診断上有用と考えられる．

参考文献

1) 柏木秀幸：ダンピング・輸入脚症候群．外科治療 104: 756-761, 2011.
2) 古田一徳，三重野寛喜，礒垣　誠・他：輸入脚閉塞症の診断と治療．日臨外医会誌 55: 2491-2498, 1994.
3) 尾崎　裕，大泉倫之，梓澤広行・他：急性輸入脚症候群のCT像．臨放 46: 1527-1530, 2001.

腹膜・大網・腹壁 細菌性腹膜炎
bacterial peritonitis

（根岸孝典）

●症例：70代，女性．2日前から腹痛あり．本日，右下腹部激痛．

図1-A　造影CT　**KEY**

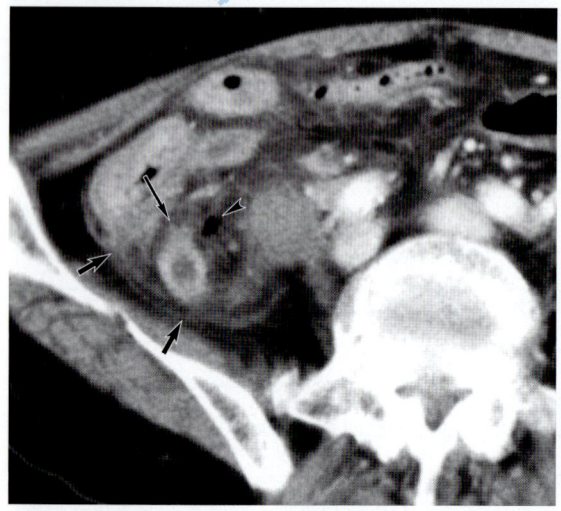

図1-B　造影CT（骨盤レベル）

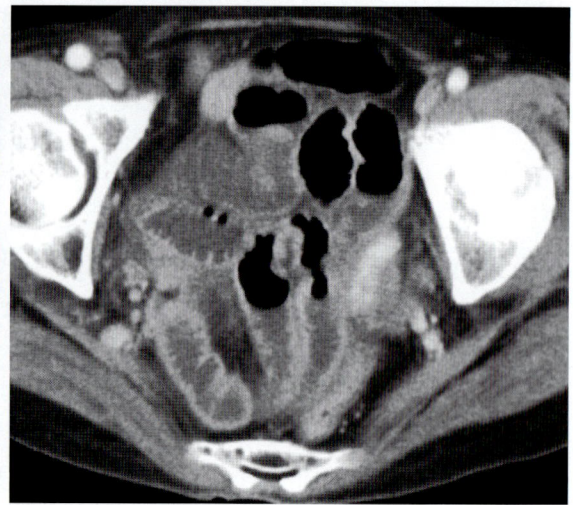

図1-C　造影CT

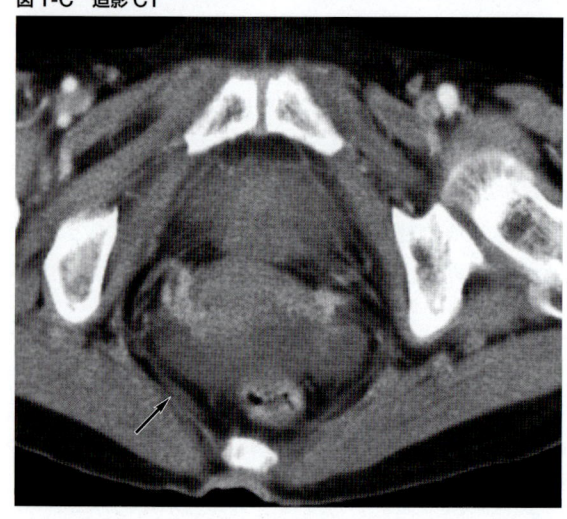

画像の読影

上行結腸背側に虫垂の腫大および壁の濃染と肥厚が認められる（図1-A；→）．急性虫垂炎の所見である．虫垂近傍に管腔外ガスが認められ（▶），穿孔が疑われる．周囲の腹膜では濃染と肥厚が認められ（→），腹膜炎が疑われる．骨盤レベルのスライス（図1-B）では小腸の拡張があり，腹膜炎に伴う麻痺性イレウスが疑われる．Douglas窩には腹水が貯留しており，腹膜炎に伴う滲出性腹水が疑われる（図1-C；→）．

細菌性腹膜炎の一般的知識と画像所見

腹膜は腹骨腔を裏打ちする壁側腹膜と臓器を囲む臓側腹膜に区別され，これらは互いに連続して腹膜腔を形成している．この腹膜に炎症を来すと腹膜炎と呼ばれる病態となり，腹膜腔に腹水が貯留したり，臨床的には腹膜刺激症状が出現することとなる．

腹膜炎は，感染による細菌性腹膜炎や結核性腹膜炎，消化液漏出による化学性腹膜炎，癌性腹膜炎など，その原因により呼称はさまざまであるが，一般的に"腹膜炎"と言えば細菌性腹膜炎を意味する．

細菌性腹膜炎は，特発性細菌性腹膜炎と続発性細菌性腹膜炎に分類される．

特発性細菌性腹膜炎とは腹腔内に原因が証明されない細菌性腹膜炎のことであり，非代償期肝硬変の10%程度に合併する．背景に肝疾患があることがほとんどで，免疫応答や炎症反応が目立たない例が多いため，特発性細菌性腹膜炎を念頭に診断を進めることが大事である．診断は，腹水中の好中球増加と細菌培養からなされる．

続発性細菌性腹膜炎は，腹腔内に細菌感染を起こす病態すべてが原因となりうる．日常診療でよく遭遇するのは，虫垂炎，憩室炎，消化管穿孔，骨盤内の細菌感染からの炎症波及などである．胆嚢穿孔による続発性細菌性腹膜炎は，消化液漏出による化学性腹膜炎に細菌性腹膜炎が合併するため重篤化しやすく注意が必要である．

続発性細菌性腹膜炎の多くは，腹部症状や採血結果から細菌性腹膜炎を疑い，画像検査を行う流れとなる．画像検査で直接細菌性腹膜炎を示唆する所見として，腹膜の肥厚や腹膜の増強効果などがあるが，こういった腹膜の変化は指摘できないことが多い．実際には細菌性腹膜炎の診断というより，腹膜炎の原因を診断することが重要であり，腹腔内遊離ガスや脂肪織濃度上昇などを見逃さないように心がけることが大切である．また，腹膜炎の症例では麻痺性イレウスを来していることがある．イレウスだけに目を奪われていると，その原因に気付かないことがあるため，注意が必要である．

鑑別診断のポイント

通常，臨床的に診断可能であるが，細菌以外に腹膜炎を来す化学性腹膜炎（胆汁や皮様嚢腫の破裂による），腹膜透析に伴うもの，異物性の腹膜炎なども鑑別に挙がる．その他，臨床症状がはっきりしない場合は，結核性腹膜炎や癌性腹膜炎なども鑑別に挙がる．

参考文献

1) European Association for the Study of the Liver: EASL clinical practice guidelines on the management of ascites, spontaneous bacterial peritonitis, and hepatorenal syndrome in cirrhosis. J Hepatol 53: 397-417, 2010.
2) Sartelli M, Catena F, Ansaloni L, et al: Complicated intra-abdominal infections in Europe: a comprehensive review of the CIAO study. World J Emerg Surg 7: 36, 2012.

腹膜・大網・腹壁 腹腔内膿瘍
intra-abdominal abscess

(根岸孝典)

●**症例1**：50代，女性．数日前から下腹部痛，発熱あり．

図1-A　単純CT **KEY**

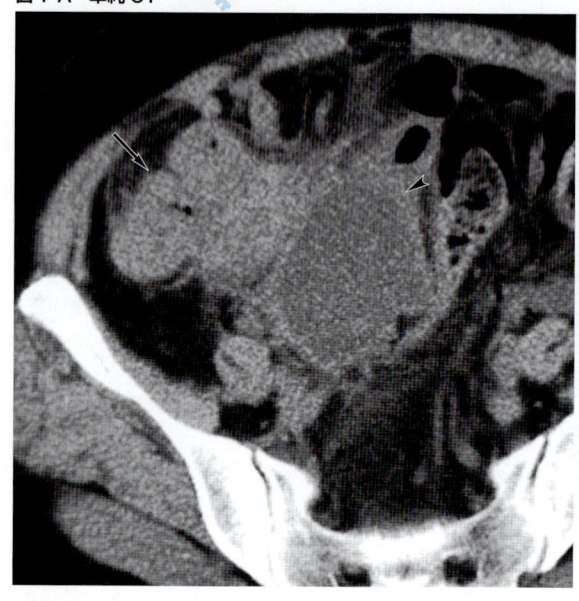

図1-B　T2強調像と拡散強調像の融合画像

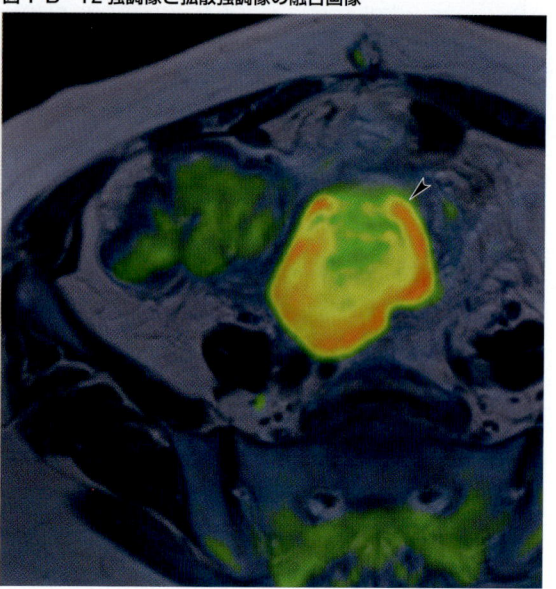

●**症例2**：80代，男性．胆嚢炎にて開腹胆嚢摘出術後．術後，発熱，炎症反応が遷延する．

図2　単純CT **KEY**

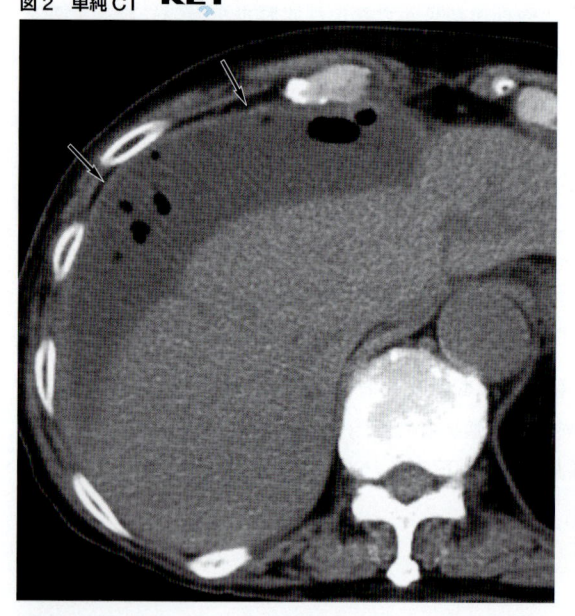

●**症例3**：10代，女性．腸管悪性リンパ腫の穿孔に伴うDouglas窩膿瘍．

図3　造影CT **KEY**

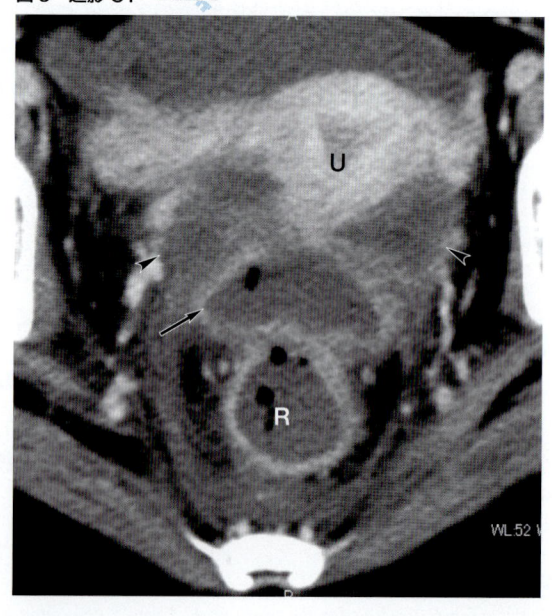

画像の読影

【症例1】 上行結腸に腫瘍性病変（図1-A；→）があり，左側に接して被包化された液体貯留（図1-A；▻）が認められる．T2強調像と拡散強調像の融合画像では，上行結腸左側の液体は高信号を呈している（図1-B；▻）．上行結腸癌穿通による膿瘍が疑われる．

【症例2】 右横隔膜下に被包化された液体貯留が認められる（図2；→）．内部には消化管外の空気が内包されている．被包化された液体により肝右葉は圧排されている．右横隔膜下膿瘍の所見である．

【症例3】 Douglas窩に周囲が濃染される液体貯留を認め，ガスも見られる（図3；→）．前方には腹水も見られる（▻）．U：子宮，R：直腸．

腹腔内膿瘍の一般的知識と画像所見

腹腔内膿瘍とは膿性滲出液が腹腔内に限局性に貯留した状態であり，膿性滲出液は時間が経てば被包化され膿瘍腔を形成する．腹膜炎に続発する膿瘍は発症後早期に形成されることが多いが，術後膿瘍は術後2週間〜1か月程度経過した後に形成されることもある（p.306参照）．

症状は一般的に発熱や腹痛，麻痺性イレウスによる腹部膨満や腸音低下などである．高齢者や免疫抑制状態では症状が目立たないことがあり，注意が必要である．

発生部位は原因疾患の近傍が多く，癒着により形成された閉鎖腔や腸間膜内などに形成される場合もある．また，膿性滲出液は初期は被包化されていない液体であるので，体位や呼吸による腹腔内の圧勾配によって移動し，横隔膜下膿瘍や骨盤内膿瘍など，病変部位と離れて形成される場合もある．横隔膜下膿瘍は右側に多い[1]．

Douglas窩は臥位では腹腔内で最も背側に位置し，腹腔内の液体（腹水，血液，膿汁）が貯留しやすい．そのため，Douglas窩膿瘍は，胃・十二指腸穿孔，虫垂炎，胆嚢炎，女性付属器炎に続発して見られる．

小さな膿瘍は抗生剤治療で治癒する場合があるが，大きな膿瘍では切開や穿刺による排膿が必要となることがある．最近では，CT下の膿瘍ドレナージもよく行われている[2]．

画像上は被包化された液体貯留，陰影内部の管腔外ガス，接する内臓の偏位，周囲への炎症波及による濃度上昇などで発見される．MRIでは拡散強調像で高信号を呈する．

鑑別診断のポイント

鑑別を要することは少ないが，膿瘍壁が目立たない場合やイレウスを併発している場合は，腸管との区別が難しいことがあるため，時には再構成画像も使用して読影することが必要である．

参考文献

1) Mayers MA, Charnsangavej C, Oliphant M: Meyers' dynamic radiology of the abdomen: normal and pathologic anatomy, 6th ed. Springer, New York, 2011.
2) Sartelli M, Viale P, Catena F, et al: 2013 WSES guidelines for management of intra-abdominal infection. World J Emerg Surg 8: 3, 2013.

腹膜・大網・腹壁 結核性腹膜炎
tuberculous peritonitis

（根岸孝典）

●症例：30代，女性．腹部膨満，上腹部痛を主訴に近医受診．腹水貯留とCA125高値を指摘される．

図1-A　造影CT

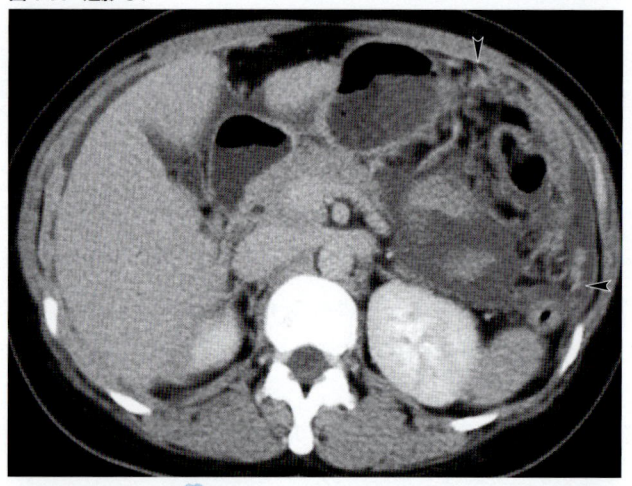

図1-B　造影CT

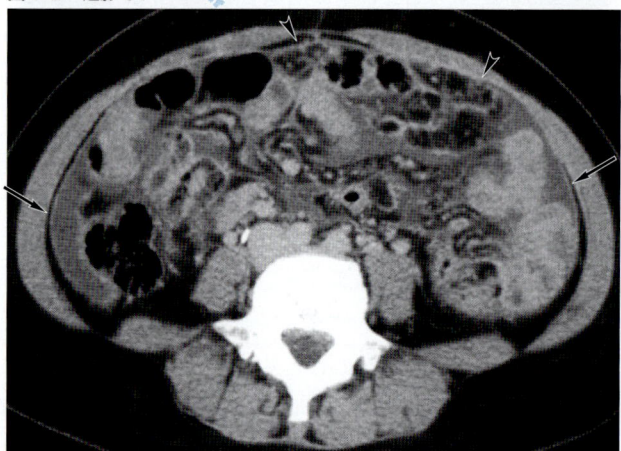

図1-C　造影CT

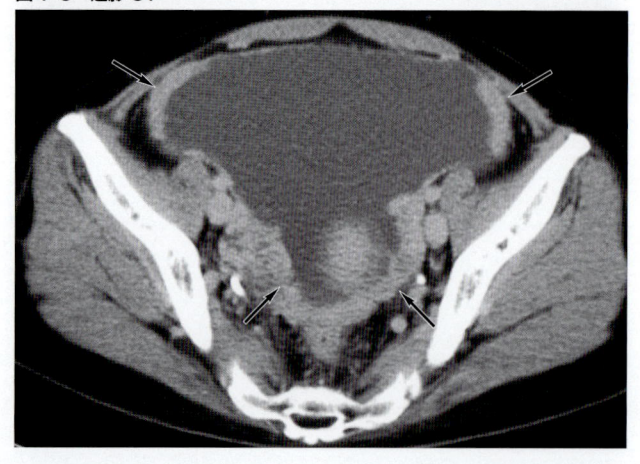

画像の読影

　腹膜のびまん性肥厚と増強効果を認め（図1-B, C；→），大網には小結節が散見される（図1-A, B；▶）．腹部領域に原発巣となりうる腫瘍性病変は同定できない．また，肺野にも異常陰影は指摘できない．

　試験開腹が行われた．腹膜結節の病理診断にて乾酪性肉芽腫が証明され，結核性腹膜炎の診断に至った．

結核性腹膜炎の一般的知識と画像所見

　わが国の結核罹患率は減少傾向であるが，欧米諸国に比して依然として高い．

　肺以外の結核病変（肺外結核）は全結核患者の7％に見られ，高齢者に多い傾向にある．胸膜が最も多く，次いでリンパ節，脊椎，関節，腎臓，髄膜，喉頭，腸，腹膜，皮膚，生殖器などがある．結核性腹膜炎は肺外結核の中でも比較的稀な病変であり，全結核患者の2％以下で全年齢に見られるが，30〜40代の女性に多いとされる．原因のよくわからない腹膜炎の症例では，鑑別に挙がるべき疾患である．結核性腹膜炎の感染経路は，肺病変などからの血行性播種あるいは腸病変などからの連続性波及が考えられているが，腹膜病変以外の結核病変が同定できない例も存在する．臨床症状は，発熱，食欲低下，腹部膨満，体重減少など非特異的であり，なかには癒着性イレウスなど急性腹症で発症する例もある．

　診断には，腹膜生検あるいは腹水の菌培養，PCR（polymerase chain reaction）により結核が証明される必要がある．しかし，腹膜生検は容易とは言えず，また培養の陽性率は20〜50％と低く，時間もかかるため，必ずしも有用とは言えない．結核性腹膜炎では通常大量の腹水貯留があり，腹水のADA（adenosine deaminase）活性上昇が認められるので，これらの所見から結核性腹膜炎を疑い，培養などの確定診断を待たずに治療を先行する場合もある．ちなみに腹膜の炎症を反映してCA125が上昇していることがあるので，癌性腹膜炎との鑑別の際には注意を要する．

　画像所見としては，高蛋白や細胞成分の豊富なことを反映した高濃度腹水，腹部腫瘤や腫大リンパ節の石灰化あるいは乾酪壊死を反映した中心部低濃度域，腹膜肥厚，大網浸潤，脾腫などがあるが，いずれも発見時期や宿主の免疫状態に依存している可能性が高く特異性に乏しい[1)2)]．

鑑別診断のポイント

　鑑別疾患として，癌性腹膜炎，正常大卵巣癌症候群，腹膜中皮腫，腹膜原発漿液性乳頭状腺癌（peritoneal serous papillary carcinoma：PSPC）などが挙げられる．ただし，画像のみでの鑑別は難しいことが多いため，腹部領域に原発巣を疑う所見がない場合などは結核性腹膜炎を鑑別に挙げることが重要である．

参考文献

1) 阿保 斉，杉盛夏樹，新村理絵子・他：腹部結核症・結核性腹膜炎のCT所見．臨床放射線 53: 582-590, 2008.
2) Ha HK, Jung JI, Lee MS, et al: CT differentiation of tuberculous peritonitis and peritoneal carcinomatosis. AJR 167: 743-748, 1996.

腹膜, 大網, 腹壁 硬化性被包性腹膜炎（腹膜透析後）
encapsulating peritoneal sclerosis（EPS）

（浪本智弘）

●症例1：30代，女性．慢性腎不全により腹膜透析12年後．

図1-A　腹部単純X線像
図1-B　単純CT
図1-C　単純CT
図1-D　単純CT

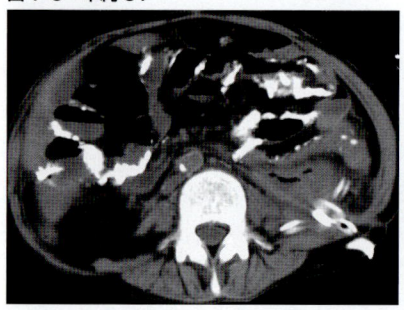

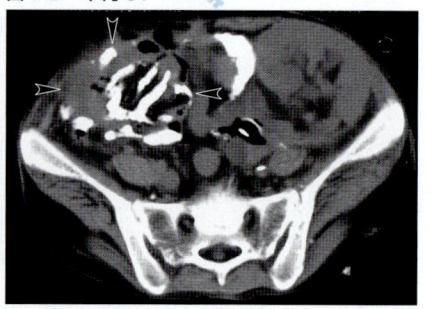

●症例2：10代，女性．慢性腎不全により腹膜透析5年後．

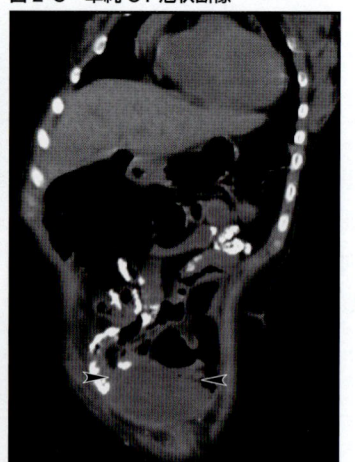

図2-A　単純CT
図2-B　単純CT
図2-C　単純CT 冠状断像

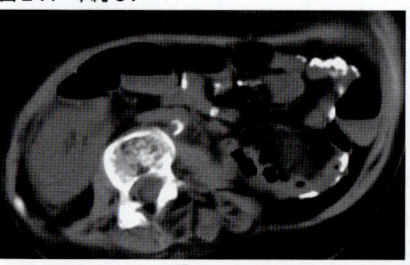

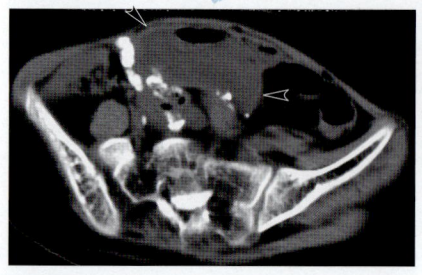

画像の読影

【症例1】 単純X線写真にて小腸の拡張と多量のガス像を認め，イレウスの所見である．腸管周囲や左横隔膜下（図1-A；➤）に強い石灰化を認める．単純CTでは左横隔膜下に粗大な石灰化（図1-B；➤）が帯状に連続している．多量のガスを伴い拡張した小腸を認め，イレウスの所見である．腸間膜には多数の粗大石灰化を認める（図1-C）．骨盤部右側では石灰化を伴った小腸が集簇しており，cocoon（繭）状（図1-D；➤）となっている．

【症例2】 腹膜には多数の結節状石灰化が小腸を取り囲むように列状の分布を示している．限局性の腹水貯留（図2；➤）も認められる．

硬化性被包性腹膜炎（腹膜透析後）の一般的知識

硬化性被包性腹膜炎は腹膜透析の重篤な合併症として知られており，腹腔内および腸管周囲の線維性硬化を特徴としている．近年は病理学的に被膜への炎症細胞の浸潤が軽度であることから被囊性腹膜硬化症（encapsulating peritoneal sclerosis：EPS）と呼ばれることが多く，びまん性に肥厚した腹膜の広範な癒着により，持続的・間歇的あるいは反復性にイレウス症状を呈する症候群と定義されている．透析開始から発症までの時期は平均5〜10年で長い透析期間を経て発症する．わが国では腹膜透析患者の2〜3%に発症し，早期の診断と治療が有効とされている．EPSでは長期の腹膜透析などによる腹膜劣化により，びまん性に肥厚し変性した腸間膜が癒着し，腸間膜の表面が固い白色の被膜に覆われる．この被膜の主成分はフィブリンであり，劣化した腹膜の毛細血管から浸出し，腸間膜表面を覆うようになる．発症当初の臨床症状はほとんど認められないが，時間経過とともに被膜は固く肥厚し，収縮性変化を生じるため，腸管を締め付け，腹痛，嘔吐，下痢や腸閉塞症状が出現する．治療には早期では腹膜休息，洗浄，ステロイドが使用され，イレウス症状を発症する晩期には中心静脈栄養や癒着剥離術などの外科的治療が必要となる．

鑑別診断のポイント

EPSは透析患者に特異的な疾患であるため，単純CTで診断され，経過観察されることが多い．主たる所見としては炎症による腹膜の結節状・平滑などさまざまな形態の肥厚と石灰化を広く認める[1,2]．また，肥厚した腹膜による腸管の癒着や腹膜による被包化を生じ，小腸を中心に腸管は拡張と壁肥厚を生じイレウス症状を呈する．肥厚した腹膜に囲まれた腸管を「cocoon（繭）」と表現することもある[1]．腹膜肥厚による被包化された限局性液体貯留が特徴である．ただし，腹膜透析液の残留の可能性もあり，透析終了後からCTを撮影した時間経過について考慮する必要がある．また，EPS患者の15%では画像上に異常所見を認めないため，注意が必要である．

参考文献

1) Upponi S, Butler AJ, Watson CJ, Shaw AS: Encapsulating peritoneal sclerosis-correlation of radiological findings at CT with underlying pathogenesis. Clin Radiol 69: 103-109, 2014.
2) Horton KM, Lawler LP, Fishman EK: CT findings in sclerosing mesenteritis (panniculitis): spectrum of disease. Radiographics 23: 1561-1567, 2003.

322   3. 小腸・大腸

腹膜，大網，腹壁　腹腔内遊離体
peritoneal loose body

（荒木裕至）

●**症例1**：60代，男性．胆石胆嚢炎の精査時に骨盤内腫瘤を指摘される．[熊本地域医療センター放射線科　津田紀子先生のご厚意による]

図1-A　単純CT

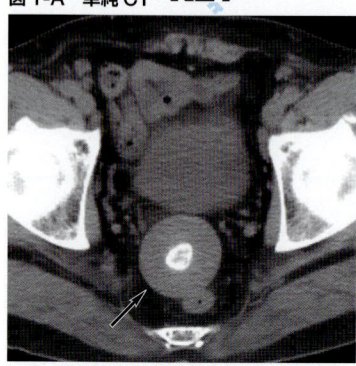

図1-B　T1強調像

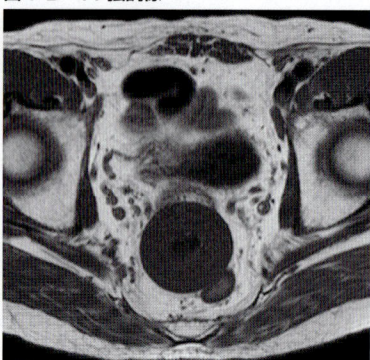

図1-C　T2強調像

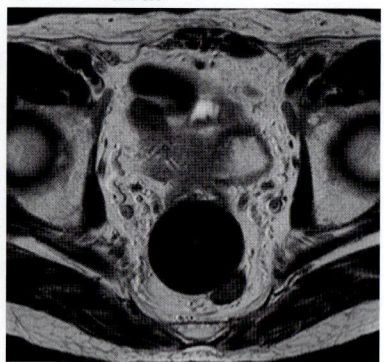

図1-D　造影T1強調像

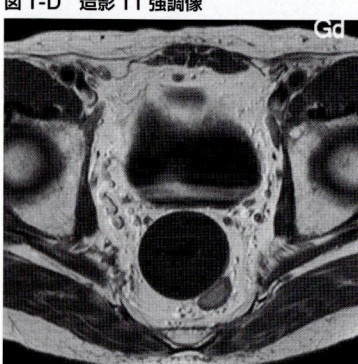

図1-E　摘出した腹腔内遊離体

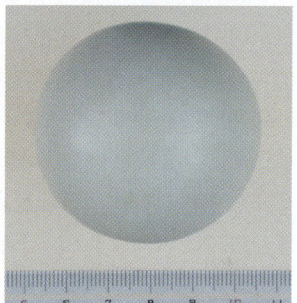

図1-F　標本割面

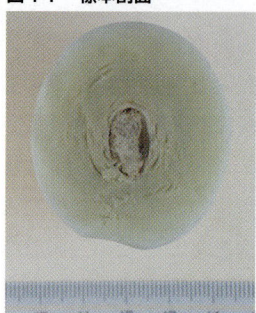

●**症例2**：70代，女性．腹痛の精査目的でCT依頼．

図2-A　造影CT

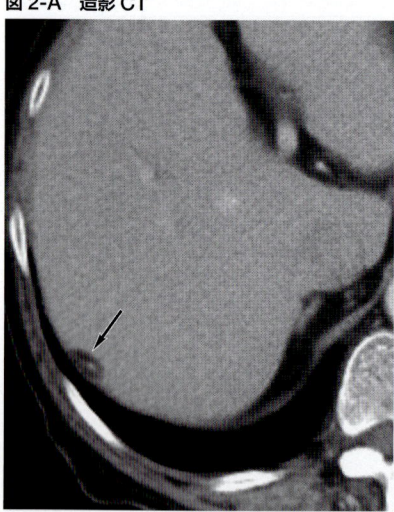

図2-B　造影CT冠状断像

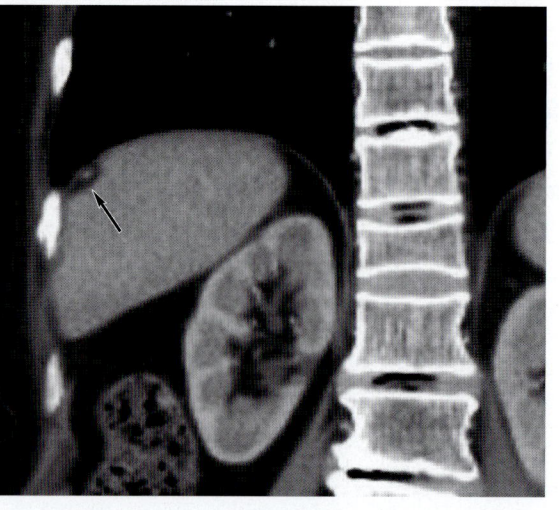

画像の読影

【症例 1】 CT 上は膀胱直腸窩に最大径 50 mm 大の球形腫瘤があり，骨格筋と同程度の吸収値を呈する．中心部に石灰化を伴っている（図 1-A）．また，MRI では T1 および T2 強調像で骨格筋と同程度の信号を呈し，中心部には石灰化を反映した信号を伴っている（図 1-B, C）．造影では明らかな造影効果は認めなかった（図 1-D）．

胆嚢摘出術および骨盤内腫瘤摘出術が施行された．膀胱直腸窩に白色球状腫瘤を認めた．周囲組織との癒着はなく，腫瘤を摘出した．標本割面では中心部に石灰化を認め，辺縁には層状の硝子化を反映した組織であった（図 1-E, F）．

【症例 2】 CT 上は肝右葉の肝表部に長径 10 mm 大の扁平形腫瘤を認めた．中心部に石灰化を有する脂肪成分が主体の腫瘤で，造影効果は認めない（図 2）．横隔膜下に存在する肝実質外腫瘤の所見で，腹腔内遊離体と診断した．

腹腔内遊離体の一般的知識

腹腔内遊離体の発生機序は，腹膜垂や子宮筋腫，卵巣腫瘍の脱落，あるいは消化管穿孔による外来性異物が腹腔内を漂流するうちに，コラーゲン線維や蛋白質の付加的蓄積および自己増殖により，多層性あるいは年輪状マントル構造の球体に発育し，細胞成分が消失して形成されると考えられている[1)2)]．中心核は組織球の泡沫細胞を伴う壊死した脂肪で，石灰化を伴うことがある．このため，石灰化の程度や脂肪成分を覆う被膜増殖の程度によりさまざまな画像所見を呈することとなる．

腹腔内遊離体を構成する成分で大別すると，1）主として脂肪成分からなるもの，2）脂肪成分の中心に石灰化を有するもの，3）石灰化腫瘤を呈するもの，4）中心部に石灰化もしくは脂肪成分を有し，辺縁部に線維成分や硝子化成分の増殖を来したものに分けられる．

鑑別診断のポイント

脂肪や石灰化を構成成分とするため，画像診断における鑑別として，肝表部においては脂肪を含有する肝細胞癌との鑑別が[3)]，女性骨盤内では石灰化を伴う筋腫との鑑別が問題となる可能性がある．なお通常，腹腔内で臓器と関係のない石灰化を伴う腫瘤と遭遇した場合は，異物や肉芽腫などが鑑別に挙がる．

また腹腔内遊離体に特徴的な年輪様石灰化を評価するための工夫として，ウインドウ幅を広げた wide window width CT が有用とする報告もある[4)]．

参考文献

1) 坂本孝作, 中野眼一, 中村卓次：腹腔鼠．外科 39: 753-758, 1977.
2) Gayer G, Petrovitch I: CT diagnosis of a large peritoneal loose body: a case report and review of the literature. Br J Radiol 84: e83-e85, 2011.
3) 山口敏之, 橋本晋一, 小松信男・他：肝腫瘍との鑑別が困難であった腹腔内遊離体の 1 例：日臨外会誌 65: 2723-2727, 2004.
4) 扇谷大輔, 可児弘行, 松木 充・他：巨大 peritoneal loose body の 1 例— wide window width CT の有用性—．日本医放会誌 64: 223-224, 2004.

324　3. 小腸・大腸

腹膜，大網，腹壁　腹膜垂炎
epiploic appendagitis

（荒木裕至）

●**症例 1**：40 代，女性．数日前から左下腹部痛あり近医受診後精査目的で当院紹介される．発熱なし．WBC 5460, CRP 0.57. 左下腹部に圧痛あり．［熊本赤十字病院放射線科　中島康也先生のご厚意による］

図 1-A　造影 CT　KEY

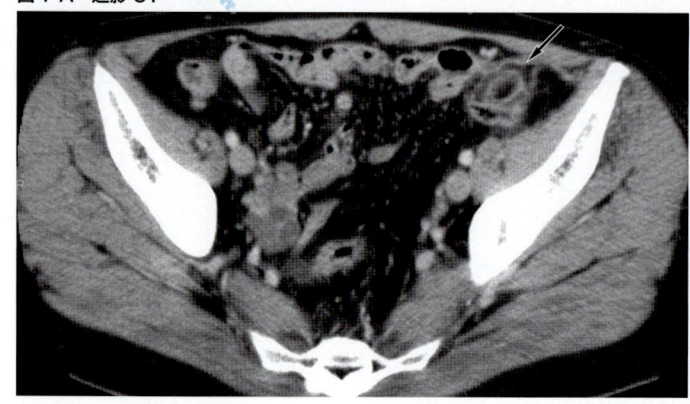

図 1-B　造影 CT 矢状断像

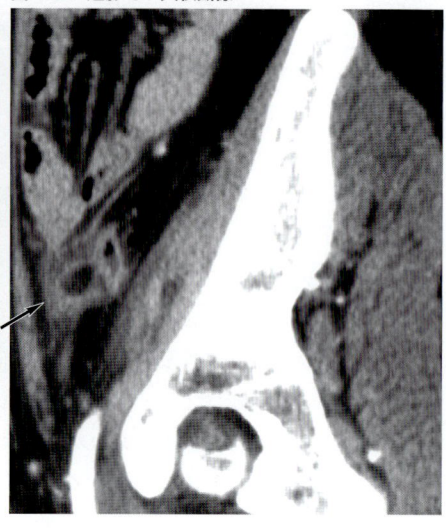

●**症例 2**：50 代，男性．進行上行結腸癌で化学療法無効．腹部膨満あり．

図 2-A　単純 CT

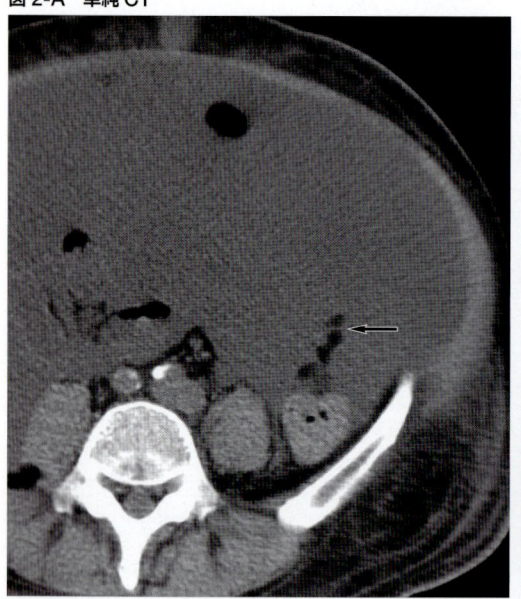

図 2-B　単純 CT 冠状断像

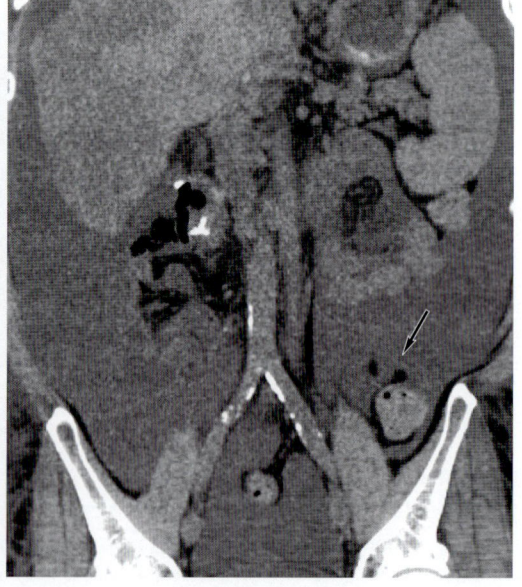

画像の読影

【症例1】　造影CTでは下行結腸からS状結腸移行部の腹側に，被膜様構造を有する径2cm程の腫瘤を認める（図1；→）．内部濃度は腹腔内脂肪と等濃度を呈する．近傍に憩室構造は判然としない．

画像上腹膜垂炎の診断となり，保存的治療が選択され，経過観察にて症状軽快した．

【症例2】　単純CTで腹腔内に多量の腹水貯留を認める．下行結腸近傍に複数の脂肪濃度を呈する小腫瘤様の構造を認め（図2；→），腹水貯留により分離可能となった腹膜垂と判断した．

腹膜垂炎の一般的知識

腹膜垂（epiploic appendage）は網膜垂・脂肪垂（epiploic tag・fat tag）とも呼ばれ，直腸を除く全結腸に存在する腹膜に包まれた脂肪組織である．特にS状結腸や盲腸に多く認められ，自由結腸紐に沿って長さは平均約3cm，その数は約100個程度とされる．腹膜垂の機能は明らかでないが，腸管拡張時の腸壁の血流維持，大網と同様に腸管と腸管の隙間を塞ぎ，衝撃を吸収する防衛，液体の吸収，脂肪の貯蔵などの作用に関わっていると考えられている[1)2)]．

正確な質的診断がつけられるようになり，保存的治療例の報告も散見されるようになったが，疼痛の持続や腹膜垂のband形成による腸閉塞など，保存的療法の限界を認めた場合には，手術療法も検討されることとなる[2)]．

通常，腹膜垂は腹水貯留など腹膜内の液体貯留がないと同定は困難であるが（図2；→），腹膜垂炎の場合，炎症性に肥厚した腹膜に裏打ちされた腹膜垂周囲の脂肪が同定可能となる．

鑑別診断のポイント

結腸憩室炎や回盲部近傍では虫垂炎との鑑別が重要と思われる．CTでは，炎症性に肥厚した腹膜垂を包む腹膜を示す薄い皮膜様の構造と，内部に境界明瞭で卵型の脂肪織濃度を同定することが重要となる．また，隣接する結腸に異常を認めないことが多いことが結腸憩室炎との鑑別点に，盲腸との連続性の有無を確認することが虫垂炎との鑑別点になると思われるため，再構成した薄スライスを詳細に読影することが必要である．

参考文献

1) Lynn TE, Dockerty MB, Waugh JM: A clinicopathologic study of the epiploic appendages. Surg Gynecol Obstet 103: 423-433, 1956.
2) 加藤宣誠，小林仁也，中川 司：腹膜垂炎の1例．日消外会誌 25: 161-164, 1992.
3) 岩﨑靖士，山田 暢，小熊潤也・他：術前に診断し腹腔鏡補助下に切除したS状結腸腹膜垂炎の1例．日臨外会誌 72: 1181-1185, 2011.

326   3. 小腸・大腸

腹膜，大網，腹壁　肝偽脂肪腫
hepatic pseudolipoma, pseudolipoma of Glison capsule （荒木裕至）

●症例1：70代，女性．発熱，CRP上昇のため，熱源検索目的のCTが施行された．

図1-A　単純CT　**KEY**

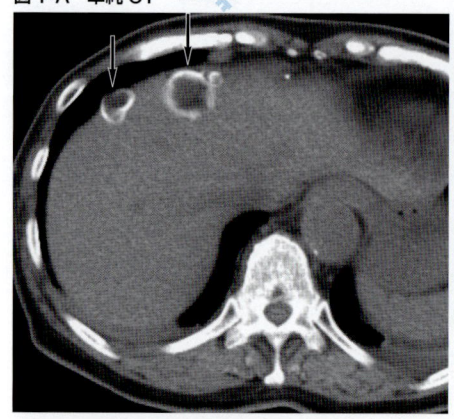

図1-B　単純CT

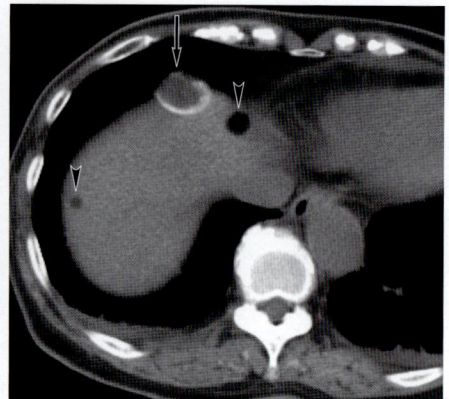

図1-C　単純CT矢状断再構成像

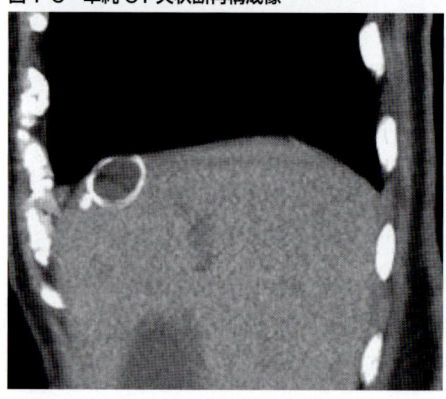

●症例2：90代，男性．肺炎精査のため，胸部CTが施行された．

図2　単純CT　**KEY**

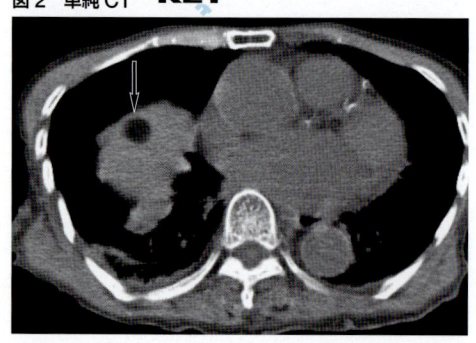

●症例3：50代，男性．糖尿病コントロール不良．内臓悪性腫瘍検索目的でCT依頼．

図3　単純CT

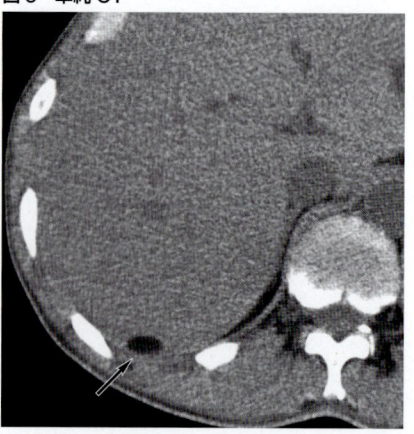

画像の読影

【症例1】 CT上は肝表に辺縁部に石灰化を伴う内部脂肪濃度の腫瘤を複数認めた（図1-A, B；→）．ドーム下には，脂肪成分のみの腫瘤も認めた（図1-B；▶）．矢状断再構成においても腫瘤は横隔膜と肝臓の間隙に存在していた（図1-C）．

その後，肺炎が判明し，抗生剤治療で軽快した．上記腫瘤については，適宜経過観察とした．

【症例2】 CT上は右横隔膜下に類円形で内部脂肪濃度の腫瘤を認めた（図2；→）．単発性であったが，部位と内容成分から偽脂肪腫と診断し，適宜経過観察とした．

【症例3】 CT上は肝右葉S7部と横隔膜との間隙に内部脂肪濃度の腫瘤を認めた（図3；→）．単発性であったが，部位と内容成分から偽脂肪腫と診断し，適宜経過観察とした．

肝偽脂肪腫の一般的知識

肝偽脂肪腫は，大腸あるいは大網の腹膜垂が脱落，遊離して肝表に移動したものとされ，臨床的意義に乏しく，画像診断あるいは剖検で偶然に発見される．特に肝と横隔膜の間，同様の成因で発生する腹腔内遊離体／腹腔鼠（peritoneal loose body, peritoneal mouse）と同様に線維性被膜を持ち，本症例のごとく脂肪成分もしくは石灰化を有する脂肪成分が主体の腫瘤を呈する[1)2)]．脂肪成分のみ有する腫瘤が単発で肝表に存在する場合（図2, 3；→）は，脂肪を有する肝細胞癌との鑑別が問題となる[3)]．男性に多く，腹部手術の既往や肥満との関連が考えられている．

鑑別診断のポイント

肝偽脂肪腫は，腹腔鼠が移動して肝表面に埋め込まれた状態であるため，同定される部位は横隔膜や腹壁との間隙となる．したがって画像診断における鑑別として，脂肪を含有する肝細胞癌との鑑別が問題となる．CTでは横断像のみでも比較的診断可能であると思われるが，一足飛びにMRI検査を施行した場合では，横断像のみで診断すると脂肪を含有する肝細胞癌と誤診する可能性があり，注意が必要と思われる．

参考文献

1) 荒木 力：ここまでわかる急性腹症のCT 第2版．メディカル・サイエンス・インターナショナル, p.199-201, 2009.
2) 吉川公彦：肝偽脂肪腫．山下康行（編）；肝胆膵の画像診断．学研メディカル秀潤社, p.126-127, 2010.
3) 山口敏之, 橋本晋一, 小松信男・他：肝腫瘍との鑑別が困難であった腹腔内遊離体の1例．日臨外会誌 65: 2723-2727, 2004.

腹膜，大網，腹壁　腸間膜嚢胞性病変
enteric cyst, lymphangioma, pseudocyst

（幸　秀明）

●症例1：60代，女性．右下腹部痛を主訴に受診．

図1-A　造影CT

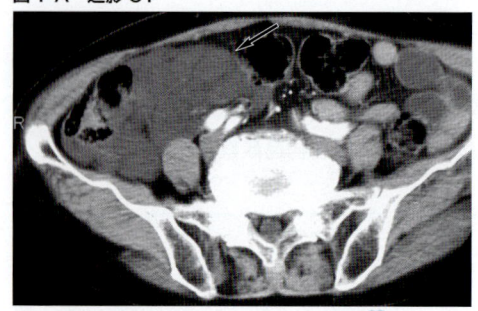

図1-B　脂肪抑制併用T2強調冠状断像

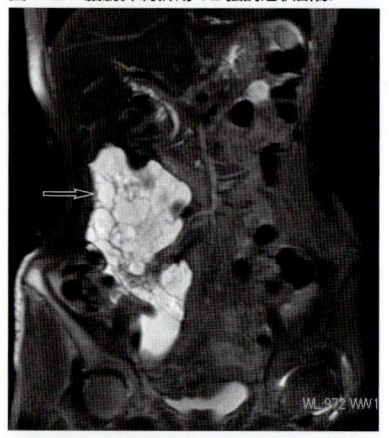

図1-C　T2強調像

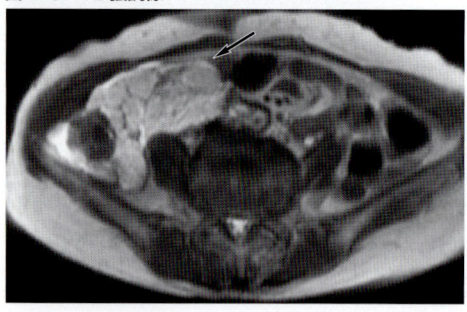

図1-D　拡散強調像

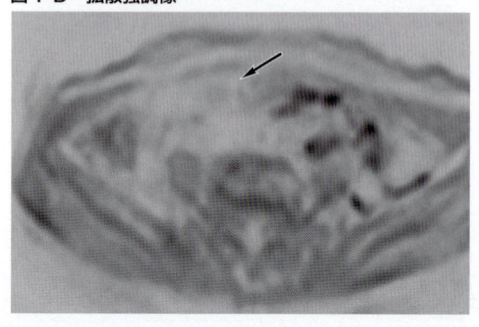

●症例2：4歳，女児．腹部腫瘤の精査目的で受診．

図2-A　T1強調像

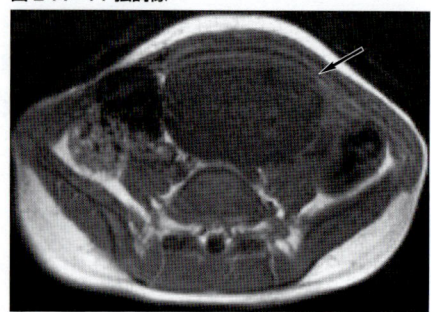

図2-B　脂肪抑制併用T2強調矢状断像

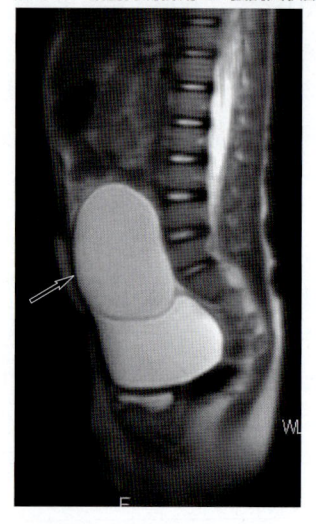

表1　Classification of mesenteric cysts

A. Embryonic and developmental cysts
 1) Enteric
 2) Urogenital
 3) Lymphoid
 4) Dermoid
 5) Embryonic defects in early formation of lymphatic vessels, lymph nodes, etc.
B. Traumatic or acquired cysts
C. Neoplasmic cysts
 1) Benign
 2) Malignant
D. Infective and degenerative cysts
 1) Mycotic
 2) Parasitic
 3) Tuberculous
 4) Cystic degeneration of lymph nodes and other tissue

［文献1）より一部改変して転載］

画像の読影

【症例1】 上行結腸周囲に多房性囊胞性病変を認める（図1-A；→）．隔壁様の構造を認めるが，増強される充実部分および周囲組織への浸潤像は認めない．T2強調像で内部は著明な高信号（図1-B，C；→），拡散強調像で高信号域は認めない（図1-D；→）．手術が施行され，腸間膜リンパ管腫（mesenteric lymphangioma）と診断された．

【症例2】 下腹部正中に多房性の囊胞性病変を認める．内部は均一で，T1強調像で低信号（図2-A；→），T2強調像で著明な高信号（図2-B）を示す．腸管や膀胱を圧排しているが，はっきりとした連続性はない．出血や脂肪成分などを疑う所見も認めない．手術が施行され，腸間膜囊胞（mesenteric cyst）と診断された．

腸間膜囊胞性病変の一般的知識と画像所見

腸間膜囊胞性病変の定義と分類は不明確であるが，Beahrsら[1]によるものが広く用いられている（表1）．先天性のものは腸間膜リンパ管腫が最も多く，腸間膜囊胞（mesenteric cyst）の大部分を占める．腸原性囊胞（enteric cyst）も腸間膜囊胞のひとつである．腸間膜リンパ管腫の成因ははっきりせず，胎生期のリンパ管組織の異常が主な原因とされるとする説や，炎症や外傷などが契機となりリンパ管に閉塞を生じ，後天的に発生するという説がある．腸間膜仮性囊胞（mesenteric pseudocyst）は，内腔に上皮の裏打ちがない点が他の腸管膜囊胞性病変と異なる．発生機序として，外傷により脂肪織炎または腹膜炎を生じ，炎症性線維性組織が形成され，その内腔に損傷リンパ管内の脂質や血漿が貯留するとされている．

いずれも症状は腹痛が最も多いが，無症状から腹膜炎症状までさまざまであり，特異的な主訴はないと考えられている．

画像所見は，エコーでは単房性，多房性の囊胞構造が特徴的である．CTでは隔壁を有する低吸収域，造影で被膜，隔壁が淡く増強される．内容が乳びであれば脂肪の吸収値に近くなり，血性や粘液性であると吸収値は高くなる．MRIでは典型的にはT1強調像で低信号，T2強調像で高信号であるが，内溶液が血性や乳びである時は，T1強調像，T2強調像ともに高信号となる[2]．一般に拡散制限は認めない．冠状断像，矢状断像が，腸間膜病変特有の解剖学的位置関係の把握に有用である．

治療は外科的な完全切除が原則であり，仮性囊胞の場合は再発，悪性例の報告はない．しかし，真性囊胞の場合は，再発例の報告があるため遺残なく切除する必要がある．完全切除がなされれば予後良好な疾患である．腸管と接して存在することも多く，完全切除のためには腸管切除が必要となることもある．近年は腹腔鏡下切除例の報告も見られる．

鑑別診断のポイント

鑑別は発生部位にもよるが，卵巣囊胞腫瘍，GIST（gastrointestinal stromal tumor），消化管重複症などが挙げられる．腸間膜囊胞性病変の分類は，画像だけでは非常に困難と思われる．

参考文献

1) Beahrs OH, Judd ES Jr., Dockerty MB: Chylous cysts of the abdomen. Surg Clin North Am 30:1081-1096, 1950.
2) 伊牟田真功，宮本久督，山下康行，土亀直俊：この所見をみたら決まり！―稀な疾患も怖くない―消化管・腹膜・腹腔 症例5 腸間膜リンパ管腫．画像診断 31: 180-181, 2011.

腹膜，大網，腹壁
腸間膜悪性リンパ腫および転移性リンパ節腫大
mesenteric lymphoma and metastatic lymphadenopathy

（立石真知子）

●症例1：60代，男性．腸間膜悪性リンパ腫．

図1-A　造影CT 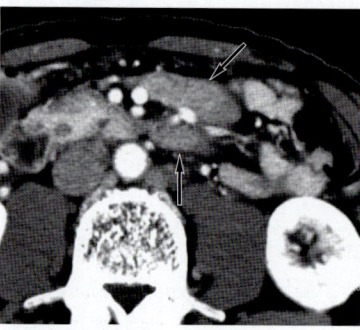
図1-B　T2強調像 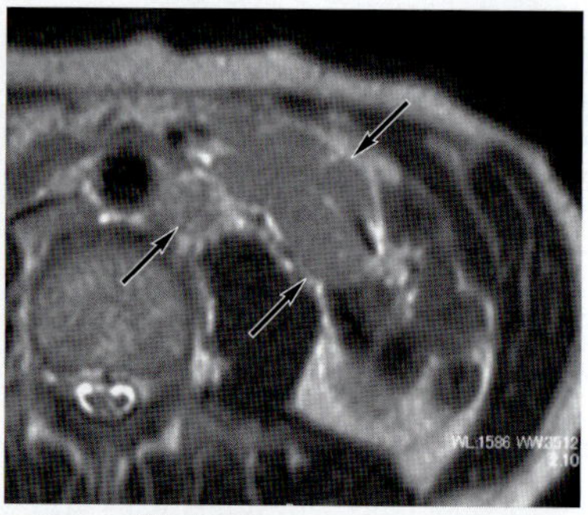
図1-C　PET-CT 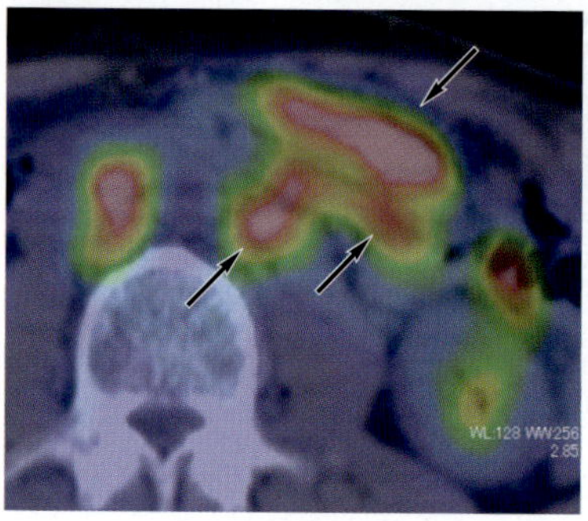
図1-D　拡散強調像

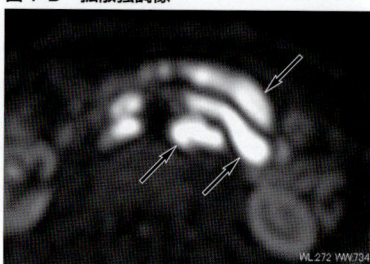

表　腸間膜腫瘤の鑑別
境界明瞭な円形腫瘤
悪性リンパ腫
転移
非結核性抗酸菌症
Whipple disease
腸間膜囊腫
脂肪腫
Castleman 腫瘍
辺縁不規則な腫瘍
Carcinoid
Dermoid cyst
播種性転移
悪性リンパ腫
Sclerosing mesenteritis
多発性病変
癌の播種
悪性リンパ腫
悪性中皮腫
腹膜結核
アミロイドーシス
血栓症

［文献1）より一部改変して転載］

●症例2：50代，男性．腸間膜および後腹膜リンパ腫．

図2-A　造影CT 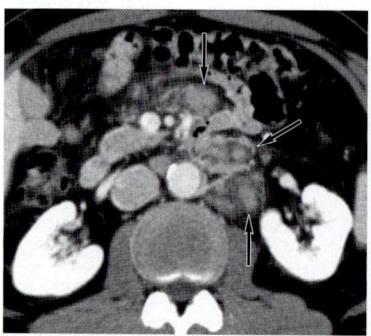
図2-B　造影CT冠状断像 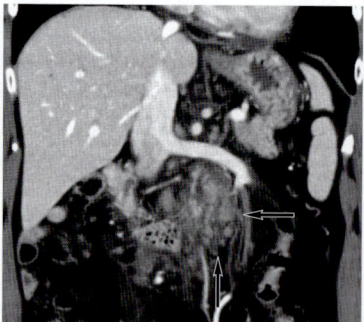
図2-C　造影T1強調像

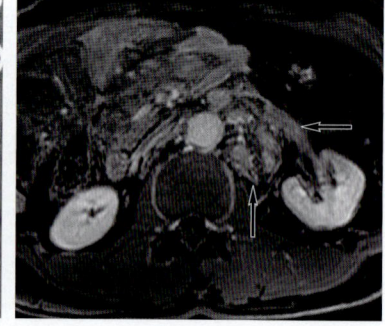

参考文献
1) Sheth S, Horton KM, Garland MR, Fishman EK: Mesenteric neoplasms: CT appearances of primary and secondary tumors and differential diagnosis. RadioGraphics 23: 457-473, 2003.
2) 浅井貞宏，鬼塚康徳，谷岡一・他：腸間膜悪性リンパ腫　別冊日本臨牀　領域別症候群シリーズ 11 腹膜・後腹膜・腸間膜・大網・小網・横隔膜症候群：その他の間連疾患を含めて．日本臨牀社，p.146-148, 1996.
3) Mueller PR, Ferrucci JT Jr, Harbin WP, et al: Appearance of lymphomatous involvement of the mesentery by ultrasonography and body computed tomography: the "sandwich sign". Radiology 134: 467-473, 1980.

画像の読影

【症例1】 腸間膜の動静脈を取り囲むように軟部陰影を認める（図1-A；→）．MRIでは比較的均一な信号強度の腫瘤である（図1-B；→）．FDGの強い取り込みおよび拡散強調像で高信号を認める（図1-C，D；→）．

【症例2】 腸間膜，腹部傍大動脈領域に脂肪織濃度上昇と腫大したリンパ節と思われる軟部影が多発（図2；→）．精査の結果，悪性リンパ腫の診断となった．

腸間膜悪性リンパ腫および転移性リンパ節腫大の一般的知識と画像所見

腸間膜リンパ節は2枚の腸間膜の間に存在するが，そのスペースは後腹膜腔と連続しており，腸間膜リンパ節腫大は後腹膜リンパ節の腫大を合併することも多い．

【腸間膜悪性リンパ腫】

腸間膜腫瘍はきわめて稀だが，その中で悪性リンパ腫の頻度は最も高い[1]．腸間膜悪性リンパ腫は全悪性リンパ腫の約0.12〜1.85％と稀な疾患である[2]．腸間膜悪性リンパ腫は解剖学的な特徴とその生物学的な特徴から症状が発現しにくく，ほぼ全例の主訴が腫瘤の触知である．

腸間膜動静脈および脂肪組織を取り囲むようにpotential spaceに腫瘍が増大した結果，三層構造を呈し，sandwich signと呼ばれる．腸間膜の悪性リンパ腫に特徴的な所見とされている[3]．

腸間膜悪性リンパ腫の治療法としては，発見が遅れることが多いため，可及的に原発巣の切除を行い，確定診断をつけた上で化学療法や放射線療法による集学的治療が中心となる．I期であれば完全切除が可能なため，腸管合併切除を含めて完全摘出術が望ましい．しかし，手術時にすでに多くの症例でリンパ節転移をみるため，根治的手術可能率は低い．

【転移性リンパ節腫大】

リンパ節転移に関するCTの診断率は約86％とされる．サイズの大きいものや集簇したものは転移の可能性が高い．5mm未満のリンパ節に転移が存在する割合は17％，6〜15mmでは50％，16mm以上の場合は77％と報告されている．

後腹膜，特に腎レベルの傍大動脈リンパ節腫大は，いくつかのリンパ節が複合して腫瘤を形成することが多い．骨盤臓器（子宮，卵巣，前立腺，膀胱），精巣や腎からの転移が多いとされるが，わが国では胃癌の転移も多い．内外腸骨リンパ節から傍大動脈リンパ節に沿い，第12胸椎レベルで乳び槽を形成し，胸管を経て鎖骨上窩リンパ節に流れるのがリンパの本流で，リンパ節転移もこの方向に進展するが，精巣，卵巣，腎からは腎門レベルの傍大動脈リンパ節にまず転移する．また一旦下流（頭側）のリンパ流が転移巣により閉塞すると上流（尾側）に向かって進展する．胃癌の転移でよく見られる．その他，反応性リンパ節炎，サルコイドーシスなどでもリンパ節腫大を認める．いずれの腫大もCT像では非特異的で区別できない．また放射線照射や化学療法により低吸収化することも多い．

鑑別診断のポイント

腸間膜腫瘍の鑑別は表を参照．リンパ節の腫大は悪性リンパ腫や転移性腫瘍以外に結核やサルコイドーシス，膠原病，感染症，代謝性疾患，IgG4関連疾患を始め，さまざまな疾患で見られる．

332　3. 小腸・大腸

腹膜，大網，腹壁 癌性腹膜炎
carcinomatous peritonitis

(立石真知子)

●症例1：70代，女性．膵癌．

図1　造影CT

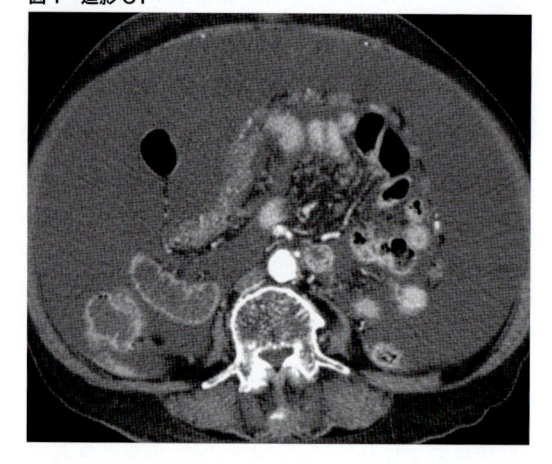

●症例2：50代，男性．肺癌，肝転移・膵転移・副腎転移．

図2　造影CT

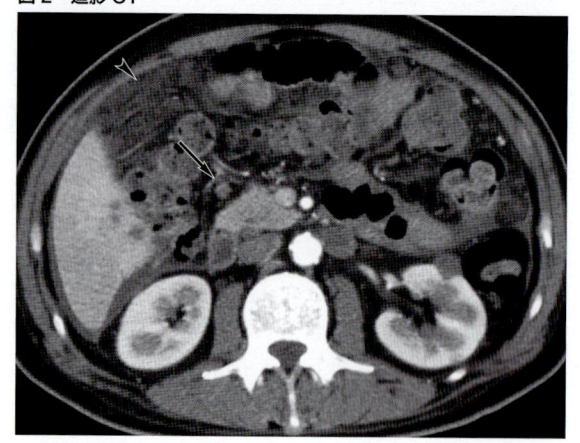

●症例3：70代，女性．卵巣癌による癌性腹膜炎．

図3-A　造影CT

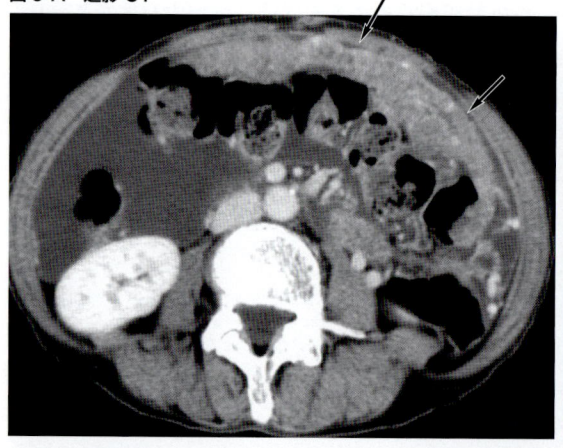

図3-B　PET-CT

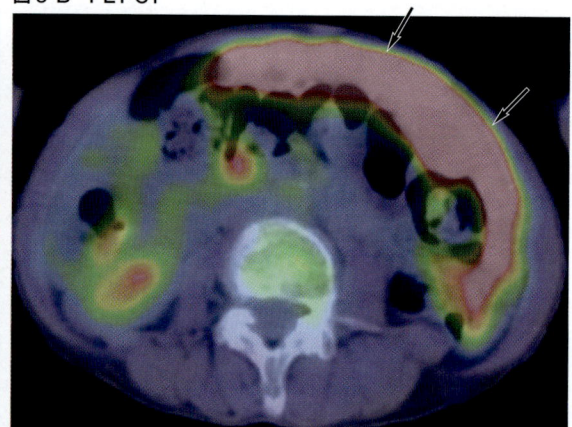

図3-C　造影CT

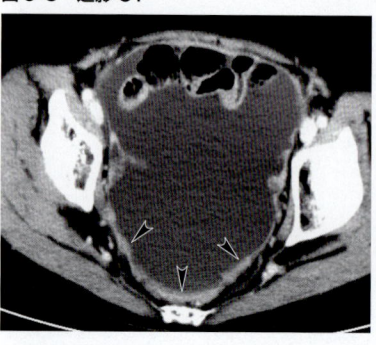

図3-D　PET-CT

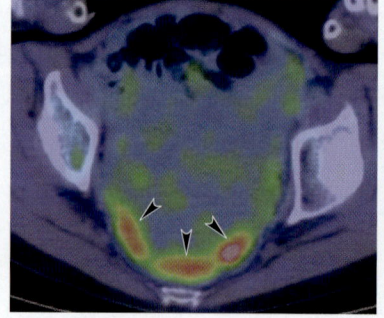

図3-E　拡散強調像

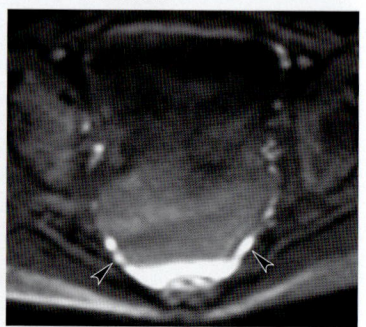

参考文献

1) Balfe DM, Koehler RE, Karstaedt N, et al: Computed tomography of gastric neoplasms. Radiology 140: 431-436, 1981.

画像の読影

【症例1】 腹水多量．腸管は中心に集まり腸間膜は放射状の形状をとっている（図1）．

【症例2】 腹膜に結節（図2；→）を認め，播種性と考えられる．腹水あり，腸間膜の脂肪織濃度上昇（図2；▶）を認める．

【症例3】 大網が塊状に肥厚しており，いわゆる omental cake の像である（図3-A, B；→）．FDG の強い取り込みを認める．骨盤内の壁側腹膜は不規則に肥厚している（図3-C；▶）．FDG の強い取り込みおよび拡散強調像で高信号を認める（図3-D, E；▶）．

癌性腹膜炎の一般的知識と画像所見

癌性腹膜炎の原発巣として最も多いものとしては，卵巣癌，胃癌，結腸癌などが挙げられる．癌性腹膜炎の場合には腹水の濃度が高いか，あるいは不均一であったり壁在結節を有したり，造影効果を示す部分があるなどの特徴を呈することがある．

播種の好発部位の第一は大網だが，この他にも腸間膜，Douglas 窩，横隔膜下，肝表面，傍結腸溝などが挙げられる．腸間膜にびまん性に腫瘍が浸潤すると，腸間膜血管束周囲が硬化し，腸間膜が放射状の形状をとることがある．この場合，腹水が存在するにもかかわらず，腸管が浮遊せず中心に寄って見られる．また，大網が腫瘍に浸潤して腫瘤を形成した状態をomental cake という．その場合，CT 上は腸管と前腹壁との間に不整な軟部腫瘤が認められ，その部位では正常の脂肪が消失している．

CT で腫瘍部は軟部陰影として認められるが，腸管と区別しづらいことがある．FDG-PETや拡散強調像も診断に有用である（図3）．

鑑別診断のポイント

細菌性や化学性の腹膜炎，結核性の腹膜炎などが鑑別に挙がる．癌性腹膜炎を疑う所見として，次の所見が挙げられる．①悪性疾患の既往があること，②腹水の吸収値が高いか不均一，③壁在結節を有すること，④造影効果を示す部分があること，⑤腸管が浮遊しないこと，⑥omental cake を形成すること．

NOTE　腹水の流れや播種の好発部位

腹水の流れや好発部位を知ることは，腹膜腔内の炎症や悪性腫瘍の腹腔内進展を理解する上でも必要である．

腹水は重力によって，より低い腹膜腔内の陥凹部に貯留する．左下結腸腔の液体は時にS状結腸の上縁に留まるが，次第に骨盤腔へと入る．また，右下結腸腔の液体は小腸間膜に沿って広がり，回腸末端と結腸の接合部先端に貯留し，その後，骨盤腔に向かう．骨盤腔内に入った腹水は最初に Douglas 窩に充満し，次いで両側の外側傍膀胱窩を満たす．その後，この液体は傍結腸溝に沿って上行する．左側ではゆっくり上行し，上方は横隔結腸間膜まで至るが，骨盤腔内からの液体の大部分は右傍結腸溝に沿って上行する．右上腹部に貯留した液体は再び上記の経路で骨盤腔内へ向かう（図4）．

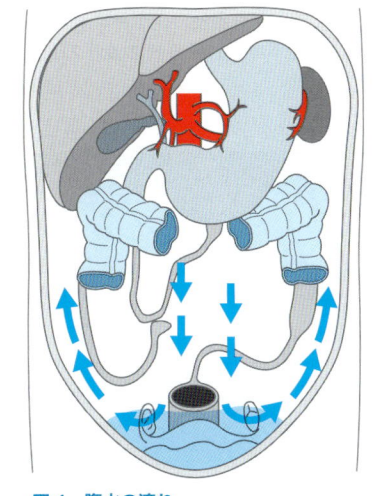

図4　腹水の流れ

腹膜，大網，腹壁　腹部リンパ節結核
abdominal lymph node tuberculosis

（立石真知子）

●症例1：80代，男性．

図1-A　単純CT

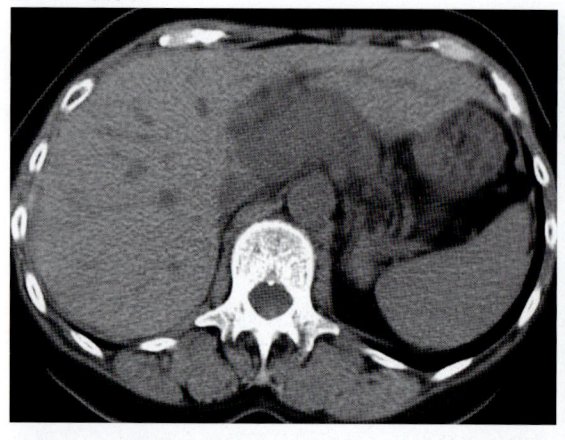

図1-B　造影CT

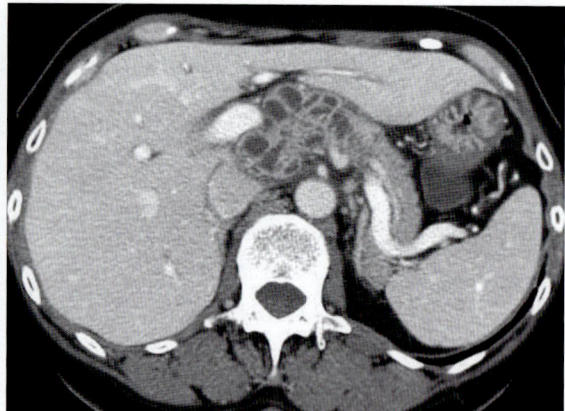

図1-C　T1強調像

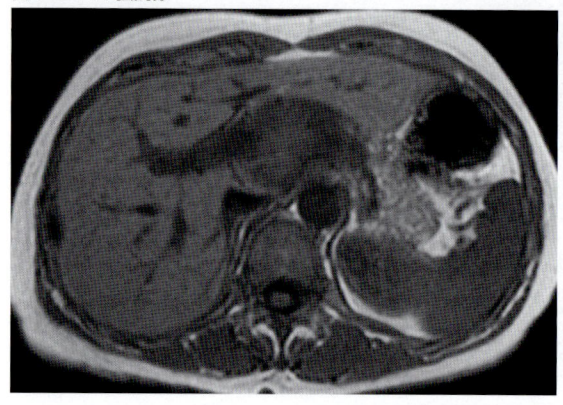

図1-D　T2強調像

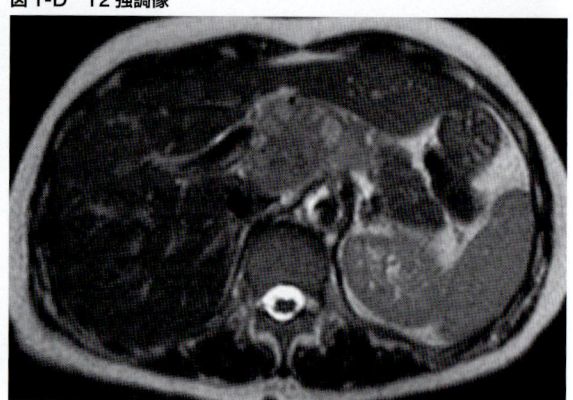

●症例2：80代，男性．2か月前より左頸部痛があり，1か月前より排膿を認め，自宅でガーゼをあてるのみであった．1か月前より食思不振．2～3日前より38℃台の発熱があり，近医を経て当院を紹介受診された．　［荒尾市民病院放射線科　福岡博文先生のご厚意による］

図2-A　造影CT

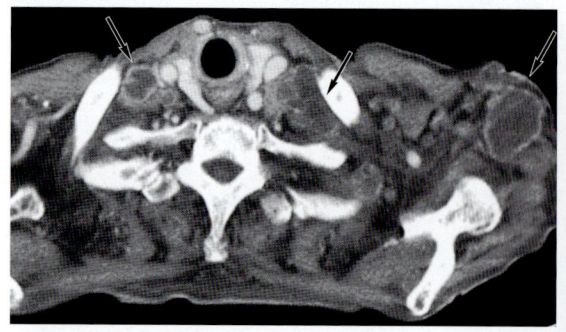

図2-B　造影CT

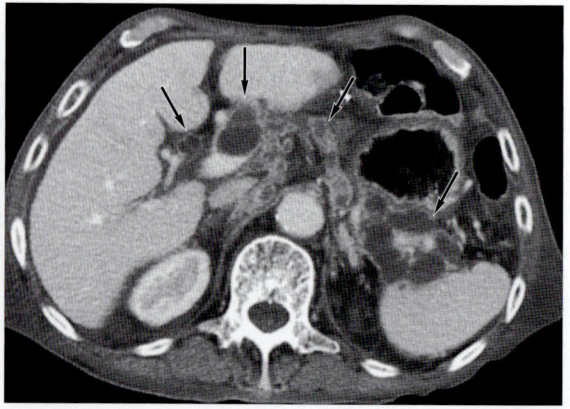

画像の読影

【症例1】 造影CT（図1-B）では膵頭部に辺縁が増強され，内部は低吸収を示す腫瘤が集簇している．膵管拡張はなく，腫瘍による閉塞は指摘できない．T1強調像（図1-C）で境界明瞭な腫瘤を認め，T2強調像（図1-D）で腫瘤は壊死のため，等～高信号となっている．

【症例2】 頸部および左肩に多発性に内部が低吸収でリング状に増強される腫瘤を認める（図2-A；→）．腹腔内リンパ節および肝門，脾門部にも同様にリング状に増強される腫瘤を認める（図2-B；→）．

腹部リンパ節結核の一般的知識と画像所見

腹部の結核は先進国では稀で，HIV（human immunodeficiency virus）感染者や免疫抑制剤使用者などの再興感染症と位置付けられている．しかし，日本の結核罹患率は世界的には結核中進国で，無視，軽視できる疾患ではない．今後は結核既往患者の老齢化，血液透析，糖尿病，肝硬変，抗癌剤投与などの免疫不全宿者の増加により，増加することが予想される．

腹部の結核は肺外結核症の一部であり，その障害臓器は消化管，リンパ節，腹膜，腸間膜，腹部実質臓器などとして報告されている．

腹部リンパ節結核は腹部の結核の40～70％に生じるとされ，特にAIDS（acquired immune deficiency syndrome）患者で最も高率に見られる．腸間膜，大網，門脈周囲，脾臓周囲，傍大動脈節浸潤が多いが，これは十二指腸，小腸のリンパ節排泄路を反映する．CTでは腫大したリンパ節の中心部に低吸収域を認め，辺縁に造影効果を認める．これは乾酪壊死を示し結核に特徴的であるが，非定型抗酸菌感染，精巣腫瘍のリンパ節転移，悪性リンパ腫の放射線照射後，Whipple病にも見られるため特異的ではない．また，AIDSの有無で画像所見の差はない．時に石灰化を伴うことがある．MRI所見は非特異的であるが，これは線維化や肉芽腫によりさまざまな信号を示すためと考えられる．

なお，結核性の腹膜炎は p.318 を参照のこと．

鑑別診断のポイント

リンパ腫，転移性リンパ節腫瘍は鑑別に挙がる．結核を示唆するCT所見としては以下が挙げられるが鑑別困難なことも多い．①腸間膜病変のうち径5mmを超す結節，②腹膜腫瘤の中心部が低吸収域であること，③脾腫と脾内石灰化，④回盲部の腸管壁肥厚，⑤下大静脈，大動脈周囲のリンパ節浸潤は比較的保たれることが多い．

参考文献

1) Suri S, Gupta S, Suri R: Computed tomography in abdominal tuberculosis. Br J Radiol 72: 92-98, 1999.
2) Jadvar H, Mindelzun RE, Olcott EW, Levitt DB: Still the great mimicker: abdominal tuberculosis. AJR 168: 1455-1460, 1997.
3) Gulati MS, Sarma D, Paul SB: CT appearances in abdominal tuberculosis: a pictorial essay. Clin Imaging 23: 51-59, 1999.

腹膜，大網，腹壁　腸間膜脂肪織炎
sclerosing mesenteritis（mesenteric panniculitis） （横山公一）

●症例1：80代，女性．検診で腹部腫瘤を指摘され，紹介となった．自覚症状なし．

図1-A　単純CT

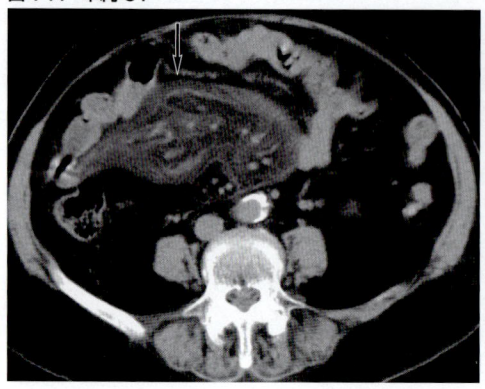

図1-B　造影CT

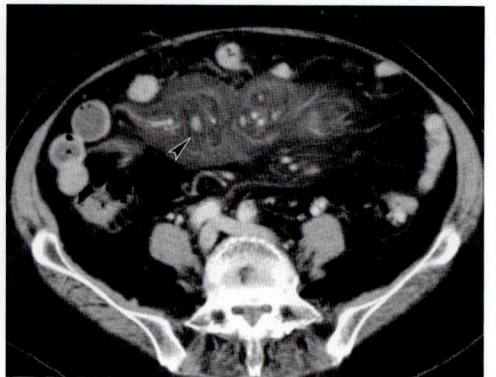

●症例2：50代，男性．腹痛，発熱にて近医を受診し，CTで異常を指摘される．

図2-A　造影CT

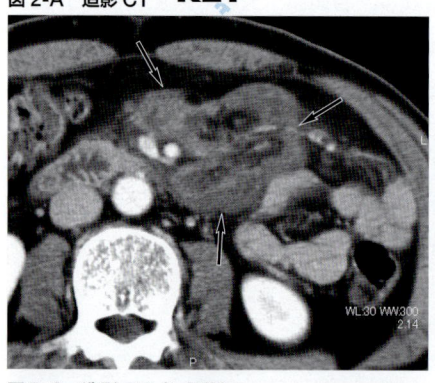

図2-B　造影CT，MPR像

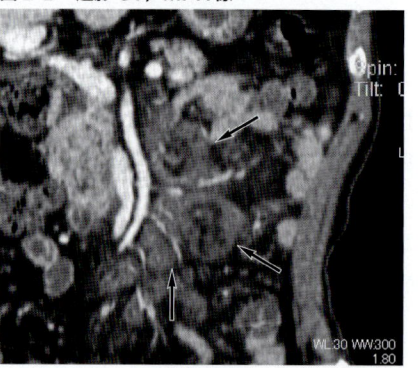

図2-C　造影CT（1年後）

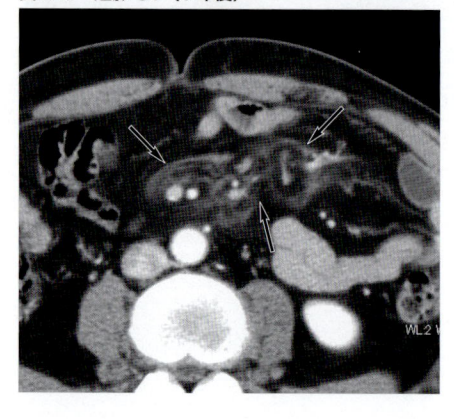

※参考症例：50代，女性．［文献3］より転載
図3　造影CT

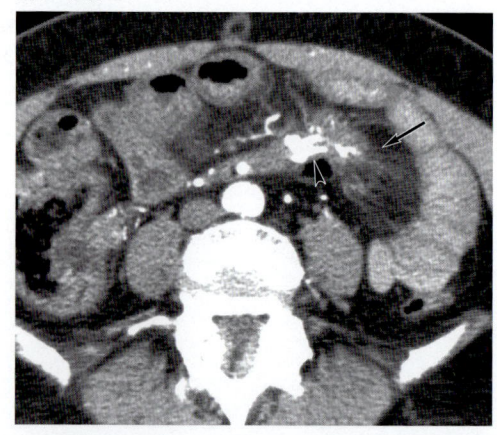

上腸間膜動脈周囲に不整な軟部陰影を認め，腸管に向かって索状構造も見られる（→）．軟部影には石灰化も見られる（▶）．

画像の読影

【症例1】 単純CTでは，びまん性に腸間膜が肥厚し，索状構造（図1-A；→）や結節が散見される．造影CTでは，結節の周囲には脂肪濃度のhaloを認める（図1-B；▶）．特に自覚症状を認めなかったため，経過観察となった．

【症例2】 腸間膜内において血管周囲の脂肪織濃度が上昇し，軟部影を形成している．軟部陰影と血管の間には脂肪織が介在している（図2-A，B；→）．1年後には軟部陰影はかなり軽快している（図2-C；→）．

腸間膜脂肪織炎の一般的知識

1924年にJuraが最初に報告し，1960年にOgdenらが，腸間膜脂肪織の慢性非特異性炎症に対して腸間膜脂肪織炎（mesenteric panniculitis）と呼称した．

本症の原因としては，感染，アレルギー反応，外傷，虚血，腹部手術歴などが考えられているが，現時点では原因不明である．自己免疫疾患との合併例も報告されている．

好発年齢は40代以降で，男女比は2〜3：1と男性に多い．好発部位は小腸間膜やS状結腸間膜などである．症状は腹痛，発熱，嘔気・嘔吐，排便障害（下痢，便秘），腹部腫瘤，下血が多く，血液生化学所見で炎症所見を認める例が多い．

初期には脂肪のCT値に近いものの，病期が進行して線維化が優位になってくるとCT値は上昇する．石灰化を伴うこともある（図3）．腸間膜の短縮のため，腸管の拡張や屈曲，偏位，狭窄をしばしば認める．

病理組織学的には初期は脂肪変性が主だが，次第に炎症性変化，線維化を来す．

治療としてはステロイド剤，抗生剤，免疫抑制剤の投与が有効との報告もあるが，確立したものはない．本疾患は一般的に予後良好で，自然治癒を示す例も多いため，保存的治療が第一選択である．しかし，保存的治療に抵抗し，腸閉塞や大量下血を来す場合には，腸管切除の適応となる[1,2]．

鑑別診断のポイント

CTで腸間膜の肥厚や周囲の脂肪織濃度が上昇していた場合，本疾患を疑う．内部を走行する血管や結節の周囲に脂肪濃度のhaloを形成する場合や，線維性増殖を来した場合は，高吸収な腫瘤として認められる場合もある．

腸間膜腫瘍，びまん浸潤型大腸癌，悪性リンパ腫，潰瘍性大腸炎，Crohn病，虚血性腸炎，脂肪腫，脂肪肉腫などが，鑑別として挙げられる．悪性疾患との鑑別が困難な場合もあり，臨床症状などと照らし合わせて診断する必要がある．

参考文献

1) 冨士原知史, 池原照幸, 加藤保之・他：腸間膜脂肪織炎の1例および本邦報告例49例の文献的考察．日本大腸肛門病会誌 48: 1054-1059, 1995.
2) Daskalogiannaki M, Voloudaki A, Prassopoulos P, et al: CT evaluation of mesenteric panniculitis: prevalence and associated diseases. AJR 174: 427-431, 2000.
3) 山下康行：ジェネラリストを目指す人のための画像診断パワフルガイド．メディカル・サイエンス・インターナショナル, p.396, 2014.

腹膜，大網，腹壁 腸間膜デスモイド
mesenteric fibromatosis

（幸　秀明）

●症例1：20代，男性．腹痛を主訴に受診．

図1-A　単純CT

図1-B　造影CT（早期相）

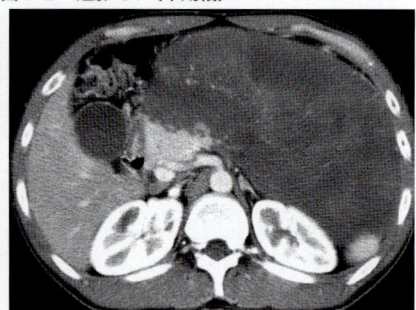

図1-C　造影CT（後期相）

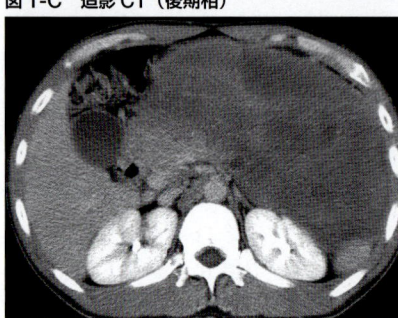

図1-D　T1強調像

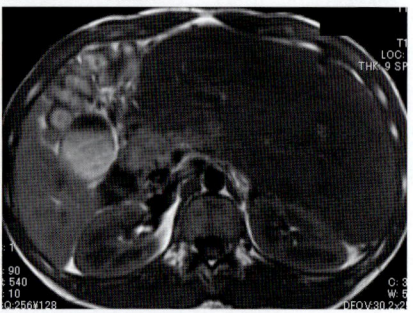

図1-E　T2強調冠状断像

図1-F　PET-CT

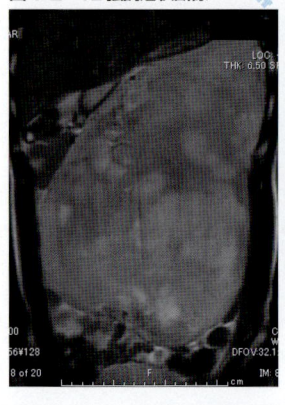

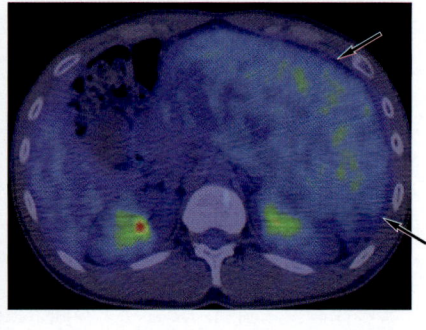

●症例2：30代，女性．家族性大腸線維腫症で大腸全摘の既往あり．

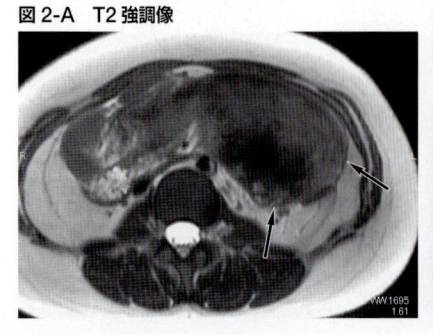

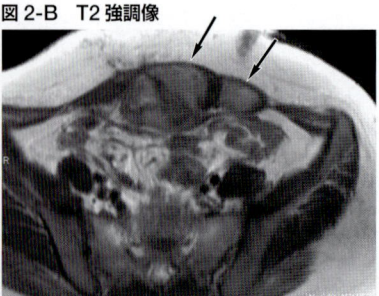

図2-A　T2強調像

図2-B　T2強調像

画像の読影

【症例1】 造影CTにて腹腔内に巨大な充実性腫瘤を認める（図1-A～C）．比較的境界明瞭で不均一で緩徐な造影効果を認める（図1-B，C）．MRIでは，T1強調像で低信号（図1-D），T2強調像でやや不均一な淡い高信号（図1-E）を示した．PET-CTでは，$SUV_{max}=2.9$の集積が認められた（図1-F；→）．手術が施行され，デスモイドと診断された．

【症例2】 腹腔内に内部が低信号と高信号を混在した大きな充実性の腫瘤を認める（図2-A；→）．腹壁にも周囲より高信号の腫瘤が多発している（図2-B；→）．

腸間膜デスモイドの一般的知識と画像所見

デスモイドは線維性組織の増殖よりなる良性腫瘍であるが，浸潤性に発育し，再発率は19～77％と報告されている．若年者では再発率が高く，87％との報告もある．本疾患は家族性大腸腺腫症やGardner症候群に合併し，外傷，開腹手術の既往，出産，エストロゲンなどが危険因子となる．デスモイド腫瘍中，腹壁発生は49％，腹壁外は43％，腹腔内は8％との報告もあり，腹腔内病変は比較的稀とされている．腸間膜発生のデスモイドは腹腔内デスモイドのひとつであり，小腸間膜からの発生が多く，全デスモイドの8％程度とされている．発症頻度は，人口100万人あたり年間2.4～4.3人，男女比は6：4，平均年齢44歳と報告されている．APC遺伝子変異が関与していると言われている[1]．

画像所見は，超音波検査では低エコー腫瘤として認められることが多く，内部に腸間膜の脂肪や血管と考えられる点状の高エコーを認めることもあり，sandwich signと呼ばれている．CTでは，さまざまな吸収値と増強効果を示す．壊死や変性を伴う症例もある．MRIでは，T2強調像で淡い高信号，T1強調像で低信号を示すが，細胞成分や線維成分，粘液が不均一に存在するため，内部は不均一な信号と増強効果を示すことが多い．再発病変や増大傾向の病変は高い細胞密度を反映し，T2強調像で信号が高い傾向にある．PET-CTでは，SUV_{max}の平均は4.1（1.0～8.1）と報告されている[2]．

治療法は外科的の完全摘出が原則である．局所制御には放射線治療が良好であったとの報告がある．化学療法は有効であったとの報告もあるが，確立されたものはない．本疾患は再発率が高く，術後も厳重な経過観察が必要となる．特にGardner症候群では癌に次ぐ死因になると言われている．

鑑別診断のポイント

CT，MRIで充実性腫瘤であることなどが本疾患の診断には有用であるが，画像上特徴的な所見は少なく，リンパ腫や肉腫，gastrointestinal stromal tumor（GIST），solitary fibrous tumor（SFT），inflammatory pseudotumor，転移など，他の充実性腫瘍との鑑別が困難な症例も多い[3]．腹部の充実性腫瘍を見た時，既往や家族歴を確認するとともに考えておくべき疾患のひとつである．また，特徴的な画像所見が得られた時でも，治療前に組織学的評価を考慮することも重要である．

> **NOTE　線維腫症**
>
> 線維腫症は浅在性と深在性に分けられ，深在性線維腫症はデスモイドと呼ばれている．深在性線維腫症は発生部位によって，腹壁，腹壁外，腹腔内に分けられる．腹腔内にできるもののうち，腸間膜にできるものは腸間膜線維腫症（mesenteric fibromatosis）と呼ばれている．

参考文献

1) Reitamo JJ, Häyry P, Nykyri E, et al: The desmoid tumor. I. Incidence, sex-, age- and anatomical distribution in the Finnish population. Am J Clin Pathol 77: 665-673, 1982.
2) Shinagare AB, Ramaiya NH, Jagannathan JP, et al: A to Z of desmoid tumors. AJR 197: W1008-1014, 2011.
3) 谷口尚範, 岩間祐基, 杉森智亜紀・他：診療 腸間膜デスモイド腫瘍の画像診断. 臨床放射線 47: 1836-1842, 2002.

腹膜，大網，腹壁　腹膜偽粘液腫
pseudomyxoma peritonei

（横山公一）

●症例：60代，女性．4年前に急性虫垂炎に対して虫垂切除術を施行されている．

図1-A　単純CT

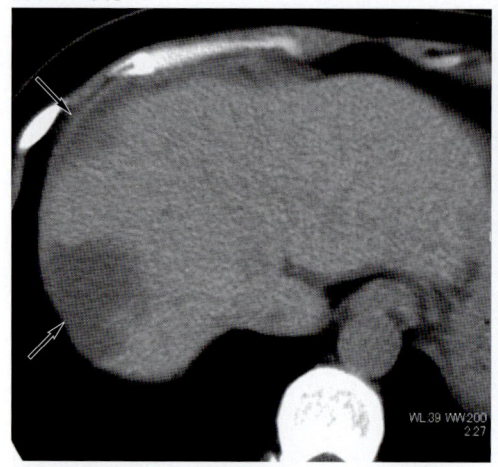

図1-B　造影CT

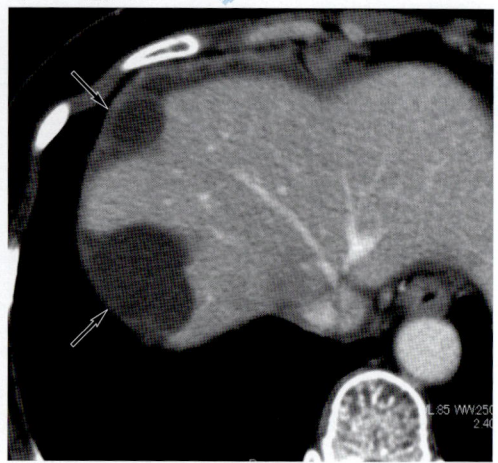

図1-C　造影CT

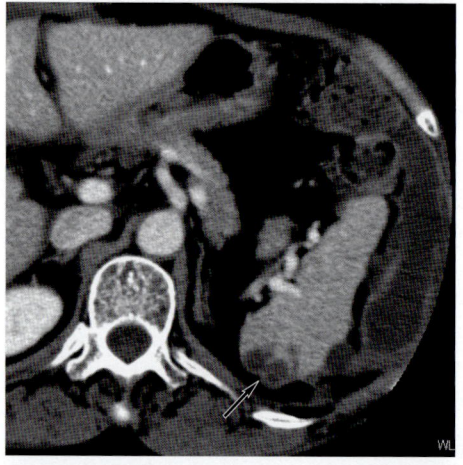

図1-D　T2強調像

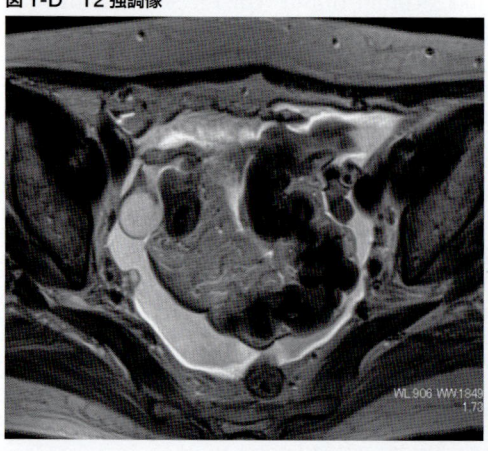

図1-E　T2強調像（1年後）

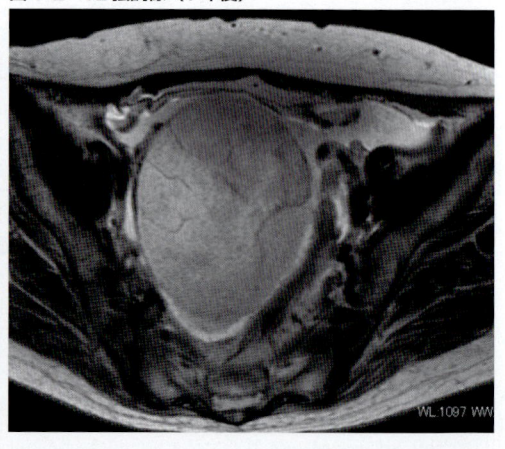

画像の読影

単純CTで肝表に低吸収域を認めるが(図1-A；→)，増強効果はなく(図1-B；→)，肝表に不均一に貯留した腹水が疑われる．肝臓の表面は陥凹し，いわゆるscallopingと言われる像を呈している．脾臓の周囲や脾内(図1-C；→)，後腹膜腔，Douglas窩にも同様に腹水を認める．MRIでも骨盤腔内に腹水貯留を認める(図1-D)．この時点では，右の卵巣に囊胞を認めたが，それ以外，明らかな異常を認めなかった．

その後，腹水は増加し，近医で腹水穿刺を施行されたところ，黄色ゼリー状の腹水が吸引され，腹膜偽粘液腫が疑われた．約1年後，卵巣に多房性の囊胞性腫瘍が出現し(図1-E)，切除され，良性から境界悪性の粘液性腫瘍と診断された．組織学的にCK7陰性，CK20陽性で消化管由来の腹膜偽粘液腫と最終的に診断され，経過観察されている．

腹膜偽粘液腫の一般的知識と画像所見

腹膜偽粘液腫は，粘液産生細胞が腹腔内に播種し広範囲にゼラチン様物質が貯留する疾患で"jelly belly"とも呼ばれる．発生頻度は100万人に1人と非常に稀で，好発年齢は50〜60歳，男女比は1：2〜5と女性に多い．原発巣は虫垂や卵巣の場合が多いが，胃，小腸，結腸，胆道系，尿路系，子宮などの報告もあり，原発巣を同定しえない場合もある[1]．

以前は卵巣粘液性囊胞腺癌あるいは境界悪性腫瘍の破裂と考えられていたが，現在は虫垂が原発で，卵巣腫瘍は虫垂[なかでも低悪性度粘液産生性腫瘍(low-grade appendiceal mucinous neoplasm：LAMN)]からの転移と考えられている．腹膜偽粘液腫に伴って卵巣腫瘍が認められる場合でも，虫垂病変の転移あるいは播種と考えられている．稀に，直腸癌や結腸癌から起こることもある．卵巣の病変は両側性であることが多く，片側性の場合は虫垂に近い右卵巣が多い[2]．

腹腔内に散布された偽粘液腫は，内容成分も壁の厚さもさまざまな囊胞性腫瘍とされ，しばしば石灰を伴うが，通常の腹水と区別が困難なことも多い．このような場合でも内容物はゼリー状の物質であるため，肝臓や脾臓が陥凹し，scallopingと言われる像を呈する[3]．

食欲不振，悪心嘔吐などの腹部症状，腹部膨満を来し，腹腔内を腫瘍が圧迫することで腸閉塞や瘻孔を形成し，感染などにより死の転帰をたどる．本疾患の5年生存率は53%との報告がある．

治療は外科的切除，化学療法などがあるが，すべての粘液産生細胞を取り除くことは難しく，有効な全身化学療法も確立されておらず，病理学的に良性であっても臨床的に悪性の経過をたどることが知られている．遠隔転移は少ない．近年，腹膜切除＋術中温熱化学療法が有効で，5年生存率が80%に達したとの報告がある[4]．

鑑別診断のポイント

不均一な分布を示す腹水，粘液の貯留した虫垂や囊胞性卵巣腫瘍を認めた場合，本疾患を疑う．しかし，卵巣腫瘍や他の悪性腫瘍による腹水貯留との鑑別は難しく，画像のみで診断するは困難と言わざるをえない．最終的には，腹水穿刺でゼリー状の腹水を確認することで診断に至る．

参考文献

1) Mayes GB, Chuang VP, Fisher RG: CT of pseudomyxoma peritonei. AJR 136: 807-8U, 1981.
2) Sulkin TV, O'Neill H, Amin AI, Moran B: CT in pseudomyxoma peritonei: a review of 17 cases. Clin Radiol 57: 608-613, 2002.
3) Matsuoka Y, Ohtomo K, Itai Y, et al: Pseudomyxoma peritonei with progressive calcifications: CT findings. Gastrointest Radiol 17: 6-8, 1992.
4) Sugarbaker PH, Chang D, Stuart OA: Hyperthermic intraoperative thoracoabdominal chemotherapy. Gastroenterol Res Pract 2012; 2012: 623417. doi: 10.1155/2012/623417.

腹膜，大網，腹壁 悪性中皮腫
malignant mesothelioma

（中村信一）

◉**症例**：60代，女性．検診の腹部超音波にて肝腫瘍が疑われ，精査目的で紹介．［天草地域医療センター　中浦　猛先生のご厚意による］

図1-A　単純CT

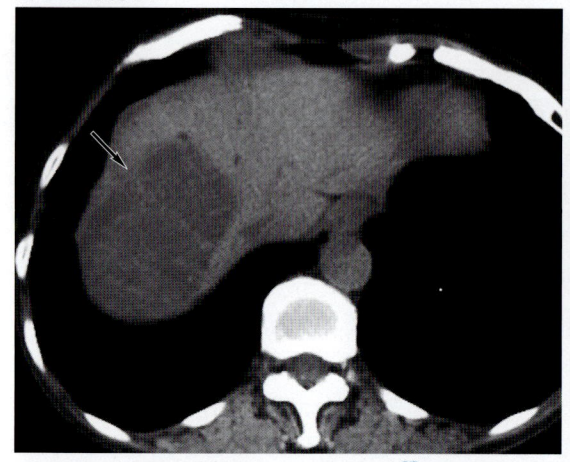

図1-B　造影CT（門脈相）

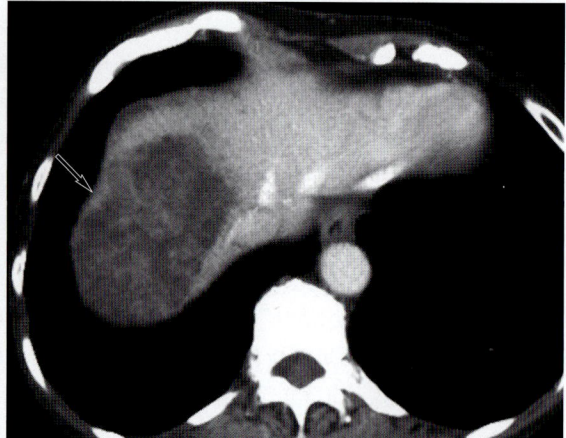

図1-C　造影CT冠状断再構成像（平衡相）

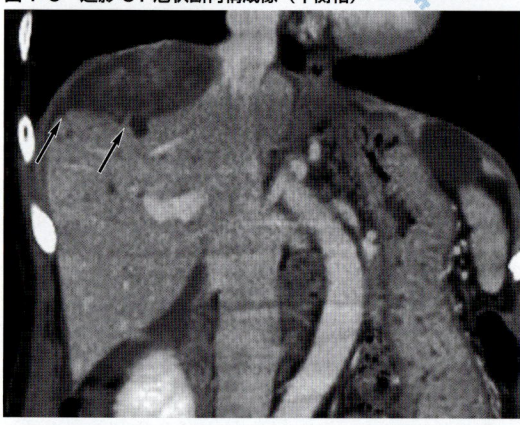

図1-D　造影CT（肺野条件）

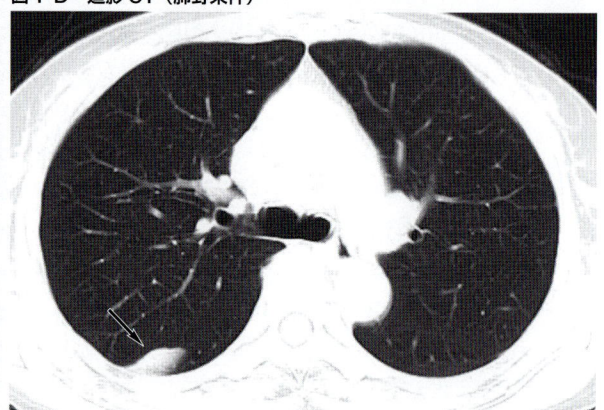

図1-E　T2強調冠状断像

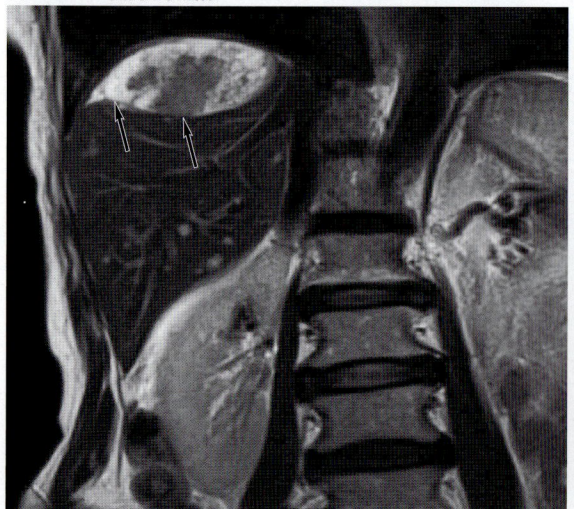

図1-F　dynamic MRI冠状断像（60秒後）

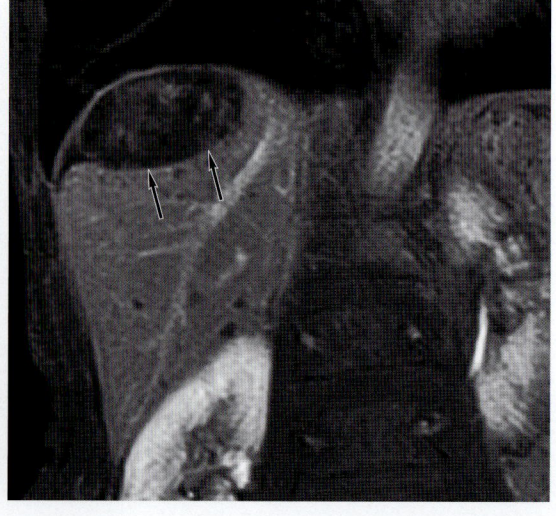

画像の読影

CTでは，横隔膜下肝表に腫瘤を認める．単純CTで低吸収（図1-A；→），造影にて内部の一部が次第に濃染するパターンを呈している（図1-B，C；→）．7年前のCT（非掲載）では認められない．Douglas窩に少量の腹水を認める（非掲載）．胸部では，右大葉間裂にも10×5mmの腫瘤を認める（図1-D；→）．7年前のCT（非掲載）では認められない．

MRIでは，肝表の腫瘤はT1強調像で低信号（非掲載），T2強調像で中心部低信号・辺縁は高信号である（図1-E；→）．dynamic MRIでは腫瘍の中心に緩徐に造影効果を認める（図1-F；→）．病理では腹膜悪性中皮腫の診断であった．

悪性中皮腫の一般的知識と画像所見

悪性中皮腫は，胸膜・腹膜などを被覆する中皮細胞に由来する悪性腫瘍で，全悪性腫瘍の約0.2％を占める[1]．発生部位としては，胸膜が最も多く（65〜70％），次いで腹膜（30％），心膜（1〜2％）の順であり，稀ではあるが精巣鞘膜にも見られる．アスベスト曝露歴については，胸膜中皮腫では80％以上に見られるが，腹膜中皮腫では15〜50％と少ない．また，潜伏期は30〜40年とされている．症状としては，腹痛（35％），腹部膨満（31％），食思不振，体重減少，寝汗などが見られる．

組織型としては，上皮型，二相型，肉腫型に分類され，臨床病型としては，腹水型，腫瘤形成型，混合型に分類される[2]．腹水型（wet type）は，腹部膨満が主体で多量の腹水を認めるが，腫瘤形成はほとんど見られない．一方，腫瘤形成型（dry painful type）は，腹水はほとんど認めず腫瘤形成が主体で，疼痛が強い．混合型では疼痛も腹水も認められる．病型としては，腫瘤形成型が最も多いとされる．

CTでは所見としては非特異的であるが，腫瘤形成型では不均一に増強される腫瘤が認められる．腹水型では，腹水や小結節やプラークが認められる[3]．検査では，腹水中のヒアルロン酸およびCYFRA21-1の上昇が診断の手がかりとなることがあるが，感度と特異度が低いことが問題点で，腹水細胞診も陽性率が低い．近年バイオマーカーとしてオステオポンチンや可溶型メソテリン関連蛋白（SHRP）が注目されている．

経過としては，腹腔内の進展は急速だが転移や他臓器への浸潤は稀である．平均余命は6〜12か月との報告があり，予後は不良である．

治療としては，可能であれば手術も考慮されるが，進行例や再発例に対しては，全身化学療法やサイトリダクション手術後の腹腔内化学療法，温熱療法，免疫療法などが報告されている．

鑑別診断のポイント

粘液型脂肪肉腫（myxoid liposarcoma），粘液型悪性線維性組織球腫（myxoid malignant fibrous histiocytoma：myxoid MFH）などが鑑別に挙がる．脂肪の含有が見られれば脂肪肉腫の可能性が高まるが，画像のみでは診断が困難であると考えられる．

参考文献
1) 佐々木正道：悪性中皮腫の病理．病理と臨 7: 709-719, 1989.
2) 中野孝司：増加する中皮腫の診療と対策．日内会誌 97: 1090-1097, 2008.
3) Bridda A, Padoan I, Mencarelli R, et al: Peritoneal mesothelioma: a review. Med Gen Med 9: 32, 2007.

腹膜，大網，腹壁 多嚢胞性腹膜中皮腫
benign cystic mesothelioma, benign multicystic peritoneal mesothelioma

(浪本智弘)

●症例1：50代，女性．子宮筋腫精査の際に骨盤部腫瘤を指摘．

図1-A　単純CT

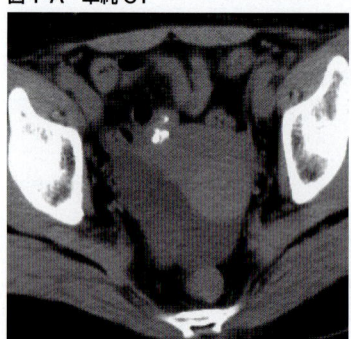

図1-B　造影CT KEY

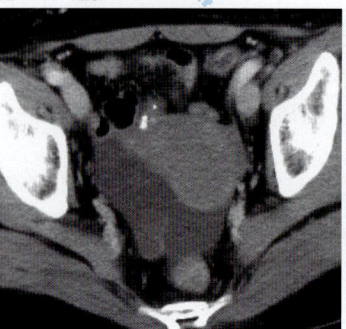

図1-C　T1強調像

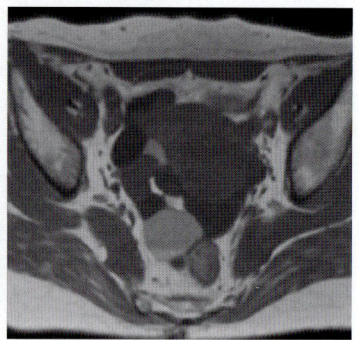

図1-D　T2強調像

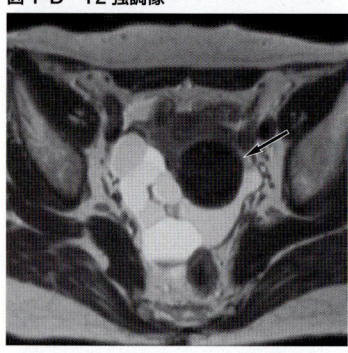

●症例2：10代，女性．腹部膨満感．

図2-A　単純CT

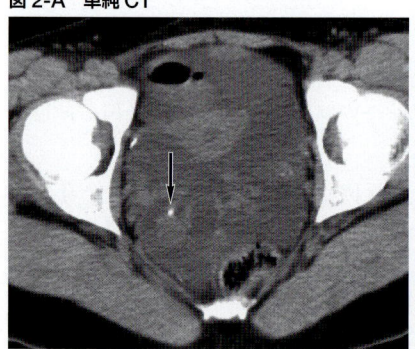

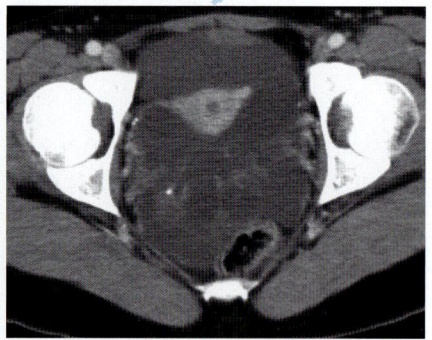

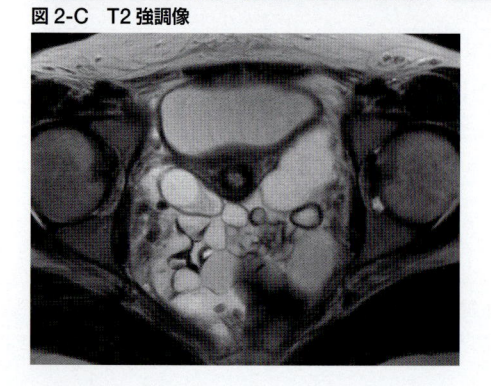

図2-B　造影CT KEY

図2-C　T2強調像

画像の読影

【症例1】 単純CT（図1-A）にて子宮背側にDouglas窩から右骨盤壁に連続する多房性囊胞性腫瘤を認める．造影CT（図1-B）では薄い囊胞壁や隔壁が均一に増強されている．MRIでは多房性囊胞の内容がT1強調像（図1-C）でステンドグラス状の低～高信号となっており，T2強調像（図1-D）では高信号となっている．子宮筋腫（→）も認めている．

【症例2】 骨盤部背側全体を占める多房性囊胞性病変を認め，一部には充実成分と思われる軟部影も認められる（図2-A）．点状の石灰化（→）も認める．造影CT（図2-B）では充実成分に一致して増強効果を認め，他の囊胞壁も薄く均一に増強されている．MRIのT2強調像（図2-C）では多数の囊胞構造を認め，囊胞壁は低信号となっている．一部には囊胞壁の肥厚像を認める．

多囊胞性腹膜中皮腫の一般的知識と画像所見

多囊胞性腹膜中皮腫は腹膜の中皮細胞に由来するきわめて稀な良性の多房性囊胞性病変である．無症状で骨盤部の画像検査の際に偶発性に発見される症例がほとんどである．好発年齢は若年～中年で，約半数を占める（平均年齢37歳）．性差では女性が男性に比し圧倒的に多く，約10：1である．病因は現在のところ不明であり，腫瘍性病変か反応性病変かの議論がなされている．

病理学的には，異型の乏しい扁平な腫瘍細胞が一列に並ぶ像を示し，囊胞性リンパ管腫との鑑別が最も難しい．囊胞内にはゼラチン様物質が貯留している．囊胞はぶどうの房状に多数の囊胞が集簇して腹膜に孤立性，局所性に腫瘤を形成することが多いが，時に単房性のこともある．

治療は外科的切除が基本であるが，局所再発率が高く（50％程度），術後も定期的な経過観察が必要である．

鑑別診断のポイント

薄く均一な囊胞壁で内部に結節構造を持たない多房性囊胞，多発する単房性囊胞または単房性の囊胞性病変として認められる[1][2]．数mm～数cmの単～多囊胞として認められ，内容の粘度によりCT値がやや高くなる症例やMRIでステンドグラス状となる症例もある（症例1）．特異的な所見を有しないため術前に卵巣囊胞性腫瘍，卵巣囊腫，腹膜偽粘液腫，リンパ管腫などとの鑑別は難しいが，両側正常卵巣を同定することが卵巣腫瘍との鑑別には有用である．

参考文献

1) Park JY, Kim KW, Kwon HJ, et al: Peritoneal mesotheliomas: clinicopathologic features, CT findings, and differential diagnosis. AJR 191: 814-825, 2008.
2) Yang DM, Jung DH, Kim H, et al: Retroperitoneal cystic masses: CT, clinical, and pathologic findings and literature review. Radiographics 24: 1353-1365, 2004.

346　3. 小腸・大腸

腹膜原発漿液性乳頭状腺癌
腹膜，大網，腹壁
peritoneal serous papillary carcinoma

(浪本智弘)

●症例：60代，女性．腹部膨満感．

図1-A　単純CT 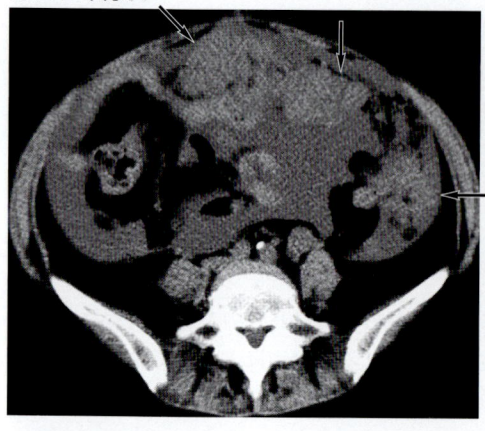
図1-B　単純CT 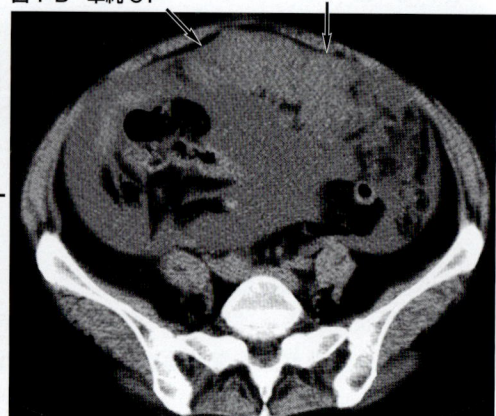
図1-C　造影CT 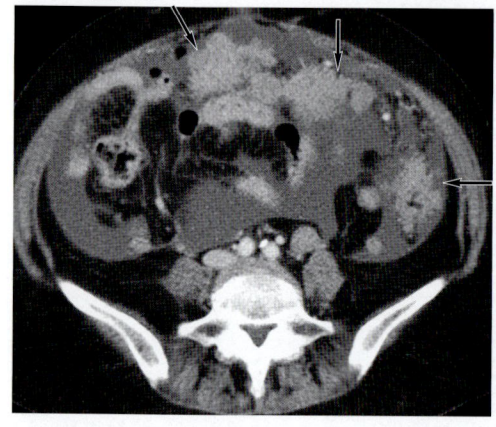
図1-D　造影CT 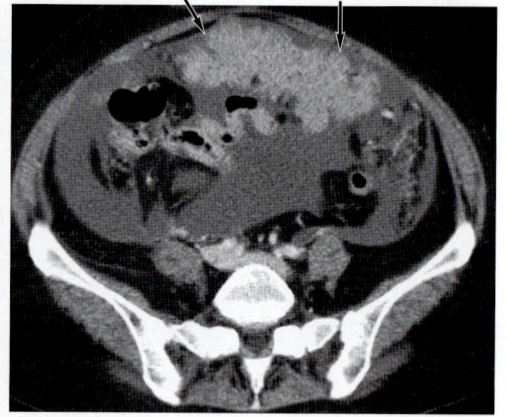
図1-E　造影CT **KEY** 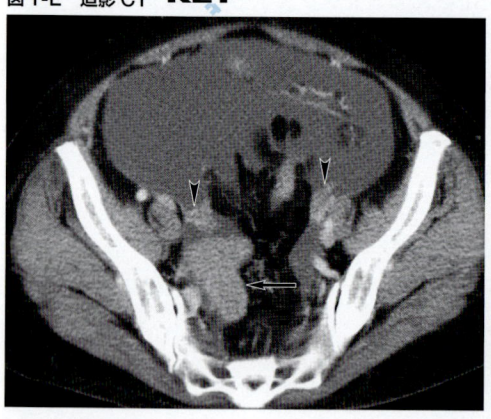
図1-F　T2強調像

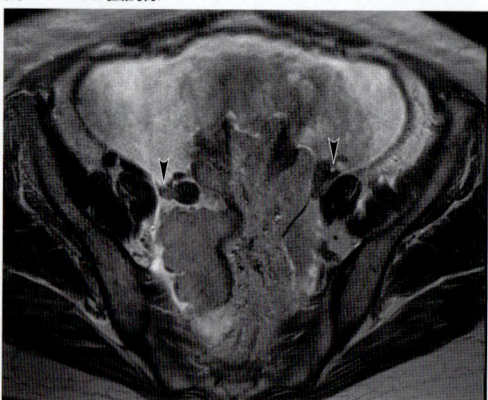

画像の読影

　単純CT（図1-A，B）および造影CT（図1-C，D）にて多量の腹水を認め，大網には増強される多量の軟部影を認める（→）．骨盤部背側腹膜にも増強される結節影を認める（図1-E；→）．他にも腹腔内には多数の播種結節を認めている．造影CT（図1-E）およびT2強調像（図1-F）では両側卵巣は小さな軟部影として認められ（▶），特に腫瘤性病変を認めない．手術にて両側卵巣に腫瘍性病変がないことが確認された．

腹膜原発漿液性乳頭状腺癌の一般的知識

　腹膜原発の漿液性乳頭状腺癌は，卵巣の漿液性乳頭状腺癌に類似した組織像を示すものの，卵巣には原発巣と思われる腫瘍を認めず，腹膜表面の播種性病変が目立つ稀な疾患である．主に閉経後の女性に発症し，予後は不良とされている．診断基準としては，①両側卵巣は正常大あるいは生理的に軽度の腫大にとどまる，②卵巣外の病変は卵巣表面の病変より大きい，③卵巣への浸潤はまったく存在しないか，あっても表層上皮に限局または5×5mm以下の実質浸潤である，④組織学的に卵巣漿液性乳頭状腺癌に類似もしくは同一の像を示すものとされている．その発生起源については従来「女性の腹膜中皮はMüller管上皮へ化生する潜在力を持っており，Müller管型腫瘍を生じうる」とするsecondary mullerian system説により，多中心性に腹膜中皮に腫瘍を発生すると言われているが，近年は卵管采遠位端の早期卵管上皮内癌が起源であるという説も言われており，定まってはいない．組織像は卵巣の漿液性腺癌と基本的に同様であり，腫瘍間質には砂粒体（psammoma body）が認められることが多い．治療は卵巣癌に準じて，多くの症例で減量手術の後，プラチナ製剤による化学療法が選択されている．

　なお，わが国において「正常大卵巣癌症候群（normal-sized ovary carcinoma syndrome）」という表現が散見されるが，この概念では卵巣が正常大の腹膜癌全体が含まれており，漿液性嚢胞腺癌だけでなく，他臓器原発癌や腹膜中皮腫も含まれ，正常大卵巣という語感から腹膜癌の病態に対し誤解を招く恐れがあるため，用いない方がよい．

鑑別診断のポイント

　多中心性に腹膜に腫瘍を認め，特に大網に腫瘍を形成する（omental cake）のが一般的である．CTでは砂粒体を反映して大網の腫瘤内に石灰化を認めることがあり，中皮腫との鑑別に有用である[1,2]．CTおよびMRIにより，卵巣に腫瘍を認めないことが卵巣癌の腹膜転移を除外する上で重要である[1,2]．

参考文献

1) Stafford-Johnson DB, Bree RL, Francis IR, et al: CT appearance of primary papillary serous carcinoma of the peritoneum. AJR 171: 687-689, 1998.
2) Pickhardt PJ, Bhalla S: Primary neoplasms of peritoneal and sub-peritoneal origin: CT findings. Radiographics 25: 983-995, 2005.

348　3. 小腸・大腸

腹膜・大網・腹壁　孤立性線維性腫瘍
solitary fibrous tumor (SFT)

（根岸孝典）

●症例：40代，女性．過多月経あり．精査の骨盤MRIにて，子宮右側に4cm大の腫瘤が認められた．

図1-A　造影CT

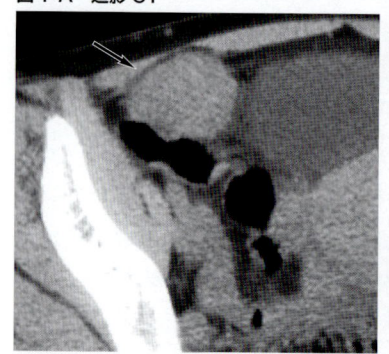

図1-B　造影CT

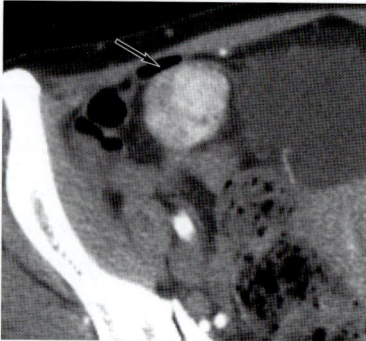

図1-C　造影CT

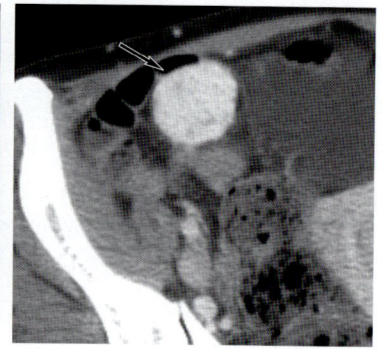

図1-D　3D CT

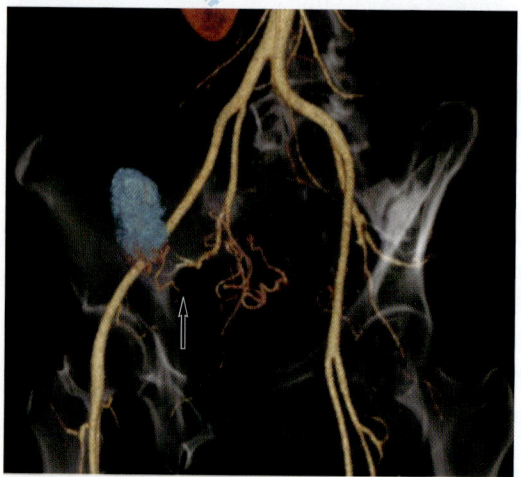

図1-E　T1強調像

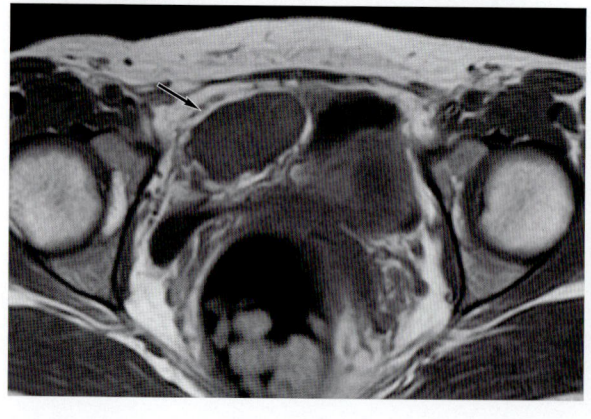

図1-F　T2強調冠状断像

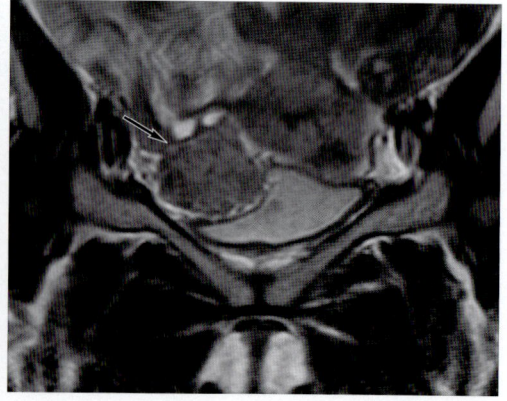

画像の読影

右下腹部に直径4cmの境界明瞭な腫瘤（図1-A〜C；→）を認める．内部は均一な軟部濃度である．造影では早期より比較的強く増強され，実質相（図1-C）では均一に増強されている．3D CTでは右内腸骨動脈由来の栄養血管（図1-D；→）が描出されている．T1強調像にて均一な低信号（図1-E；→），T2強調像にてやや不均一な低信号（図1-F；→）を呈する．膀胱および子宮との境界には，脂肪の介在が見られる．

孤立性線維性腫瘍の一般的知識と画像所見

孤立性線維性腫瘍は，線維芽細胞様の紡錘形細胞が比較的厚い膠原線維束により隔てられて増殖し，限局的な腫瘤を形成したものである．以前は中皮細胞由来と考えられ，限局性中皮腫や胸膜線維腫などと呼ばれていたが，最近の研究では中皮下間葉系細胞由来と考えられている．中高年に好発し，性差はない．

好発部位は胸膜であるが，腹膜や心膜などの漿膜組織や肺実質，頭蓋内，眼窩，副鼻腔，甲状腺，肝臓，腎臓，前立腺，軟部組織などからの発生も報告されている．

免疫組織化学検査では，間葉系細胞由来を示すビメンチンが陽性であり，CD34，bcl-2も高率に陽性となる．ケラチン，SMA，S100蛋白は陰性である[1]．

胸膜以外から発生する孤立性線維性腫瘍は20％程度であり，そのうち約半数は無症状である．症状を呈する場合のほとんどは無痛性の腫瘤触知と腫瘤による臓器圧迫症状であり，腫瘍による特異的な症状は通常認めない．

治療は外科的切除である．血流が豊富な場合は術前の塞栓も有効である．悪性病変が約20％存在するが，良性病変でも再発する場合があり，その後，悪性化する場合もある．術後再発は，悪性度よりもむしろ手術時の遺残の有無が重要とされる．

画像では境界明瞭な類円形腫瘤として認められる．CTでは筋肉と同程度の濃度を呈し，石灰化は10％程度に見られる．MRIではT1強調像にて等〜低信号，T2強調像にて不均一な低信号を呈するとされるが，壊死や嚢胞・粘液変性などの程度によりさまざまである．造影では早期相より比較的強く増強されるが，これも細胞密度や線維成分の密度，変性の程度などによりさまざまである．大きな腫瘍や壊死，出血などが目立つ場合は，悪性病変である確率が高くなる[2]．

鑑別診断のポイント

腹膜の孤立性線維性腫瘍はきわめて稀であるため，術前診断は困難である．鑑別としてGIST，腹膜の中皮腫，転移，卵巣腫瘍およびその播種，腹膜偽粘液腫，子宮筋腫や平滑筋腫，神経鞘腫，その他の軟部腫瘍など，腹膜に認めるさまざまな腫瘍が挙げられる．

参考文献

1) Shanbhogue AK, Prasad SR, Takahashi N, et al: Somatic and visceral solitary fibrous tumors in the abdomen and pelvis: cross-sectional imaging spectrum. Radiographics 31: 393-408, 2011.
2) Wignall OJ, Moskovic EC, Thway K, Thomas JM: Solitary fibrous tumors of the soft tissues: review of the imaging and clinical features with histopathologic correlation. AJR 195: W55-W62, 2010.

腹膜，大網，腹壁 腹部骨盤部放線菌症
abdominopelvic actinomycosis

(山下康行)

●症例：40代，女性．主訴は腹痛．数か月前より腹部不快感，腹痛があり，精査となる．

図1-A　注腸造影

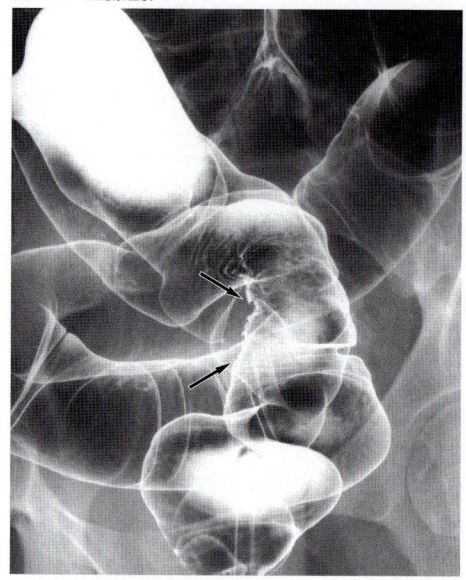

図1-B　注腸造影

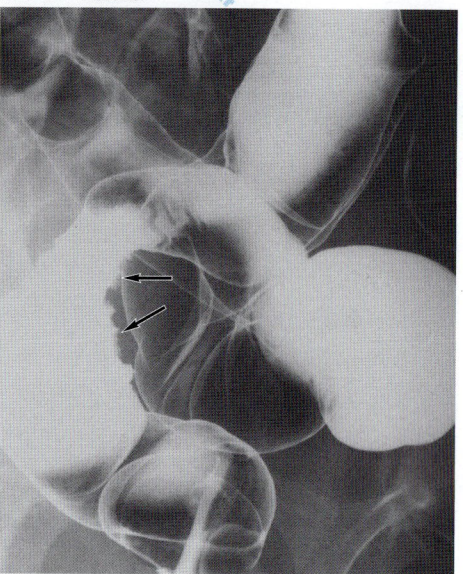

図1-C　造影CT

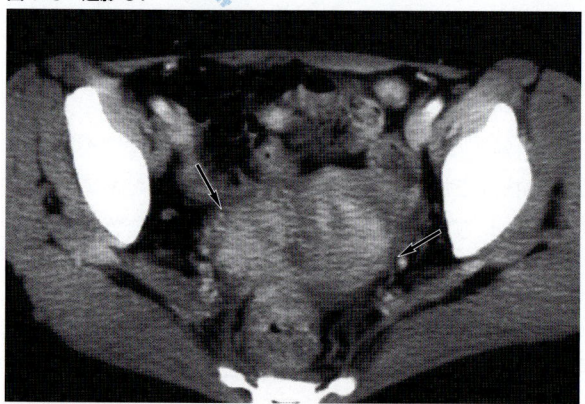

図1-D　組織標本

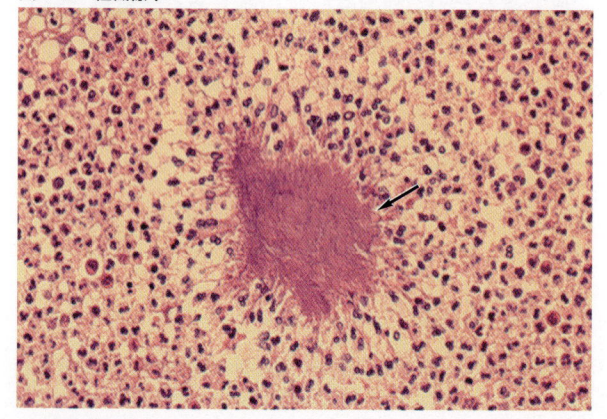

画像の読影

注腸でS状結腸の壁不整，および硬化像を認める（図1-A, B；→）．明らかな潰瘍や狭窄は見られない．造影CTでは，よく増強される腫瘤を骨盤内に認める（図1-C；→）．手術の結果，右の卵巣に腫瘤を認め，S状結腸も巻き込んでいた．組織学的に膿瘍形成，菌塊（druse）が見られ（図1-D；→），卵巣卵管の放線菌症の診断が確定した．

腹部骨盤部放線菌症の一般的知識と画像所見

放線菌症は，イスラエル放線菌（*Actinomyces israelii*）が原因で起こる慢性の限局性または血行性感染である．限局性の頸部や胸壁の穿通性膿瘍の原因として知られる．腹部，骨盤部の放線菌症は20％の例で見られ，女性では子宮内避妊器具（IUD）の長期挿入がリスクファクターとして有名である．腸管の病変は，憩室や虫垂の粘膜の亀裂，または外傷から病変が起こることもある．

本症は，菌の有する蛋白分解酵素によって破壊性の強い腫瘤をDouglus窩や肛門周囲に形成し，病理学的に膿瘍，瘻孔，肉芽形成，線維化を特徴とする．

CTでは造影剤によって強く増強される[1]．MRIではT2強調像では不均一な信号を呈し，線維化が強いと低信号を呈する．しばしば既存の間膜を越えて，隣接臓器に浸潤する．このため，尿管浸潤による水腎症や，消化管（特にS状結腸）の偏心性の不整，壁肥厚や狭窄を認める[2〜6]．腸管粘膜にはあまり異常がないことより，腸管の病巣は多くの場合，骨盤内の膿瘍による二次的な変化と考えられている．腹腔内全体に広がることはほとんどなく，リンパ節腫大も見られないことが多い．

診断は，病巣から黄色顆粒（硫黄顆粒，sulfur granule）や菌塊（druse）を同定することでなされるが，培養で証明される率は低く，画像で本症の可能性を考えることが重要である．

鑑別診断のポイント

悪性腫瘍や結核，Crohn病と鑑別が困難なことが多い．瘻孔形成や既存の間膜を越えて，隣接臓器に浸潤することが多い．臨床的には，腹腔内や骨盤内に多血性の腫瘤を認め，持続する腹痛，発熱，白血球増多を見る場合や，IUD使用の患者では放線菌症の可能性を考えることが重要である．

参考文献

1) Ha HK, Lee HJ, Kim H, et al: Abdominal actinomycosis: CT findings in 10 patients. AJR 161: 791-794, 1993.
2) Niethammer JG, Gould HR, Nelson HS Jr.: Anorectal actinomycosis: CT evaluation. J Comput Assist Tomogr 14: 838-839, 1990.
3) Haj M, Nasser G, Loberant N, et al: Pelvic actinomycosis presenting as ureteric and rectal stricture. Dig Surg 17: 414-417, 2000.
4) Bertram P, Treutner KH, Kleinschmidt L, et al: Rectal stricture caused by actinomycosis of the pelvis. Eur J Surg 162: 837-839, 1996.
5) Lee IJ, Ha HK, Park CM, et al: Abdominopelvic actinomycosis involving the gastrointestinal tract: CT features. Radiology 220: 76-80, 2001.
6) Heo SH, Shin SS, Kim JW, et al: Imaging of actinomycosis in various organs: a comprehensive review. RadioGraphics 34: 19-33, 2014.

腹膜，大網，腹壁 Splenosis（脾症）

(浪本智弘)

●**症例1**：50代，女性．特発性血小板減少性紫斑病（ITP）により脾摘後．

図1-A　単純CT（脾摘後2年）　　図1-B　造影CT（動脈相，脾摘後2年）　　図1-C　造影CT（門脈相，脾摘後2年）

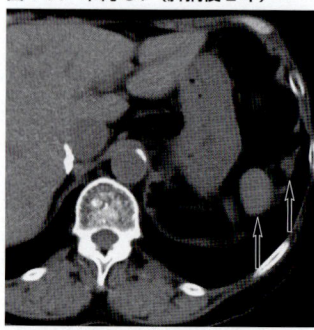

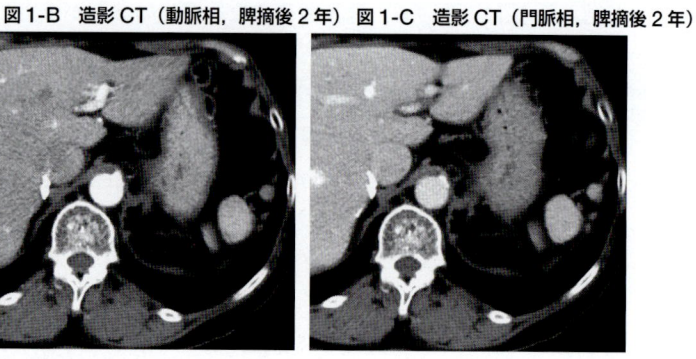

図1-D　造影CT（門脈相，尾側のスライス，脾摘後2年）

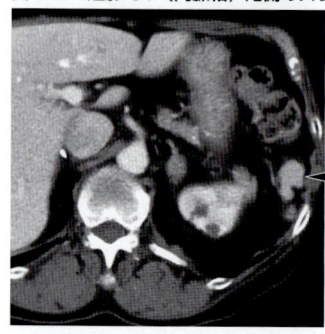

●**症例2**：50代，男性．肝硬変に伴う巨大脾腫により脾摘後．肝細胞癌．

図2-A　造影CT（動脈相，脾摘後3年）　　図2-B　T1強調像（脾摘後3年）　　図2-C　T2強調像（脾摘後3年）

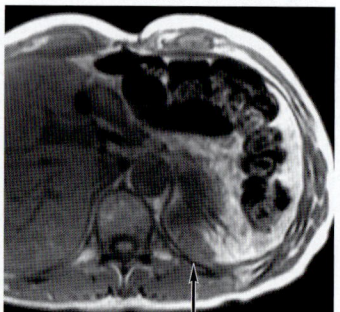

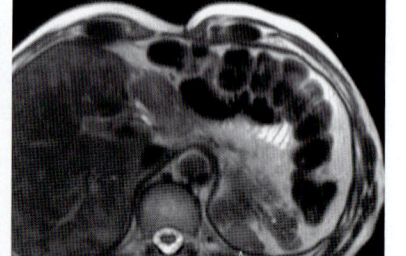

図2-D　SPIO造影T2強調像（脾摘後3年）

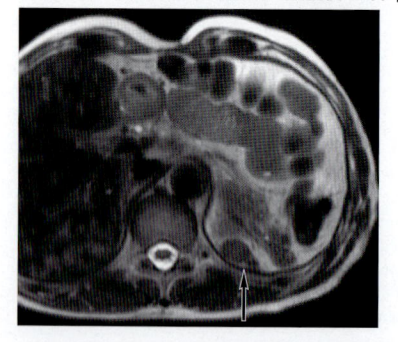

画像の読影

【症例1】 脾摘後2年の単純CTにて左横隔膜下に数個の軟部腫瘤（図1-A；→）を認め，動脈相，門脈相，平衡相でも術前の脾臓と同様の増強効果を示している（図1-B，C）．他の部位にも同様の結節（図1-D；▶）を認めている．

【症例2】 脾摘後3年の造影CT動脈相にて左横隔膜下に変形を伴い強く濃染される腫瘤（図2-A；→）を認めている．SPIO造影MRIでは単純MRI（図2-B，C；→）と比較して造影T2強調像にて結節全体に信号低下（図2-D；→）を認めており，脾臓組織と考えられる（肝内には多数の肝細胞癌を認めている）．

Splenosis（脾症）の一般的知識と画像所見

Splenosis（脾症）は脾摘など腹部手術の術後や外傷などによる脾臓破裂の際に脾臓から飛散した脾臓組織が周囲の臓器や組織に付着し，血管新生を経て無茎性に発育した構造であり，脾組織の異所性自家移植片と言える．一般的には術後部近傍の左横隔膜下や腸間膜などに好発するが，小腸漿膜面，大網や腹壁などにも発症する．時にリンパ節腫大との鑑別を要することもあり，dynamic動脈相での脾臓様の濃染像や近年は用いられることが少なくなったが，SPIO造影MRI（症例2）による造影T2強調像での信号低下が鑑別のポイントとなる[2]．

後天的に発症するsplenosisに対し副脾（accessory spleen）は先天的に後胃間膜内で複数の間葉細胞塊の癒合不全で生じる．副脾とsplenosisとの鑑別は脾摘や外傷の既往や変形を伴った形態などがある．splenosisには被膜がなく，栄養血管が走行する脾門が認められない点が特徴であるが，両者を鑑別する臨床的意義は低い．splenosisは経過観察中に緩徐な増大傾向を示すこともある．

鑑別診断のポイント

画像所見ではsplenosisの鑑別に有用な明らかな典型的所見は報告されておらず，診断にはさまざまな方法による検索が行われている．splenosisは正常脾臓と同様の画像所見を示すため，CTでは単純で境界明瞭な低～等吸収，造影では早期相で肝実質より濃染し，遅延相で均一な濃染を示す[1]．また，MRIではT1強調像で低信号，T2強調像で高信号を呈し，拡散強調像では脾臓と同様に高信号となるため，腹膜播種との鑑別や肝内のsplenosisでは肝腫瘍との鑑別が問題となる[2]．SPIO造影MRIにて造影T2強調像で低信号となるのが特異的所見であるが，Gd-EOB-DTPA造影が普及するにつれてSPIO造影剤が入手困難になっている点が問題である．Gd-EOB-DTPA造影では非特異的な造影所見となるため，今後はソナゾイド造影超音波検査が鑑別に期待されている．ソナゾイド造影超音波検査では造影10分後以降の後血管相（Kupffer相）においてsplenosisは造影効果が持続する．外傷性の脾破裂や脾摘の既往の症例においては，splenosisを念頭に置き診断することが重要であり，肝腫瘍性病変においても肝内脾症を鑑別疾患のひとつとして考慮する必要がある．

参考文献

1) Lake ST, Johnson PT, Kawamoto S, et al: CT of splenosis: patterns and pitfalls. AJR 199: 686-693, 2012.
2) Lin WC, Lee RC, Chiang JH, et al: MR features of abdominal splenosis. AJR 180: 493-496, 2003.

腹膜, 大網, 腹壁 Perihepatitis（Fitz-Hugh-Curtis 症候群）

(浪本智弘)

●症例1：20代，女性．上下腹部痛，骨盤内感染症あり．

図1-A　単純CT

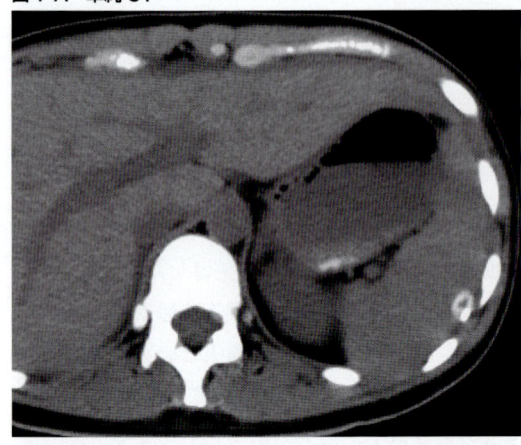

図1-B　造影CT（動脈相）

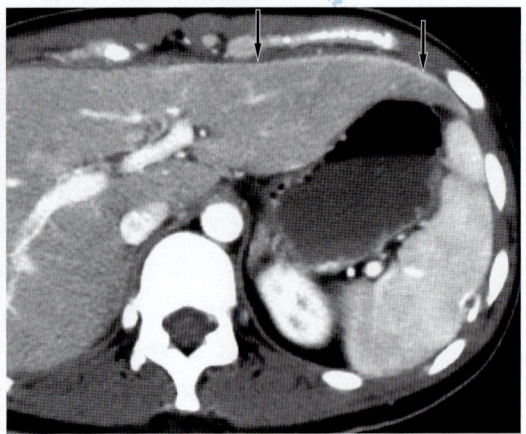

図1-C　造影CT（門脈相）

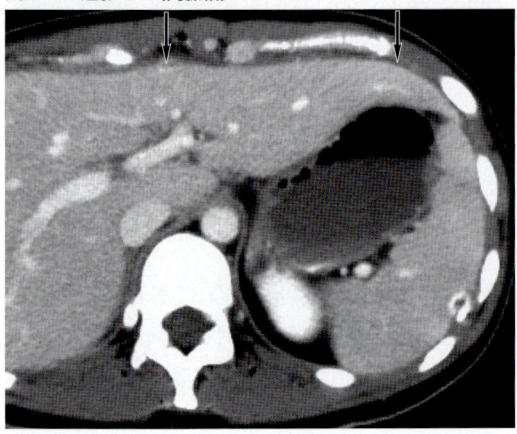

●症例2：40代，女性．右上腹部痛．

図2-A　造影CT（門脈相）

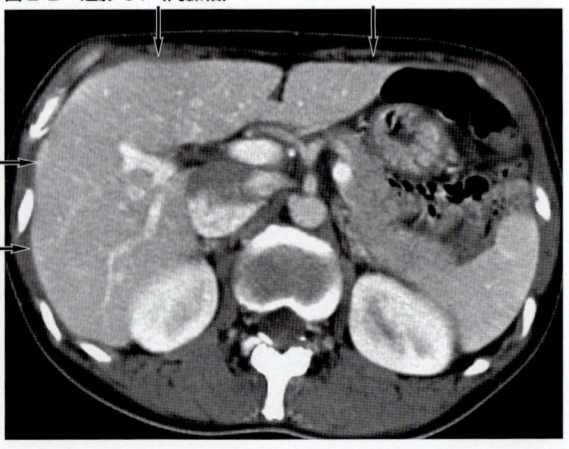

図2-B　造影CT（門脈相）

画像の読影

【症例1】 単純CTにて肝表はやや低吸収となっているが特に異常所見とは言えない（図1-A）．造影CT動脈相にて左葉肝表を中心に被膜の層状の増強効果（図1-B；→）を認める．門脈相では被膜の増強効果（図1-C；→）を認めるもののわずかである．

【症例2】 造影CT門脈相にて肝被膜に肝実質よりやや強い層状増強効果（図2；→）を認める．

Perihepatitis（Fitz-Hugh-Curtis症候群）の一般的知識と画像所見

Perihepatitis（Fitz-Hugh-Curtis症候群：FHCS）とは，クラミジアによる骨盤内感染症に肝周囲炎を合併したものである．我が国での性行為感染症（sexually transmitted diseases：STD）の中でクラミジア感染症は最も多く，Fitz-Hugh-Curtis症候群は若年女性の急性腹症の一因として注目されている．主な自覚症状は下腹部痛とそれに続く上腹部痛で，約70％で右季肋部痛が主訴となっている[1]．帯下増加や不正出血などの婦人科症状を伴うこともある．確定診断は腹腔鏡による肝被膜充血や点状出血（急性期），肝表面と周辺臓器とのviolin string adhesionと言われる線維性癒着（慢性期）の観察や肝被膜からのクラミジア分離などであるが，若年女性に多い疾患であることから，最近では画像診断と頸管や尿のPCR，血清学的クラミジア抗体価の上昇などにより間接的に診断されることが多い．しかし，骨盤内の症状がない場合も多く，胆嚢炎，胃潰瘍，肋骨骨折などと誤診されやすい．治療は通常のPID（pelvic inflammatory disease：骨盤内炎症性疾患）と同様に抗生剤が用いられ，特にマクロライド系抗生剤が推奨されている．

鑑別診断のポイント

Fitz-Hugh-Curtis症候群では造影CTにて肝被膜の層状濃染像（→）が特徴とされている．これは肝被膜の炎症による血流増加を反映しており，肝被膜濃染像は動脈相で強く，門脈相ではわずかとなる[1〜3]．したがって，Fitz-Hugh-Curtis症候群が疑われる場合は，動脈相の撮影が重要である．肝被膜の濃染像の鑑別としては脂肪肝による相対的な肝被膜の濃度上昇，A-P shuntなどの血流障害，肋骨による圧迫，腹膜炎，急性胆嚢炎などが挙げられるが，若年女性で右季肋部痛があり，骨盤内感染症の存在が疑われる場合は第一にFitz-Hugh-Curtis症候群を考慮する必要がある．

参考文献

1) You JS, Kim MJ, Chung HS, et al: Clinical features of Fitz-Hugh-Curtis syndrome in the emergency department. Yonsei Med J 53: 753-758, 2012.
2) Tsubuku M, Hayashi S, Terahara A, et al: Fitz-Hugh-Curtis syndrome: linear contrast enhancement of the surface of the liver on CT. J Comput Assist Tomogr 26: 456-458, 2002.
3) Nishie A, Yoshimitsu K, Irie H, et al: Fitz-Hugh-Curtis syndrome. radiologic manifestation. J Comput Assist Tomogr 27: 786-791, 2003.

356　3. 小腸・大腸

腹膜，大網，腹壁　腹壁デスモイド
desmoid tumor

（浪本智弘）

●症例1：20代，女性．家族性大腸ポリポーシス（FAP）．大腸全摘術後，肝腺腫術後，子宮体癌術後．

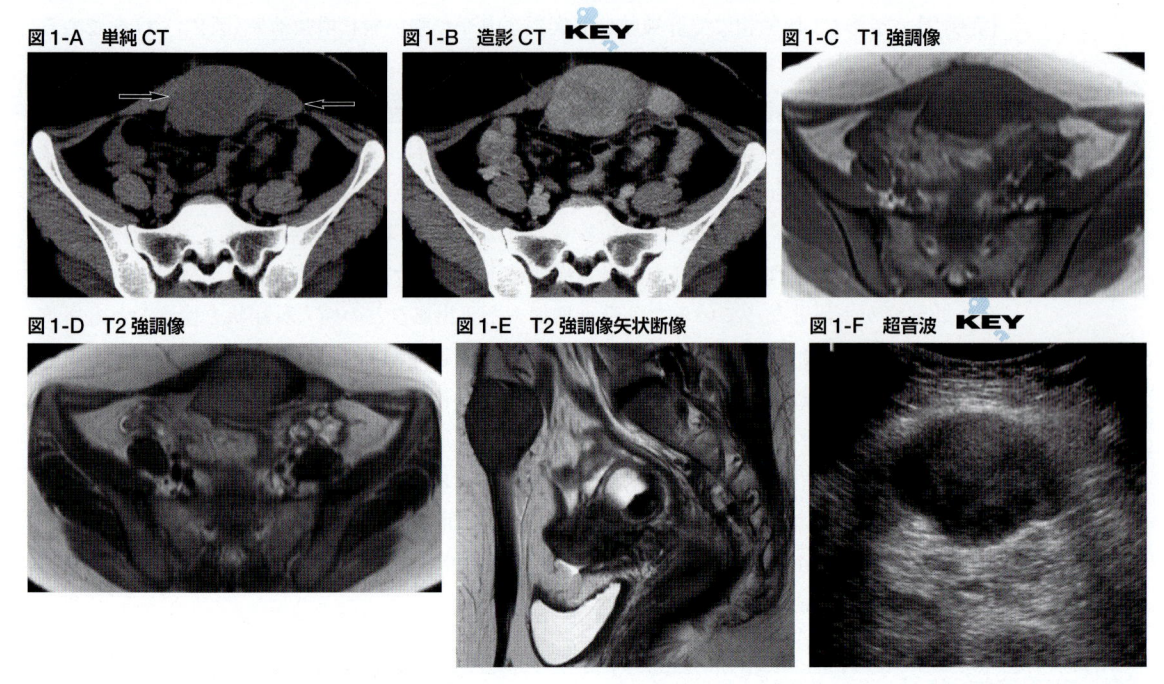

図1-A　単純CT
図1-B　造影CT
図1-C　T1強調像
図1-D　T2強調像
図1-E　T2強調像矢状断像
図1-F　超音波

●症例2：10代，女性．右腹壁腫瘤を自覚．

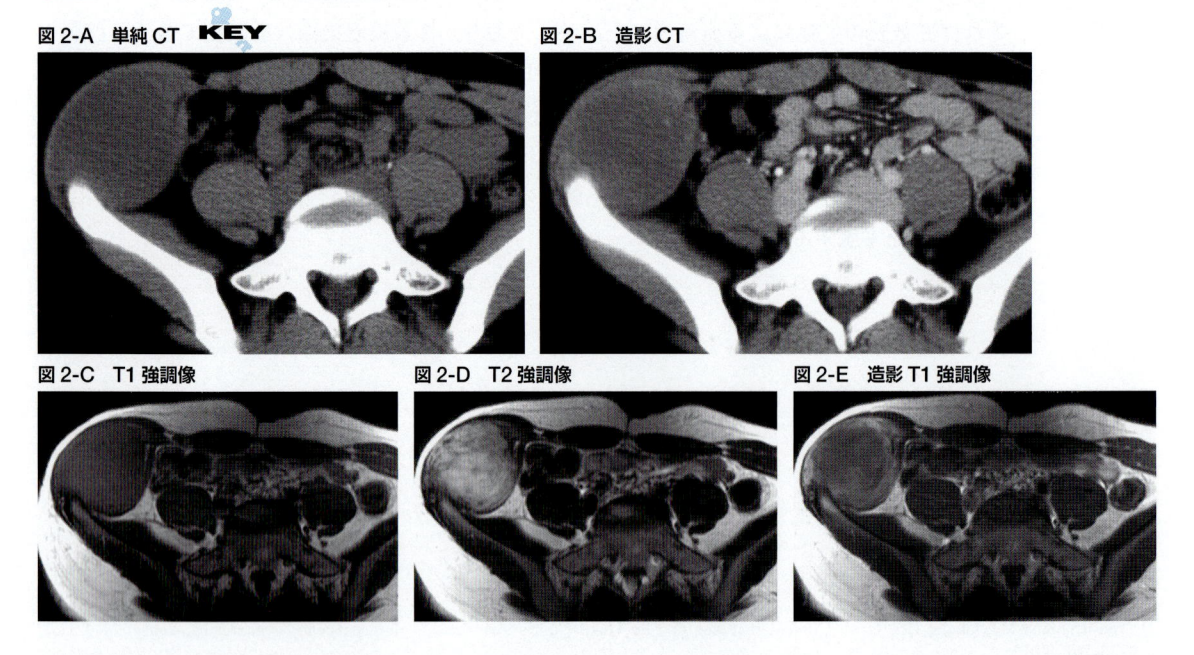

図2-A　単純CT
図2-B　造影CT
図2-C　T1強調像
図2-D　T2強調像
図2-E　造影T1強調像

参考文献
1) Einstein DM, Tagliabue JR, Desai RK: Abdominal desmoids: CT findings in 25 patients. AJR 157: 275-279, 1991.
2) Healy JC, Reznek RH, Clark SK, et al: MR appearances of desmoid tumors in familial adenomatous polyposis. AJR 169: 465-472, 1997.

画像の読影

【症例1】 腹直筋術創部に接して単純CTにて筋肉よりやや低吸収となる境界明瞭な大小2個の卵円状の軟部腫瘤を認め（図1-A；→），腹腔内に膨隆している．造影CT（図1-B）では比較的均一に増強されている．T1強調像（図1-C）では筋肉と等信号，T2強調像（図1-D，E）では高信号となっている．超音波（図1-F）では比較的均一な低エコー腫瘤として認められる．

【症例2】 単純CT（図2-A）にて，骨盤部右側腹壁に内腹斜筋と連続する筋肉よりやや低吸収となる比較的境界明瞭な類円形腫瘍を認める．造影CT（図2-B）では辺縁を中心に不均一に増強されている．MRIでは筋肉と比べてT1強調像（図2-C）でやや高信号となり，T2強調像（図2-D）では不均一な高信号となっている．造影（図2-E）では腫瘍全体に不均一に強い増強効果を認める．

腹壁デスモイドの一般的知識と画像所見

デスモイド腫瘍（desmoid tumor）は desmoplastic fibroma, aggressive fibromatosis とも呼ばれ，骨格筋の結合織・筋膜・腱膜から発生する線維腫症のひとつである．発生部位により腹壁（abdominal 49％），腹壁外（extra-abdominal 43％），腹腔内（intra-abdominal 8％）に分類されている．Stoutらは本腫瘍の特徴を組織学的に分化した線維芽細胞に富み，細胞間にコラーゲンが存在し，悪性所見は欠くがしばしば浸潤性に発育し，遠隔転移はないが局所再発しうる腫瘍としている．腹壁デスモイド腫瘍の発生頻度は人口100万人あたり年間2.4～4.3例と非常に少ない疾患であり，性別は20～40歳の女性に多い．発生は外傷，手術などの既往や妊娠などの性ホルモンや遺伝子異常と関連が認められている．

手術，外傷については本腫瘍が手術瘢痕や外傷部位に発生しやすく，結合織の損傷に対する修復過程に異常を生じて発症し，ホルモンについては閉経により縮小する例が見られることやエストロゲンレセプターが約33％に見られること，タモキシフェンによる治療が奏効する症例が見られることよりエストロゲンの関与が示唆されている．また，家族性大腸ポリポーシス（familial adenomatous polyposis：FAP）の亜型である Gardner 症候群との関連が知られており，*APC*（*adenomatous polyposis coli*）遺伝子の変異が腫瘍細胞の増殖に関与していると言われている．FAPの約10～25％にデスモイド腫瘍の合併が見られるとされている．

腹壁デスモイドの治療の原則は摘出術であるが，切除不能例や再発症例に対しては，消炎鎮痛剤，ステロイド，化学療法，放射線療法，抗エストロゲン剤などのホルモン療法などが行われている．

なお，腸間膜デスモイドは p.338 参照．

鑑別診断のポイント

超音波検査所見は，後方エコーの増強を伴う無エコー領域，辺縁が不整で内部に不均一な部分を有する低エコー領域などとして認められ筋線維方向に卵型を呈する．CTでは境界明瞭な軟部腫瘤として認められ，単純CTで筋肉と同程度かやや低いCT値となり，比較的均一に増強される[1]．内部に出血や壊死を伴わないのが特徴とされている．MRIではCTと同様に境界明瞭な腫瘍で筋肉と比べてT1強調像，T2強調像でともに低信号となり，造影により増強される症例が一般的である[2]．本症例のように一部のデスモイド腫瘍はT1強調像で等信号となり，T2強調像で高信号となる場合もあり，T2強調像にて低信号となる腫瘍より増大傾向が強いとされている．

腹膜，大網，腹壁 腹壁血腫
abdominal wall hematoma

（浪本智弘）

●症例1：50代，女性．突然の右下腹部痛により発症し，急激な貧血の進行を認めた．血球貪食症候群．

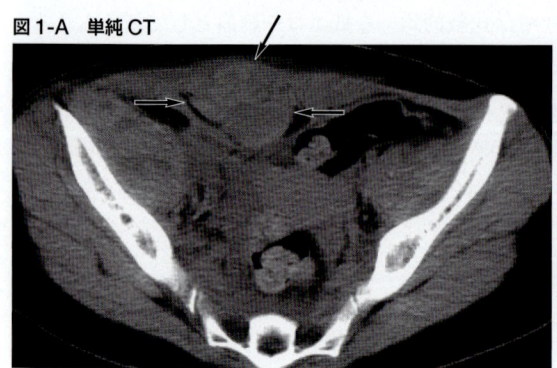

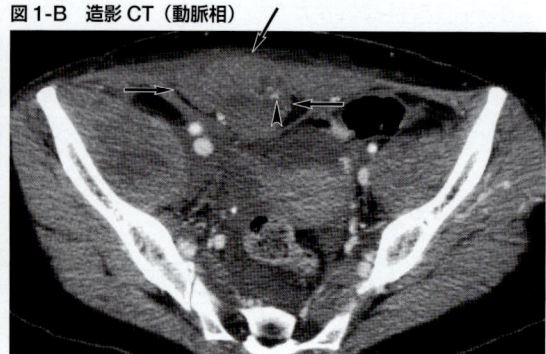

図1-A　単純CT

図1-B　造影CT（動脈相）

図1-C　angio CT

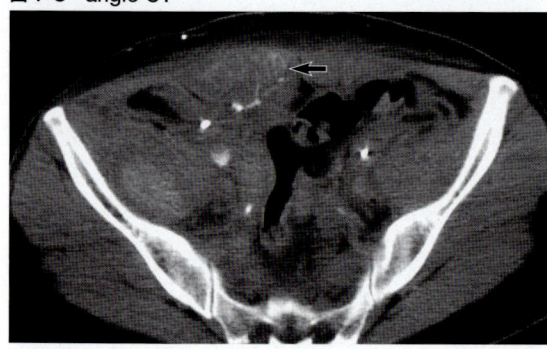

●症例2：60代，女性．抗凝固剤投与状態，体動時の左下腹部痛により発症．

図2-A　単純CT

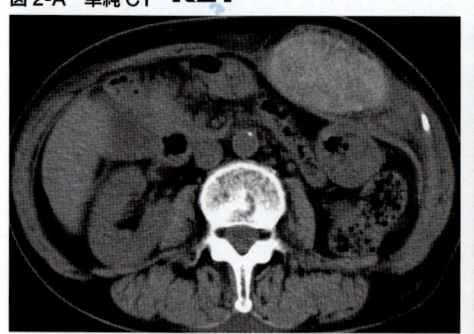

図2-B　単純CT 冠状断像

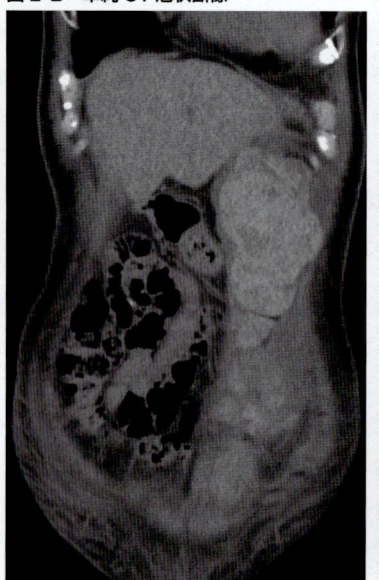

図2-C　単純CT 矢状断像

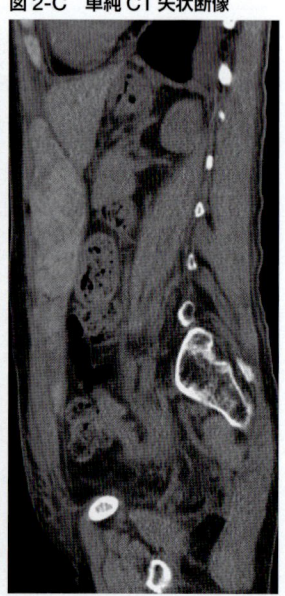

画像の読影

【症例1】 腹部単純CTにて右腹直筋は腫脹し，内部に不整な高吸収となる血腫を認める（図1-A；→）．造影CTにて血腫辺縁を右下腹壁動脈が走行し，血腫内に出血点と思われる増強効果を認める（図1-B；▶）．他にも両側腸腰筋も腫大し，内部に血腫を疑わせる高吸収を認めている．翌日，止血目的で血管造影が施行され，angio-CTにて右下腹壁動脈の分枝より腹直筋内にextravasationを認めた（図1-C；→）．

【症例2】 腹部単純CT（図2）にて左腹直筋は腫脹し，内部に不整な高吸収となる血腫を認める．血腫は腹直筋内に限局し，腹直筋に沿って広がっている．

腹壁血腫の一般的知識

腹壁血腫は主に腹直筋の栄養血管である上下腹壁動脈の外傷性破綻により発症する腹壁の血腫であり，一般的に腹直筋血腫，腹直筋鞘血腫，腹直筋症候群などと言われているが，稀に内腹斜筋・外腹斜筋などの他の腹壁の筋肉に生じることもあり，これらを合わせ腹壁血腫と称している．この病態はヒポクラテスの頃より知られているが，比較的稀な疾患であり，突然の腹痛や腹膜刺激症状で発症し，時にショック状態となることもあり，急性腹症として手術されることもある．原因として咳，急激な体位変換，抗凝固療法，高血圧などが挙げられる．やや女性に多く，60代以降の中高年に多い．

通常は下腹部に片側性の腹部腫瘤として発症するため，腫瘤は正中線を越えず，可動性がなく，座位でも臥位でも触知可能（Bouchacourt徴候）な点が特徴である．血腫が限局的で拡大傾向がなければ，治療の基本は安静・止血剤投与などの保存的治療であるが，症例1のように出血が持続するときにはIVR（interventional radiology）が止血や出血点の確認に有効となることもあり，増大傾向，腹腔内穿破，感染，血行動態異常を認める場合では手術を要することもある．

鑑別診断のポイント

単純CTでは，本症例のように片側性の腹直筋領域の内部不均一な高吸収域病変として描出される[1)2)]．レンズ状・紡錘状の場合が多いが，その部位や拡大範囲により異なった形状を示すこともある．診断の正当率は本症例未経験者では比較的低いとされており，本疾患の知識を有することが診断には重要である．症状や画像の特徴から本疾患を鑑別に入れることが肝要である．

参考文献

1) Berná JD, Garcia-Medina V, Guirao J, Garcia-Medina J: Rectus sheath hematoma: diagnostic classification by CT. Abdom Imaging 21: 62-64, 1996.
2) Miyauchi T, Ishikawa M, Miki H: Rectus sheath hematoma in an elderly woman under anti-coagulant therapy. J Med Invest 48: 216-220, 2001.

4章
小児

先天性食道閉鎖，気管食道瘻
congenital esophageal atresia, esophagotracheal fistula

（宮坂実木子）

●**症例1**：妊娠34週．羊水過多．食道閉鎖C型．

図1-A 胎児MRI，T2強調冠状断像　**KEY**

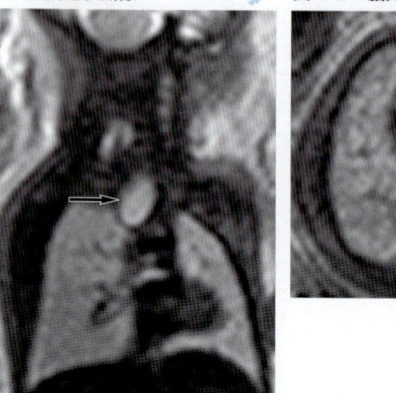

図1-B 胎児MRI，T2強調像

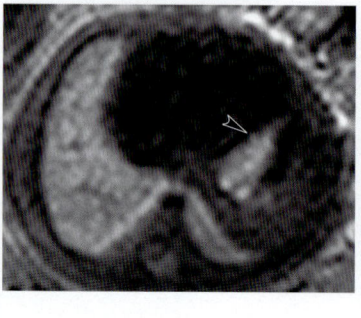

図1-C 胸部単純X線正面像（出生時）　**KEY**

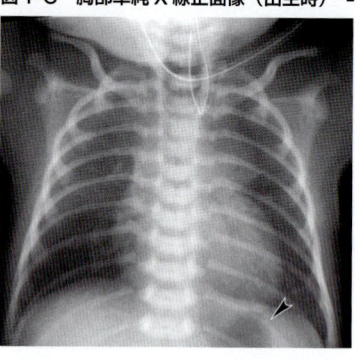

●**症例2**：生後15日．哺乳時のチアノーゼ．食道閉鎖H型．

図2-A 胸部単純X線正面像

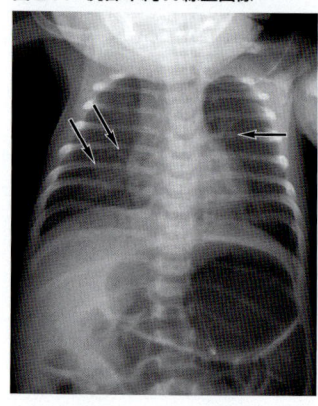

図2-B 食道造影（側面）　**KEY**

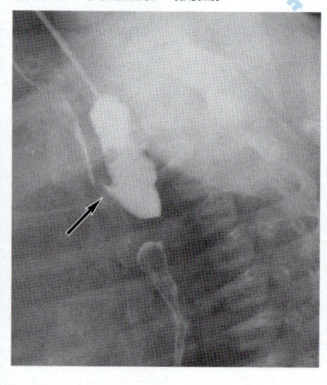

図2-C 食道造影（正面）

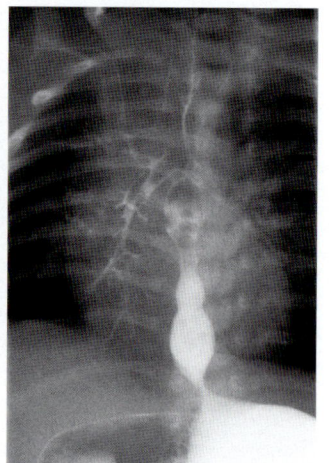

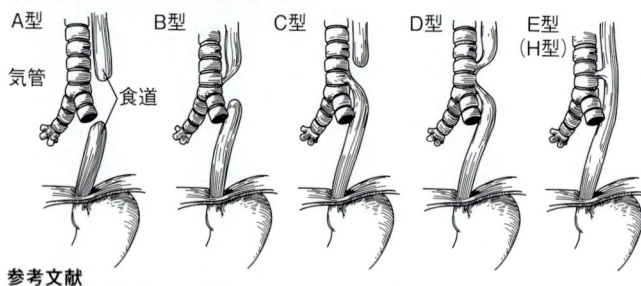

図3　Gross分類　[文献8] より一部改変して転載

参考文献

1) 福澤正洋：食道．伊藤泰雄（監修）；標準小児外科学 第6版．医学書院, p.140-144, 2012.
2) Bedard MP, Eggli DF, et al: Neonatal gastrointestinal tract. Kuhn JP, Slovis TL, Haller JO(eds); Caffey's pediatric diagnostic imaging 10th ed. Mosby, p.105-157, 2004.
3) Kottamasu SR, Stringer DA: Pharynx and esophagus. In Stringer DA, Babyn PS(eds); Pediatric gastrointestinal imaging and intervention 2nd ed. BC Decker, p.161-201, 2000.
4) Laffan EE, Daneman A, Ein SH, et al: Tracheoesophageal fistula without esophageal atresia: are pull-back tube esophagograms needed for diagnosis? Pediatr Radiol 36: 1141-1147, 2006.
5) Nyberg DA, Neilsen IR: Abdomen and gastrointestinal tract. In Nyberg DA, McGahan JP, Pretorius DH, Pilu G(eds); Diagnostic imaging of fetal anomalies. Lippincott Williams & Wilkins, p.547-602, 2003.
6) Garabedian C, Verpillat P, Czerkiewicz I, et al: Does a combination of ultrasound, MRI, and biochemical amniotic fluid analysis improve prenatal diagnosis of esophageal atresia? Prenat Diagn 34: 839-842, 2014.
7) Boersma D, Koot BG, van der Griendt EJ, et al: Congenital bronchopulmonary foregut malformation initially diagnosed as esophageal atresia type C: challenging diagnosis and treatment. J Pediatr Surg 47: e59-62, 2012.
8) Gross RE: Atresia of the esophagus. The surgery of infancy and childhood. WB Saunders, Philadelphia, p.75-102, 1953.

画像の読影

【症例1】 胎児MRI T2強調冠状断像(図1-A)では，上縦隔に囊胞状に拡張した食道(→)を認める．T2強調像(図1-B)では，胃(▶)は正常な位置にあるが，通常よりサイズが小さめである．出生時の胸部単純X線写真(図1-C)では，挿入されている胃管は，上部食道でコイルアップしている．左上腹部に胃ガス(▶)が確認される．

【症例2】 胸部単純X線写真(図2-A)では，胃管の走行に異常はなく，先端は胃内に位置している．肺門部周囲影を認める(→)．食道造影側面像(図2-B)では，気管分岐部レベルよりやや頭側において，気管食道瘻を認める(→)．食道造影像(図2-C)では，気管食道瘻の存在により気管および気管支が造影され，気管支造影となっている．

先天性食道閉鎖，気管食道瘻の一般的な知識と画像所見

食道閉鎖は，3,000〜4,500人出生に1人の頻度で，新生児期に見られる最も高頻度な先天疾患である．胎生5〜7週頃の器官形成期に起こる気管と食道の分離異常によって発症し，先天的に食道が盲端に終わるために出生早期に外科的治療が必要である．食道閉鎖の90%に気管食道瘻(tracheoesophageal fistula：TEF)が合併する[1]．食道閉鎖の病型分類には，Gross分類が用いられることが多く，TEFの有無と位置，食道閉鎖のパターンよりA〜E型に分類される(図3)．C型が85〜90%と最も多く，続いてA型，E型，B型，D型である[1]．

出生時の症状は，哺乳に伴う咳嗽，呼吸困難，チアノーゼである．最近では，羊水過多，胎児の胃泡が描出しにくいことなどがきっかけで胎児診断されていることが多い[1]．

食道閉鎖の50〜70%に多臓器の奇形が合併する．椎体奇形，鎖肛，心奇形，腎奇形，四肢の奇形であり，VACTERL奇形(vertebral，anorectal anomalies，cardiac，tracheoesophageal，renal，limb)と言われる．その他，染色体異常(18 trisomy)の合併も多い[1]．

単純X線写真では，食道盲端で反転する胃管の所見，いわゆるcoil up signを認める．その他，盲端となっている拡張した近位食道，下部食道にTEFが存在する場合には，胃ガス，消化管ガスを認める．消化管ガスを認めない場合は，遠位食道にTEFが存在しないことを意味している．食道閉鎖部を確認するための食道造影は禁忌である．H型TEFは，食道閉鎖を伴わないため，他の食道閉鎖に比して診断が遅れることが多い．透視下で瘻孔の診断を行う．胃管を食道盲端部まで挿入し，ゆっくりと引き上げながら注意深く非イオン性水溶性造影剤を注入する．食道から斜め頭側に瘻孔が形成されていることが多いため，患児を右下側臥位または腹臥位とし，やや頭低位にして行う[2〜4]．出生前に行われる胎児超音波およびMRIで食道閉鎖の診断に有用とされている画像所見は，羊水過多，胃が描出されないまたは小さい，嚥下時に見られる近位食道の食道拡張(pouch sign)である[5,6]．

治療法は，食道端々吻合，TEFの結紮または切離縫合である．術後合併症としては，縫合不全による食道狭窄，TEFの再開通，気管・気管支軟化症による喘鳴，胃食道逆流による食道炎や易気道感染症，食道運動機能障害による嚥下障害や体重増加不良などが挙がる[1]．

鑑別診断のポイント

食道閉鎖の所見として有用であるpouch signは，特徴的所見ではあるが，描出能が低く40%程度と言われる[6]．そのため，間接所見である羊水過多や胃の大きさや存在の有無が診断には重要である．また，羊水過多を呈する疾患は多岐にわたり，最も頻度が高いのは，脳脊髄奇形(水頭症，無脳症など)で，続いて消化器系奇形である．羊水過多を認めた場合には，胎児全体の奇形の有無について注意を払うことが大切である．

> **NOTE**
> **気管支肺前腸奇形(bronchopulmonary foregut malformation：BPFM)**
> BPFMは，肺分画症と食道または胃に交通が見られる稀な先天性疾患である．肺分画症や先天性食道閉鎖症などと同一の前腸由来の同一発生機序によって生じていると考えられている．診断は食道造影とCTであり，食道または胃から気管支の分岐を認める．症状は，慢性咳，繰り返す肺炎，呼吸困難などである[7]．

肥厚性幽門狭窄症
hypertrophic pyloric stenosis (HPS)

（宮坂実木子）

●症例：生後 1 か月，男児．哺乳時ごとの噴水状嘔吐．

図1-A 超音波（長軸）　KEY

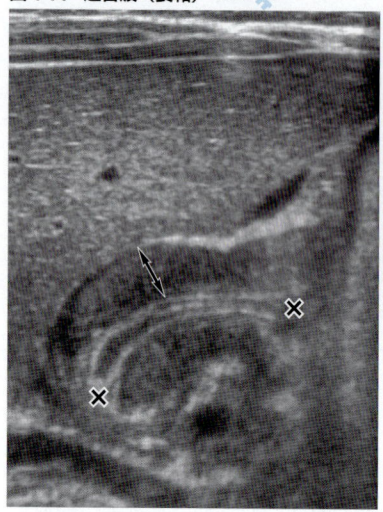

図1-B 超音波（短軸）

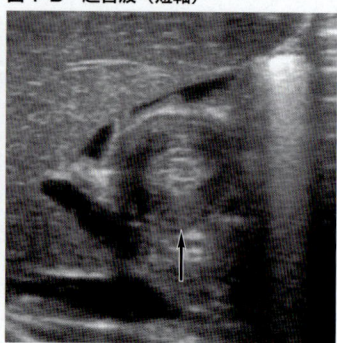

図1-C カラードプラ

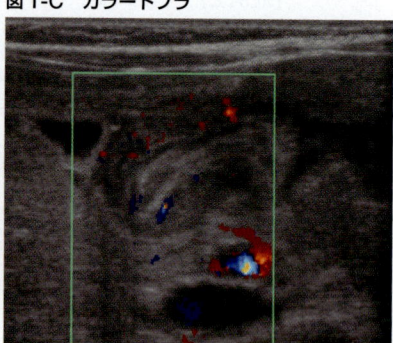

※参考症例

図2 上部消化管造影（右下側臥位）　KEY

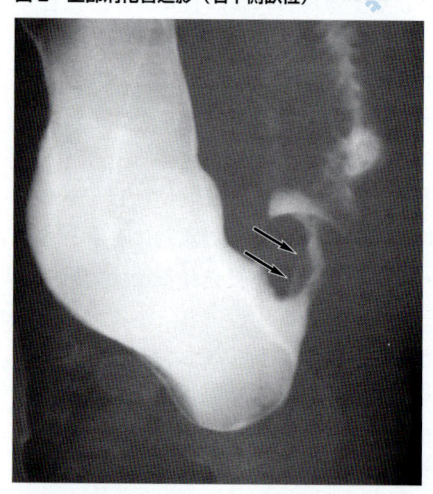

上部消化管造影（図2）では，幽門管の延長を認める．umbrella sign および double track sign（→）を認める．また，胃の蠕動が亢進している．

NOTE　肥厚性幽門狭窄症と一酸化窒素の関連

一酸化窒素（NO）は，VIP（vasoactive intestinal peptide：血管作動性腸ペプチド）や ATP（adenosine triphosphate：アデノシン三リン酸）とともに，腸管の非アドレナリン非コリン性神経の神経伝達物質として平滑筋を弛緩させる働きがあるとされ，本疾患で，神経型一酸化窒素合成酵素に関与する I 型 NOS 遺伝子の低発現が認められている．I 型 NOS の発現の抑制により幽門括約筋の弛緩が阻害され，幽門括約筋が肥厚すると考えられている[1]．

画像の読影

超音波長軸像(図1-A)では，胃の幽門管の壁肥厚(→)と延長(×から×)があり，その形態からuterine cervix signを認める．また，リアルタイムの観察により胃内容の十二指腸への通過を認めない．幽門管の短軸像(図1-B)では同心円状に壁肥厚を認める(→)．カラードプラ(図1-C)では肥厚した幽門壁に血流の増加を認める．

肥厚性幽門狭窄症の一般的な知識と画像所見

肥厚性幽門狭窄症は，幽門筋(主として輪状筋)の肥厚により幽門管が狭窄し，通過障害を来す疾患である．病因は不明であるが，最近では一酸化窒素との関連が示唆されている[1]．発生頻度は，出生1,000人に1～2人で，男児，第1子に多い．発症率に人種差や同胞の発生率が高いこともあり，遺伝的要素も考えられている[1]．

症状は，生後2～3週頃からの非胆汁性嘔吐，噴水状嘔吐である．瀕回の嘔吐のために血性Clの低下が起こり，代謝性アルカローシスを来す[1]．

臨床所見では，オリーブ様腫瘤(幽門筋肥厚部)を触知する．画像診断検査の第1選択は超音波であり，直接，胃の幽門筋の肥厚を観察することができる．幽門管の長軸像において，幽門筋の肥厚は3～4mm以上，幽門管の長さ15～17mm以上であれば確定でき，さらに胃内容の通過の有無について評価する．長軸像で見る幽門管の形態は，子宮頸部の長軸像に似ていることからuterine cervix signと言われ，短軸像で同心円状に壁肥厚が見られることから，target sign，doughnut signと呼ばれる[2,3]．上部消化管造影では，肥厚した幽門筋が十二指腸球部の底部に陥入し，球部が開いた傘のような形態に見えることから，umbrella sign，shoulder signなどと表現される[1,2]．

治療は，アトロピン療法，幽門筋切開術(Ramstedt手術)である．

鑑別診断のポイント

肥厚性幽門狭窄症に対する超音波診断能は高く，幽門管の長さには15～17mm以上，厚さ4mm以上が診断基準として多く用いられているが，カラードプラで肥厚した幽門筋への血流増加(4.2～4.4cm/secのスケールで2シグナル以上)を認め，診断過程において参考となる[4,5]．発症年齢が早いまたは未熟児では，幽門筋の厚さや長さが基準に至らず診断に迷うことがあるが，カラードプラで血流増加が見られる．また，日齢が進むにつれて，幽門筋の肥厚や長さが基準を満たすようになることから，follow upが必要である[4]．その他，硫酸アトロピンを用いた保存的治療のときのモニターとしても超音波は有用である[6]．

参考文献

1) 土岐 彰：肥厚性幽門狭窄症．伊藤泰雄(監修)；標準小児外科学 第6版．医学書院，p.162-164, 2012.
2) 西川正則：肥厚性幽門狭窄症．荒木 力，原 裕子(編著)；すぐわかる小児の画像診断．学研メディカル秀潤社，p.248-249, 2001.
3) Siegel MJ: Hypertrophic pyloric stenosis. Siegel MJ(ed); Pediatric sonography 4th ed. Lippincott Williams & Wilkins, p.342-344, 2011.
4) Hernanz-Schulman M, Zhu Y, Stein SM, et al: Hypertrophic pyloric stenosis in infants: US evaluation of vascularity of the pyloric canal. Radiology 229: 389-393, 2003.
5) Hussain M: Sonographic diagnosis of infantile hypertrophic pyloric stenosis-use of simultaneous grey-scale & colour Doppler examination. Int J Health Sci 2: 134-140, 2008.
6) Riccabona M, Weitzer C, Lindbichler F, Mayr J: Sonography and color Doppler sonography for monitoring conservatively treated infantile hypertrophic pyloric stenosis. J Ultrasound Med 20: 997-1002, 2001.

十二指腸閉鎖
duodenal atresia

（宮坂実木子）

●症例1：妊娠36週．羊水過多．胎児超音波で上部消化管閉塞が疑われた．

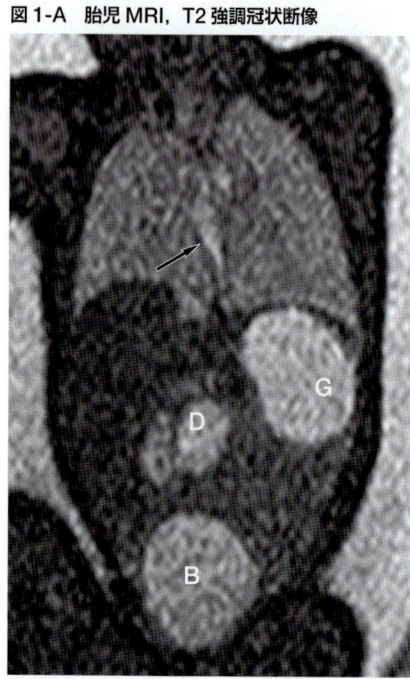

図1-A　胎児MRI，T2強調冠状断像

図1-B　腹部単純X線像（出生時）

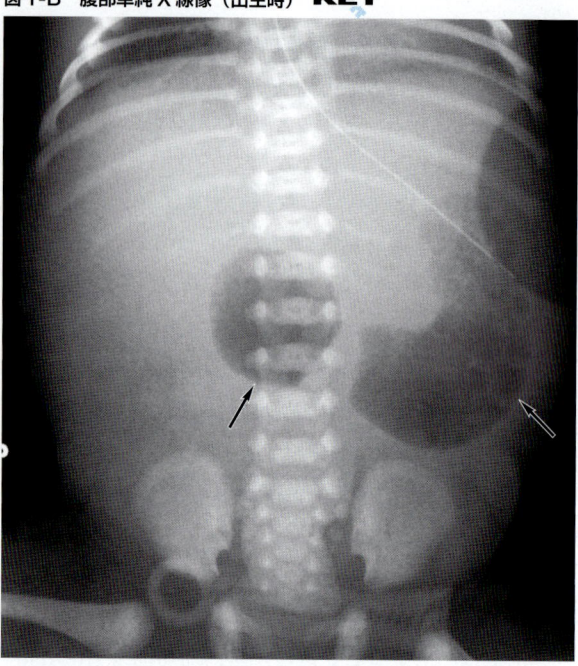

●症例2：21 trisomyの1歳男児．腹部膨満．嘔吐の精査中に十二指腸狭窄が疑われた．

図2-A　上部消化管造影（右下側臥位）

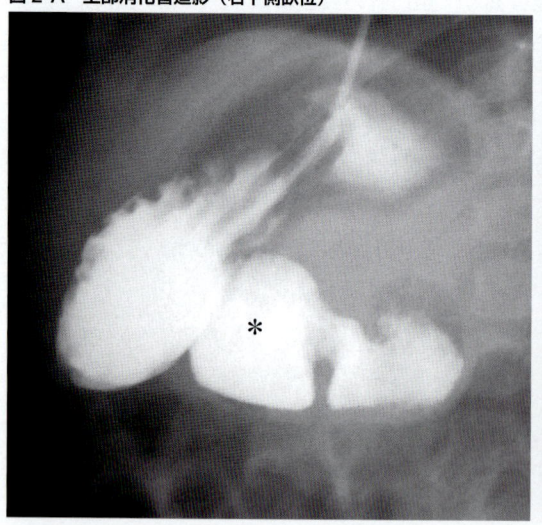

図2-B　上部消化管造影（臥位）

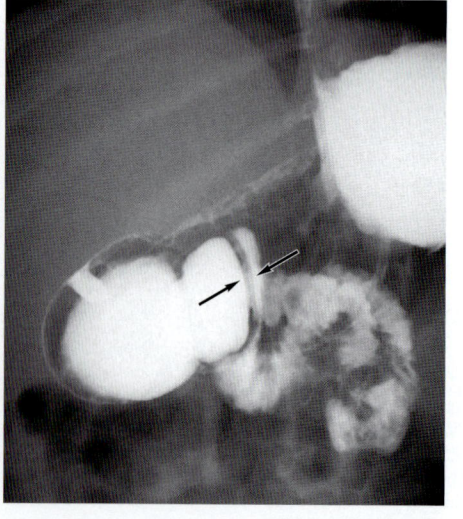

画像の読影

【症例1】 胎児MRI（図1-A）では，胃（G）と十二指腸（D）に相当する部位が囊胞状に拡張している．食道が描出されている（→）．腹部単純X線写真（図1-B）では，胃と十二指腸の拡張があり，double bubble signを呈している（→）．B：膀胱．

【症例2】 上部消化管造影（図2-A）では，十二指腸球部（＊）の拡張を認め，十二指腸の蠕動が亢進していた．上部消化管造影（図2-B）では，十二指腸球部の遠位にスリット状の陰影欠損を認める（→）．膜様狭窄を疑い，手術にて確認された．

十二指腸閉鎖の一般的な知識と画像所見

十二指腸閉鎖は，十二指腸が離断あるいは膜様構造によって閉鎖する疾患である．4,000人出生に1人の頻度で，21 trisomyに多く見られる．十二指腸閉鎖の約半数に先天性心疾患，気管食道瘻，鎖肛などの合併奇形を認める．十二指腸の発生過程での障害が原因とされ，再疎通が完全に障害された場合は閉鎖，部分的に障害された場合は狭窄になると考えられている[1)2)]．その他，十二指腸閉鎖・狭窄の原因として，十二指腸web，輪状膵，十二指腸前門脈，重複腸管などが挙げられる．閉鎖部位は，Vater乳頭部近傍が多い[1)2)]．症状は，羊水過多，出生後の胆汁性嘔吐である．

画像所見の特徴は，腹部単純X線写真で，胃と十二指腸の拡張を示すdouble bubble signであるが，狭窄の場合には遠位腸管ガスも認められる．また主膵管と副膵管との間に閉鎖がある場合には，完全閉鎖の場合でも腸管ガスが主膵管と副膵管を通って遠位に達することがあるため，必ずしもdouble bubble signを示さないこともある．超音波では，拡張した胃と十二指腸を認め，webの場合には，拡張した十二指腸内に線状の高エコーを認めることがある．超音波では，十二指腸の拡張の原因となる腸回転異常，輪状膵，十二指腸前門脈などの診断のほか，合併奇形について評価することが大切である．上部消化管造影では，内腔の途絶，webでは線状の陰影欠損（症例2）を認める．狭窄症では，近位十二指腸の拡張とwind sock様（吹き流し様変形），腔内憩室などを認める．注腸では，microcolonの所見は認めない[2)]．

鑑別診断のポイント

十二指腸閉鎖は，先天性腸閉鎖のうちで最も頻度が高く，出生前診断例も多い．羊水過多，double bubble signが診断根拠の高い所見である．21 trisomyの合併も高く，他の消化管奇形，心奇形，腎奇形との合併も多いことから，注意深い所見の拾い上げが大切である[3)]．

> **NOTE** **十二指腸閉鎖と胆道系の異常**
>
> 十二指腸閉鎖・狭窄では，総胆管の開口部の異常や胆道閉鎖などの異常を伴うことが少なからずあると報告されており，前者の場合では，典型的なdouble bubble signではなく，遠位にも腸管ガスが見られる．また，胆汁うっ滞の原因ともなりうるとされている[4)]．

参考文献

1) Bedard MP, Eggli DF, et al: Neonatal gastrointestinal tract. Kuhn JP, Slovis TL, Haller JO(eds); Caffey's pediatric diagnostic imaging 10th ed. Mosby, p.105-157, 2004.
2) Jamieson D, Stringer DA: Small bowel. Stringer DA, Babyn PS(eds); Pediatric gastrointestinal imaging and intervention 2nd ed. BC Decker, p.311-362, 2000.
3) Poki HO, Holland AJA, Pitkin J: Double bubble, double trouble. Pediatr Surg Int 21: 428-431, 2005.
4) Komuro H, Ono K, Hoshino N, et al: Bile duct duplication as a cause of distal bowel gas in neonatal duodenal obstruction. J Pediatr Surg 46: 2301-2304, 2011.

輪状膵
annular pancreas

（宮坂実木子）

●**症例**：生後3日，男児．21 trisomy．頻回の胆汁性嘔吐．

図1-A 腹部単純X線像

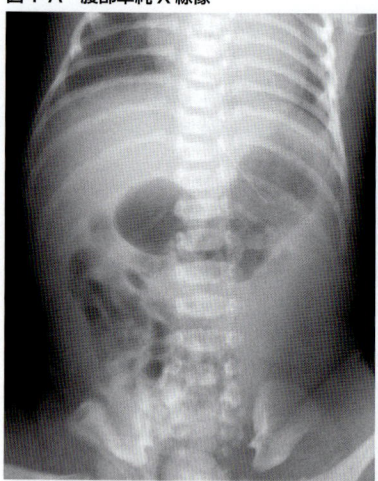

図1-B 超音波（横断）

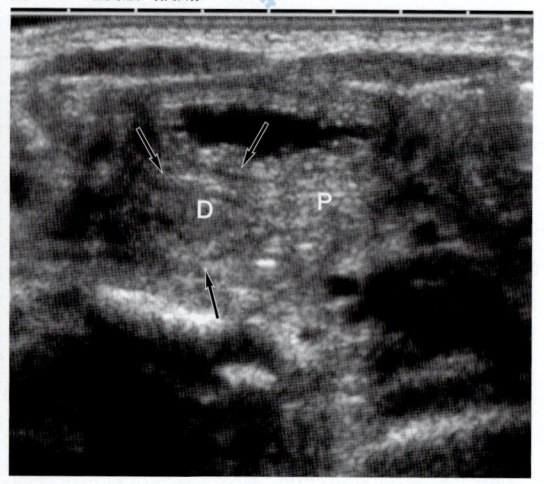

図1-C 上部消化管造影

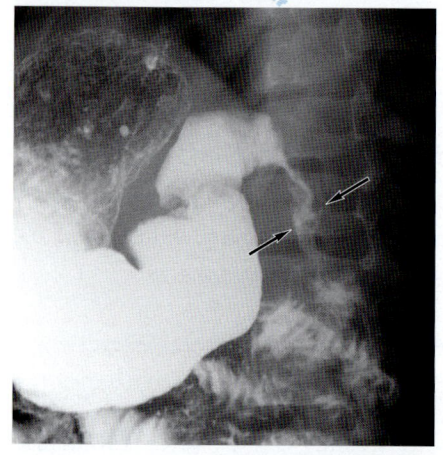

参考症例：60代，女性．輪状膵に伴う急性膵炎．

図2-A 造影CT

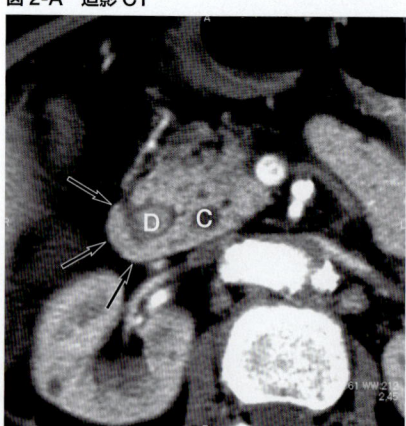

図2-B 造影CT，MPR像

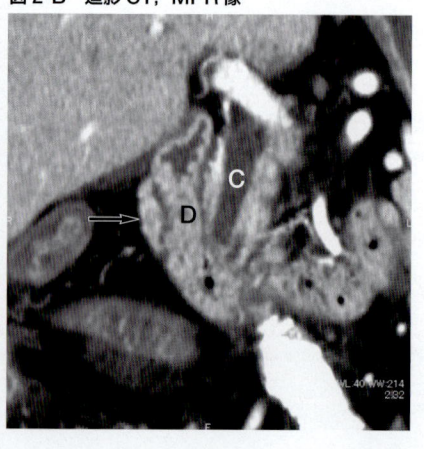

十二指腸を取り囲む膵組織を認める（図2；→）．明らかな十二指腸の狭窄は見られない．
D：十二指腸，C：総胆管．

画像の読影

腹部単純X線写真（図1-A）で，右腹部には遠位消化管ガスも確認できるが，胃と十二指腸の拡張を認める．超音波横断像（図1-B）では，膵頭部（P）の右側に連続して十二指腸（D）を取り巻くような構造物を認める（→）．上部消化管造影（図1-C）では，十二指腸下行脚の拡張不良を認める（→）．手術にて，輪状膵と診断された．

輪状膵の一般的な知識と画像所見

輪状膵は，膵頭部から広がる膵組織が十二指腸下行脚を取り囲む病態で，十二指腸閉塞，狭窄の原因となる．約70％に十二指腸狭窄・閉鎖，21 trisomy，食道閉鎖，気管食道瘻，先天性心疾患などの奇形を伴う[1)2)]．

画像所見は，単純写真でdouble bubble signを示す．超音波検査では拡張した十二指腸と取り囲む膵組織が確認できることがある[1)〜3)]．上部消化管造影では，十二指腸下行脚の全周性の狭窄を認める．CTでは，十二指腸を取り囲む膵構造を認める[1)2)]．

一方，成人では胃十二指腸潰瘍や急性膵炎に伴って発症したり，慢性膵炎による十二指腸狭窄，総胆管狭窄に伴う黄疸などで発症する（図2）．通常は20〜30歳くらいで発症することが多いが，無症状で偶然発症することもある．

鑑別診断のポイント

十二指腸閉鎖の原因となる輪状膵の頻度は，5％程度とされる．十二指腸膜様閉鎖や狭窄，中腸軸捻転などと鑑別になる．超音波で輪状膵が描出できれば確定診断できるが，困難な場合が多い．超音波では，膜様閉鎖，中腸軸捻（clockwise whirl pool sign）について評価し，上部消化管造影で全周性の十二指腸下行脚の狭窄を描出することが大切である．

> **NOTE　成人例の輪状膵の鑑別診断**
>
> 輪状膵は，新生児期に診断されるほか，成人になってから嘔吐などを契機に発見されることもある．成人例における輪状膵の鑑別診断は，十二指腸潰瘍や十二指腸腫瘍，膵頭部腫瘍である．

参考文献

1) Jamieson D, Stringer DA: Small bowel. Stringer DA, Babyn PS(eds); Pediatric gastrointestinal imaging and intervention 2nd ed. BC Decker, p.311-362, 2000.
2) Nijs E, Callahan MJ, Taylor GA: Disorders of the pediatric pancreas: imaging features. Pediatr Radiol 35: 358-373, 2005.
3) Vijayaraghavan SB: Sonography of pancreatic ductal anatomic characteristics in annular pancreas. J Ultrasound Med 21: 1315-1318, 2002.

腸回転異常症（総腸間膜症）・中腸軸捻転
malrotation (mesenterium commune) / midgut volvulus

（宮坂実木子）

●症例1：生後1日．胎児期より十二指腸閉鎖が疑われており，精査目的．

図1-A　カラードプラ（横断）

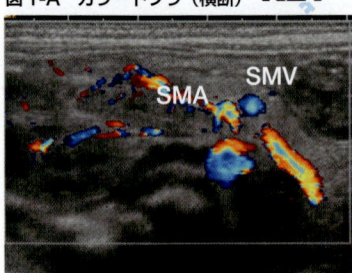

図1-B　上部消化管造影

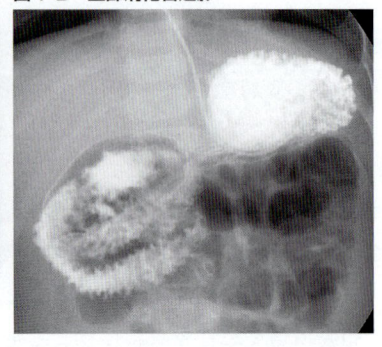

●症例2：生後10日，男児．胆汁性嘔吐．

図2-A　腹部単純X線像

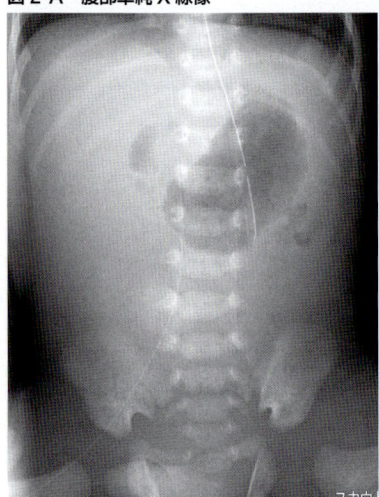

図2-B　上腹部超音波（長軸）

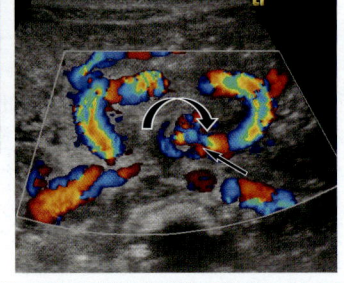

図2-D　上部消化管造影

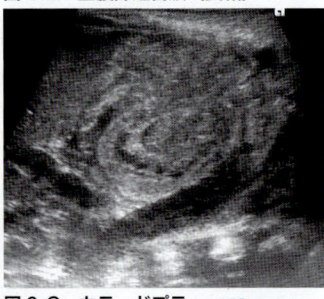

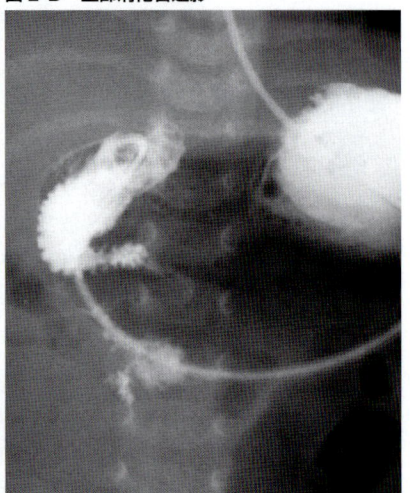

図2-C　カラードプラ（横断）

NOTE　短腸症候群

中腸軸捻転の合併症のひとつとして短腸症候群がある．短腸症候群の他の原因としては，小腸閉鎖，腹壁破裂，壊死性腸炎などによる腸切除などが挙がる．短腸症候群では，消化吸収を担う小腸が短く，栄養が吸収されないまま大腸に到達するため，吸収障害と下痢により成長障害，脱水，電解質異常を来す．そのため，長期静脈栄養が必要とされる[5]．

参考文献
1) Bedard MP, Eggli DF, et al: Neonatal gastrointestinal tract. Kuhn JP, Slovis TL, Haller JO(eds); Caffey's pediatric diagnostic imaging 10th ed. Mosby, 105-157, 2004.
2) Jamieson D, Stringer DA: Small bowel. Stringer DA, Babyn PS(eds); Pediatric gastrointestinal imaging and intervention 2nd ed. BC Decker, p.311-362, 2000.
3) Applegate KE, Anderson JM, Klatte EC: Intestinal malrotation in children: a problem-solving approach to the upper gastrointestinal series. Radiographics 26: 1485-1500, 2006.
4) Shimanuki Y, Aihara T, Takano H, et al: Clockwise whirlpool sign at color Doppler US: an objective and definite sign of midgut volvulus. Radiology 199: 261-264, 1996.
5) 上野 滋：短腸症候群．伊藤泰雄（監修）；標準小児外科学 第6版．医学書院，p.172, 2012.

画像の読影

【症例1】 カラードプラ（図1-A）で，上腸間膜静脈（superior mesenteric vein：SMV）は，上腸間膜動脈（superior mesenteric artery：SMA）に対して左前方に位置している．腸回転異常が疑われる．上部消化管造影（図1-B）では，十二指腸の水平脚は椎体を越えず，右側に回転しており，腸回転異常を認める．

【症例2】 腹部単純X線写真（図2-A）では，胃ガスが目立つほかは，腹部はガスレスの所見である．超音波上腹部長軸像（図2-B）では，上腹部に同心円状に重なる腸管を認める．カラードプラ（図2-C）では，上腸間膜動脈（→）を中心に，上腸間膜静脈が時計方向に回転するclockwise whirlpool signを認める．上部消化管造影（図2-D）では，十二指腸は椎体の左側を走行せず，そのまま螺旋状に下行している．corkscrew signを認める．

腸回転異常症（総腸間膜症）・中腸軸捻転の一般的な知識と画像所見

腸回転異常は，発生過程における腸回転や固定の異常である．胎生期の十二指腸から横行結腸中部までの消化管は中腸と呼ばれ，上腸間膜動脈が栄養血管である．胎生8週頃に生理的臍帯ヘルニアの状態となり，上腸間膜動脈を中心に270°回転しながら10週頃に腹腔内に還納され後腹膜に固定されるが，この発生過程での回転が不十分の状態で停止した状態が腸回転異常である．500人出生に1人の頻度で見られる[1)～3)]．腸回転異常は，無回転，不完全型に分類され，不完全型が最も多い．無症状のことも多く偶然発見されることもあるが，有症状の場合は，新生児期の胆汁性嘔吐での発症がほとんどである．その他，間欠的な嘔吐，腹痛，下痢，栄養障害といった慢性症状を呈し，診断に難渋することもある．腸間膜の付着部の固定が不良のために盲腸と右後側腹壁との間に線維性索状物であるLadd靱帯が形成され，これによる十二指腸の閉塞，または腸間膜の付着部が短いため上腸間膜動脈を軸として腸管が捻転する，いわゆる中腸軸捻転が起こる．捻転が高度になると，腸管の循環不全が起こり腸管壊死を来すことがあることから早期診断が大切である．

画像所見では，単純X線写真は非特異的なことが多く，捻転や閉塞機転がある場合には，胃，十二指腸の拡張（double bubble sign）を認めることがある．超音波所見が有用で，腸回転異常では，上腸間膜動脈と上腸間膜静脈の位置関係に異常を認め，上腸間膜静脈が上腸間膜動脈の前方あるいは左側に位置する．ただし，位置関係が正常であっても腸回転異常を否定することにはならないので注意が必要である．中腸軸捻転では，上腸間膜動脈を中心に，腸管と上腸間膜静脈が時計方向に同心円状に回転する像を認める．clockwise whirlpool signと言われ，診断的価値の高い所見である[4)]．上部消化管造影は，直接，腸回転異常を診断するもので，Treitz靱帯の位置の確認を行う．正常では，Treitz靱帯の位置は，十二指腸球部の高さで椎体の左側に位置するが，腸回転異常では，椎体前面を横走せずに右側を下降するなどの所見が見られる．中腸軸捻転では狭窄を認め，corkscrew signと言われるねじれを認める[1)～3)]．

鑑別診断のポイント

腹部単純X線写真で，double bubble signを見た場合の鑑別診断は，十二指腸閉鎖・狭窄のほかに腸回転異常，中腸軸捻転を考慮する必要がある．超音波検査では，上腸間膜動脈に対して上腸間膜静脈の位置が左側を走行する場合に腸回転異常を疑う．ただし，上腸間膜動静脈の位置関係が正常に見えても腸回転異常を否定することはできない．上部消化管造影では，十二指腸の走行を観察，Treitz靱帯の位置を確認する．Treitz靱帯の正常な位置は，十二指腸下行脚から左側へ上行し，十二指腸球部のレベルの椎体の左側の上腹部である．腸回転異常では，下行脚から上行せず右側を下行することが多い．注腸検査も盲腸の位置確認に有用で，腸回転異常では，盲腸が右下腹部に位置せず左側や右上腹部に位置することが多い[1)]．

Hirschsprung 病
◆ Hirschsprung's disease

（宮坂実木子）

●**症例 1**：生後 10 日，男児．排便遅延と腹部膨満．

図 1-A 腹部単純 X 線像

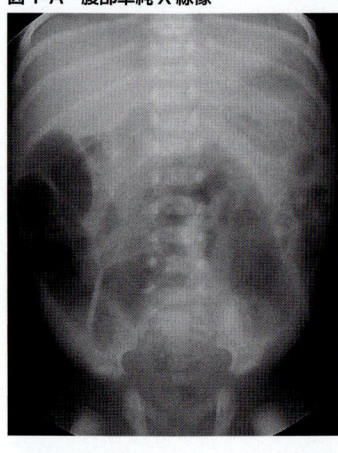

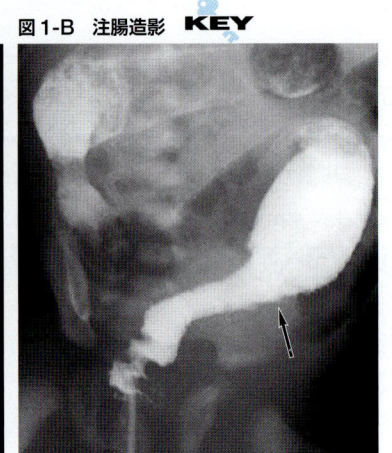

図 1-B 注腸造影

●**症例 2**：生後 20 日，女児．腹部膨満と嘔吐．Hirschsprung 病類縁疾患．

図 2-A 注腸造影

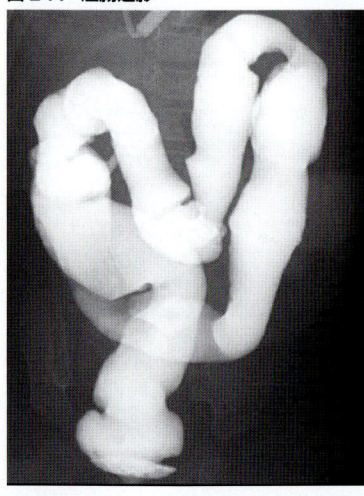

図 2-B 注腸造影（24 時間後）

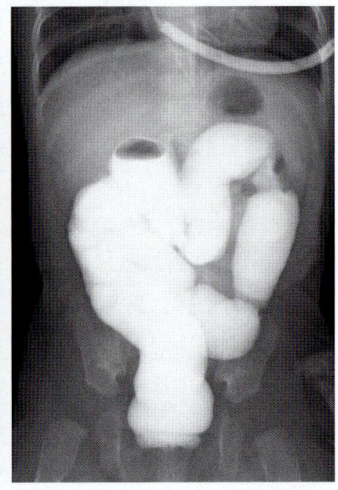

> **NOTE 注腸検査**
> 　注腸は，肛門を刺激するような前処置は行わない．また，バルーンカテーテルではなく，ネラトンカテーテルなどの直線状の細いカテーテルを用いて行う．造影開始時は，直腸から S 状結腸の移行帯の描出を見逃さないように側面像にして造影剤を注入し，撮影する[4]．

参考文献
1) 窪田正幸：Hirschsprung 病，Hiruschsprung 病類縁疾患．伊藤泰雄（監修）；標準小児外科学 第 6 版．医学書院，p.190-200, 2012.
2) 西川政則，金川公夫：消化管．荒木 力，原 裕子（監修）；すぐわかる小児の画像診断．学研メディカル秀潤社，p.244-271, 2001.
3) Bedard MP, Eggli DF, et al: Neonatal gastrointestinal tract. Kuhn JP, Slovis TL, Haller JO (eds) ; Caffey's pediatric diagnostic imaging 10th ed. Mosby, p.105-157, 2004.
4) Berlin SC, Sivit CJ, Stringer DA: Large bowel. Stringer DA, Babyn PS (eds) ; Pediatric gastrointestinal imaging and intervention 2nd ed. BC Decker, p.475-496, 2000
5) Stranzinger E, DiPietro MA, Teitelbaum DH, Strouse PJ: Imaging of total colonic Hirschsprung disease. Pediatr Radiol 38: 1162-1170, 2008.

画像の読影

【症例1】 腹部単純X線写真（図1-A）では，骨盤内に直腸ガスは少なく，大腸ガスの拡張を認める．注腸検査（図1-B）ではS状結腸にcaliber changeを認め（→），short type Hirschsprung病を疑う．その後，施行された直腸生検で確認された．

【症例2】 注腸検査（図2-A）では明らかなcaliber changeやmicrocolonの所見は認めない．24時間後（図2-B），大腸全体に造影剤は停滞し，排泄が見られない．

Hirschsprung病の一般的な知識と画像所見

Hirschsprung病は，腸管壁内の神経節細胞の欠損のために，正常な蠕動運動が伝わらず，排便障害を来す疾患である．胎生7～12週に起こる口側から肛門側に向かう神経芽細胞の遊走障害によると考えられている．short typeとlong typeに分類され，前者はS状結腸の遠位から直腸までが障害されるタイプで70％を占める．long typeは，脾彎曲部以下，横行結腸，上行結腸，結腸全体および小腸の一部に至る全結腸型に分類されている．直腸に限局し，caliber changeが不明瞭なものはultrashort typeと呼ばれる．全結腸型は，男女比はなく，*RET*遺伝子の変異が知られている[1]．頻度は4,500人出生に1人とされ，男児に頻度が高い[2]～[5]．

正常児では出生後24時間以内に胎便の排泄が見られるが，24時間を過ぎても胎便の排泄が見られない場合は，本疾患を考える[1]．その他，腹部膨満，水様便，年長児まで便秘として観察される例もある．合併症は，腸炎，腸管穿孔で，toxic megacolonと呼ばれる重篤な症状を呈することがある[1]．

画像所見は，単純X線写真で近位腸管の拡張，宿便と大腸の拡張，直腸にガスが少ないなどといった所見を認めるが，非特異的なことが多い．注腸検査では，caliber changeと呼ばれる腸管口径の変化が特徴的である．正常では直腸がS状結腸よりも大きいが，本疾患では，直腸とS状結腸の内径比（rectosigmoid index）で，S状結腸が直腸よりも拡張する[2]～[4]．その他，排泄遅延の所見として，注腸検査後24時間を経過しても腸管内に造影剤の残存を認める所見がある場合は，本疾患を疑う[5]．最終診断は，直腸生検と肛門内圧検査である．

鑑別診断のポイント

【Hirschsprung病類縁疾患[1]】

Hirschsprung病類縁疾患は，神経節細胞が存在するものの，腸管の蠕動運動不全が存在する疾患の総称である．壁内神経系に形態的な異常を認めるものと異常を認めないものの2群に分類される．腸管神経系に形態的異常を認める群には，immature ganglia，hypoganglionosis，IND（intestinal neuronal dysplasia）が含まれ，形態異常を認めない群に，CIIPS（chronic idiopathic intestinal pseudo-obsturction）とMMIHS（megacystis microcolon intestinal hypoperistalsis syndrome）がある．以下，簡単な所見を示す．

①immature ganglia：神経節細胞が未熟な形態を呈するもので，神経節細胞数は正常と考えられている．低出生体重児に新生児イレウスとして発症することが多い．生後に成熟が期待でき，一般的に予後良好である．

②hypoganglionosis：成熟した神経節細胞があるものの細胞数が減少しているものをいう．新生児期早期に発症することが多く，注腸でmicrocolonを示す．

③IND：粘膜下神経節細胞の増殖性変化を特徴とし，神経節細胞が増加した状態である．慢性便秘として年長になって診断されることが多い．

④CIIPS：新生児発症が多く，病変が大腸から小腸まで広範囲に及ぶものまでさまざまで，全腸管に及ぶ重症例が多い．膀胱機能障害の合併例も報告されている．

⑤MMIHS：女児に多く，生下時より発症し，注腸でmicrocolonを示し，巨大膀胱を伴う．膀胱と腸管の平滑筋異常や膠原線維増生が報告されている．

壊死性腸炎
necrotizing enteritis

(宮坂実木子)

●**症例**：生後 20 日，女児．33 週出生．壊死性腸炎に伴う消化管穿孔．出生時 RDS（respiratory distress syndrome：呼吸窮迫症候群）があり，サーファクタントを使用した．その後，肺動脈閉鎖の術後より，徐々に腹部膨満，腹壁の発赤，炎症反応の上昇を認めた．

図 1-A　腹部単純 X 線正面像

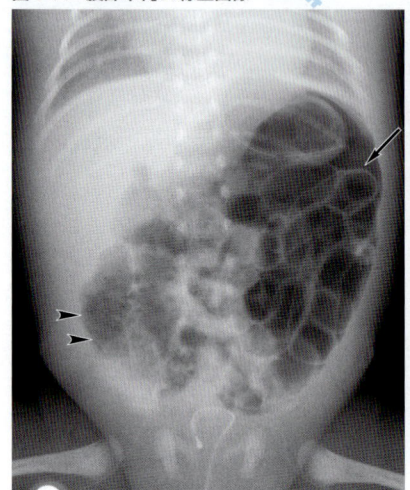

図 1-B　腹部単純 X 線 cross table lateral 像

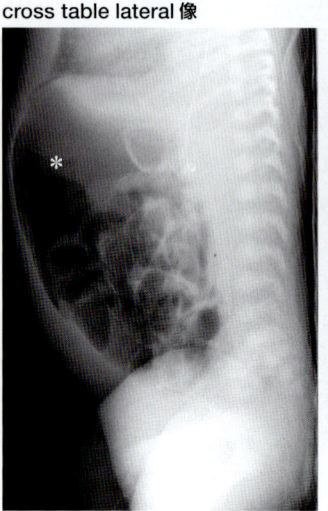

図 1-C　腹部超音波（肝臓）

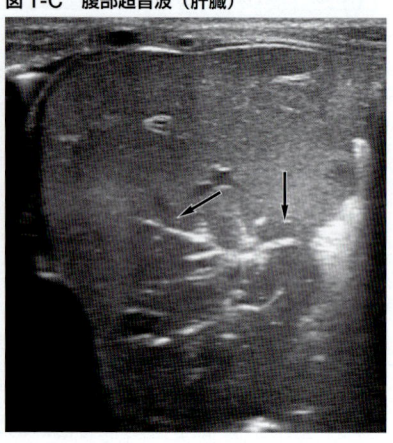

参考症例

図 2-A　腹部超音波（長軸）

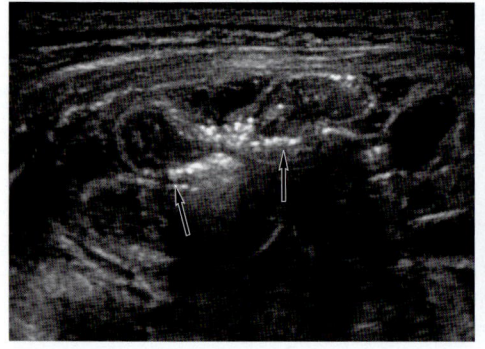

図 2-B　カラードプラ

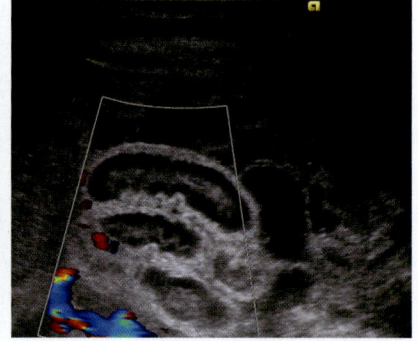

腹部超音波長軸像（図2-A）では，腸管壁に沿った点状の高エコー（→）を認め，壁内気腫と考える．カラードプラ（図2-B）では，壁肥厚を有する腸管への血流が乏しい．接する外側に内部エコーを有する限局した液体貯留を認める．手術にて，壊死性腸炎と確定され，ドレナージが施行された．

> **NOTE　ミルクアレルギー**
>
> 　　ミルクアレルギーは，食物アレルギーのひとつである食物蛋白誘発腸炎症候群（food protein-induced enterocolitis）であり，新生児・乳児に見られる IgE 非依存性アレルギー性胃腸炎である．詳細な原因は不明であるが，食物蛋白に感作された T 細胞が胃・腸管の粘膜を刺激することによると考えられている．原因とされる食物蛋白は，牛乳，大豆である．生後 1 日〜3 か月の新生児，乳児に発症し，血便や粘液便を認める[5)6)]．診断は，腸粘膜組織検査で，多数の好酸球浸潤を確認する．その他，血中好酸球の増加が見られることもある．ミルクアレルギーの画像所見は，非特異的で報告も少ないが，壁内気腫を認めた例や Hirschsprung 病に類似した所見が報告されている[7)〜9)]．超音波では，腸管壁肥厚，特に粘膜面が肥厚して見えるとされている．

画像の読影

腹部単純X線写真(図1-A)では，double wall signを認め(→)，腹腔内遊離ガス像を示唆する．右側腹部に位置する腸管の壁内気腫を認める(▶)．腹部単純X線 cross table lateral像(図1-B)では，腹壁直下に腹腔内遊離ガス像を認める(＊)．腹部超音波(図1-C)では，単純X線写真では不明瞭であったが，門脈内は高エコーを示し(→)，門脈内ガスが確認された．

壊死性腸炎の一般的な知識と画像所見

未熟な腸管に，虚血，細菌感染，結腸栄養などによる負荷が加わり，腸管粘膜の防御機構が破綻し発症する．微小循環不全や壊死による腸管粘膜損傷が起こり，腸管壁内にガスが漏出し，門脈内ガスや気腹を呈する．腸管虚血は，新生児仮死，呼吸窮迫症候群などの低酸素血症，多血症，臍動脈カテーテルなどが原因となる[1,2]．

壊死性腸炎は，低出生体重児に多く発症し，特に1,000g以下の超低出生体重児に最も高頻度に見られる[1]．出生後1～20日，平均2週間前後の発症が多い[1]．症状は，哺乳量低下，血便，下血，腹部膨満，嘔吐，敗血症，無呼吸，低体温，徐脈などである．進行すると腹壁の発赤，浮腫，腫瘤触知，腹水貯留などが見られる[1]．発生部位は，回腸遠位と上行結腸に好発するが，腸管全体に発生しうる．合併症は，腸管狭窄，穿孔，短腸症候群などである．

治療は，腸管の安静を保つための禁乳と抗生剤投与で，穿孔が起こった場合には，外科的治療が行われる．

画像所見は，単純X線写真で，腸管拡張，固定化した腸管ループ，腸管壁内気腫，門脈内ガス像，腹水，穿孔した場合には，腹腔内遊離ガス像を認める[1,2]．超音波所見は，門脈内ガス，腹腔内遊離ガス像，腹腔内液体貯留，腸管蠕動の低下，腸管壁肥厚，腸管壁のエコーの上昇，血流分布の低下や壁内ガスが知られている．特に，腹腔内遊離ガス像，限局した液体貯留，腸管壁肥厚とエコーの上昇の所見は，予後不良例に多いとされている[3,4]．

鑑別診断のポイント

新生児期に腸管ガスが拡張する病態の鑑別診断としては，壊死性腸炎のほかに，先天性消化管閉鎖・狭窄，中腸軸捻や内ヘルニア，胎便栓症候群，Hirschsprung病，ミルクアレルギー，敗血症などが挙がる．臨床症状，経過を考慮しながら診断を進めることが必要である．

参考文献

1) 奥山宏臣：壊死性腸炎．伊藤泰雄（監修）；標準小児外科学 第6版．医学書院，p.175-177, 2012.
2) 小熊栄二（訳）：壊死性腸炎．Blickman H（著），相原敏則（監訳）；必修 小児の画像診断．メディカル・サイエンス・インターナショナル，p.92-94, 2002.
3) Silva CT, Daneman A, Navarro OM, et al: Correlation of sonographic findings and outcome in necrotizing enterocolitis. Pediatr Radiol 37: 274-282, 2007.
4) Muchantef K, Epelman M, Darge K, et al: Sonographic and radiographic imaging features of the neonate with necrotizing enterocolitis: correlating findings with outcomes. Pediatr Radiol 43: 1444-1452, 2013
5) 馬場春奈，大塚宣一：食物アレルギー（食物過敏症）．衞藤義勝（監修）；ネルソン小児科学 第17版，エルゼビア・ジャパン，p.1287-1289, 2005.
6) Mehr S, Kakakios A, Frith K, Kemp AS: Food protein-induced enterocolitis syndrome: 16-year experience. Pediatrics 123: e459-e464, 2009.
7) Kawai M, Kubota A, Ida S, et al: Cow's milk allergy presenting Hirschsprung's disease-mimicking symptoms. Pediatr Surg Int 21: 850-852, 2005.
8) Bloom DA, Buonomo C, Fishman SJ, et al: Allergic colitis; a mimic of Hirschsprung disease. Pediatr Radiol 29: 37-41, 1999.
9) Hirose R, Yamada T, Hayashida Y: Massive bloody stools in two neonates caused by cow's milk allergy. Pediatr Surg Int 22: 935-938, 2006.

4. 小児

鎖肛，直腸肛門奇形
imperforate anus, anorectal anomaly

（宮坂実木子）

●**症例**：生後1日，鎖肛を認め，高位診断のための画像検査を実施．

図1-A 倒立位撮影

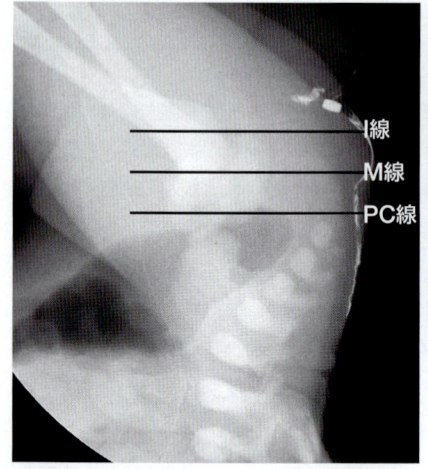

図1-B 骨盤部超音波（長軸）（B：膀胱，R：直腸）

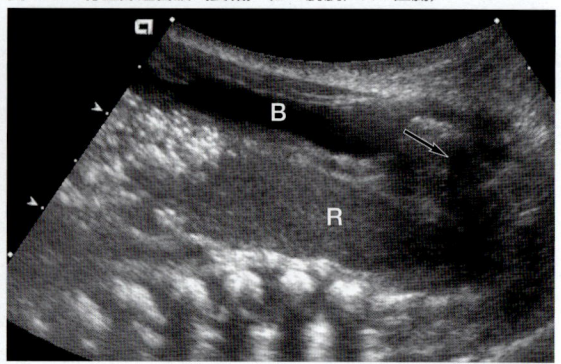

図1-C 下部消化管造影および排尿時膀胱尿道造影

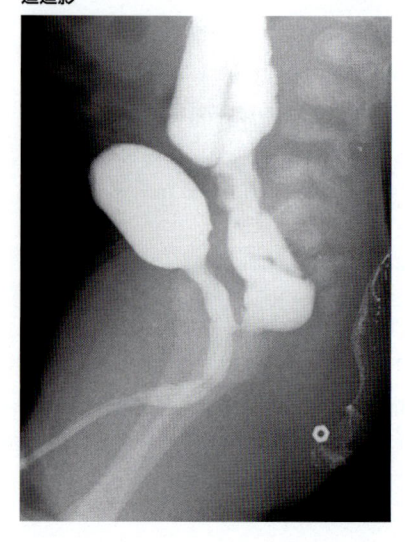

NOTE 総排泄腔奇形

女児には，直腸肛門奇形の特殊型として，総排泄腔奇形がある（図2）．肛門部に正常肛門は認めず，外陰部に尿道，腟，直腸が共通となった共通管（総排泄腔）に開口する．重複子宮，重複腟などの内性器の異常を伴うことが多い[6]．

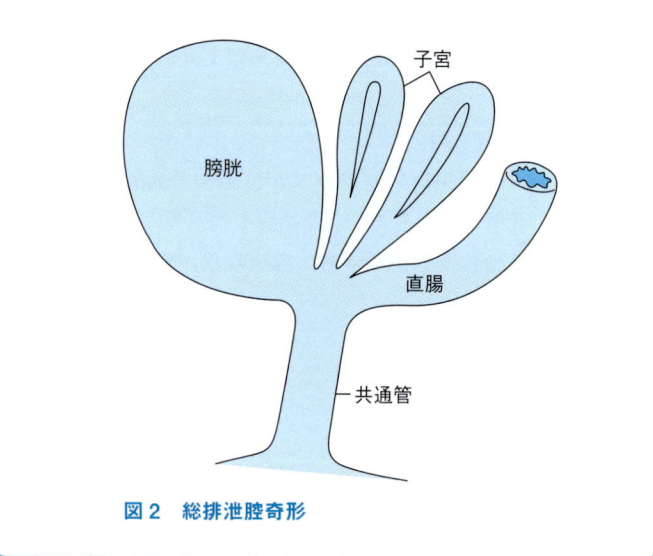

図2 総排泄腔奇形

参考文献
1) Bedard MP, Eggli DF, et al: Neonatal gastrointestinal tract. Kuhn JP, Slovis TL, Haller JO(eds); Caffey's pediatric diagnostic imaging 10th ed. Mosby, p.105-157, 2004.
2) Berlin SC, Sivit CJ, Stringer DA: Large bowel. Stringer DA, Babyn PS(eds); Pediatric gastrointestinal imaging and intervention 2nd ed. BC Decker, p.475-496, 2000.
3) Miyasaka M, Nosaka S, Kitano Y, et al: Utility of spinal MRI in children with anorectal malformation. Pediatr Radiol 39: 810-816, 2009.
4) Sivit CJ, Siegel MJ: Gastrointestinal tract. Siegel MJ(ed); Pediatric sonography 3rd ed. Lippincott Williams and Wilkins, p.337-383, 2002.
5) 西川政則，金川公夫：消化管．荒木 力，原 裕子（監修）；すぐわかる小児の画像診断．学研メディカル秀潤社，p.244-271, 2001.
6) 上野 滋：鎖肛，直腸肛門奇形．伊藤泰雄（監修）；標準小児外科学 第6版．医学書院，p.214-223, 2012.

画像の読影

倒立位撮影（図1-A）では，直腸ガスの盲端はPC線上にあり，高位鎖肛と考える．超音波骨盤部長軸像（図1-B）では，直腸盲端は尿道に向かって伸びており，直腸尿道瘻（→）と考える．下部消化管造影および排尿時膀胱尿道造影（図1-C）は，人工肛門造設後の検査である．直腸盲端は，後部尿道と瘻孔を形成している．

鎖肛，直腸肛門奇形の一般的な知識

鎖肛は，5,000人出生に1人の頻度で見られる奇形で，男児にわずかに多い．胎生期に起こる総排泄腔の分離の過程で，隔膜が形成されないことにより起こる発生異常と考えられている[1)2)]．鎖肛は，泌尿器系（単腎症，異形成腎，水腎症など），脊髄病変など複数の奇形を伴い，その合併奇形は，高位型ほど高頻度であるが，近年，低位型でも脊髄脂肪腫や係留脊髄症候群などが多く報告されている[3)]．

鎖肛の診断は，視診により容易であり，画像診断は直腸盲端の高位診断および瘻孔，合併奇形の評価のために施行される．直腸盲端の位置と排便機能に関わる主要な括約筋である恥骨直腸筋の位置関係により，病型が低位，中間位，高位の3つに分類される．この分類は，手術方針の決定に重要である．古典的には倒立位撮影での基準線をもとに分類される．高位，中間位は，隣接する臓器への瘻孔が存在することが多く，男児では，尿道，膀胱，女児では腟や腟前庭部など，低位では会陰部，腟前庭，肛門部の瘻孔形成を認める．

腹部単純X線写真倒立位撮影（invertogram）で，3つの基準線により所見を解釈する．PC線は，第5仙椎下縁と恥骨中央を結ぶ線，I線は，PC線に平行で坐骨下端を通る線，M線は，PC線とI線との中間の線であり，肛門挙筋に一致するとされる．高位は，M線より口側，中間位は，M線とI線の間，低位はI線より肛門側である．胎便の存在から直腸盲端レベルが実際よりも近位に描出されることから，出生直後では評価不十分であるため，出生後12時間経ってから行うことが推奨される．

下部消化管造影は，瘻孔が存在する場合はチューブを挿入し，直腸盲端を造影する．中間位や高位鎖肛の場合では，人工肛門から造影して診断する．排尿時膀胱尿道造影は，直腸盲端と膀胱，尿道，腟などの瘻孔を評価する．

超音波検査は，出生直後でも実施可能であり，直腸盲端や瘻孔を直接観察できることや泌尿器系や脊髄病変の合併の有無についても同時に評価することができるため有用である．鎖肛の高位診断として，会陰部からの縦断像で，直腸盲端と肛門窩との距離を測定する方法がある[4)]．肛門窩と直腸盲端の距離が，1cm未満を低位，1.5cm以上を高位，1〜1.5cmの場合は，高位か低位かの判断は困難である．

MRIは，骨盤底筋群の評価と直腸盲端との位置関係，瘻孔の描出などに有用である[5)]．

鑑別診断のポイント

鎖肛の病型診断のために行う尿道造影ならびに下部消化管造影は，側面像で評価する．人工肛門からの下部消化管造影では，肛門側の結腸を洗浄したのちに，水溶性造影剤を用いて造影する．また，同時に，排尿時膀胱尿道造影を行って，尿道全体の形態と直腸を同時に描出するようにする．瘻孔が存在する場合は，瘻孔よりバルーンカテーテル（新生児8Fr）を挿入し，バルーンを拡張させて牽引し直腸下端の高さと瘻孔の長さを明らかにする[6)]．

INDEX

ページ番号の太字は症例写真の掲載ページおよび詳述ページを示す．

●記号・数字●

β_2-microglobulin アミロイドーシス（透析アミロイドーシス） ……**193**
2の法則 …………………………**262**
4型（びまん浸潤型）……………111
4型胃癌（硬癌，スキルス胃癌）（scirrhous carcinoma）……**72**

●欧文索引●

A

AA アミロイドーシス …………**193**
abdominal hernia（median abdominal hernia, lateral ventral hernia, abdominal incisional hernia）［腹壁ヘルニア（正中腹壁，側腹壁，腹壁瘢痕）］…………**278**
abdominal lymph node tuberculosis（腹部リンパ節結核）………**334**
abdominal wall hematoma（腹壁血腫）………………………………**358**
abdominopelvic actinomycosis（腹部骨盤部放線菌症）……………**350**
aberrant pancreas, heterotopic pancreas, ectopic pancreas（異所性膵）……………………………**82**
accessory spleen（副脾）………**353**
Actinomyces israelii（イスラエル放線菌）……………………………**351**
acute appendicitis（急性虫垂炎）………………………………**152**
acute gastric mucosal lesion（AGML：急性胃粘膜病変）… **54**
acute terminal ileitis（急性回腸末端炎）………………………………**142**
adenocarcinoid type …………157
adenocarcinoma ………………86
adenomatous polyposis coli（*APC*）遺伝子 ………………………357
adenosine deaminase（ADA）…**319**
advanced gastric cancer（進行胃癌）……………………………**70**
afferent loop syndrome（輸入脚症候群）……………………………**312**
AFP産生胃癌 ……………………**72**
aggressive fibromatosis ……357
air dome sign …………………253
air image（造影類似画像）……117
AL アミロイドーシス …………**193**

amelanotic melanoma（無色素性）……………………21, **34**
Amyand's hernia ……………155
anal canal cancer（肛門管癌）**120**
anaplastic carcinoma ………86
anastomotic stenosis（吻合部狭窄）……………………………**310**
aneurysmal dilatation …………173
angiodysplasia（大腸血管形成異常）……………………171, **303**
annular pancreas（輪状膵）……**368**
anti-neutrophil cytoplasmic antibody（ANCA：抗好中球細胞質抗体）……………………………**191**
antiphospholipid antibody syndrome（APS：抗リン脂質抗体症候群）……………………………**187**
appendiceal cancer（虫垂癌）…**156**
appendiceal diverticulitis（虫垂憩室炎）……………………………**160**
appendiceal mucocele（虫垂粘液瘤）……………………………**158**
apple core sign …………105, 107
arteriovenous malformations（AVM）of the gastrointestinal tract（消化管の動静脈奇形）…**170**
aspiration button-type battery（ボタン電池誤嚥/誤飲）………**218**
aspiration press-through-package（PTP誤嚥/誤飲）……………**220**
Auerbach神経叢………………39, 173

B

bacterial peritonitis（細菌性腹膜炎）……………………………**314**
balloon-occluded retrograde transvenous obliteration（B-RTO：バルーン閉塞下逆行性経静脈的静脈瘤塞栓術）…………200, 201, **203**
Barrett食道癌（cancer in Barrett's esophagus）……………21, **22**
basaloid cell carcinoma（食道類基底細胞）……………………………**32**
Bauhin弁（回盲弁）………99, 135
beak sign ………………………209
Behçet病の診断基準 ……………184
benign cystic mesothelioma, benign multicystic peritoneal

mesothelioma（多嚢胞性腹膜中皮腫）……………………………**344**
benign tumor of the duodenum（十二指腸良性腫瘍）……………**90**
bird's beak sign ………………243
Boerhaave症候群 ………………247
Bouchacourt徴候 ………………359
bowel endometriosis（腸管子宮内膜症）……………………………**182**
bridging fold …81, 85, 176, 201
bronchopulmonary foregut malformation（BPFM：気管支肺前腸奇形）……………………………**363**
Brunner's gland hyperplasia … 90
Brunner腺過形成とBrunner腺腫 ………………………………**91**
bubbly mass and impaction …215
Burkittリンパ腫 ………………… 65

C

cancer in Barrett's esophagus（Barrett食道癌）……………21, **22**
Candida albicans ……………… 37
carcinoma of the papilla of Vater（十二指腸乳頭部癌）…………**88**
carcinomatous peritonitis（癌性腹膜炎）……………………………**332**
carcinosarcoma（癌肉腫）……… **30**
Cb（青色静脈瘤）………………199
cecal volvulus（盲腸捻転）……**242**
cervical abscess that formed secondary to fish bone penetration（魚骨頸部膿瘍）………………**222**
Chilaiditi syndrome［Chilaiditi症候群（結腸嵌入症）］……………**256**
chronic gastritis（慢性胃炎）…… **56**
chronic idiopathic intestinal pseudo-obsturction（CIIPS）……………………………**373**
Churg-Strauss症候群 …………191
clockwise whirl pool sign（中腸軸捻）……………………369, 371
closed loop …207, 285, 287, 289
closed loop obstruction ……………………207, **208**
　──の原因……………………209
Clostridium difficile（CD）……151
colonic muco-submucosal elon-

索引 379

gated polyp (CMSEP) ……… **102**
cobblestone 様の顆粒状隆起……**183**
cocoon (繭) 状 ………………**321**
coffee bean sign ………………**241**
coil up sign …………………**363**
coiled spring appearance ……**293**
colonic diverticulitis (結腸憩室炎)
………………………………**264**
colonic muco-submucosal elongated polyp (CMSEP) ………**102**
colonic submucosal tumor (大腸粘膜下腫瘍) …………………**114**
colonic type …………………**157**
colorectal cancer (early colorectal cancer, rectal cancer) [大腸癌 (大腸早期癌・直腸癌を含む)]
………………………………**104**
colorectal polyp, colorectal polyposis (大腸ポリープ, 大腸ポリポーシス) ……………………**100**
comb sign ……………………**133**
congenital esophageal atresia, esophagotracheal fistula (先天性食管閉鎖, 気管食道瘻) ……**362**
corkscrew sign ………………**371**
Cowden 病 ……………**103**, 175
Crohn's disease (Crohn 病)
…………………**129**, **132**, 190
Cronkhite-Canada 症候群
………………………**103**, 175
CT colonography (CTC)
………………………**107**, **116**
CT diagnosis of intestinal malrotation (腸回転異常のCT診断) …**232**
CT, MRIによる深達度診断 …… **20**
CT, PETによるリンパ節転移の診断
……………………………… **21**
cushion sign …………… **79**, 83
cytomegalovirus (CMV: サイトメガロウイルス) 腸炎 ………**147**

D

delle …………………………… 83
desmoid tumor (腹壁デスモイド)
………………………………**356**
desmoplastic fibroma …………357
Dieulafoy's vascular malformation
………………………………**171**
diffuse endometriosis 型 ………183
diffuse large B-cell lymphoma (DLBCL) ……………………… 65
dirty mass sign ………………251

double bubble sign
………………239, 367, 369, 371
double wall sign………………375
doughnut sign ………………365
Douglas 窩膿瘍 ………………317
druse (菌塊) …………………351
duodenal atresia (十二指腸閉鎖)
………………………………**366**
duodenal carcinoma (十二指腸癌)
……………………………… 86
duplication cyst (消化管重複症)
………………………………**266**

E

early gastric cancer (早期胃癌)
……………………………… 66
encapsulating peritoneal sclerosis
[EPS: 硬化性被包性腹膜炎 (腹膜透析後, 被囊性腹膜硬化症)]
…………………………**320**, 321
endometrioma 型 ……………183
endoscopic injection sclerotherapy (EIS: 内視鏡的硬化療法) ……199
endoscopic retrograde cholangiopancreatography (ERCP: 内視鏡的逆行性胆管膵管造影) …… 89
endoscopic submucosal dissection (ESD: 内視鏡的粘膜下層剥離術)
………………………………**125**
endoscopic ultrasonography (EUS: 超音波内視鏡検査)
…………………………19, 25, 89
endoscopic variceal ligation (EVL)
………………………………199
Entamoeba histolytica…………139
enteric cyst (腸原性囊胞) ………329
enteric cyst, lymphangioma, pseudocyst (腸間膜囊胞性病変)
………………………………**328**
enterocolitis associated with immunodeficiency (免疫不全に合併する腸炎) ……………………**146**
epiploic appendagitis (腹膜垂炎)
………………………………**324**
epiploic tag (網膜垂) ……………325
Epstein-Barr (EB) virus 感染 … 75
esophageal achalasia (食道アカラシア) ………………………… 38
esophageal cancer (食道癌) … 16
esophageal candidiasis (食道カンジダ症) ………………………… 36
esophageal diverticulum (食道憩

室) ……………………………**258**
esophageal intramural pseudodiverticulosis (EIPD: 食道壁内偽憩室症) ……………………… 43
esophageal submucosal tumor (食道粘膜下腫瘍) ……………… 24
esophageal varix (食道静脈瘤)
………………………………**198**
esophagocardiac junction (ECJ)
………………………………199
EUS-FNA (fine needle aspiration) (超音波内視鏡下穿刺吸引生検法)
…………………………… 21, 27
EUS-FNAB (fine needle aspiration biopsy) ……………………… 27
extra-gastrointestinal stromal tumor (EGIST) ……………**178**

F

falx sign ………………………253
familial adenomatous polyposis (FAP: 家族性大腸腺腫症)
………………………… **89**, **103**
fat density mass ………………245
fat tag (脂肪垂) ………………325
femoral hernia (大腿ヘルニア)
………………………………**274**
fibromuscular obliteration ……125
Fitz-Hugh-Curtis 症候群 (perihepatitis) ………………………**354**
fixation of the cecum (盲腸の固定)
………………………………234
food induced small bowel obstruction (食餌性腸閉塞) …………**214**
food protein-induced enterocolitis (食物蛋白誘発腸炎症候群) …**374**

G

gallstone ileus (胆石イレウス)
………………………………**212**
Gardner 症候群 ………… **103**, 357
gastric and duodenal ulcers (胃・十二指腸潰瘍) ……………… 50
gastric anisakiasis (胃アニサキス症) ………………………… 60
gastric diverticulum (胃憩室)…259
gastric malignant lymphoma (胃の悪性リンパ腫) ……………… 64
gastric polyp and adenoma (胃ポリープおよび腺腫) ………… 76
gastric remnant cancer, recurrent gastric cancer (残胃癌・胃癌再

発）……………………………… 74
gastric submucosal tumor
　（schwannoma）［胃粘膜下腫瘍（神
　経鞘腫）］ ……………………… 80
gastric submucosal tumor（lipo-
　ma）［胃粘膜下腫瘍（脂肪腫）］
　……………………………………… 79
gastric varix（胃静脈瘤） ………200
gastric volvulus（胃軸捻症）……230
gastroesophageal reflux disease
　（GERD：胃食道逆流症）……… 23
gastrointestinal amyloidosis（アミ
　ロイドーシス） ………………192
gastrointestinal stromal tumor
　（GIST：消化管間質性腫瘍）… 27,
　81, 115, **176** ,178, 181, 229
gastrolith（胃石） ………………… 62
GI bleeding; evaluation with CT or
　RI（消化管出血；CTおよびRIによ
　る評価）………………………298
GI bleeding; interventional radiol-
　ogy（消化管出血；IVRによる治
　療）……………………………302
GI bleeding; unknown cause（消化
　管出血；原因不明の消化管出血）
　…………………………………300
GIST肝転移 ……………………177
granular cell tumor（顆粒細胞腫）
　………………………………… 28
Gross分類………………………362

H

Helicobacter pylori（*H. pylori*）
　………………………………… 59
*H. pylori*感染 ……51, 65, **75**, 77
halo ……………………………337
halo sign ………………… 129, 133
Hampton's line …………… 51, 52
Heinrich分類 …………………… 83
Heller-Dor術 …………………… 39
hemolytic-uremic syndrome
　（HUS：溶血性尿毒症症候群）
　…………………………………141
hemosuccus pancreaticus ……299
Henoch-Schönlein紫斑病
　…………… 141, 187, **190**, 191
hepatic abscess that formed sec-
　ondary to fish bone penetration
　（魚骨肝膿瘍）………………224
hepatic pseudolipoma, pseudoli-
　poma of Glison capsule（肝偽脂
　肪腫）…………………………326

hernia of the broad ligament of
　the uterus（子宮広間膜ヘルニア）
　…………………………………290
hernia through foramen of Win-
　slow（網嚢孔ヘルニア）……286
hernia through meso-jejunal mes-
　enteric defect（医原性経腸間膜ヘ
　ルニア）………………………288
hiatal hernia（食道裂孔ヘルニア）
　………………………………… 40
Hirschsprung's disease
　（Hirschsprung病）……………372
Hirschsprung病類縁疾患 ………373
Howship-Romberg徴候 ………277
hyperplastic polyp（HP：過形成性
　ポリープ）……………………102
hypertrophic pyloric stenosis
　（HPS：肥厚性幽門狭窄症）…364
hypoganglionosis ………………373
hypovolemic shock（循環血液量減少
　性ショック）…………………195

I

idiopathic esophageal perforation
　（Boerhaave's syndrome，特発性
　食道破裂）……………………246
ileosigmoid knot ………………207
immature ganglia ………………373
imperforate anus, anorectal
　anomaly（鎖肛，直腸肛門奇形）
　…………………………………376
incomplete rotation（不完全回転）
　…………………………………235
infectious gastroenteritis（感染性腸
　炎）……………………………138
inflammatory bowel disease（IBD：
　炎症性腸疾患）………………139
inguinal hernia（鼠径ヘルニア）
　…………………………………272
intestinal anisakiasis（小腸アニサキ
　ス症）…………………………144
intestinal Behçet's disease, simple
　ulcer（腸管Behçet病，単純性潰
　瘍）……………………………184
intestinal neuronal dysplasia
　（IND）…………………………373
intestinal tuberculosis（腸結核）
　…………………………………134
intra-abdominal abscess（腹腔内膿
　瘍）……………………………316
intramesosigmoid hernia（S状結腸
　間膜ヘルニア）………………284

intramural hematoma of duode-
　num（十二指腸壁内血腫）……292
intussusception（腸重積）………228
intussusceptum（陥入部）………229
intussuscipiens（陥入鞘）………229
inverted V sign（外側臍襞の描出）
　…………………………………253
ischemic colitis（虚血性腸炎）…136

J

jelly belly ………………………341
juvenile polyposis（若年性ポリープ）
　…………………………………103
juxtapapillary duodenal diverticula
　（十二指腸乳頭部憩室）………260

K

Kerckring皺襞の片側性欠如……149
Kodsi分類 ……………………… 36

L

leiomyoma（平滑筋腫）………… 25
Lemmel症候群 …………………261
leukocytoclastic vasculitis ……**190**
Lg-c（噴門部静脈瘤）…………201
Lg-cf（噴門穹窿部静脈瘤）……201
Lg-f（胃穹窿部静脈瘤）………201
linitis plastica …………………… 73
linitis plastica型胃癌…………… 85
lipoma（脂肪腫）………………… 26
Littréヘルニア…………………271
long segment Barrett esophagus
　（LSBE）………………………… 23
loop sign ………………………189
low-grade appendiceal mucinous
　neoplasm（LAMN：低悪性度粘液
　産生性腫瘍）…………………341
lower gastrointestinal perforation
　（下部消化管穿孔）……………250
lower thoracic esophagus（胸部下
　部食道）………………………… 14
lupus enteritis（lupus腸炎）……186
　──の型……………………186
lupus膀胱炎……………………187

M

malignant lymphoma of the intes-
　tines（腸管の悪性リンパ腫）…172
malignant melanoma（悪性黒色腫）
　………………………………… 34
malignant mesothelioma（悪性中皮
　腫）……………………………342

malrotation（mesenterium commune）/ midgut volvulus［腸回転異常症（総腸間膜症）・中腸軸捻転］ **370**
MALTリンパ腫 65, 173
mechanical bowel obstruction［単純性イレウス（腸閉塞）］ **204**
Meckel diverticulum（Meckel憩室） **262**, 267
megacystis microcolon intestinal hypoperistalsis syndrome（MMIHS） 373
Ménétrier's disease（Ménétrier病） **58**, 197
mesenteric cyst（腸間膜嚢胞） 329
mesenteric fibromatosis（腸間膜デスモイド，腸間膜線維腫症） **338**, 339
mesenteric lymphangioma（腸間膜リンパ管腫） 329
mesenteric lymphoma and metastatic lymphadenopathy（腸間膜悪性リンパ腫および転移性リンパ節腫大） 330
mesenteric pseudocyst（腸間膜仮性嚢胞） 329
meso-jejunal mesenteric window 289
metastatic colorectal tumor（転移性大腸腫瘍） **112**
metastatic esophageal tumor（転移性食道腫瘍） **35**
metastatic gastric tumor（転移性胃腫瘍） **84**
moderately differentiated 22
Morison窩のガス 253
MR cholangiopancreatography（MR胆管膵管撮像） 89
Mucburney点の反跳痛 154
mucinous cystadenocarcinoma 159
mucinous cystadenoma 159
mucinous type 157
mucosal hyperplasia 159
mucosal prolapse syndrome（粘膜脱症候群） **124**
multi-planar reconstruction（MPR：多断面変換表示画像） 117
multiple lymphomatous polyposis（MLP） **174**, 175
multiple lymphomatous polyposis（多発ポリープ状） 115

Mycobacterium tuberculosis（結核菌） 37

N

narrow band imaging（NBI） 23
necrotizing enteritis（壊死性腸炎） **374**
neuroendocrine tumor（NET：神経内分泌腫瘍） **33**, 89, 181
neuroendocrine tumor of the intestine（消化管神経内分泌腫瘍） **180**
niche（ニッシェ） 51
niveau（ニボー） 205, 211
non-occlusive mesenteric ischemia（NOMI：非閉塞性腸管虚血症） **166**
non-rotation（無回転） 235
non-specific multiple ulcers of the small intestine（非特異性多発性小腸潰瘍症） **149**
non-steroidal anti-inflammatory drugs（NSAIDs）内服 51
normal-sized ovary carcinoma syndrome（正常大卵巣癌症候群） 347

O

O-157 enterocolitis（O-157感染性腸炎） **140**
obstructing colorectal carcinoma（大腸癌による腸閉塞および閉塞性腸炎） **216**
obturator hernia（閉鎖孔ヘルニア） **276**
Ogilvie's syndrome（急性偽性腸閉塞症） **211**
ollicular lymphoma 65
omental cake 333, 347

P

Paget病 121
paraduodenal hernia（left paraduodenal hernia）［傍十二指腸ヘルニア（左傍十二指腸ヘルニア）］ **280**
paralytic ileus（麻痺性イレウス） **210**
penetration due to foreign body（異物による穿通性腹膜炎） **226**
percutaneous transhepatic obliteration（PTO：経皮経肝的静脈瘤塞栓術） 199, 203
perianal abscess, perianal fistula（肛門周囲膿瘍・瘻孔） **126**
pericecal hernia（盲腸周囲ヘルニア） **282**
perihepatic spaceに見られるさまざまな病変 **257**
perihepatitis（Fitz-Hugh-Curtis症候群） **354**
peritoneal loose body（腹腔内遊離体） **322**, 327
peritoneal mouse（腹腔鼠） 327
peritoneal serous papillary carcinoma（腹膜原発漿液性乳頭状腺癌） **346**
PET-CT 123
Petersen's defect 289
Petersenヘルニア 289
Peutz-Jeghers症候群 **103**, 175
phlebosclerotic colitis（静脈硬化性大腸炎） **168**
physiological umbilical hernia（生理的臍帯ヘルニア） 234
Plummer-Vinson症候群 42
pneumatosis cystoides intestinalis（PCI：腸管嚢状気腫症） **189**
pneumatosis cystoides intestinalis（腸管壁囊状気腫症） 255
pneumatosis intestinalis（腸管気腫症） **254**
pneumoperitoneum［腹膜気腫（気腹）］ **252**
polyarteritis nodosa［結節性多発動脈炎（古典的PN）］ 191
poorly differentiated 22, 86
postoperative abscess（術後膿瘍） **306**
postoperative hemorrhage, anastomotic leakage（術後出血，縫合不全） **304**
postoperative pancreatitis / pancreatic fistula, postoperative cholecystitis（術後膵炎・膵液瘻，術後胆嚢炎） **308**
pouch sign 363
protein losing enteropathy（蛋白漏出性胃腸症） **196**
psammoma body（砂粒体） 347
pseudokidney sign 229
pseudomembranous colitis（偽膜性腸炎） **150**

pseudomyxoma peritonei（腹膜偽粘液腫）……………………**340**
PTP誤嚥/誤飲（aspiration press-through-package）……………**220**

R

radial growth（しみだし）………**34**
radiation enterocolitis（放射線性腸炎）……………………………**148**
radiological leak ………………**305**
rare esophageal tumors（稀な食道腫瘍）……………………**29**
RC sign（発赤所見）……………**199**
recurrent rectal cancer（直腸癌再発）…………………………**122**
retrograde intussusception …**229**
return of the gut into the abdominal cavity（腹腔内への還納）…**234**
reversed rotation（逆回転）……**235**
Richter型ヘルニア ………**271, 275**
Rigler's sign（double wall sign）
………………………………**253**
Rolotansky憩室（中部食道憩室）
………………………………**258**
Roux-en-Y術後 …………………**289**
Roux stasis syndrome（Roux停滞症候群）……………………**311**

S

S状結腸間膜ヘルニア（intramesosigmoid hernia）……………**284**
sac like clustering …**281, 283, 285**
sac-like appearance ……………**281**
sacculation（囊状膨隆）…………**137**
sandwich sign…………**331, 339**
scalloping………………………**341**
scirrhous carcinoma［4型胃癌（硬癌, スキルス胃癌）］…………**72**
scleroderma（強皮症）…………**188**
sclerosing mesenteritis（mesenteric panniculitis, 腸間膜脂肪織炎）……………………………**336**
seton method（シートン法）……**127**
sexually transmitted diseases（STD：性行為感染症）………**355**
shock bowel……………………**194**
shock bowel sign ………………**195**
short segment Barrett esophagus
………………………………**23**
shoulder sign …………………**365**
SHRP（オステオポンチンや可溶型メソテリン関連蛋白）…………**343**

sigmoid volvulus（S状結腸捻転）
………………………………**240**
skip lesion ………………………**167**
small bowel feces sign ……**63, 205**
small intestine cancer（小腸癌）
………………………………**98**
small-bowel varix（小腸静脈瘤）
………………………………**202**
smaller superior mesenteric vein（SMV）sign …………**162, 163**
solitary fibrous tumor（SFT：孤立性線維性腫瘍）………………**348**
splenosis（脾症）………………**352**
split-wall sign …………………**241**
squamo-columnar junction（SCJ）
………………………………**23**
squamous cell carcinoma（SCC：扁平上皮癌）……………………**32**
strangulating obstruction（絞扼性イレウス）………………………**206**
string of sausages sign ………**167**
subclinical leak …………………**305**
sulfur granule …………………**351**
superior mesenteric artery thrombosis/embolism（上腸間膜動脈血栓症/塞栓症）………………**162**
superior mesenteric vein thrombosis（上腸間膜静脈血栓症）…**164**
systemic lupus erythematosus（SLE：全身性エリテマトーデス）
………………………………**187**
systemic sclerosis（全身性硬化症）
………………………………**189**

T

target sign …………**141, 187, 365**
tasche（タッシェ）………**53, 259**
thoracic esophagus（胸部食道）
………………………………**14**
torsion of the greater omentum（大網捻転症）……………………**244**
toxic megacolon（中毒性巨大結腸症）……………………………**130**
tracheoesophageal fistula（TEF：気管食道瘻）……………………**363**
transjugular intrahepatic portosystemic shunt（TIPS：経皮的肝内門脈静脈短絡術）……**199, 203**
traumatic bowel injury（外傷性腸管損傷）…………………………**296**
traumatic mesenteric injury（外傷性腸間膜損傷）………………**294**

triangle sign ……………………**253**
tuberculous peritonitis（結核性腹膜炎）……………………………**318**
tubular adenocarcinoma（管状腺癌）………………………**22, 88**
tubular adenoma ………………**90**
tubular narrowing（管状の狭窄）
………………………………**137**
Turcot症候群 …………………**103**
typical conditions associated to intestinal malrotation（腸回転異常に関連する代表的な病態）…**238**

U

ulcerative colitis（潰瘍性大腸炎）
………………………………**128**
umbrella sign …………………**365**
undifferentiated carcinoma（未分化癌）…………………………**31**
upper gastrointestinal perforation（上部消化管穿孔）……………**248**
upper thoracic esophagus（胸部上部食道）………………………**14**
uterine cervix sign ……………**365**

V

vasculitis syndrome（血管炎症候群）
………………………………**190**
vertebral, anorectal anomalies, cardiac, tracheoesophageal, renal, limb（VACTERL奇形）
………………………………**363**
violin string adhesion …………**355**
virtual dissection view（仮想展開画像）……………………………**119**
virtual endoscopy（VE：仮想内視鏡像）……………………………**117**
volume rendering（VR）………**117**

W

Wegener肉芽腫症［GPA（多発血管性肉芽腫症）］……………………**191**
whirl sign……**209, 241, 243, 289**

X

X-marks-the-spot sign…………**241**

Y

*Yersinia enterocolitica*感染 …**143**

Z

Zenker憩室（咽頭食道憩室）……**258**

●和文索引●

あ

悪性黒色腫（malignant melanoma）
　………………… 21, **34**, 121
悪性中皮腫（malignant mesothelioma）………………………**342**
悪性リンパ腫……… 81, 99, 181
アフタ様潰瘍………………133
アニサキス……………61, 145
アミロイドーシス（gastrointestinal amyloidosis）………**192**
アメーバ性大腸炎…………**139**

い

胃……………………………… 46
　——に転移する頻度の高い癌… 85
　——のCT ………………… **48**
　——の悪性リンパ腫（gastric malignant lymphoma）… **64**
　——の解剖………………… 46
　——の組織………………… 47
　——の非腫瘍性病変… **50, 54, 56, 58, 60, 62, 259**
胃GIST ……………………**176**
胃アニサキス症（gastric anisakiasis）…………………… **60**
胃炎の分類………………… **57**
硫黄顆粒（sulfur granule）………351
胃潰瘍・十二指腸潰瘍で見られるX線所見 ………………… 52
胃冠状静脈…………………**199**
胃癌………………… 66, 70, 74
　——と鑑別すべき主な疾患と鑑別のポイント …………… **71**
　——の肉眼型分類………… 68
　——の病理分類…………… **72**
　——の壁深達度…………… 68
胃穹窿部静脈瘤（Lg-f）………**201**
胃憩室（gastric diverticulum）…**259**
医原性経腸間膜ヘルニア（hernia through meso-jejunal mesenteric defect）……………**288**
胃軸捻症（gastric volvulus）……**230**
　——の類型…………………230
異時性多発癌……………… 75
胃・十二指腸潰瘍（gastric and duodenal ulcers）………… **50**
胃・十二指腸の正常解剖・検査法 ……………………………… **46**
萎縮性胃炎………………… 56
胃腫瘍………**64, 66, 70, 72, 74, 76, 79, 80, 82, 84**

胃静脈瘤（gastric varix）………**200**
胃食道逆流症（gastroesophageal reflux disease：GERD）…… 23
異所性自家移植片…………**353**
異所性膵（aberrant pancreas, heterotopic pancreas, ectopic pancreas）…………… 81, **82**
イスラエル放線菌（*Actinomyces israelii*）……………………**351**
胃石（gastrolith）…………… 62
胃底腺ポリープ…………… 77
遺伝性非ポリポーシス大腸癌…… 89
胃粘膜下腫瘍（脂肪腫）［gastric submucosal tumor（lipoma）］… **79**
胃粘膜下腫瘍（神経鞘腫）［gastric submucosal tumor（schwannoma）］………………… **80**
　——の画像所見…………… **79**
　——の分類………………… 81
異物による穿通性腹膜炎（penetration due to foreign body）…**226**
胃ポリープおよび腺腫（gastric polyp and adenoma）……………… **76**
胃ポリープの山田分類…… 78
胃リンパ腫の佐野分類…… 65
イレウス…… **204, 206, 208, 210, 212, 214, 216**
　——の分類…………………204
咽頭食道憩室（Zenker憩室）……258

う

右傍十二指腸ヘルニア……**281**
うろこ模様…………………137

え

壊死性腸炎（necrotizing enteritis）
　……………………………**374**
エルシニア腸炎……………**139**
炎症性腸疾患（inflammatory bowel disease：IBD）… **128, 130, 132, 134,** 139
　——および腸結核の鑑別診断…135

お

横隔膜上憩室………………258
黄色顆粒……………………351
オステオポンチンや可溶型メソテリン関連蛋白（SHRP）………**343**

か

外傷性腸管損傷（traumatic bowel injury）……………………**296**

外傷性腸間膜損傷（traumatic mesenteric injury）……………**294**
外側（間接）鼠径ヘルニア
　…………………… **268, 273**
外側臍襞の描出（inverted V sign）
　……………………………253
臥位の腹部単純写真による消化管穿孔のサイン …………………253
外ヘルニア…… **272, 274, 276, 278**
回盲弁（Bauhin弁）…………135
潰瘍性大腸炎（ulcerative colitis）
　…………………… **128,** 133
　——に見られる大腸癌……**128**
潰瘍による胃の変形……… 52
潰瘍瘢痕…………………… 50
過形成性ポリープ（hyperplastic polyp：HP）………… 77, **102**
仮想展開画像（virtual dissection view）……………………119
仮想内視鏡像（virtual endoscopy：VE）………………………117
家族性大腸腺腫症（familial adenomatous polyposis：FAP）
　…………………………89, **103**
滑脱型食道裂孔ヘルニア…… 41
下部消化管穿孔（lower gastrointestinal perforation）………**250**
顆粒細胞腫（granular cell tumor）
　…………………………… **28**
カルチノイド腫瘍……… 81, **115**
カルチノイドと神経内分泌細胞癌
　……………………………… 33
肝偽脂肪腫（hepatic pseudolipoma, pseudolipoma of Glison capsule）………………………**326**
間質性肺炎…………………189
管状腺管癌（tubular adenocarcinoma）…………………… 88
管状の狭窄（tubular narrowing）
　……………………………137
癌性腹膜炎（carcinomatous peritonitis）…………………**332**
感染性腸炎（infectious gastroenteritis）………………………**138**
癌肉腫（carcinosarcoma）… 21, **30**
陥入鞘（intussuscipiens）………229
陥入部（intussusceptum）………229
カンピロバクター腸炎……**139**
間膜・小網・大網損傷分類………**295**
間葉系腫瘍…………… 81, **179**

き

機械的イレウス……………………205
気管支肺前腸奇形(bronchopulmo-
　nary foregut malformation：
　BPFM)……………………………**363**
気管食道瘻(tracheoesophageal
　fistula：TEF)…………………**363**
機能的イレウス……………………205
気腹……………………………………**252**
偽膜性腸炎(pseudomembranous
　colitis)…………………………**150**
偽膜様所見…………………………137
逆回転(reversed rotation)……235
急性胃粘膜病変(acute gastric mu-
　cosal lesion：AGML)………**54**
　――の内視鏡的分類……………55
急性回腸末端炎(acute terminal
　ileitis)…………………………**142**
急性偽性腸閉塞症(Ogilvie's syn-
　drome)…………………………**211**
急性虫垂炎(acute appendicitis)
　……………………………………**152**
　――を疑うCT所見……………**155**
狭義のCT hypotension complex
　……………………………………195
狭義のGIST………………………178
強皮症(scleroderma)……39, **188**
胸部下部食道(lower thoracic
　esophagus)……………………14
胸部上部食道(upper thoracic
　esophagus)……………………14
胸部食道(thoracic esophagus)…
　……………………………………14
虚血性腸炎(ischemic colitis)
　……………………………136, 151
魚骨肝膿瘍(hepatic abscess that
　formed secondary to fish bone
　penetration)…………………**224**
魚骨頸部膿瘍(cervical abscess that
　formed secondary to fish bone
　penetration)…………………**222**
巨大型食道裂孔ヘルニア…………41
巨大皺襞を呈する疾患……………59
菌塊(druse)………………………351
筋性防御……………………………154

く

クラミジア感染症…………………355

け

憩室炎を疑うCT所見……………**265**
経皮経肝的静脈瘤塞栓術(percutane-
　ous transhepatic obliteration：
　PTO)……………………199, 203
経皮的肝内門脈静脈短絡術(transjug-
　ular intrahepatic portosystemic
　shunt：TIPS)…………199, 203
結核性腹膜炎(tuberculous peritoni-
　tis)……………………**318**, 335
血管炎症候群(vasculitis syndrome)
　……………………………………**190**
血管拡張……………………………137
血管性病変……………162, 164, 166,
　168, 170
結節性硬化症……………………**103**
結節性多発動脈炎(古典的PN：poly-
　arteritis nodosa)……………191
結節性動脈炎………………………187
結腸嵌入症(Chilaiditi症候群)…**256**
結腸憩室炎(colonic diverticulitis)
　……………………………………**264**
顕微鏡的多発血管炎………………191

こ

硬化性被包性腹膜炎(腹膜透析後)
　(encapsulating peritoneal scle-
　rosis：EPS)…………………**320**
硬癌(スキルス胃癌)………………**72**
抗好中球細胞質抗体(anti-neutro-
　phil cytoplasmic antibody：
　ANCA)…………………………191
好中球減少性腸炎…………………**147**
肛門合併症…………………………**132**
肛門管癌(anal canal cancer)…**120**
肛門管腫瘍…………………………120
肛門周囲膿瘍・瘻孔(perianal ab-
　scess, perianal fistula)……**126**
絞扼性イレウス(strangulating ob-
　struction)………………205, **206**
　――の診断……………………207
抗リン脂質抗体症候群(antiphos-
　pholipid antibody syndrome：
　APS)……………………………**187**
孤立性胃静脈瘤……………………201
孤立性線維性腫瘍(solitary fibrous
　tumor：SFT)…………………**348**

さ

細菌性腹膜炎(bacterial peritonitis)
　……………………………………**314**
サイトメガロウイルス(CMV)腸炎
　……………………………………**147**
鎖肛, 直腸肛門奇形(imperforate
　anus, anorectal anomaly)…**376**
砂粒体(psammoma body)……347
サルモネラ腸炎…………………**139**
残胃癌・胃癌再発(gastric remnant
　cancer, recurrent gastric can-
　cer)……………………………**74**
蚕食像………………………………**53**

し

シートン法(seton method)……**127**
敷石像………………………………133
子宮広間膜ヘルニア(hernia of the
　broad ligament of the uterus)
　……………………………………**290**
軸捻転………230, 232, 238, 240,
　242, 244
脂肪腫(lipoma)……………26, 81
脂肪垂(fat tag)…………………325
しみだし(radial growth)………34
若年性ポリープ(juvenile polyposis)
　……………………………………**103**
若年性ポリポーシス………………175
周囲脂肪織の毛羽立ち……………154
縦走潰瘍……………………………133
十二指腸液逆流……………………**75**
十二指腸潰瘍穿孔…………………**261**
十二指腸癌(duodenal carcinoma)
　……………………………………**86**
十二指腸乳頭部癌(carcinoma of the
　papilla of Vater)……………**88**
十二指腸乳頭部憩室(juxtapapillary
　duodenal diverticula)………**260**
十二指腸の解剖……………47, 88
十二指腸閉鎖(duodenal atresia)
　……………………………………**366**
　――と胆道系の異常…………**367**
十二指腸壁内腫(intramural he-
　matoma of duodenum)……**292**
十二指腸良性腫瘍(benign tumor of
　the duodenum)………………**90**
術後出血, 縫合不全(postoperative
　hemorrhage, anastomotic leak-
　age)……………………………**304**
術後膵炎・膵液瘻, 術後胆嚢炎
　(postoperative pancreatitis／
　pancreatic fistula, postoperative
　cholecystitis)…………………**308**
術後膿瘍(postoperative abscess)
　……………………………………**306**
腫瘍性ポリープ……………………125
循環血液量減少性ショック(hypo
　volemic shock)………………195
消化管悪性リンパ腫………172, 174

消化管アニサキス症……………145
消化管異物と合併症………218, 220, 222, 224, 226
消化管外傷…………292, 294, 296
消化管間質性腫瘍（gastrointestinal stromal tumor：GIST）
　………………………178, 181
消化管憩室……260, 262, 264, 266
消化管重複症（duplication cyst）
　……………………………266
消化管手術合併症…304, 306, 308, 310, 312
消化管出血；CTおよびRIによる評価（GI bleeding; evaluation with CT or RI）……………………298
消化管出血；IVRによる治療［GI bleeding; interventional radiology（IVR）］……………302
消化管出血：原因不明の消化管出血（GI bleeding; unknown cause）
　……………………………300
消化管神経内分泌腫瘍（neuroendocrine tumor of the intestine）
　……………………………180
消化管穿孔………246, 248, 250, 252, 254, 256
消化管損傷分類…………………296
消化管の間葉系腫瘍の免疫組織学的鑑別……………………179
消化管の動静脈奇形（arteriovenous malformations of the gastrointestinal tract）……………170
消化管ポリポーシス……………175
　──の組織学的分類…………102
小腸X線検査……………………95
小腸悪性リンパ腫DLBCL………173
小腸アニサキス症（intestinal anisakiasis）………………………144
小腸癌（small intestine cancer）
　………………………………98
小腸静脈瘤（small-bowel varix）
　……………………………202
小腸・大腸………………………94
　──のCT所見…………………97
　──の解剖………………………94
　──の正常解剖・検査法………94
上腸間膜静脈血栓症（superior mesenteric vein thrombosis）…164
上腸間膜動脈血栓症/塞栓症（superior mesenteric artery thrombosis/embolism）……………162

上部消化管穿孔（upper gastrointestinal perforation）……………248
上部消化管の造影検査……………48
静脈硬化性大腸炎（phlebosclerotic colitis）……………………168
食餌性腸閉塞（food induced small bowel obstruction）………214
食道………………………………14
　──のCT…………………………15
　──の解剖………………………14
　──の区分………………………14
　──の正常解剖・検査法………14
　──の造影検査…………………15
食道アカラシア（esophageal achalasia）…………………38
食道カンジダ症（esophageal candidiasis）………………36
　──の重症度分類（Kodsi分類）
　………………………………36
食道癌（esophageal cancer）……16
　──の特殊組織型………………29
　──の病型分類…………………18
　──の病理分類…………………19
　──の壁深達度分類……………19
食道憩室（esophageal diverticulum）………………………258
食道静脈瘤（esophageal varix）
　……………………………198
食道造影所見……………………20
食道粘膜下腫瘍（esophageal submucosal tumor）………………24
　──の鑑別………………………24
食道壁内偽憩室症（esophageal intramural pseudo-diverticulosis：EIPD）………………………43
食道腫瘍………16, 22, 24, 29
稀な──（rare esophageal tumors）……………………29
食道有茎性・亜有茎性病変の鑑別
　………………………………29
食道類基底細胞（basaloid cell carcinoma）……………………32
食道裂孔ヘルニア………………40
　──の分類………………………40
食物蛋白誘発胃腸炎症候群（food protein-induced enterocolitis）
　……………………………374
痔瘻の分類………………………126
神経鞘腫…………………………179
神経内分泌腫瘍（neuroendocrine tumor：NET）………33, 89, 180
進行胃癌（advanced gastric cancer）…………………………70
進行癌（2型・3型）……………111

す

膵液瘻……………………………307
膵神経内分泌腫瘍…………………89
膵頭部仮性嚢胞…………………261
膵嚢胞性腫瘍……………………261
スキルス胃癌（scirrhus carcinoma）
　………………………59, 72
ステンドグラス状………………345

せ

性行為感染症（sexually transmitted diseases：STD）……………355
正常大卵巣癌症候群（normal-sized ovary carcinoma syndrome）
　……………………………347
正常の腸回転……………………233
青色静脈瘤（Cb）………………199
正中腹壁ヘルニア（median abdominal hernia）……………279
生理的臍帯ヘルニア（physiological umbilical hernia）……………234
生理的集積部位…………………301
線維腫症…………………………339
腺癌………………………………121
穿孔部位別にみる遊離ガスの量と分布……………………………248
穿孔部位を示すCT所見…………250
腺腫…………………………77, 102
全身性エリテマトーデス（systemic lupus erythematosus：SLE）
　……………………………187
全身性硬化症（systemic sclerosis）
　……………………………189
先天性食道閉鎖，気管食道瘻（congenital esophageal atresia, esophagotracheal fistula）…362

そ

造影類似画像（air image）………117
早期胃癌（early gastric cancer）
　………………………………66
早期癌（隆起型）………………111
層状濃染…………………………141
総排泄腔奇形……………………376
続発性細菌性腹膜炎……………315
続発性大網捻転症………………245
側腹壁ヘルニア（lateral ventral hernia）……………………279

側面像における良性潰瘍と悪性潰瘍
　…………………………………… 52
鼠径部に見られるヘルニア………268
　──の鑑別……………………269
鼠径ヘルニア（inguinal hernia）
　……………………………………272
　──の位置……………………276

た

大腿ヘルニア（femoral hernia）
　………………………… 268, 274
大腸CT検査 ……………………117
大腸癌［大腸早期癌・直腸癌を含む］（colorectal cancer（early colorectal cancer, rectal cancer）］……………………………104
　──による腸閉塞および閉塞性腸炎（obstructing colorectal carcinoma）……………………216
　──の肉眼型分類……………108
　──の壁深達度………………109
　──の壁深達度診断のポイント
　…………………………………110
大腸血管形成異常（angiodysplasia）
　…………………………………303
大腸腫瘍……… 100, 104, 112, 114
大腸腺腫症………………………175
大腸造影（注腸造影） ………… 96
大腸粘膜下腫瘍（colonic submucosal tumor）……………………114
大腸ポリープ，大腸ポリポーシス（colorectal polyp, colorectal polyposis）…………………100
大腸ポリープの肉眼型分類………100
大動脈炎症候群と炎症性腸疾患
　…………………………………191
大網捻転症（torsion of the greater omentum）…………………244
多断面変換表示画像（multi-planar reconstruction：MPR）………117
タッシェ（tasche）………… 53, 259
多嚢胞性腹膜中皮腫（benign cystic mesothelioma, benign multicystic peritoneal mesothelioma）
　…………………………………344
多発血管炎性肉芽腫症（GPA） …191
多発ポリープ状（multiple lymphomatous polyposis）……………115
単純性イレウス（腸閉塞）（mechanical bowel obstruction）
　…………………………… 204, 205
単純性潰瘍………………………185

胆石イレウス（gallstone ileus）
　…………………………………212
短腸症候群………………………370
蛋白漏出性胃腸症（protein losing enteropathy）………………196

ち

チアノーゼ所見……………………137
虫垂癌（appendiceal cancer）…156
虫垂憩室炎（appendiceal diverticulitis）……………………160
虫垂結石…………………………153
虫垂腫大…………………………154
虫垂に隣接する薄い壁で囲まれるガス像……………………………161
虫垂粘液瘤（appendiceal mucocele）
　…………………………… 157, 158
注腸検査…………………………372
注腸造影における側面変形の型分類
　…………………………………111
中腸軸捻（clockwise whirl pool sign）…………………………369
中腸の回転………………………233
中毒性巨大結腸症（toxic megacolon）……………………………130
　──の診断基準………………131
中部食道憩室（Rolotansky憩室）
　…………………………………258
腸アニサキス症…………………… 61
腸炎ビブリオ腸炎…………………139
超音波内視鏡下穿刺吸引生検法
　（EUS-FNAB）……………… 27
超音波内視鏡検査（endoscopic ultrasonography：EUS）
　…………………………19, 25, 89
腸回転異常………………………233
　──と錯覚する症例……………236
　──に関連する代表的な病態（typical conditions associated to intestinal malrotation）……238
　──のCT診断（CT diagnosis of intestinal malrotation）……232
　──の再現………………………234
　──のパターン…………………235
腸回転異常症（総腸間膜症）・中腸軸捻［malrotation（mesenterium commune）/ midgut volvulus］
　…………………………………370
腸回転異常読影の実際：腸回転異常の存在診断……………………235
腸管Behçet病，単純性潰瘍（intestinal Behçet's disease, simple ulcer）…………………………184
腸管気腫症（pneumatosis intestinalis）…………………………254
腸管子宮内膜症（bowel endometriosis）……………………………182
腸管の悪性リンパ腫（malignant lymphoma of the intestines）
　…………………………………172
腸管嚢状気腫症（pneumatosis cystoides intestinalis：PCI）……189
腸管壁嚢状気腫症（pneumatosis cystoides intestinalis）………255
腸間膜悪性リンパ腫（mesenteric lymphoma）……………330, 331
腸間膜仮性嚢胞（mesenteric pseudocyst）……………………………329
腸間膜脂肪織炎［sclerosing mesenteritis（mesenteric panniculitis）］
　…………………………………336
腸間膜腫瘤の鑑別………………330
腸間膜線維腫症（mesenteric fibromatosis）……………………339
腸間膜デスモイド（mesenteric fibromatosis）……………………338
腸間膜嚢胞（mesenteric cyst）
　…………………………… 267, 329
腸間膜嚢胞性病変（enteric cyst, lymphangioma, pseudocyst）
　…………………………………328
腸間膜リンパ管腫（mesenteric lymphangioma）………………329
腸結核（intestinal tuberculosis）
　………………………129, 133, 134
腸原性嚢胞（enteric cyst）………329
腸重積（intussusception）
　…………………………… 141, 228
腸リンパ管拡張症…………………197
直腸癌……………………………111
直腸癌再発（recurrent rectal cancer）……………………………122

て

低悪性度粘液産生性腫瘍（low-grade appendiceal mucinous neoplasm：LAMN）……………341
低緊張性十二指腸造影………… 48
転移性胃腫瘍（metastatic gastric tumor）…………………… 84
転移性食道腫瘍（metastatic esophageal tumor）………………… 35
転移性大腸腫瘍（metastatic colorectal tumor）………………112

転移性リンパ節腫大（metastatic lymphadenopathy）… 330, 331

と
透析アミロイドーシス…………193
特発性細菌性腹膜炎…………315
特発性食道破裂［idiopathic esophageal perforation（Boerhaave's syndrome）］……………246
特発性大網捻転症…………245
鳥の嘴様………………39
鳥肌胃炎………………56, 57

な
内視鏡的逆行性胆管膵管造影（endoscopic retrograde cholangiopancreatography：ERCP）………89
内視鏡的硬化療法（endoscopic injection sclerotherapy：EIS）…………199
内視鏡的粘膜下層剥離術（endoscopic submucosal dissection：ESD）…………125
内鼠径（直接）ヘルニア … 268, 273
内ヘルニア…… 270, 280, 282, 284, 286, 288, 290

に
ニッシェ（niche）………51
ニボー（niveau）………205, 211
乳癌の胃転移………85

ね
粘膜下腫瘍様の隆起…………183
粘膜集中像…………149
粘膜脱症候群（mucosal prolapse syndrome）…………124

の
囊状膨隆（sacculation）…………137
囊胞性リンパ管腫…………345

は
バルーン閉塞下逆行性経静脈的静脈瘤塞栓術（balloon-occluded retrograde transvenous obliteration：B-RTO）…… 200, 201, 203

ひ
肥厚性幽門狭窄症（hypertrophic pyloric stenosis：HPS）……364
──と一酸化窒素の関連………364

脾症（splenosis）…………352
襞集中像………………51
非特異性多発性小腸潰瘍症（non-specific multiple ulcers of the small intestine）…………149
被囊性腹膜硬化症（encapsulating peritoneal sclerosis：EPS）…321
非閉塞性腸管虚血症（non-occlusive mesenteric ischemia：NOMI）…………166
びまん浸潤型胃癌（4型）………59

ふ
不完全回転（incomplete rotation）…………235
腹腔内膿瘍（intra-abdominal abscess）…………316
腹腔内の巨大GIST …………177
腹腔内への還納（return of the gut into the abdominal cavity）…234
腹腔内遊離体（peritoneal loose body）………… 322, 327
腹腔鼠（peritoneal mouse）……327
腹水の流れや播種の好発部位……333
副脾（accessory spleen）………353
腹部骨盤部放線菌症（abdominopelvic actinomycosis）…………350
腹部ヘルニア…………268
腹部リンパ節結核（abdominal lymph node tuberculosis）…334
腹壁血腫（abdominal wall hematoma）…………358
腹壁デスモイド（desmoid tumor）…………356
腹壁瘢痕ヘルニア（abdominal incisional hernia）…………279
腹壁ヘルニア（abdominal hernia）………… 270, 278
腹膜気腫（気腹）（pneumoperitoneum）…………252
腹膜原発漿液性乳頭状腺癌（peritoneal serous papillary carcinoma）…………346
腹膜垂炎（epiploic appendagitis）…………324
腹膜偽粘液腫（pseudomyxoma peritonei）…………340
プロテインC欠乏症…………165
プロテインS欠乏症…………165
吻合部狭窄（anastomotic stenosis）…………310
糞石（虫垂結石）…………153

噴門穹隆部静脈瘤（Lg-cf）………201
噴門部静脈瘤（Lg-c）…………201

へ
平滑筋腫（leiomyoma）…… 25, 179
平滑筋肉腫…………99
閉鎖孔ヘルニア（obturator hernia）………… 268, 276
閉塞性腸炎…………217
壁龕（へきがん）…………51
壁の造影効果…………154
壁肥厚…………154
──によりリング状に造影される小囊胞…………161
ヘルニア…………268
特殊な──…………271
辺縁硬化像…………149
扁平上皮癌（squamous cell carcinoma：SCC）………… 19, 32

ほ
膀胱上窩ヘルニア………… 268, 273
縫合不全…………307
放射線性腸炎（radiation enterocolitis）…………148
傍十二指腸ヘルニア（左傍十二指腸ヘルニア）［paraduodenal hernia（left paraduodenal hernia）］…………280
傍乳頭部憩室…………261
拇指圧痕像とハウストラの不明瞭化…………169
発赤所見（RC sign）…………199
ボタン電池誤嚥／誤飲（aspiration button-type battery）…………218

ま
麻痺性イレウス（paralytic ileus）…………210
慢性胃炎（chronic gastritis）……56

み
未分化癌（undifferentiated carcinoma）………… 21, 31
ミルクアレルギー…………374

む
無回転（non-rotation）…………235
無色素性（amelanotic melanoma）………… 21, 34

め

免疫不全に合併する腸炎（enterocolitis associated with immunodeficiency）……………**146**

も

盲腸周囲ヘルニア（pericecal hernia）……………………**282**
盲腸捻転（cecal volvulus）………**242**
　──の分類………………………242
盲腸の固定（fixation of the cecum）
　………………………………………234
網嚢腔のガス………………………253
網嚢孔ヘルニア（hernia through foramen of Winslow）………**286**

網膜垂（epiploic tag）……………325

や

薬剤性腸炎……………………**151**

ゆ

輸入脚症候群（afferent loop syndrome）……………………**312**

よ

溶血性尿毒症症候群（hemolytic-uremic syndrome：HUS）…141

ら

卵巣嚢胞性腫瘍……………………267

り

良性潰瘍と悪性潰瘍の鑑別… 53, 68
臨床情報の有用性…………………**167**
輪状膵（annular pancreas）……**368**
　──の鑑別診断…………………**369**
リンパ管腫…………………………267

る

類基底細胞癌………………… 21, 121

いま，知っておきたい最新知識を網羅！

画像診断 臨時増刊号2015（Vol.35 No.4）

神経放射線診断Update
"Knowledge is power"

[編著] **大場　洋**（帝京大学医学部放射線科学講座）
　　　　青木茂樹（順天堂大学大学院医学研究科放射線医学）

- 定価：本体 5,000円（税別）　● B5判・256ページ　● ISBN978-4-7809-0908-1

脳神経の日常臨床において欠かせないMRI・CTを中心として，神経放射線診断のほとんどの領域をカバー．今後5年間に必要な最新知識を網羅し，なおかつ研修医，初学者でも理解しやすい表記にまとめました．

【主な目次】
1. 白質の解剖／2. 知っておくと役立つMRI追加撮像法／3. 胎児MRI／4. 頭部外傷／5. 脳梗塞／6. 脳腫瘍／7. トルコ鞍・傍鞍部領域のMRI／8. 中枢神経感染症／9. 脳炎・脳症／10. 脱髄・中毒・薬剤性疾患／11. 神経変性疾患／12. 全身性疾患の中枢神経病変／13. 頭蓋骨／14. MRI造影剤

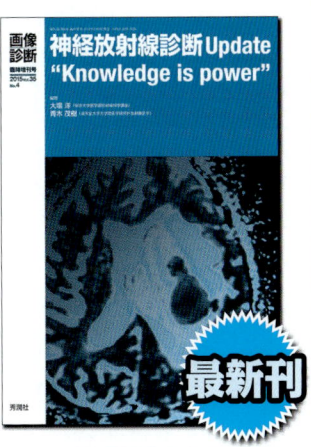

最新刊

お待たせしました！大好評の解剖書が再登場！

頭頸部画像診断に
必要不可欠な臨床・画像解剖

[編著] **尾尻博也**（東京慈恵会医科大学放射線医学講座）

- 定価：本体 5,100円（税別）　● B5判・240ページ　● ISBN978-4-7809-0911-1

一般のアトラス的要素の強い解剖書に対し，本書では頭頸部において臨床上重要と判断される代表的な解剖学的構造をスポット的に取り上げ，臨床解剖，画像解剖とともに臨床的意義を強調しました．大好評の2011年臨時増刊号の書籍版．

【主な目次】
1. 眼窩／2. 鼻腔・副鼻腔の正常解剖／3. 鼻腔・副鼻腔の正常変異／4. 脳神経／5. 頭蓋底／6. 側頭骨（鼓室および顔面神経）／7. 側頭骨（内耳，内耳道）／8. 上咽頭／9. 中咽頭／10. 口腔，口腔底／11. 下咽頭・喉頭領域／12. 頸部軟部組織・深部組織間隙／13. 頸部リンパ節

本書をご購入いただくと，電子版を期間限定・特別価格でお求めいただけます!!

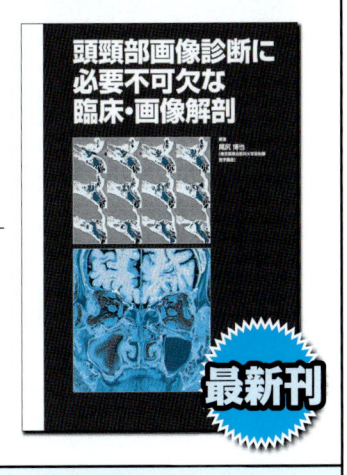

最新刊

学研メディカル秀潤社

〒141-8414 東京都品川区西五反田2-11-8
TEL: 03-6431-1234（営業部）　FAX: 03-6431-1790
URL: http://gakken-mesh.jp/

画像診断 臨時増刊号・2012〜2014

画像診断 臨時増刊号2012（Vol.32 No.4）
この画像を見たらほぼ決まり！
―パターン認識からのアプローチ―
[編著] 青木茂樹（順天堂大学医学部放射線医学講座）
　　　福田国彦（東京慈恵会医科大学放射線医学講座）
●定価：本体 5,000円（税別）　●B5判　●216ページ　●ISBN978-4-7809-0851-0

画像診断 臨時増刊号2012（Vol.32 No.11）
読影レポートのエッセンス
―common disease診断の要点と表現のコツ―
[編著] 似鳥俊明（杏林大学医学部放射線医学教室）
●定価：本体 5,000円（税別）　●B5判　●268ページ　●ISBN978-4-7809-0860-2

画像診断 臨時増刊号2013（Vol.33 No.4）
悪性腫瘍の病期診断
―治療法と予後の分岐点を見極める―
[編集] 大友 邦（東京大学大学院医学系研究科放射線医学講座）
●定価：本体 5,000円（税別）　●B5判　●216ページ　●ISBN978-4-7809-0863-3

画像診断 臨時増刊号2013（Vol.33 No.11）
癌の術後画像診断
―合併症と局所再発のチェックポイント―
[編集] 福田国彦（東京慈恵会医科大学放射線医学講座）
●定価：本体 5,000円（税別）　●B5判　●240ページ　●ISBN978-4-7809-0877-0

画像診断 臨時増刊号2014（Vol.34 No.4）
放射線科医が診断すべき日常診療で迷う症例
[編著] 櫛橋民生（昭和大学横浜市北部病院放射線科）
●定価：本体 5,000円（税別）　●B5判　●256ページ　●ISBN978-4-7809-0887-9

画像診断 臨時増刊号2014（Vol.34 No.11）
症例の比較で学ぶ画像診断 胸部50選
[編著] 酒井文和（埼玉医科大学国際医療センター画像診断科）
●定価：本体 5,000円（税別）　●B5判　●236ページ　●ISBN978-4-7809-0898-5

学研メディカル秀潤社
〒141-8414 東京都品川区西五反田2-11-8
TEL: 03-6431-1234（営業部）　FAX: 03-6431-1790
URL: http://gakken-mesh.jp/

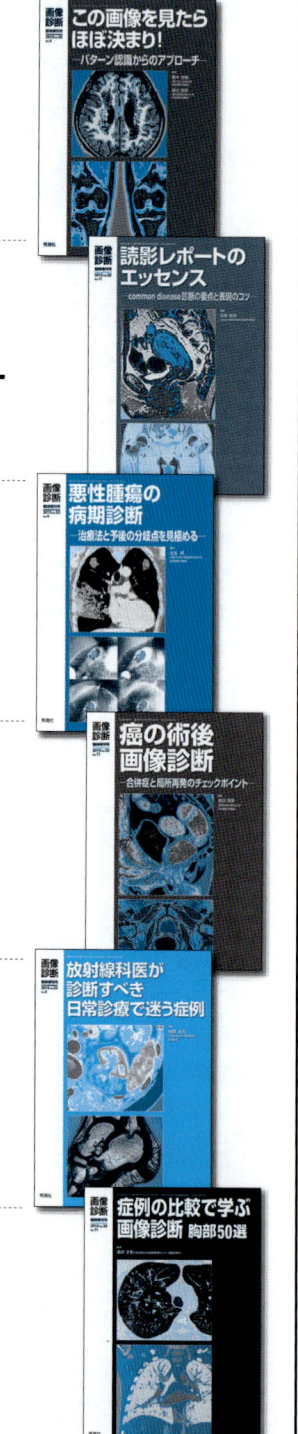

新たなGeneral RadiologistとSubspecialist達が語る！

画像診断を考える 第2版

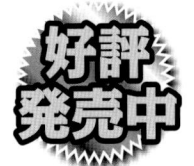

好評発売中

よりよい診断のために

[編著] 西村一雅（大阪府済生会茨木病院放射線科・株式会社ラドアシスト/LLPテラーク）
　　　南　学（筑波大学臨床医学域・放射線医学）
　　　下野太郎（大阪市立大学大学院医学研究科放射線医学教室）

● 定価：本体 3,200円（税別）　● A5判・376ページ　● ISBN978-4-7809-0895-4

画像診断を目指す若手の先生から画像診断に関わるすべての先生方への道標となるよう，新たな著者を迎えて10年ぶりに第2版刊行！様々な考え方を知って自分なりの方法を見つけ出して下さい．おすすめの本・雑誌・研究会などリストもあり必携の一冊!!

[主な目次]

第1章 General Radiologistへの道
General Radiologistが語る画像診断における考え方や読影の方法があります．自分に合ったものを見つけ出して下さい．
画像診断医を目指して／師匠と弟子 ver.2 師匠編 ver.2／弟子と匠 ver.2 弟子編 ver.2／市井画像診断医雑感／My life radiology／それでも見落としはなくならない／より良い放射線科医になるための工夫 How to become a better radiologist: 13 secret ways

第2章 Subspecialistへの道
Subspecialistが教える勉強法やおすすめの本・雑誌・webがあります．
中枢神経／頭頸部／胸部／心臓・大血管／消化器／泌尿器・男性生殖器／女性生殖器／骨軟部／乳腺／超音波／小児／救急／核医学／IVR／病理

第3章
General Radiologistがおすすめする本・雑誌・web・研究会などがリストにまとまっています．おすすめコメントは必見です！
注目本リスト／注目雑誌リスト／おすすめ web リスト

期間限定 「画像診断を考える」（初版，2003年）の電子版をWebで公開中！詳細は本書内の説明をご覧下さい．

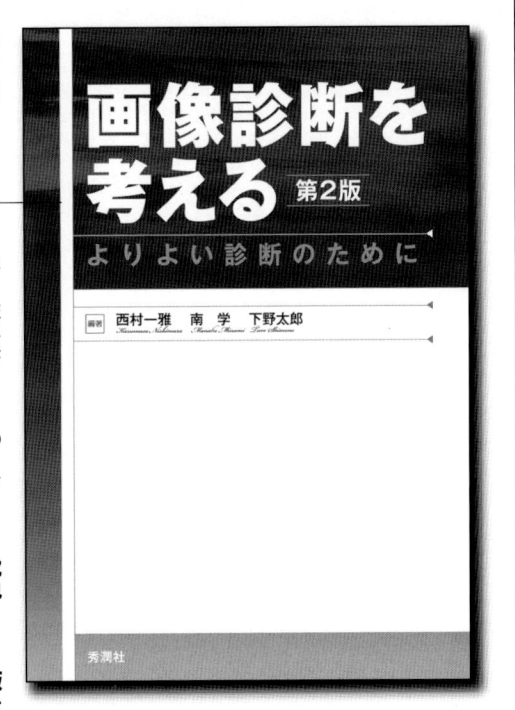

学研メディカル秀潤社
〒141-8414 東京都品川区西五反田2-11-8
TEL: 03-6431-1234（営業部）　FAX: 03-6431-1790
URL: http://gakken-mesh.jp/

『画像診断』別冊 KEY BOOK シリーズ

わかる！役立つ！消化管の画像診断

2015 年 4 月 1 日　第 1 版第 1 刷発行
2020 年 6 月 15 日　第 1 版第 3 刷発行

編　著	山下康行 (やましたやすゆき)
発行人	影山博之
編集人	小袋朋子
発行所	株式会社 学研メディカル秀潤社 〒 141-8414 東京都品川区西五反田 2-11-8
発売元	株式会社 学研プラス 〒 141-8415 東京都品川区西五反田 2-11-8
印刷所	欧文印刷 株式会社
製本所	加藤製本 株式会社

この本に関する各種お問い合わせ
【電話の場合】●編集内容については Tel 03-6431-1211（編集部）
　　　　　　　●在庫については Tel 03-6431-1234（営業部）
　　　　　　　●不良品（落丁，乱丁）については Tel 0570-000577
　　　　　　　　学研業務センター
　　　　　　　　〒 354-0045 埼玉県入間郡三芳町上富 279-1
　　　　　　　●上記以外のお問い合わせは 学研グループ総合案内 0570-056-710（ナビダイヤル）
【文書の場合】〒 141-8418　東京都品川区西五反田 2-11-8
　　　　　　　学研お客様センター『わかる！役立つ！消化管の画像診断』係

©2015 by Yasuyuki Yamashita　Printed in Japan.
●ショメイ：ガゾウシンダンベッサツキーブックシリーズ　ワカル！ヤクダツ！ショウカカンノガゾウシンダン

本書の無断転載，複製，頒布，公衆送信，翻訳，翻案等を禁じます．
本書に掲載する著作物の複製権・翻訳権・上映権・譲渡権・公衆送信権（送信可能化権を含む）は株式会社学研メディカル秀潤社が管理します．
本書を代行業者等の第三者に依頼してスキャンやデジタル化することは，たとえ個人や家庭内の利用であっても，著作権法上，認められておりません．
学研メディカル秀潤社の書籍・雑誌についての新刊情報・詳細情報は，下記をご覧ください．
https://gakken-mesh.jp/

本書に記載されている内容は，出版時の最新情報に基づくとともに，臨床例をもとに正確かつ普遍化すべく，著者，編者，監修者，編集委員ならびに出版社それぞれが最善の努力をしております．しかし，本書の記載内容によりトラブルや損害，不測の事故等が生じた場合，著者，編者，監修者，編集委員ならびに出版社は，その責を負いかねます．
また，本書に記載されている医薬品や機器等の使用にあたっては，常に最新の各々の添付文書や取り扱い説明書を参照のうえ，適応や使用方法等をご確認ください．

[JCOPY] 〈出版者著作権管理機構委託出版物〉
本書の無断複写は著作権法上での例外を除き禁じられています．複写される場合は，そのつど事前に，出版者著作権管理機構（電話 03-5244-5088，FAX 03-5244-5089，e-mail :info@jcopy.or.jp）の許諾を得てください．

表紙・本文デザイン	GRID
編集協力 /DTP	東百合子，池内美佳子，高下紀子，中澤慶司，大木田俊和
DTP/ 図版作成	(有) ブルーインク